U. Koch   F. Potreck-Rose   (Hrsg.)

Krebsrehabilitation und Psychoonkologie

Mit 15 Abbildungen und 31 Tabellen

Springer-Verlag
Berlin Heidelberg New York London
Paris Tokyo Hong Kong Barcelona

Prof. Dr. Dr. Uwe Koch
Dr. Friederike Potreck-Rose
Psychologisches Institut der Universität Freiburg
Abteilung für Rehabilitationspsychologie
Belfortstraße 16

D-7800 Freiburg

*Ein Bericht über den Förderschwerpunkt „Rehabilitation von Krebskranken"
im Rahmen des Programms der Bundesregierung „Forschung und Entwicklung
im Dienste der Gesundheit"*

Deutsche Übersetzungen
Friederike Potreck-Rose
Iris Gutmann

ISBN-13: 978-3-540-53094-7   e-ISBN-13: 978-3-642-93474-2
DOI: 10.1007/978-3-642-93474-2

CIP-Titelaufnahme der Deutschen Bibliothek
Krebsrehabilitation und Psychoonkologie / U. Koch ; F. Potreck-Rose (Hrsg.). –
Berlin ; Heidelberg ; New York ; London ; Paris ; Tokyo ; Hong Kong ; Barcelona : Springer, 1990
  ISBN-13: 978-3-540-53094-7

NE: Koch, Uwe [Hrsg.]

Satz: Elsner & Behrens GmbH, Oftersheim

2119/3140-543210 – Gedruckt auf säurefreiem Papier

Vorwort der Herausgeber

Die „4. Große Krebskonferenz", die auf Einladung der Bundesministerin für Jugend, Familie, Frauen und Gesundheit im November 1989 in Bonn stattfand, hat die Intensivierung der psychosozialen Rehabilitation als ein vorrangiges Ziel für die weitere Verbesserung der Versorgung Krebskranker hervorgehoben. Da eine fachgerechte psychosoziale Nachsorge ohne eine entsprechende wissenschaftliche Fundierung durch empirische Forschung nicht zu leisten ist, geht dieses Ziel notwendigerweise einher mit der Forderung nach einer Intensivierung der Forschungsaktivitäten in diesem Bereich. Daß solche Aktivitäten erforderlich sind, zeigt eine im Auftrag des Bundesministeriums für Forschung und Technologie (BMFT) 1984 erstellte Expertise, die zu dem Schluß kommt, daß eine systematische Rehabilitationsforschung an den Universitäten der Bundesrepublik Deutschland kaum vertreten sei und daß Rehabilitationseinrichtungen nur in Ausnahmefällen Kapazitäten für Forschung bereitstellen könnten.

Die Diskrepanz zwischen dem akzeptierten Bedarf an Forschung, der zur Verfügung stehenden Forschungsausstattung und dem Forschungsstand findet sich auch im Bereich der Krebsrehabilitation. Seit 1986 fördert das BMFT deshalb im Rahmen des Programms „Forschung und Entwicklung im Dienste der Gesundheit" in Abstimmung mit dem Bundesministerium für Arbeit und Sozialordnung und dem Bundesministerium für Jugend, Familie, Frauen und Gesundheit den Förderschwerpunkt „Rehabilitation von Krebskranken". Bis Mitte 1990 wurden 17 Forschungsvorhaben bewilligt. Die meisten Projektgruppen nahmen 1988 die Arbeit auf.

Um die Ausgangssituation zu Beginn der konzentrierten Förderung von Vorhaben im Bereich der Krebsrehabilitation zu analysieren und Arbeitsbeziehungen zwischen den Forschungsgruppen zu etablieren, wurde im Auftrag des BMFT im Juni 1988 in Freiburg i. Br. ein Symposium veranstaltet, das die Abteilung Rehabilitationspsychologie an der Universität Freiburg organisatorisch und inhaltlich betreut hat. Die bis zu diesem Zeitpunkt vorliegenden Projektanträge befassen sich entsprechend der Ausschreibung für den Förderschwerpunkt vorrangig mit Fragestellungen zur psychosozialen Rehabilitation, insbesondere in der Psychoonkologie. Deshalb standen die Forschungsaspekte dieser Themenbereiche im Mittelpunkt der Tagung.

Das hier vorgelegte Buch knüpft an die Tagungsergebnisse an. In *Teil 1* werden in 9 Beiträgen unter Mitarbeit renommierter internationaler und deutscher Psychoonkologen und Rehabilitationsforscher zentrale Themen des Feldes abgehandelt. Das Themenspektrum umfaßt Forschungsstrategien, Krankheitsbewältigung, Lebensqualität, soziale Unterstützung, Bedarf an psychosozialer Hilfe sowie die Gestaltung von psychologischen Interventionen im Verlauf von Krebserkrankungen.

In *Teil 2* des Buches skizzieren die im Rahmen des Förderschwerpunkts geförderten Forschungsgruppen ihre Projekte. Die Forschungsvorhaben gruppieren sich nach 3 inhaltlichen Schwerpunkten. Sie beschäftigen sich mit „Krankheitsverarbeitung und Krankheitsbewältigung", „Belastung von in der Onkologie tätigen Berufsgruppen" sowie mit „Versorgungsmodellen und Versorgungsstrukturen".

Die Projekte werden fast ausnahmslos von psychosomatischen bzw. medizinpsychologischen Forschungsgruppen bearbeitet und haben dementsprechend ihren Schwerpunkt im Bereich der Psychoonkologie.

Die Arbeitsgruppen stellen die von ihnen bearbeiteten Themen im Kontext der Literatur dar, skizzieren ihre Forschungsansätze und verdeutlichen die komplexen Strukturen, in die die psychosoziale Forschung im Bereich der Krebsrehabilitation eingebunden ist. Auch wenn zum jetzigen Zeitpunkt nur über wenige Ergebnisse aus den Projekten berichtet werden kann, ist die Darstellung der Forschungsvorhaben eine wichtige Momentaufnahme der psychosozialen Forschung in der Rehabilitation Krebskranker Ende der 80er Jahre, die Anlaß zur Hoffnung gibt, daß ein bisher in der BRD stark vernachlässigtes Feld Entwicklungsmöglichkeiten hat. Das vorliegende Buch soll diesen Ausschnitt des Entwicklungsprozesses dokumentieren und Diskussionen innerhalb und zwischen den Arbeitsgruppen anregen.

Wir möchten den Autorinnen und Autoren der Beiträge herzlich für ihre Mitarbeit, ihre Unterstützung und ihr Vertrauen danken. Dem Bundesministerium für Forschung und Technologie danken wir für die Offenheit gegenüber den uns sehr am Herzen liegenden Themen der psychosozialen Rehabilitation und für die Bereitstellung der Mittel zur Gestaltung des Symposiums und dieses Buches.

Ein Symposium läßt sich nicht organisieren, ein Buch nicht herausgeben, ohne die unermüdliche und sachkundige Hilfe vieler „guter Geister" in Anspruch zu nehmen; ihnen allen gilt unser ganz besonderer Dank.

Freiburg, im Juli 1990   Uwe Koch und Friederike Potreck-Rose

Inhaltsverzeichnis

Verzeichnis der erstgenannten Beitragsautoren

Andersen, B. L., Prof. Dr.
Department of Psychology, University of Iowa
Iowa City/IA 52242, USA

Baider, L., Prof. Dr.
Department of Radiation Therapy and Clinical Oncology
Sharett Institute of Oncology, Hadassah University Hospital
Jerusalem 91120, Israel

Biene, P., Dr.
BASYS GmbH
Reisingerstr. 25, D-8900 Augsburg

Brandt, U., Dr.
Medizinisches Dekanat
Beckweg 4, D-5804 Herdecke

Brusis, J., Dipl.-Soz.
Löfftzstr. 6/III, D-8000 München 19

Burish, T. G., Prof. Dr.
Vanderbilt University, Office of the Provost
Nashville/TN 37240, USA

Carey, M. P., Prof. Dr.
Department of Psychology, 430 Huntington Hall, Syracuse University
Syracuse/NY 13244, USA

Dam, F. S. A. M. van, Dr.
The Netherlands Cancer Institute
Plesmanlaan 121, NL-1066 CX Amsterdam, The Netherlands

Eckensberger, L. H., Prof. Dr.
Universität des Saarlandes, Fachrichtung 6.4 – Psychologie
Im Stadtwald, D-6600 Saarbrücken

Faller, H., Dr.
Psychosomatische Klinik, Abteilung 3.2.2 –
Psychotherapie und Medizinische Psychologie
Landfriedstr. 12, D-6900 Heidelberg

Filipp, S.-H., Prof. Dr.
Universität Trier, Fachbereich I – Psychologie
Postfach 3825, D-5500 Trier

Fox, B. H., Prof. Dr.
Boston University School of Medicine
85 East Newton Street (M815), Boston/MA 02118, USA

Henrich, G., Dr.
Institut und Poliklinik für Psychosomatische Medizin, Psychotherapie
und Medizinische Psychologie der Technischen Universität
Langerstr. 3, D-8000 München 80

Herschbach, P., Dr.
Institut und Poliklinik für Psychosomatische Medizin, Psychotherapie
und Medizinische Psychologie der Technischen Universität
Langerstr. 3, D-8000 München 80

Muthny, F. A., Priv.-Doz. Dr. Dr.
Abt. Rehabilitationspsychologie, Psychologisches Institut, Universität Freiburg
Belfortstr. 16, D-7800 Freiburg

Neuser, J., Priv.-Doz. Dipl.-Psych.
Rheinische Landes- und Hochschulklinik
Virchowstr. 174, D-4300 Essen 1

Schulz, K.-H., Dr. med. Dipl.-Psych.
Univ.-Krankenhaus Eppendorf, II. Medizinische Klinik
Martinistr. 52, D-2000 Hamburg 20

Schwarz, R., Dr.
Univ.-Klinik Heidelberg, Psychosoziale Nachsorge für Tumorkranke, Morohaus
Im Neuenheimer Feld 155, D-6900 Heidelberg

Schwibbe, G., Dr.
Abt. Medizinische Soziologie, Georg-August-Universität
Humboldtallee 3, D-3400 Göttingen

Seemann, H., Dipl.-Psych.
Abt. Psychotherapie und Medizinische Psychologie
Psychosomatische Universitätsklinik
Landfriedstr. 12, D-6900 Heidelberg

Thomas, W., Dr.
Psychosomatische Abteilung, Universitätskliniken Köln
Joseph-Stelzmann-Str. 9, D-5000 Köln 41

Verres, R., Prof. Dr. med. Dipl.-Psych.
Univ.-Krankenhaus Eppendorf, Abt. Medizinische Psychologie, Pav. 69
Martinistr. 52, D-2000 Hamburg 20

Weis, J., Dr.
Abt. Rehabilitationspsychologie, Psychologisches Institut, Universität Freiburg
Belfortstr. 16, D-7800 Freiburg

Zimmermann, M., Prof. Dr. med.
Universität Heidelberg, II. Physiologisches Institut
Im Neuenheimer Feld 326, D-6900 Heidelberg

Teil 1: Aktuelle Trends in der Krebsrehabilitation und Psychoonkologie

Einige Überlegungen zu praktischen Aspekten und Problemen der Forschung zur Krebsrehabilitation*

Bernard H. Fox

Einleitung

Für die erfolgreiche Forschung im Bereich der Krebsrehabilitation gelten grundsätzlich dieselben Prinzipien wie für die verhaltensbezogene Forschung. Im folgenden werden einige grundlegende Aspekte behandelt, die speziell für die Krebsrehabilitation von Bedeutung sind. Zunächst wird es um einige allgemeine Forschungsprinzipien gehen, abschließend werde ich einige relevante experimentelle Aspekte erörtern und anschließend einige statistische Fragen diskutieren.

Einige allgemeine Prinzipien

Forschung im Bereich der Krebsrehabilitation ist schwerpunktmäßig eher an der Praxis orientiert als auf theoretische Fragestellungen ausgerichtet. Dadurch sind eventuelle fehlerhafte Schlußfolgerungen mit höheren Kosten verbunden als bei theoretisch orientierter Forschung – sowohl hinsichtlich des Aufwandes an Zeit, Geld und Arbeitskraft als auch hinsichtlich ihrer Auswirkungen auf die Patienten. Der Forscher sollte sich also besonders darum bemühen, Fehlinterpretationen der Daten zu vermeiden. Dies setzt Sorgfalt bei der Planung, Durchführung und Auswertung der Untersuchungen voraus.

Ergebnisse werden in Form von Meßwertunterschieden oder Meßwertveränderungen sowie im Grad oder Niveau der Variablen erhoben, die für den Patienten oder für andere Personen von Bedeutung sind. Beispielsweise werden die psychische Befindlichkeit oder Einstellungen erfaßt, der funktionale Status oder das körperliche Befinden. Oder es werden statistische Kennwerte herangezogen wie Reliabilität und Validität sowie die konzeptuelle Struktur von Meßinstrumenten. An die Forschung müssen strengste Anforderungen gestellt werden, weil sie bedeutende Auswirkungen auf das Leben der Patienten und des medizinischen Personals haben können und weil sie die Entscheidungen von Regierungen und von Organisationen des Gesundheitswesens maßgeblich beeinflussen können. Auch können die Ergebnisse Bedeutung für den Einsatz einzelner medizinischer Maßnahmen haben. Diese Anforderungen gelten insbesondere für statistische Entscheidungen, auf die später noch eingegangen wird.

---

* Ins Deutsche übersetzt von F. Potreck-Rose und I. Gutmann.

Häufig wird die Forschung durch äußere Bedingungen beeinflußt. Selbst wenn der Forscher diese Einschränkungen kennt, kann er sie möglicherweise nicht umgehen. In jedem Fall sollte er sich dieser Einflüsse bewußt sein. Die Forschung im Hochschulbereich ist häufig auf die relativ kurzen Zeitspannen begrenzt, die für eine Diplom- oder Doktorarbeit oder – speziell in der Bundesrepublik Deutschland – für eine Habilitationsschrift zur Verfügung stehen. Dadurch sind Untersuchungen mit einer Laufzeit von mehr als 10 Jahren kaum möglich. Langzeituntersuchungen sind ebenfalls ausgeschlossen, wenn die erwartete Lebensspanne der Patienten gering ist, wie bei metastasierenden Krebsformen. Die meisten Krebserkrankungen der Lunge, der Bauchspeicheldrüse, der Leber, des Magens und der Speiseröhre haben zum Zeitpunkt der Diagnosestellung oft bereits das Stadium III erreicht oder sind noch weiter fortgeschritten. Daher finden sich hier wenige Langzeitstudien.

Eine weitere Einschränkung ist das immer bestehende Risiko der Stichprobenverzerrung. So ist es in der Rehabilitationsforschung kaum möglich, eine Zufallsstichprobe zu ziehen. Meist ist die Forschung auf ein Krankenhaus, den Einzugsbereich eines Krebszentrums oder auf eine Region des Landes beschränkt. Oft liegt ein Ungleichgewicht hinsichtlich der Rassenzugehörigkeit, wobei dies weniger für kulturell homogene Regionen gilt, oder hinsichtlich des sozioökonomischen Status vor.

Häufig werden Untersuchungen einfach deshalb durchgeführt, weil der Zugang zu einer bestimmten Stichprobe von ausreichender Größe möglich ist. Bedauerlicherweise wird häufig von einer solchen Stichprobe auf die Population geschlossen. Der Forscher – und mehr noch der Leser eines Forschungsberichts – sollte sich immer vor der Generalisierung einer solchen Gelegenheitsstichprobe auf die entsprechende Population hüten.

In die Entscheidung zwischen verschiedenen Forschungsmöglichkeiten müssen Kosten-Nutzen-Erwägungen einbezogen werden. Welcher Forschungsansatz erweist sich beispielsweise bei einer Stichprobe von Lungenkrebspatienten mit einer mittleren Überlebenszeit von 9 Monaten für die Patienten selbst und für ihre Familien als der sinnvollste? Die verschiedenen Wahlmöglichkeiten sollten sorgfältig gegeneinander abgewogen werden. Dabei sollte vermieden werden, solche Entscheidungen zu treffen, die nur gefällt werden, weil gar keine andere Forschungsmöglichkeit besteht.

Der Wert von Forschung wird auch durch die Lokalisation der Erkrankung mitbestimmt. So ergeben sich bei Untersuchungen zur Lebensqualität trotz der Verwendung derselben Meßinstrumente starke Unterschiede, je nachdem, welche Beeinträchtigung in Abhängigkeit von der Erkrankungslokalisation für die Patienten im Vordergrund steht. Beispielsweise spielen für Patienten mit Krebsformen im Kopf- und Nackenbereich das Aussehen, die Sprache, das Essen und der Arbeitsplatz sowie soziale Kontakte eine Rolle; für Stomaträger sind es alle möglichen physischen Probleme mit dem Stoma selbst und die sich daraus ergebenden sozialen Implikationen wie Zeiteinteilung, Dringlichkeit der Stomaversorgung und dessen Sitz; bei Brustkrebspatientinnen sind Probleme der sexuellen Aktivität und des Aussehens sowie die Reaktionen des Partners von Bedeutung etc. (Aaronson 1988). Die größte Gefahr für die Forschung besteht darin, daß die gebräuchlichen Instrumente der Lebensqualität Breitbandverfahren sind, die die speziellen Probleme, die sich aus der jeweiligen Lokalisation der Erkrankung für die Patienten

ergeben, nicht erfassen. So kann sich ein falsches – meist unrealistisch positives –
Bild der Lebensqualität von Patienten ergeben.

Trotz der erwähnten Schwierigkeiten bietet sich eine Vielzahl sinnvoller
Forschungsbereiche. Hierzu ergeben sich viele gute Anregungen aus dem umfangreichen deskriptiven Material, das sich in der Überblicksliteratur findet, z. B. in dem
ausgezeichneten Buch von Jäger et al. (1984). Diese hervorragende und sorgfältige
Arbeit wirft viele Forschungsfragen auf, deren Beantwortung äußerst wertvoll
wäre. Die Tabellen 1–3 geben einige Datenbeispiele aus diesem Buch wieder.

Tabelle 1. Art der erhobenen Daten. (Aus Jäger et al. 1984)

Datenart	Anzahl
Soziale Daten (z. B. Schulabschluß, Beruf, Familienstand etc.)	29
Biographische Daten (z. B. frühkindliche Entwicklung, Lebensumstände etc.)	26
Medizinische Daten (z. B. Krankheitsgeschichte, Krankheitsverlauf etc.)	26
Persönlichkeitsdaten (z. B. Extraversion des Probanden, Introversion etc.)	19
Aktuelle Probleme (z. B. Probleme der Krankheitsverarbeitung etc.)	28
Problem-/Verhaltensanalyse	14
Andere:	4
– Indikation und Prognose für Psychotherapie (2)	
– Zugänglichkeit des Patienten (1)	

Einige experimentelle Aspekte, die die Validität beeinflussen können

Während die Ergebnisvariable in den strengen Naturwissenschaften und in der
Mehrzahl physiologischer Arbeiten klar identifizierbar und keinen oder nur
geringen Fehlern unterworfen ist, zeigt sie sich in der Psychologie und in den
Sozialwissenschaften in unterschiedlichem Ausmaß als fehleranfällig. In einigen
Fällen gibt es zwar einen wahren Wert, er ist jedoch nicht bekannt. Ein
entsprechendes Beispiel aus den sog. strengen Naturwissenschaften ist die Identifizierung malignen Wachstums aufgrund mikroskopischer Schnitte. In Grenzfällen
muß der Arzt warten, bis sich Metastasen zeigen, um sicherzugehen. Im schlimm-
sten Fall ist das vorhergesagte oder durch ein Meßinstrument erfaßte Kriterium
völlig beliebig. Hier sei nur kurz die Vielzahl der Instrumente zur Erfassung der
Lebensqualität erwähnt: Jedes dieser Instrumente geht von einem unterschiedlichen
Set von Ergebnisvariablen aus und setzt sich folglich aus einem unterschiedlichen
Set von Meßvariablen (d. h. Items) zusammen. Fast zwangsläufig ergeben sich
Validitäten, die auf das jeweilige Instrument beschränkt sind, und die mit
verschiedenen Instrumenten gewonnenen Ergebnisse sind nicht vergleichbar. Das
Resultat ist ein Mischmasch. In dieser Situation besteht die große Gefahr, in ihrer
Aussagekraft stark eingeschränkte Ergebnisse zu erhalten und auf diese Art und
Weise zu ebenfalls eingeschränkt gültigen Schlußfolgerungen zu gelangen, die ad
hoc gefällt werden und keine weitere Bedeutung haben. Vergleiche mit anderen
Studien sind – zumindest teilweise – manchmal sogar völlig unzulässig.

Tabelle 2. Welche Störungen führen in der Regel zur Kontaktaufnahme? (Mod. nach Jäger et al. 1984)

Antworten der behandelten Patienten	Antworten der behandelnden Personen
Undifferenzierte Beschwerden/diffuse Problemlage	
ohne Angabe	36,8%
< 60%	36,8%
> 70%	26,3%
Differenzierte Beschwerden	
ohne Angabe	42,1%
< 50%	31,6%
> 60%	26,3%

Art der Beschwerden	n
Depression, Angst	8
Isolation	3
Selbstmordgedanke	1
Partnerprobleme (sexuelle Probleme)	4
familiäre Probleme	1
somatische Störungen	2
physische Erschöpftheit	3
Selbstwertproblematik	2
Medikamentenprobleme	1
Sozialberatungsfragen als Vorwand, danach Angstgefühle	1
äußerlich nur formale Fragestellung, „dahinterliegende" starke innere Ängste	1
Verhaltensauffälligkeiten	1
Tumorangst	1
veränderte Lebensumstände	1

Tabelle 3. Therapie bei Karzinompatienten. (Aus Jäger et al. 1984, gekürzt)

Art der Therapie	Anwendung besonders bei der Arbeit mit:		
	Individuen	Partnern	Gruppen
Tiefenpsychologisch orientierte Therapie			
– große Psychoanalyse	2	–	–
– psychoanalytische Fokaltherapie	5	2	1
– Psychagogik	1	–	–
– Balint-Gruppen	–	–	4
– Realitätstherapie	–	–	–
– Familientherapie	–	6	1
– Individualpsychologie nach Adler	1	1	–

Tabelle 3 (Fortsetzung)

Art der Therapie	Anwendung besonders bei der Arbeit mit:		
	Individuen	Partnern	Gruppen
– komplexe Psychologie nach Jung	1	–	–
– Neopsychoanalyse nach Schultz-Henke	1	–	–
– Primärtherapie	–	–	–
– katathymes Bilderleben	4	–	1
– Hypnose	3	–	–
– Psychodrama	–	–	2
– Vergetotherapie (Reich)	–	–	–

Andere tiefenpsychologisch orientierte Verfahren:
- Peseschkian und eigenes Verfahren (1)
- psychoanalytisch orientierte Psychotherapie (1)
- Gruppentherapie (1)

Gesprächspsychotherapie

– klientenzentrierte Gesprächstherapie (nach Rogers)	14	6	4
– nondirektive Gesprächspsychotherapie (nach Tausch)	7	2	1
– Erlebnistherapie	1	–	–
– lerntheoretische Gesprächstherapie (Martin)	1	–	–
– gestalttherapeutisch orientierte Gesprächstherapien	4	–	1
– klientenzentrierte Gruppenpsychotherapie	–	1	4

Andere Ansätze in der Gesprächstherapie:
- Versuch der Patientenführung aufgrund langjähriger klinischer und psychotherapeutischer Erfahrung bei Karzinomkrankheit (1)
- Gruppen nach themenzentrierter Interaktion

Verhaltenstherapie

– systematische Desensibilisierung	6	–	–
– Entspannungstraining	14	–	7
– Aversionstherapie	1	–	–
– operantes Konditionieren	4	–	–
– Reizüberflutung	–	–	–
– Verhaltenstherapie in Gruppen	–	–	4
– Selbstkontrollmethoden	6	–	3
– Assertives Training	7	1	2
– multimodale Verhaltenstherapie	1	2	2

Andere Ansätze in der Verhaltenstherapie:
- kognitive Umstrukturierung (1)

Weitere Ansätze

– kognitive Therapie (Selbstinstruktion, Problemlösetherapie, Attributionstherapie)	8	–	4
– rational-emotive Therapie	3	–	–
– Bioenergetik	1	–	–
– Sozialtherapie	–	1	1

Werden die Schlußfolgerungen auf die untersuchte Stichprobe und das jeweils verwendete Instrument beschränkt, so lassen sich zwar Fehler infolge von zu starker Generalisierung vermeiden, dies ändert jedoch nichts an der Tatsache, daß ein solches Ergebnis geringere Aussagekraft besitzt als ein solches, das weiter generalisierbar ist. Eine andere Möglichkeit besteht darin, die Sicherheit der Schlußfolgerung einzuschränken, d. h. explizit die Möglichkeit einzuräumen, daß eine untersuchte Fragestellung viele Antworten haben kann, von denen die vorliegende nur ein unter spezifischen Bedingungen ausgewähltes Beispiel darstellt. Beide Wege sind unzureichende Versuche, das Problem zu lösen. Sie sind jedoch besser als die ungerechtfertigte Behauptung, wissenschaftlich gesicherte Ergebnisse gefunden zu haben.

Überweisungsbias ergibt sich, wenn eine Patientenstichprobe aufgrund der Überweisung durch die Ärzte, die sie ausgewählt haben, besondere Merkmale aufweist. So unterschied sich beispielsweise eine Patientenstichprobe mit multipler Sklerose aus einem Behandlungszentrum nicht hinsichtlich demographischer, wohl aber hinsichtlich krankheitsbezogener Merkmale von einer bevölkerungsrepräsentativen Patientenstichprobe (s. Tabellen 4 und 5 sowie Abb. 1 und 2; Nelson et al. 1988).

Wenn Wiederholungsmessungen von 2 Gruppen miteinander verglichen werden, muß das Gesetz der Ausgangswerte berücksichtigt werden. Dieses Gesetz besagt, daß niedrige Ausgangswerte sich stärker verändern können als hohe, da der Rang für mögliche Veränderungen bei geringen Ausgangswerten größer ist. Obwohl dieses „Gesetz" nicht notwendigerweise immer gilt (in der Realität kann nachgewiesenermaßen gelegentlich das Gegenteil gelten), gibt es dennoch eine Regel an, die häufig zutrifft. So besteht beispielsweise die Gefahr falscher Schlußfolgerungen über Veränderungsursachen, wenn die Ausgangswerte einer Variablen in der einen Gruppe von Krebspatienten ziemlich hoch, in der anderen aber niedrig sind und wenn es gleichzeitig eine natürliche obere Grenze der Variablenwerte gibt. Beispiele solcher Variablen sind Schmerz, Übelkeit und Depressivität. Damit soll nicht gesagt

Tabelle 4. Demographische Variablen[a] von Patienten mit multipler Sklerose in einer unselegierten und in einer selegierten Stichprobe aus einem Behandlungszentrum. (Aus Nelson et al. 1988)

	Selegierte Patientenstichprobe (Behandlungszentrum) (n = 37)	Unselegierte Patientenstichprobe (n = 218)	p
Geschlecht: männlich	27%	30%	n.s.
Alter (Jahre)	39	46	< 0,01
Familienstand: verheiratet	76%	74%	n.s.
Beruflicher Status: mit Anstellung	42%	33%	n.s.
Ausbildung (Jahre)	14	13	n.s.
Einkommen 1981	$ 12.500	$ 11.500	n.s.

[a] Alle Werte mit Ausnahme der Prozentangaben sind Mittelwerte.

Tabelle 5. Variablen zum Krankheitsverlauf[a] bei Patienten mit multipler Sklerose in einer unselegierten und einer selegierten Stichprobe. (Aus Nelson et al. 1988)

	Selegierte Patientenstichprobe (Behandlungs- zentrum) (n = 37)	Unselegierte Patientenstichprobe (n = 218)	p
Alter bei Symptombeginn (Jahre)	29	31	n.s.
Alter bei Diagnosestellung (Jahre)	32	36	< 0,05
Zeitraum zwischen Symptombeginn und Diagnosestellung (Jahre)	2	4	< 0,05
Biologische Krankheitsdauer[b]	9	14	< 0,01
Verschlechterung der Symptome im 6-Monats-Zeitraum vor Beginn der Studie	63%	30%	< 0,001

[a] Alle Werte mit Ausnahme der Prozentangaben sind Mittelwerte.
[b] Biologische Krankheitsdauer ist definiert als der Gesamtzeitraum feststellbarer Erkrankung seit Symptombeginn.

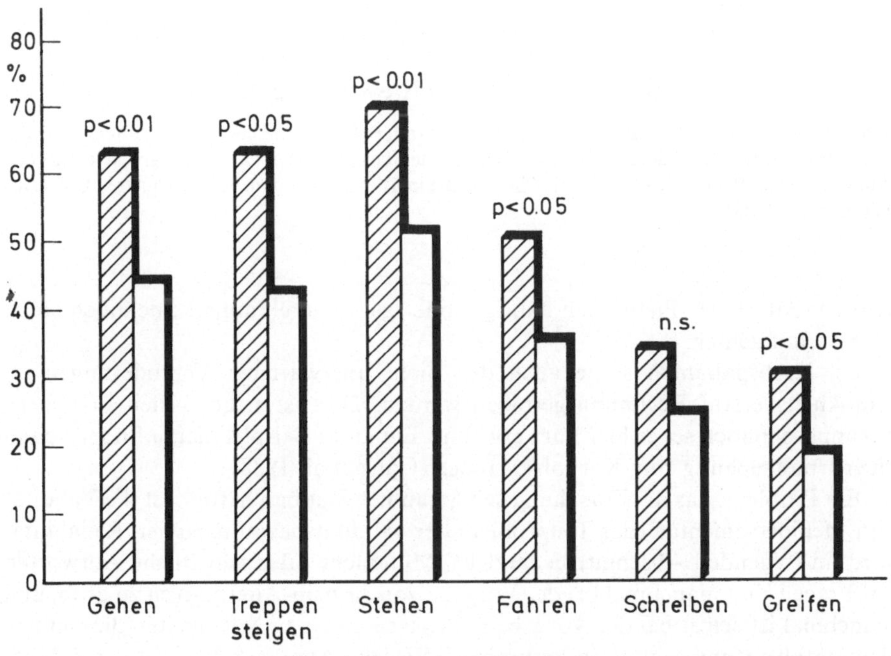

Abb. 1. Funktionaler Status der Patienten aus einem Behandlungszentrum (*schraffierte Säulen*) und der unselegierten Patientenstichprobe. Die *Säulen* geben jeweils den Prozentsatz von Patienten an, deren funktionaler Status extrem oder vollständig eingeschränkt ist. (Aus Nelson et al. 1988)

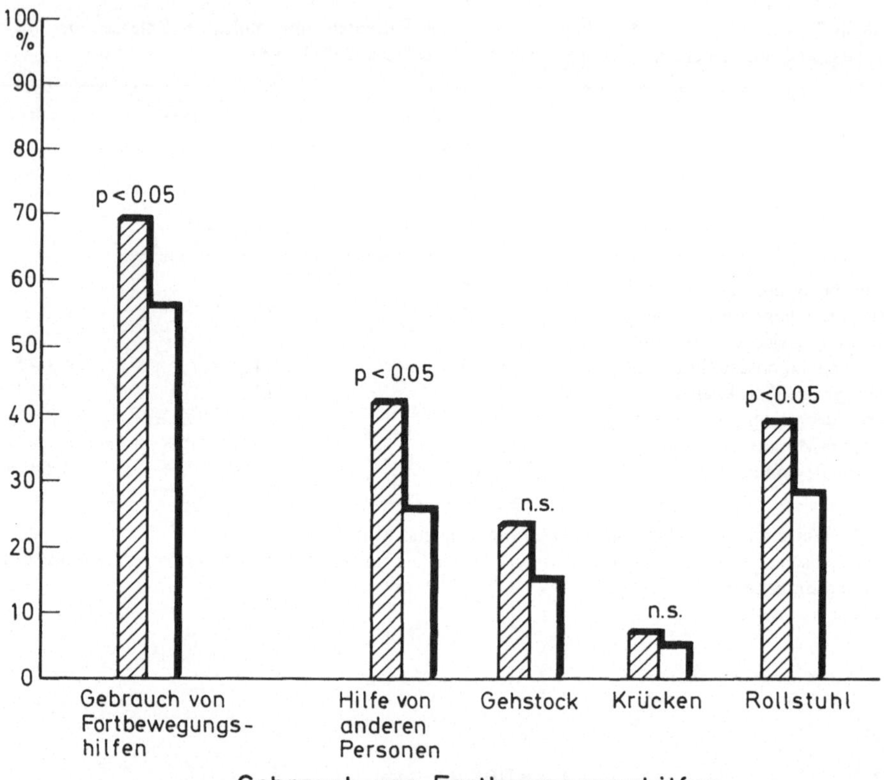

Abb. 2. Benutzung von Hilfsmitteln zur Bewegung durch Patienten aus einem Behandlungszentrum (*schraffierte Säulen*) und durch eine unselegierte Patientenstichprobe. Die *Säulen* geben jeweils den Prozentsatz von Patienten an, die die Hilfsmittel die meiste oder die ganze Zeit benutzt haben. (Aus Nelson et al. 1988)

werden, daß dieses Phänomen häufiger oder gar generell auftritt; dennoch sollte man darauf achten.

Bei Krebspatienten sollte auch den nicht unerwarteten Veränderungen im Krankheitsverlauf Rechnung getragen werden. Dies ist sicher vielen Forschern bekannt, dennoch sei es hier kurz erwähnt. Ein gutes Beispiel hierzu findet sich in einer Untersuchung zum Karnofsky-Index (Ganz et al. 1988).

Ein Problem, das die Forschung seit geraumer Zeit beschäftigt, ist die Validität von Meßinstrumenten (das Teilproblem der validitätsbeeinflussenden Reliabilität wird im folgenden Abschnitt behandelt). Mündliche oder schriftliche Antworten auf Fragen sind manchmal bei der Vorgabe von Ja-nein-Alternativen zu grob, und manchmal ist selbst bei der Vorgabe multipler Antwortmöglichkeiten die richtige Antwortabstufung schwer zu bestimmen. Visuelle Analogskalen bieten die Möglichkeit, abgestufte Antworten zu erhalten und gleichzeitig die Unsicherheiten, die mit mehreren Antwortkategorien verbunden sind, zu umgehen. In einigen Fällen hat sich diese Methode bewährt, beispielsweise in einer Untersuchung bei Brustkrebspatientinnen (Selby et al. 1984). In anderen Fällen, ebenfalls mit Brustkrebspatientinnen, erwies sich das Verfahren nur als mäßig erfolgreich (z. B. Boyd et al. 1988), und in wieder anderen Fällen war die Methode untauglich, z. B. in einer Untersuchung an Lungenkrebspatienten (Ganz et al. 1988). In dieser Untersuchung hatten die Patienten Schwierigkeiten beim Bearbeiten der visuellen Analogskalen (schwaches Sehvermögen oder Entkräftung). Andere Patienten erklärten sich nur unter der Bedingung dazu bereit, die Antworten einzutragen, daß ihnen die Fragen vorgelesen wurden. Diese Probleme verschärften sich in dem Maße, wie der körperliche Zustand der Patienten sich verschlechterte (das Design sah Meßwiederholungen vor). Ganz et al. (1988) äußerten dazu: „Daneben zeigt die sorgfältige Prüfung der FLIC-Formulare, daß nur sehr wenige Patienten die Antwortlinien tatsächlich als visuelle Analogskalen verwendeten … Viele hatten keine Erfahrungen mit visuellen Analogskalen und taten sich schwer, ihre Antworten entsprechend einzutragen."

Als Einflußgrößen für das Antwortverhalten sind zu nennen: Geschlecht, Lokalisation der Erkrankung, mit großer Wahrscheinlichkeit auch physisches Befinden und möglicherweise ökonomischer Status und Bildungsgrad. Von zentraler Bedeutung ist dabei, daß es stark von den Eigenschaften der Stichprobe abhängt, inwieweit dieser Skalentyp geeignet ist, psychische und emotionale Zustände der Patienten zu erfassen. Ähnliches gilt mit einiger Wahrscheinlichkeit auch für andere Skalierungsmethoden. Dabei stellt sich zwangsläufig die Frage nach dem Wert der Untersuchungen, bei denen jedes Ergebnis aus Vorsicht allein auf die für die Untersuchungsstichprobe repräsentative Population begrenzt werden muß.

In jeder Untersuchung können die Einstellungen und das Verhalten des Arztes die Untersuchungsergebnisse wesentlich beeinflussen. Der Nachdruck, der in den westlichen Ländern auf die informierte Einwilligung der Patienten gelegt wird, hat möglicherweise eine veränderte Einstellung der Ärzte gegenüber der Forschung bewirkt. Eine Untersuchung an Daten aus 8 Ländern (5 davon englischsprachig) belegt diese Hypothese (Taylor et al. 1987; s. Tabelle 6). Sichtweise und Verhalten von Ärzten hinsichtlich der informierten Einwilligung von Patienten variieren beträchtlich (s. Tabelle 7).

Im Hinblick auf randomisierte klinische Untersuchungsreihen ist es besonders aufschlußreich, daß 55% der Ärzte das Item „Die informierte Einwilligung der Patienten empfinde ich als beunruhigend" mit „immer" beantworteten, 40% mit „manchmal" und nur 5% mit „nie". Die oben genannte Untersuchung enthält einige weitere bemerkenswerte Ergebnisse zu diesem Aspekt (s. Tabelle 8): Das Item „Informierte Einwilligung verschlechtert den Zustand der Patienten und führt zu höherer Sterblichkeit" beantworteten 14% mit „immer", 59% mit „manchmal" und 27% mit „nie". Diese erstaunlichen Ergebnisse verdeutlichen die Notwendigkeit, die verschiedenen Maßnahmen zur Absicherung gegen Verzerrungen im Rahmen der experimentellen Anordnung (beispielsweise Blindversuche, Objektivität des Kontakts, nach Möglichkeit Verwenden des Beobachterurteils nicht als ausschließliches Kriterium, dies insbesondere im Hinblick auf psychologische Variablen) nicht zu lockern, sondern sie im Gegenteil zu verstärken.

In vielen Untersuchungen werden Fremd- und Selbstbeurteilungen zu lebensgeschichtlichen Ereignissen der Patienten erhoben. Je nach Untersuchung werden sie

Tabelle 6. Merkmale von 170 Ärzten. (Aus Taylor et al. 1987)

	(n)	[%]
Vorgegebene Stichprobenmerkmale		
Land, in dem der Arzt praktiziert		
USA	68	40
Kanada	42	25
Frankreich	15	9
Italien	14	8
England	12	7
Schweden	7	4
Australien	7	4
Schottland	5	3
Art der Spezialisierung		
Medizinische Onkologie	90	53
Chirurgie	51	30
Radiotherapie	29	17
Beobachtete Stichprobenmerkmale		
Art der Praxis		
Gemeinschaftspraxis	78	46
Krebszentrum	56	33
Einzelpraxis	36	21
Geschlecht		
männlich	156	92
weiblich	14	8
Ausbildung in Nordamerika	153	90
Teilnahme an klinischen Studien mit Zufallszuweisung		
eigene empirische Untersuchungen	158	93
Zusammenarbeit mit mehr als einem Kooperationsteam	126	74
nehmen „einige" geeignete Patienten	109	64
mehr als 50% der Patienten ständig in Behandlung	46	27
Alter		
Median: 43 Jahre		
Range: 31–68 Jahre		

als unabhängige oder abhängige Variablen verwendet. Eine wichtige Einschränkung dieser Art der Datenerhebung hängt mit der möglichen mangelnden Reliabilität dieser Daten zusammen, obwohl viele Angaben korrekt sind. Zwei Beispiele sollen hier genügen: In einer Studie wurden Mütter gebeten, sich nach 8 Jahren an die Ernährung ihrer Kinder kurz nach der Geburt zu erinnern, wobei Daten über deren Ernährung während dieser Zeit vorlagen. Die Autoren gingen davon aus, „daß man Informationen von Müttern über weniger zentrale Aspekte aus der frühen Kindheit nicht vertrauen dürfe, wenn ihre Erinnerungen an für Mutter und Kind besonders bedeutende Daten ungenau sein sollten" (Vobecky et al. 1988). Zwar bleibt fraglich, ob dieses Argument für verschiedene Untersuchungen

Tabelle 7. Items zur informierten Einwilligung (I.E.) in bezug auf die Arztrolle (n = 170). (Aus Taylor et al. 1987)

Item	Antworten [%]		
	immer	manchmal	nie
„Der Hauptzweck der I.E. ist die Information der Patienten"	10	13	77
„Der Hauptzweck der I.E. ist der Schutz des Forschers"	69	18	13
„Alle Patienten sollten die I.E. unterschreiben"	30	35	35
„Die Ärzte sollten als einzige Berufsgruppe im Gesundheitswesen dafür verantwortlich sein, die I.E. einzuholen"	39	21	40
„Wirft ein Schlaglicht auf die Dichotomie zwischen Forscher und Behandler"	52	39	09
„I.E. ist mir unangenehm"	55	40	05
„Ich gebe die Verantwortung, die I.E. einzuholen, an andere Teammitglieder weiter"	40	42	18
„Ich bespreche das Formular für die I.E. mit den Patienten"	51	27	22
„Meine Patienten lesen das Formular für die I.E., bevor sie unterschreiben"	38	14	48
„Ich fühle mich persönlich dafür verantwortlich, die I.E. einzuholen"	60	18	22
„Mir wurden Techniken vermittelt, die I.E. einzuholen"	19	00	81
„Ich vermittle anderen, wie sie die I.E. einholen können"	15	00	85
„Wir diskutieren in meiner Praxis über die I.E."	10	27	63

Tabelle 8. Items zur informierten Einwilligung (I.E.) in bezug auf die Autonomie des Arztes (n = 170). (Aus Taylor et al. 1987)

Item	Antworten [%]		
	immer	manchmal	nie
„I.E. ist hilfreich für den Patienten"	30	35	35
„I.E. verringert die Compliance der Patienten"	08	41	51
„I.E. gibt mehr Informationen, als notwendig wären"	53	41	06
„I.E. erhöht Morbidität und Mortalität"	14	59	27
„Für Ärzte ist es schwierig zu entscheiden, was sie dem Patienten mitteilen sollen"	41	51	08
„Ich bin mit dem Ausmaß an Informationen auf dem Formular der I.E. nicht einverstanden"	39	24	37
„Es ist schwierig, die I.E. einzuholen, wenn man vorher ‚schlechte' Nachrichten überbracht hat"	28	39	33
„Die schriftliche Form der I.E. ist schwieriger als die mündliche"	57	34	09
„I.E.-Formulare sind zu rigide, um hilfreich zu sein"	34	22	44
„I.E. macht mich haftbar gegenüber Dritten"	54	31	15

zutreffend ist bzw. inwieweit es generalisierbar ist, jedoch bleibt die Grundthese wahrscheinlich bestehen. Die Tabellen 9 und 10 geben die Daten dieser Untersuchung wieder.

Die Mütter überschätzten das Alter, in dem Fleisch in den Speiseplan des Kindes aufgenommen wurde, um 46%, das Alter, in dem Getreideflocken eingeführt wurden, um 94%. Um 39% wurde die Zeitdauer überschätzt, in der ein Kind gestillt wurde – sowohl bei Babys, die ausschließlich gestillt wurden als auch bei solchen, die

Tabelle 9. Einige Merkmale der Untersuchungsgruppe (Vergleich der Original- und der retrospektiven Daten; $\bar{x}$ Mittelwert, *SD* Standardabweichung). (Aus Vobecky et al. 1988)

	Originaldaten			Retrospektive Daten		
	n	$\bar{x}$	SD	n	$\bar{x}$	SD
Merkmale der Säuglinge						
Geburtsgewicht [g]	95	3375,4	397,5	95	3353,7	417,4
Größe bei Geburt [cm]	95	52,2	2,3	86	52,4	3,7
Stillzeit (in Wochen)	95	4,1	9,5	95	5,7	11,9
Stillzeit für ausschließlich gestillte Säuglinge (in Wochen)	39	10,0	12,8	39	13,9	15,2
Alter bei Einführung fester Nahrung (in Wochen)						
Getreide	95	3,5	2,9	94	6,8	6,4
Fleisch	95	13,7	4,3	82	20,0	11,6
Stillen						
Anzahl gestillter Säuglinge	39	(41%)		39	(41%)	

Tabelle 10. Unterschiede zwischen den beiden Datensätzen (Original- und retrospektive Daten) in ausgewählten Variablen ($\bar{x}$ Mittelwert, *SD* Standardabweichung)

	n	$\bar{x}$	SD	t^a	p
Stillzeit	95	1,5	4,02	3,8	0,0003
Stillzeit für ausschließlich gestillte Säuglinge	39	− 3,8	5,6	−4,27	0,0001
Geburtsgewicht	95	−21,76	175,25	−1,21	0,2291
Größe bei Geburt	86	0,23	3,23	0,69	0,4948
Alter bei Einführung fester Nahrung –					
Getreide	94	3,37	6,04	5,41	< 0,0001
Fleisch	82	6,51	11,72	8,03	< 0,0001

[a] Gepaarter t-Test für Mittelwertunterschiede.

zusätzlich Flaschennahrung bekamen. Alle Ergebnisse waren signifikant. An Größe und Gewicht bei der Geburt ihrer Kinder haben sich die Mütter korrekt erinnert. Die Autoren nehmen an, daß die Diskrepanzen sich auch in beträchtlichem Maß auf Varianz- sowie Mittelwertunterschiede erstrecken; außerdem variieren die erinnerten Daten mehr als die Fremdbeurteilungen.

Eine andere Untersuchung weist die Inkonsistenz zwischen Daten zu belastenden Lebensereignissen, die zu einem bestimmten Zeitpunkt erhoben wurden, und deren späterer Erinnerung nach. Die Autoren fanden eine Korrelation von 0,63 zwischen Ereignissen, die während vier 5wöchigen Zeitintervallen einerseits und bei einer einzelnen Erhebung nach 5 Monaten andererseits erinnert wurden (Klein u. Rubovits 1987). Die Übereinstimmung hinsichtlich spezifischer Items lag nur bei 52%. Diese Untersuchung ist schon deshalb glaubwürdiger als andere Untersuchungen dieser Art, weil hier die Ergebnisse wöchentlich erhoben wurden. Darüber hinaus ist der angegebene Wert für die erinnerten Ereignisse wahrscheinlich eher konservativ, da die Untersuchungsteilnehmer 2mal befragt wurden. Die Ergebnisse dieser und anderer Untersuchungen lassen es notwendig erscheinen, Angaben über vergangene Ereignisse, selbst wenn sie nur so kurze Zeit wie 5 Monate zurückliegen, mit Vorsicht zu behandeln. Deshalb sollte man meiner Ansicht nach ganz darauf verzichten, Gefühle oder Einstellungen, bei denen es sich um viel vagere persönliche Phänomene handelt, über längere Zeitspannen retrospektiv zu erheben. Der Zeitraum zwischen den erhobenen Phänomenen und der Erhebung selbst sollte in diesem Fall einige Stunden nicht überschreiten.

Ein ähnliches Problem ergibt sich hinsichtlich der zeitlichen Stabilität von Patientendaten. Das Instrument zur Erfassung für Lebensqualität (FLIC) aus der Studie von Ganz et al. (1988) wurde bereits in anderem Zusammenhang erwähnt. In dieser Studie stand die kurze Überlebenszeit von Lungenkrebspatienten in Zusammenhang mit den mit fortschreitender Krankheit abnehmenden Fähigkeiten der Patienten. Mit Progression der Erkrankung ergeben sich in der Regel Veränderungen, die relativ klar und absehbar sind; diese Folgen des Krankheitsverlaufs müssen berücksichtigt werden. Dasselbe gilt für andere Bereiche.

In einer 10-Jahres-Studie zur Test-Retest-Reliabilität von Typ-A-/Typ-B-Verhalten (TABP; Carmelli et al. 1987) ergaben sich Spearman-Rangkorrelationen zwischen wiederholten Messungen des TABP zwischen 0,55 und 0,70. 67% der 178 Wiederholungsmessungen des TABP stimmten in diesen Analysen überein (s. Tabelle 11). Dies ist für eine dichotome Variable ein auffallend niedriger Wert. Dabei ist zu bemerken, daß die Schätzfehler, die mit der Kategorienanzahl verbunden sind, in einer 2×2-Tabelle sowieso minimiert sind. Die $\varkappa$-Statistik, die

Tabelle 11. Stabilität des Typ-A-/B-Ratings nach 10 Jahren. (Aus Carmelli et al. 1987)

Erstes Rating 1970	Typ A	Typ B	Gesamt
Typ A	85	21	106
Typ B	58	78	136
Gesamt	143	99	242

hier einen validen Kennwert für das Ausmaß an Beziehungen angibt, betrug nur 0,36 und bestätigte somit das Ergebnis (zur weiteren Diskussion der $\varkappa$-Statistik s. unten).

Wichtige Ereignisse, die mit der Erkrankung in Zusammenhang stehen, können die psychologischen Daten von Krebspatienten stark beeinflussen.

Auch der körperliche Zustand des Patienten kann aus verschiedenen Gründen psychologische Variablen beeinflussen. Zum einen enthalten scheinbar rein psychologische Meßinstrumente häufig auch somatisch orientierte Fragen. So berichten beispielsweise Cella et al. (1987), daß sie die meisten körperbezogenen Fragen aus dem ersten mittels einer Hauptkomponentenanalyse gewonnenen Faktor des „Profile of Mood States" (POMS) ausgeschlossen haben. Diese Fragen fanden sich in den Faktoren „Vitalität" und „Erschöpfung", die im Rahmen einer früheren Faktorenanalyse ermittelt worden waren, bei der sich 6 Faktoren ergeben hatten. Andererseits berichtet Mor (1987) von einer engen Korrelation zwischen körperlichem Status und Depression bei Patienten, die entweder neu diagnostiziert und in Erstbehandlung waren, oder von Patienten im Terminalstadium. Diese Beziehung fand sich auch bei Patienten, die auf der Karnofsky-Skala ähnliche Werte zeigten. Daraus folgt, daß der emotionale und der körperliche Status getrennt erhoben und ausgewertet werden müssen (wie Cella et al. 1987), daß es gleichzeitig aber auch notwendig ist, deren Interaktion zu untersuchen. Eine multivariate Analyse von emotionalem Status, in der der körperliche Status (oder die darauf bezogenen Items) kontrolliert wird, erfüllt beide Forderungen.

Einige statistische Aspekte

Im Grunde ließen sich mit der Diskussion statistischer Aspekte ganze Bücher füllen, dennoch gibt es einige, die besonders wichtig sind und für den Forscher besondere Gefahrenquellen darstellen, insbesondere für den Forscher im Bereich der Krebserkrankungen.

Eine häufig praktizierte Vorgehensweise, um eine Störvariable auszuschließen, ist, sie mit den Ergebnisvariablen (oder gelegentlich mit dem Prädiktor) in Beziehung zu setzen. Ist die Beziehung nicht signifikant (z. B. über Korrelationsanalysen oder t-Test), ignoriert der Forscher die potentielle Störvariable. Dieses Vorgehen ist statistisch jedoch sehr fragwürdig. Dales u. Ury (1978) argumentieren zutreffend, daß Variablen, deren Ergebnisse in entsprechenden Tests bei p-Werten zwischen 0,25 und 0,30 liegen, die Beziehungen immer noch beträchtlich beeinflussen können. Sicher ist, daß eine potentielle Störvariable, wenn sie mit dem Prädiktor oder den Ergebnisvariablen zu 0 korreliert (nicht 0,1 oder ähnliches) und wenn die Beziehung linear ist, keine Störvariable sein kann. Dies kann, muß aber nicht, auch für den nichtlinearen Fall (z. B. logistische Regression oder das relative Risikoprojektionsmodell von Cox, „proportional hazards model") gelten. Selbstverständlich ist vor solchen potentiellen Störvariablen zu warnen, deren Beziehung entweder zum Prädiktor oder zu den Ergebnisvariablen zwar klein, aber signifikant ist. In einer neueren Untersuchung zur Beziehung zwischen Typ-A-/Typ-B-Verhalten und Krebsmortalität zeigte sich, daß Typ-A-/Typ-B-Verhalten zu 0,09 mit dem Alter

Tabelle 12. Interkorrelationen der Baseline-Risikovariablen in der Western Collaborative Group Study (1960–1961). (Aus Fox et al. 1987)

	Alter	Rauchen	Cholesterinspiegel	Systolischer Blutdruck	Bildung
Verhaltensmuster	0,09 ($<$ 0,001)	0,09 ($<$ 0,001)	0,06 (0,001)	0,08 ($<$ 0,001)	0,01 (0,63)
Alter		–0,01 (0,78)	0,09 ($<$ 0,001)	0,17 ($<$ 0,001)	–0,13 ($<$ 0,001)
Rauchen			0,10 ($<$ 0,001	0,03 (0,09)	–0,11 ($<$ 0,001)
Cholesterinspiegel				0,12 ($<$ 0,001)	–0,08 ($<$ 0,001)
Systolischer Blutdruck					–0,08 ($<$ 0,001)

korrelierte und daß die Signifikanz dieser Korrelation aufgrund des Stichprobenumfangs ($n = 3154$) bei $p \leq 0,001$ lag. Das relative Risiko in einer logistischen Regression sank von 1,55 ($p < 0,04$) auf 1,36 ($p < 0,15$), wenn das Alter kontrolliert wurde (s. Tabelle 12; Fox et al. 1987).

Es ist überraschend, daß eine so geringe Korrelation, die nur 0,008 % der Varianz zwischen Alter und Typ-A-/Typ-B-Verhalten erklärt, sich so auswirkt, daß sich der p-Wert aus dem signifikanten in den nichtsignifikanten Bereich verschiebt (s. hierzu auch die Diskussion über Signifikanzangaben weiter unten). Ähnliche Ergebnisse fanden sich in dieser Studie auch nach einem Follow-up-Zeitraum von 5 Jahren, in dem sich die Zahl der Krebsfälle verdoppelte: Die Kontrolle des Alters reduzierte das relative Risiko in der logistischen Regression (nach dem Cox-Modell) von 1,53 ($p < 0,005$) auf 1,36 ($p < 0,05$).

Validität ist in diesem Forschungsfeld sehr wichtig, weil es in den meisten Fällen – außer wenn es sich um harte Daten wie Tod oder Wiedererkrankung handelt – kein endgültiges Kriterium gibt. Daher läßt sich im Notfall ein Validitätskoeffizient nicht auf dem direkten Weg bestimmen. Allerdings wissen wir, daß in jedem Fall der theoretische Grenzwert der Validität die Quadratwurzel aus der Reliabilität ist – und in der Praxis entspricht dieser Wert meist der Reliabilität selbst (Lord u. Novick 1968), d. h. die Validität einer Untersuchung kann in den meisten Fällen nicht größer als ihre Reliabilität sein (Cronbachs α als Reliabilitätsmaß ausgenommen). Daher ist es wesentlich, eine möglichst hohe Reliabilität zu erreichen und ihren Wert genau zu bestimmen.

Bei der Berechnung der Reliabilität ist zu beachten, daß die Anzahl der Kategorien entscheidenden Einfluß auf die Größe der Reliabilität haben kann; je weniger Kategorien, je größer die Reliabilität. Dies ist bereits seit einiger Zeit bekannt (z. B. Fox 1973). In einer aktuellen Veröffentlichung finden sich Anwendungsbeispiele eines z. Z. relativ beliebten Reliabilitätsmaßes, des $\varkappa$-Koeffizienten

(Maclure u. Willett 1987). Ausgangspunkt ist eine 12×12-Tabelle, in der die Anzahl der Übereinstimmungen (n_a) 31 beträgt, die entsprechende Relation der Übereinstimmung (P_0) zwischen allen Items 0,18 und $\varkappa = 0,10$. Werden die Kategorien auf 6 verringert, d. h. paarweise zusammengefaßt, so beträgt $n_a = 62$, $P_0 = 0,36$ und $\varkappa = 0,23$. Bei 4, 3 und 2 Kategorien ergibt sich entsprechend ein P_0 von 0,50, 0,58 und 0,77 bzw. die $\varkappa$-Werte von 0,33, 0,38 und 0,55. Diese Analyse gibt äußerst wichtige Informationen und sollte unbedingt von den Forschern beachtet werden.

Bei mehr als einem statistischen Vergleich besteht die Gefahr fehlerhafter Schlußfolgerungen, da die Wahrscheinlichkeit von Zufallsergebnissen zunimmt. Eine häufig eingesetzte Strategie zur Verringerung von Fehlern erster Art ist die Verwendung des Bonferroni-Kriteriums, wobei das ursprüngliche α-Niveau durch die Anzahl der Vergleiche dividiert wird (s. Tabelle 13).

Tabelle 13. Relative Stichprobengrößen. (Aus Johnson 1988)

α-Risiko	β-Risiko	Kα	Kβ	$(K\alpha + K\beta)^2$	Relatives n
0,05	0,05	1,645	1,645	10,824	1,000
0,0167	0,05	2,127	1,645	14,228	1,314
0,0167	0,0167	2,127	2,127	18,097	1,667

Angenommen, bei einem Design mit 3 Vergleichen (3 Experimentalgruppen vs. 1 Kontrollgruppe) lägen die Fehler 1. und 2. Ordnung beide bei 0,05. Bei Verwendung des Bonferroni-Kriteriums entspräche der kritische α-Wert bezüglich des Fehlers 1. Ordnung $0,05/3 = 0,0167$ bei einem Vergleich und 0,05 bei 3 Vergleichen. Wenn der Forscher es jedoch dabei beläßt, so erhöht sich die Wahrscheinlichkeit, daß ein tatsächlich vorhandener Effekt nicht nachgewiesen wird (Fehler 2. Ordnung), bei *einem* Vergleich auf 0,122 anstelle der ursprünglich geplanten 0,05 und bei 3 Vergleichen erstaunlicherweise auf 0,324 (Johnson 1988). Ein solches Ergebnis ist in höchstem Maße unbefriedigend. Um die Wahrscheinlichkeit, einen tatsächlich vorhandenen Effekt nicht zu erfassen (d. h. einen Fehler 2. Ordnung zu begehen), wieder auf 0,05 zu bringen, müßte die Stichprobe um zwei Drittel vergrößert werden. Mit anderen Worten, der Forscher geht ein beträchtliches Risiko ein, einen tatsächlich vorhandenen Effekt nicht zu erfassen, wenn er das Bonferroni-Kriterium verwendet, ohne gleichzeitig den Stichprobenumfang entsprechend anzupassen. Wenn schon während der Planungsphase bedacht wird, daß beispielsweise 3 Vergleiche notwendig sind, so kann die Stichprobengröße von Anfang an entsprechend geplant werden.

Es ist bekannt, daß eine multiple Regressionsanalyse durch Kollinearität erheblich gestört werden kann. Dieses Phänomen einer hohen Korrelation zwischen 2 oder mehreren Prädiktoren im Rahmen einer multivariaten Regression ist von McGee et al. (1984) gut beschrieben worden. In den meisten Beispielen werden Korrelationen von 0,80, 0,90 oder höhere Werte als kritisch angegeben. Im Rahmen der Analyse mit logistischen Regressionsmodellen zeigt sich jedoch, daß auch geringere Korrelationen von 0,29 und 0,41, bei gleichzeitig hohen Korrelationen, zu widersprüchlichen Ergebnissen führen können.

Beispielsweise waren bei der Vorhersage koronarer Herzerkrankungen (KHK) aus dem Ernährungsverhalten, genauer aus der Kalorienaufnahme und dem relativen Protein-, Fett- und Kohlenhydratanteil der Nahrung, die univariaten Beziehungen sowohl für die Variable des Fettanteils als auch für die Variable des Kohlenhydratanteils positiv und signifikant. Ihre Korrelation betrug 0,29. In einer multiplen logistischen Regressionsanalyse, die nur diese beiden Variablen als Prädiktoren einschloß, war dagegen keine Variable als Prädiktor signifikant. Es lassen sich analytische Modelle mit 3 Prädiktoren finden, die sowohl signifikant als auch nichtsignifikant sind. Wenn alle 4 Variablen gleichzeitig in die Regression aufgenommen wurden, standen Kalorienaufnahme sowie Fett- und Kohlenhydratanteil jeweils signifikant in Beziehung zu KHK, die Proteine standen jedoch gar nicht, die Kalorienaufnahme sogar *negativ* in Beziehung zu KHK. Solche Analysen sind demnach voller Fallstricke. Möglicherweise sollte man völlig auf Regressionsanalysen verzichten, wenn hohe Korrelationen vorliegen. Wenn dies nicht möglich ist, sollte man wenigstens eine der hochkorrelierenden Variablen eliminieren und die Analysen nur mit relativ niedrig korrelierenden Variablen vornehmen.

Stichprobenschwund und fehlende Daten sind weitere Probleme, die sich dem Forscher ständig stellen. Als Gutachter von Forschungsanträgen muß ich immer wieder feststellen, daß diese Phänomene in den meisten Anträgen nicht erwähnt werden. Wenn man mit kranken Menschen arbeitet, deren Zustand sich z. T. verschlechtert, *müssen* diese Punkte jedoch beachtet werden. So können die Ausfälle in längeren Untersuchungen bei nur 10% liegen – es könnte sich aber auch eine Ausfallrate von 80% ergeben. Fehlende Daten gibt es in jedem Fall. Es ist verwunderlich, warum dies in der Literatur so selten erwähnt wird und warum nicht vermehrt Lösungsansätze für dieses Problem diskutiert werden. Dieser Mangel kommt bei Manuskripten, die zur Veröffentlichung eingereicht werden, noch häufiger vor. Als Kritiker mehrerer Fachzeitschriften fällt mir immer wieder auf, wie weit dieses Problem verbreitet ist.

Der Stichprobenumfang sollte anhand zweier Forderungen bemessen werden:
1. Es sollte gewährleistet sein, daß die Untersuchung ihre zentralen Fragestellungen beantworten kann. Diese Forderung bezieht sich auf die Organisation und Durchführung der Untersuchung.
2. Die Antworten auf die zentralen Fragestellungen sollten mit einiger statistischer Sicherheit gegeben werden können, wobei die Möglichkeit von Stichprobenschwund, fehlenden Daten sowie marginaler statistischer Signifikanz berücksichtigt werden muß.

Schließlich muß der Forscher das Signifikanzproblem mit Sorgfalt angehen. Zwei Punkte sind dabei besonders zu beachten: Zum einen sollten die p-Werte immer angegeben werden. Oft wird nur mitgeteilt, Variable x sei signifikant bzw. nichtsignifikant, ohne daß der p-Wert angeführt wird. Was der Verfasser eines Untersuchungsberichts als signifikant ansieht, hält der Leser möglicherweise für nichtsignifikant. Schlimmer noch, wenn das Gegenteil der Fall ist. Fehlt der p-Wert, hat der Leser keine Möglichkeit, zu beurteilen, ob er – seinen besonderen Umständen, Erfordernissen oder Erkenntnisinteressen entsprechend – nicht zu einer gegenteiligen Entscheidung gelangt wäre, denn er kann nicht wissen, ob das Niveau eines nichtsignifikanten Ergebnisses etwa bei p < 0,06 oder vielleicht bei p < 0,4 liegt. Der Forscher sollte dem Leser nicht auf diese Weise seine eigenen Entscheidungen aufzwingen. Natürlich hat er ein Recht, seine eigenen Maßstäbe anzulegen – er sollte sich aber dessen bewußt sein, daß es die seinen sind, und sollte dies auch in seinem Bericht sichtbar machen. Zumindest aber sollte er seine Daten so präsentieren, daß der Leser die Möglichkeit hat, ein eigenes Urteil zu fällen.

Zum anderen muß das Signifikanzniveau den Zielen des Forschers (oder in bestimmten Fällen denen des Lesers) angepaßt werden. So geht es beispielsweise in Explorationsstudien zum Zwecke der Hypothesengenerierung darum, potentielle Beziehungen nicht zu übersehen, die im zweiten Schritt durch schärfere Kontrolle abgesichert werden können. Hier würde man das Entscheidungskriterium etwa bei einem Wert von p < 0,2 ansetzen. Bei einer Hypothesenprüfung will man dagegen vermeiden, daß einer Variablen fälschlicherweise ein Effekt zugeschrieben wird. In diesem Fall würde man einen p-Wert von 0,05 oder weniger erwarten, gelegentlich sogar Werte wie 0,00001 (beispielsweise wenn die Folge einer Fehlentscheidung ein nuklearer Unfall wäre oder bei der Medikamentenprüfung).

Schließlich könnte man, um nochmals auf den zuerst diskutierten Punkt zurückzukommen, sogar dafür plädieren, den Begriff „Signifikanz" überhaupt nicht zu verwenden und lediglich den p-Wert und Konfidenzintervalle anzugeben. Selbstverständlich steht es dem Forscher frei, seine Entscheidungskriterien offenzulegen oder nicht. In jedem Fall sollte er jedoch deutlich machen, daß es seine eigenen Entscheidungskriterien sind, und er sollte sich keinesfalls auf die bloße Aussage beschränken, ein Resultat sei signifikant oder nichtsignifikant.

Literatur

Aaronson NK (1988) Quality of life: What is it? How should it be measured? Oncology 2:69–74

Boyd NF, Selby PJ, Sutherland HJ, Hogg S (1988) Measurement of the clinical status of patients with breast cancer: Evidence for the validity of self-assessment with linear analogue scales. J Clin Epidemiol 41:243–250

Carmelli D, Rosenman RH, Chesney M (1987) Stability of the type A structured interview and related questionnaires in a 10-year follow-up of an adult cohort of twins. J Behav Med 10:513–525

Cella DF, Jacobsen PB, Orav EJ, Holland JC, Silberfarb PM, Rafla S (for Cancer and Leukemia Group B, Brookline/MA) (1987) A brief POMS measure of distress for cancer patients. J Chronic Dis 40:939–942

Dales LG, Ury HK (1978) An improper use of statistical significance testing in studying covariables. In J Epidemiol 7:373–375

Fox BH (1973) Certain validity problems in computer analysis of clinical EEG's. Ann NY Acad Sci 215:321–324

Fox BH, Ragland DR, Brand RJ, Rosenman RH (1987) Type A behavior and cancer mortality. Ann NY Acad Sci 496:620–627

Ganz PA, Haskell CM, Figlin RA, La Soto N, Siau J (1988) Estimating the quality of life in a clinical trial of patients with metastatic lung cancer using the Karnofsky performance status and the Functional Living Index-Cancer. Cancer 61:849–856

Jäger RS, Keil I, Terporten G (1984) Psychosoziale Versorgung von Krebskranken in der Bundesrepublik Deutschland. Elwert, Marburg

Johnson AF (1988) The need for triage on questions related to efficacy: Multiple comparisons and type II errors. J Clin Epidemiol 41:303–305

Klein DN, Rubovits DR (1987) The reliability of subjects' reports on stressful events inventories: A longitudinal study. J Behav Med 10:501–512

Lord FM, Novick MR (1968) Statistical theories of mental test scores. Addison-Wesley, Reading/MA

Maclure M, Willett WC (1987) Misinterpretation and misuse of the kappa statistic. Am J Epidemiol 126:161–169

McGee D, Reed D, Katsuhika Y (1984) The results of logistic analyses when the variables are highly correlated: an empirical example using diet and CHD incidence. J Chronic Dis 37:713–719

Mor V (1987) Cancer patients' quality of life over the disease course: Lessons in the real world. J Chronic Dis 40:535–544

Nelson LM, Franklin GM, Hamman RF, Boteler DL, Baum HM, Burks JS (1988) Referral bias in multiple sclerosis research. J Clin Epidemiol 41:187–192

Ragland DR, Brand RJ, Fox BH (1987) Type A behavior and cancer mortality in the Western Collaborative Group Study. Psychosom Med 49:209

Selby PJ, Chapman J-AW, Etazadi-Amoli J, Dalley D, Boyd NF (1984) The development of a method for assessing the quality of life of cancer patients. Br J Cancer 50:13–22

Taylor KM, Shapiro M, Soskolne CL, Margolese RG (1987) Physician response to informed consent regulations for randomized clinical trials. Cancer 60:1415–1422

Vobecky JS, Vobecky J, Froda S (1988) The reliability of maternal memory in a retrospective assessment of nutritional status. J Clin Epidemiol 41:261–265

Psychologische Aspekte der Bewältigung einer Krebserkrankung*

Barbara L. Andersen

Einleitung

Krebs bezeichnet eine große Gruppe von Erkrankungen, die durch das unkontrollierte Wachstum und die Ausbreitung abnormer Zellen im Körper gekennzeichnet sind. Wenn deren Ausbreitung nicht bemerkt und unter Kontrolle gebracht wird, führt dies zum Tod. Behandlungsmethoden umfassen chirurgische Maßnahmen, Radio-, Chemo- und Immuntherapie. Krebs kann grundsätzlich in jedem Alter auftreten, wenngleich die Wahrscheinlichkeit einer Erkrankung mit zunehmendem Alter größer wird. Ein beträchtlicher Teil der Weltbevölkerung wird letztlich an dieser Krankheit sterben. So werden, geht man von den gegenwärtigen Erkrankungsraten aus, beispielsweise 30% der Bevölkerung der USA irgendwann in ihrem Leben an Krebs erkranken.

In der klinischen Forschung ist das wichtigste Kriterium das Überleben der Patienten. Da die Prognose vieler Krebspatienten heute jedoch günstiger ist und sich damit auch andere Zielkriterien ergeben haben (z. B. Phasen relativer Gesundheit), haben die Forscher ihre Aufmerksamkeit vermehrt anderen Variablen zugewandt, die sich nach der Entdeckung, Diagnose und Behandlung von Krebs vorübergehend oder dauerhaft ändern können. Als weitere Zielkriterien sind psychosoziale Faktoren, Lebensqualität, funktionaler Status oder – vielleicht präziser – psychologische und Verhaltenskriterien zu nennen.

Dieser Beitrag liefert einen kurzen Überblick über 4 Forschungsrichtungen, die jeweils wichtige Zeitpunkte in der Verarbeitung der Erkrankung untersuchen. Zusammengenommen bieten sie einen psychologischen Zugang zu den Bewältigungsprozessen – angefangen bei der Wahrnehmung der Symptome über die Heilung oder Wiedererkrankung bis zum Tod.

Auftreten der Krankheit: Wahrnehmung der Symptome und Verzögerung der Diagnosestellung

Früherkennung und rechtzeitige Behandlung können, besonders bei den häufiger vorkommenden Krebsarten wie Brust-, Gebärmutter- und Darmkrebs, sowohl den Schweregrad der Erkrankung positiv beeinflussen als auch die Mortalität senken.

---

* Ins Deutsche übersetzt von F. Potreck-Rose und I. Gutmann.

Die Zeitspanne, in der Patienten Symptome hinnehmen, ohne einen Arzt aufzusuchen, wird somit zu einem wichtigen Faktor in der Vorhersage des Krankheitsverlaufs. Wichtige gesundheitspolitische Initiativen zielen v. a. über Aufklärungskampagnen in den Medien darauf ab, eine möglichst frühe Krebserkennung zu erreichen. Solche Maßnahmen gehen davon aus, daß Patienten aus Gleichgültigkeit und Unwissenheit Symptome hinnehmen, ohne medizinischen Rat zu suchen. Leider haben diese Maßnahmen nur begrenzten Erfolg, was z. T. als ein Hinweis darauf zu werten ist, daß Patienten aus anderen Gründen eine Diagnose verzögern.

Warum verzögern Patienten mit Krebssymptomen eine Diagnose? Wir haben ein Modell der Diagnoseverzögerung entwickelt (s. Abb. 1) und die psychologischen Prozesse untersucht, die bei der Diagnoseverzögerung bei Frauen mit gynäkologischen Karzinomen eine Rolle spielen (Cacioppo et al. 1986). Diese theoretischen Prinzipien können unserer Ansicht nach darüber hinaus auf viele andere Krankheiten und Bedingungen angewendet werden.

Die Frauen unserer Untersuchung waren 1 oder 2 Wochen zuvor als Patientinnen mit Ersterkrankung oder Wiedererkrankung diagnostiziert worden. Dabei zeigte sich, daß die Zeit zwischen dem Bemerken der Krankheitsanzeichen und dem Zeitpunkt, zu dem die Patientin entscheidet, daß sie „krank" ist, den größten Teil der Diagnoseverzögerung ausmacht.

Unsere Ergebnisse zeigen ebenfalls, daß beim Verzögerungsprozeß verschiedene Faktoren interagieren. Die Verzögerungsdauer wird nicht allein durch die Art der Symptome bestimmt (wovon Aufklärungskampagnen ausgehen), auch die Bewertung der Symptome kann eine Rolle spielen und damit ein Ziel der Aufklärung sein. Überraschenderweise führt Krebs in der eigenen Krankheitsgeschichte bei den Patientinnen, wenn es zum Wiederauftreten von Symptomen kommt, nicht zu spezifischen Vermutungen über die mögliche Herkunft der Symptome. Wiedererkrankende Patientinnen unterscheiden sich allerdings von Neuerkrankten durch ihre größere Bereitschaft, mit zunehmender Verzögerungszeit bei der Diagnosestellung ihren Gesundheitszustand überprüfen zu lassen.

Diagnose: eine Zeit emotionaler Krisen

Es liegen einige klinische Beschreibungen der emotionalen Erfahrungen von Krebspatienten in Krisen vor. So wurde das Konzept der „existentiellen Not" („existential plight") verwendet, um die unmittelbare Reaktion der Person und die emotionale Verwirrung zu beschreiben, die in den Monaten auftreten, die der Diagnosestellung folgen. In einem frühen Aufsatz beschreibt Hinton (1973) als belastende Faktoren im Zusammenhang mit der erstmaligen Diagnose u. a. Furcht vor Schmerz und Entstellung, Zukunftsängste, Angst vor dem Verlust bisheriger Rollen sowie Angst vor Abhängigkeit.

Bisher liegen erst wenige Untersuchungen vor, in denen das Ausmaß emotionaler Störungen bei Krebspatienten mit dem relevanter Kontrollgruppen verglichen wurde, um die affektiven Reaktionen zu bestimmen, die sich angesichts einer lebensgefährlichen Krankheit einstellen können. Solche Untersuchungen könnten jedoch zeigen, ob die psychologischen Reaktionen auf Krebs sich von solchen

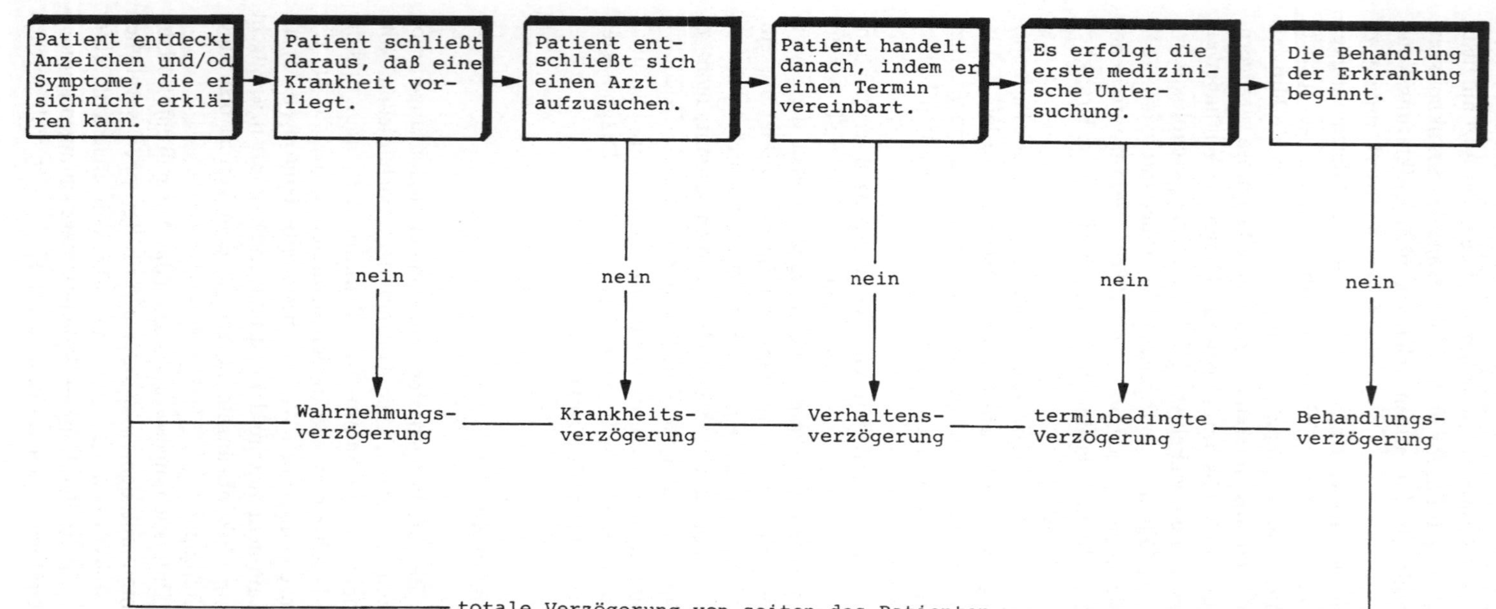

Abb. 1. Modell der Diagnoseverzögerung

Reaktionen unterscheiden, die auf andere Krankheiten erfolgen. Kenntnis über die besonderen affektiven Reaktionen bei der Diagnose Krebs wäre außerdem wichtig, 1. um zu klären, wie die emotionale Belastung nach der Diagnose mit dem hohen Maß affektiver Störungen bei Krebspatienten nach der Behandlung zusammenhängt, 2. um Interventionsprogramme für spezifische Problembereiche zu entwickeln und 3. um die Mechanismen zu erhellen, die dieser psychischen Belastung zugrunde liegen.

Wir verwendeten das „Profile of Mood States", eine Liste mit 65 Eigenschaftswörtern, um die emotionale Belastung bei der Diagnosestellung „Krebs" zu erfassen (Andersen, in Vorbereitung). Wir baten die Frauen, die Liste durchzulesen (z. B. glücklich, traurig, wütend, nervös, müde) und anzugeben, wie sie sich in der letzten Woche gefühlt hätten. Die Ergebnisse zeigen, daß Patientinnen mit gynäkologischen Karzinomen signifikant belasteter waren als Patientinnen mit gutartigen Erkrankungen. Diese wiederum waren stärker belastet als gesunde Frauen. Besonders interessant scheinen uns die Ergebnisse in den einzelnen Stimmungssubskalen, insbesondere zu Depression, Angst und Ärger, da angenommen wird, daß diese Gefühle bei Krebspatienten eine wichtige Rolle spielen.

Die Daten zeigen, daß Depressionen die charakteristische emotionale Reaktion von Krebspatienten sind. Während sich Patientinnen mit gutartigen Erkrankungen und gesunde Frauen (bei niedrigen Werten) in dieser Variablen nicht unterscheiden, weisen hier Krebspatientinnen signifikant erhöhte Werte auf. Dagegen sind die Angstreaktionen der beiden Patientinnengruppen vergleichbar, bei gleichzeitig gegenüber der Gruppe der Gesunden signifikant erhöhten Werten. Die Variable Ärger schließlich, die ebenfalls als relevant für Ätiologie und Verlauf der Krebserkrankung angesehen wird, diskriminiert zwischen den 3 Gruppen nicht. Wir interpretieren diese Ergebnisse dahingehend, daß Depressionen durch die Lebensbedrohung und den drohenden Verlust von Beziehungen, Lebensplänen etc. ausgelöst werden, während Angst mit der bevorstehenden Behandlung der Krebserkrankung verbunden ist.

Wir haben die Reaktion auf die Diagnose auch aus der Sicht von wiedererkrankten Krebspatienten, d. h. von Personen, die eine erste Behandlung erfolgreich abgeschlossen und ihr normales Leben wieder aufgenommen hatten, untersucht. Diese Daten ergeben zusammen mit den Ergebnissen, die bei erstmalig erkrankten Krebspatienten erhoben wurden, ein interessantes Störungsmuster. So zeigten wiedererkrankte Patienten ein höheres Maß an allgemeiner Belastung. Dies geht v. a. auf höhere Depressionsscores und – erstmalig – erhöhte Ärgerscores zurück. Das Ausmaß an Angst war dagegen in beiden Gruppen vergleichbar. Dieses emotionale Muster spiegelt unserer Ansicht nach Depression und Verzweiflung über eine schlechtere Prognose, Ärger über den Mißerfolg der Behandlung und Angst vor der bevorstehenden Behandlung wider.

Krebsbehandlung: angstbezogene Reaktionen

Unsere Untersuchung ergab, daß die Antizipation schwieriger Behandlungsmethoden der Krebserkrankung einen wichtigen Aspekt der emotionalen Belastung darstellt, die Patienten bei der Diagnose erleben. Von allen Behandlungsverfahren ist die Chemotherapie am besten untersucht. Dabei wurde u. a. ein klassisches Konditionierungskonzept herangezogen, um so komplizierte Reaktionen wie antizipatorische Übelkeit und Erbrechen zu erklären (Burish u. Carey 1986). Obwohl die Radiotherapie für viele Patienten die Methode der Wahl ist, wurde sie weniger intensiv untersucht. Klinische Beobachtungen zeigen, daß die Patienten von der ersten Bestrahlung an viele Ängste haben, z. B. die Angst, durch die Behandlung verbrannt zu werden, die Angst vor Übelkeit, die Befürchtungen, durch die Behandlung unfruchtbar zu werden, oder noch schlimmer, Krebs zu bekommen.

Die im Rahmen der medizinischen Versorgung gegebenen Informationen, die darauf abzielen, die psychische Belastung der Patienten zu vermindern, erfolgen also zu einem Zeitpunkt, zu dem die Patienten emotional bereits erheblich belastet sind. Möglicherweise können Untersuchungen darüber, wie Patienten, die nicht an Krebs erkrankt sind, chirurgische Eingriffe oder schwierige diagnostische Maßnahmen bewältigen, einen theoretischen Rahmen liefern, der die psychologischen Reaktionen von Krebspatienten auf die Radiotherapie erklärt. Janis (1958) stellte erstmals ausführlich die emotionale Belastung von Patienten dar, die einem chirurgischen Eingriff entgegensahen, und betonte die adaptiven Aspekte ihrer Erwartungsängste. Er vermutete, daß situationsangepaßte präoperative Angst mittlerer Intensität die mentale Verarbeitung fördere und dazu führe, daß die Patienten sich durch die Vorwegnahme postoperativer Gefühle und Umstände auf die Situation nach der Operation vorbereiten würden. Demgegenüber betrachtete er extreme Reaktionen als wenig hilfreich für die Anpassung und Genesung. Bei den sehr ängstlichen Patienten zeige sich zwar eine Abnahme von der prä- zur postoperativen Angst, doch würden sie weiterhin das höchste Angstniveau und die meisten Verhaltensprobleme aufweisen. Patienten mit einem geringen Angstniveau, die den Anlaß herunterspielen und keinerlei Furcht angeben, sieht er als nicht genügend motiviert an, sich auf die Situation vorzubereiten. Nach der Operation würden sich bei diesen Patienten Angst, Ärger und Reizbarkeit zeigen. Im Gegensatz zu diesen Extremgruppen würden die Patienten mit mittleren präoperativen Angstniveaus die beste postoperative Anpassung aufweisen. Sie würden sich der Krankenhausroutine anpassen, würden Aufforderungen des Pflegepersonals nachkommen und rasch genesen.

Obwohl Janis' Überlegungen einsichtig erscheinen und durch seine Ergebnisse auch erhärtet werden, konnten die Hypothesen durch spätere Untersuchungen mit dem Ziel einer konzeptuellen Replikation nicht bestätigt werden. Statt dessen fand sich eine lineare Abnahme vom Ausmaß präoperativer zum Ausmaß postoperativer Angst für alle Gruppen (z. B. Auerbach 1973; Spielberger et al. 1973).

In unserer Untersuchung der psychologischen Reaktionen von Patienten auf die Radiotherapie haben wir die beiden Modellüberlegungen auf ihre Anwendbarkeit für diesen Bereich geprüft. Die erste Untersuchung (Andersen u. Tewfik 1985) wurde mit 45 neu aufgenommenen Radiotherapiepatienten durchgeführt, die kurz vor Beginn einer vollständigen, 3–6 Wochen dauernden Behandlung mit externer Bestrahlung standen. Wir setzten vor und nach der Behandlung Instrumente zur Erfassung der State- und Trait-Angst ein. Außerdem wurden am Behandlungstag Fremdratings der Stimmung der Patienten, insbesondere ihres Ärgers, erhoben.

Wie erwartet, zeigten sich hinsichtlich der Trait-Angst keine Veränderungen. Dagegen ergab sich für ein mittleres posttherapeutisches Angstniveau eine kurvilineare Beziehung zur State-Angst. Auch die Stimmungsratings zeigten bei den Patientengruppen mit hohem bzw. niedrigem prätherapeutischem Angstniveau signifikant erhöhte Ärgerscores, während bei der Gruppe mit mittlerem Angstniveau kein Ärger vorhanden war.

Um dieses Phänomen weiter zu prüfen, untersuchten wir es im Zusammenhang mit traumatischer Radiotherapie (Andersen et al. 1984). Als Patientenpopulation wählten wir dazu Frauen mit gynäkologischen Krebsformen aus, die mittels intravaginaler Radiotherapie behandelt wurden. Bei diesem Verfahren wird eine radioaktive Bestrahlungsquelle in die Vagina in die Nähe des Tumors eingesetzt und dort 24–74 h belassen. Diese Behandlungsmethode ist schmerzhaft und mit Isolation verbunden und ruft darüber hinaus Angst hervor. Die Patientinnen wurden vor und nach der Bestrahlungstherapie untersucht. Die Studie bestätigte die früheren Ergebnisse: Es zeigt sich erneut die Beziehung zwischen gering ausgeprägter Angst vor Beginn der Behandlung und einem erhöhten posttherapeutischen Angstniveau.

Mäßige Angst oder emotionale Belastung zu äußern, könnte für Krebspatienten erheblichen Gewinn bedeuten. So könnte bereits vor Beginn der Behandlung ein „Verarbeitungsprozeß" („work of worry") einsetzen, der u. a. bewirkt, daß Informationen, die für die Genesung wesentlich sind, beachtet werden. Warum aber wird ein mittleres Angstniveau, wenn es tatsächlich eine bessere Anpassung während der Behandlung fördert, bis zum Ende der Behandlung beibehalten? Vermutlich hätte die Aufrechterhaltung eines mittleren Angstniveaus bei relativ gesunden Individuen, die sich einer kurativen medizinischen Behandlung unterziehen und eine normal verlaufende Genesung und die Wiederaufnahme ihres Lebensstils erwarten können, keine sinnvolle Funktion. Dagegen kann ein mittleres posttherapeutisches Angstniveau im Zusammenhang mit einer schwierigen Behandlung und/oder einer lebensbedrohlichen Krankheit situationsadäquat sein und eher einen Motivationsfaktor darstellen, der die Anpassung erleichtert, als daß sich darin Verzweiflung und psychische Störung widerspiegelt. Wir haben die Bestrahlungspatientinnen unserer Untersuchung über 2 Monate nach der Behandlung weiter begleitet und fanden, daß die Angst tatsächlich in erheblichem Maß weiterbesteht. Grundsätzlich scheint es so zu sein, daß sich bei Krebspatienten zumindest für eine bestimmte Zeit (d. h. 1 Jahr nach der Behandlung) die Angst auf einem „höheren" Niveau stabilisiert.

Genesung: Bewältigung der krankheits-/behandlungsbezogenen Morbidität

Häufig ergeben sich nach der Diagnose und Behandlung einer Krebserkrankung bei Patienten sexuelle Störungen. Die Basisrate sexueller Schwierigkeiten bei Krebspatienten wird in den verschiedenen Untersuchungen mit 20–100% angegeben (Andersen 1985). Allerdings erlauben globale Schätzungen nicht, genauere Aussagen über die sexuellen Probleme dieser Patienten zu machen, d. h. darüber, unter welchen Krankheits-/Behandlungsbedingungen sich über welchen Zeitraum für welche Untergruppe von Krebspatienten welche Art sexueller Schwierigkeiten ergeben und welche ätiologischen Faktoren dabei eine Rolle spielen (Andersen 1985). Besser einschätzen läßt sich die Auftretenswahrscheinlichkeit sexueller Probleme, wenn z. B. nur weibliche Patienten betrachtet werden und dabei nach Krebsart und -lokalisation differenziert wird. Am meisten und besten untersucht ist die Gruppe der Brustkrebspatientinnen; schätzungsweise 30% der Patientinnen leiden unter sexuellen Problemen. Dagegen liegen nur wenige Untersuchungen zu gynäkologischen Krebserkrankungen vor (Andersen u. Hacker 1983c). Die Mehrzahl davon beziehen sich auf Zervixpatientinnen, da bei dieser Gruppe im frühen Stadium Behandlungsalternativen – Hysterektomie oder Radiotherapie – vorliegen. Retrospektive Befragungen ergaben, daß die Radiotherapie die meisten Probleme mit sich brachte, wobei die Schwierigkeiten Empfindlichkeit und Trockenheit der Vagina umfaßten sowie das Auftreten von Blutungen und Schmerzen während des Geschlechtsverkehrs.

Frühere Arbeiten (Andersen u. Hacker 1983a, b) ließen vermuten, daß sich bei Patientinnen mit gynäkologischen Krebserkrankungen beträchtliche Änderungen im sexuellen Verhalten ergeben. Nun interessierte uns, in welchem Ausmaß sich sexuelle Probleme auf die Krebserkrankung und die erforderlichen einschneidenden Behandlungsmaßnahmen zurückführen lassen. Wir untersuchten Frauen mit einem Zervix- oder Korpuskarzinom im Krankheitsstadium I oder II (Andersen et al., im Druck). Bei Beginn ihrer Teilnahme an unserer Untersuchung hatten die Patientinnen ihre Diagnose erhalten und standen vor der Operation und/oder Radiotherapie. Wir wollten insbesondere die Schwierigkeiten unserer Patientenstichprobe vergleichen mit den Reaktionen von gesunden Frauen – als normative Vergleichsgruppe für die Auswirkungen der Krebserkrankung (1) – und mit Frauen, die wegen gutartiger gynäkologischer Erkrankungen behandelt wurden (2) – als Vergleichsgruppe für die Schwierigkeiten infolge gynäkologischer Erkrankungen und deren Behandlung. Die Mehrzahl der Patientinnen aus der zweiten Gruppe litt an gutartigen Tumoren des Uterus, dysfunktionalen Blutungen oder ähnlichen Erkrankungen, die häufig eine Hysterektomie erforderten. Alle Untersuchungsteilnehmerinnen wurden einmal zu Beginn und dann jeweils 4, 8 und 12 Monate nach der Behandlung befragt. Dabei verwendeten wir ein selbstentwickeltes Instrument, um sexuelles Verhalten, sexuelles Verlangen und sexuelle Probleme zu erfassen.

Klinische Untersuchungen an Gynäkologiepatientinnen und die einschlägige Fachliteratur weisen darauf hin, daß Blutungen nach dem Geschlechtsverkehr und Schmerzen während des Verkehrs ein frühes Anzeichen oder Symptom für eine gynäkologische Krebserkrankung sein könnten. Zu Beginn unserer prospektiven Untersuchung stellten wir fest, daß Patientinnen in den Monaten vor der Diagnose eine überraschend hohe Rate sexueller Störungen aufwiesen (Andersen et al. 1986). Diese Schwierigkeiten standen in starkem Gegensatz zu ihrem vorher befriedigenden und erfüllten Sexualleben. So berichteten beispielsweise nur wenige Frauen über mangelndes sexuelles Interesse in der Zeit vor dem ersten Auftreten der Krebssymptome. Danach ergaben sich dagegen zahlreiche Probleme in diesem Bereich, wobei die einzelnen Symptome mit unterschiedlicher Häufigkeit genannt wurden. Am häufigsten berichteten die Frauen über geringere Bereitschaft, die Initiative zum Geschlechtsverkehr zu ergreifen oder auf diesbezügliche Wünsche des Partners einzugehen. Seltener waren die Vermeidung oder offene Ablehnung von Geschlechtsverkehr. Es zeigten sich auch Unterschiede hinsichtlich der qualitativen Aspekte des Verlangens. So berichteten nur wenig Frauen über ein geringeres Bedürfnis nach zärtlichen Küssen oder Umarmungen, dagegen stellten die meisten ein beträchtliches Nachlassen des Verlangens nach Geschlechtsverkehr fest. Sowohl nach dem Urteil der Patientinnen als auch nach dem der trainierten Beobachter erwies sich die Zeit, in der Krebssymptome auftraten, als problematisch für die Frauen in bezug auf ihr sexuelles Interesse. So gaben nur 5 von 41 befragten Frauen an, daß sie bereits vor der Erkrankung an mangelndem sexuellem Interesse litten. Dagegen wurde bei 23 der 41 untersuchten Frauen während der Phase des Auftretens der Krebssymptome „gehemmtes sexuelles Verlangen" diagnostiziert.

Daten zur Erregungs- und Orgasmusphase der sexuellen Reaktion zeigen, daß sich bei Krebspatientinnen das Orgasmuserleben dramatisch verändert. Während sie vor dem Auftreten der Krebssymptome bei 63% der Geschlechtsakte einen Orgasmus erlebten, lag diese Zahl nach der Erkrankung nur noch bei 29%. Wiederum erhielten nur 3 von 41 Frauen die Diagnose „gehemmtes sexuelles Erregungs- oder Orgasmuserleben" für die Zeit vor der Erkrankung, während dies bei einem Drittel bis zur Hälfte der Stichprobe nach dem Auftreten der Krebssymptome diagnostiziert wurde.

Vor Kenntnis dieser Ergebnisse waren wir davon ausgegangen, daß sich sexuelle Probleme erst im Anschluß an die Diagnose und die Behandlung der Krebserkrankung ergeben. In einem früheren Artikel (Andersen u. Hacker 1983c) betrachteten wir diese Probleme als einen Faktor, der Unterschiede in der sexuellen Anpassung der Patientinnen vor der Diagnose widerspiegelt. Die vorliegenden Ergebnisse weisen jedoch darauf hin, daß diese Schwierigkeiten nicht lediglich eine Varianzquelle darstellen (ca. 60% der sexuell aktiven Krebspatientinnen wiesen diese Probleme auf), sondern daß sie auch einen Teil des Symptomkomplexes ausmachen, der die Frauen veranlaßt, sich als „krank" wahrzunehmen. So werden beispielsweise Symptome von Gebärmutterkrebs häufig als Anzeichen für die Menopause fehlinterpretiert; unregelmäßige Blutungen werden nicht notwendigerweise als Zeichen dafür gewertet, daß „etwas nicht stimmt", sondern werden als Teil eines gesunden, normalen Prozesses betrachtet. Dagegen ergeben das Auftreten unregelmäßiger oder unerwarteter Blutungen, fehlendes sexuelles Verlangen, Schmerzen beim Geschlechtsverkehr, Orgasmusstörungen usw. ein komplexes Symptombild, für das eine normale Erklärung („es sind halt die Wechseljahre") nicht ausreicht.

Wir haben auch das Ausmaß und die Art der sexuellen Schwierigkeiten der Patientinnen während des ersten Jahres nach der Behandlung untersucht (Andersen et al., im Druck). Dabei interessierte uns besonders, ob sich die Veränderungen im Sexualverhalten der Patientinnen in einer globalen Abnahme ihrer sexuellen Aktivität zeigten oder ob sie sich nur auf einige Verhaltensweisen bezogen, die mit der Krebslokalisation und der Behandlung zusammenhingen. Es zeigte sich keine Veränderung der sexuellen Aktivität insgesamt. Allerdings zeigte sich eine Änderung in der Häufigkeit des Geschlechtsverkehrs: Während die Patientinnen vor der Behandlung etwa 10mal pro Monat Geschlechtsverkehr hatten, war diese Zahl nach 12 Monaten auf 5- oder 6mal pro Monat zurückgegangen. Die Paare schränkten allerdings andere Formen sexuellen oder zärtlichen Verhaltens nicht ein, was sich darin zeigte, daß die Häufigkeit des Küssens stabil blieb. Die geringere Häufigkeit von Geschlechtsverkehr wurde sowohl von den Patientinnen mit gutartigen gynäkologischen Erkrankungen als auch von den Krebspatientinnen berichtet.

Bezüglich der sexuellen Reaktion zeigten sich keine globalen Störungen (d. h. Störung des sexuellen Verlangens, der Erregungs-, Orgasmus- und Entspannungsphase). Die Daten ergaben keinen signifikanten Verlust sexuellen Verlangens der Patientinnen gegenüber den anderen Gruppen. Bei der Analyse der Störungsdiagnosen wird jedoch deutlich, daß – falls ein Nachlassen sexuellen Interesses auftritt – dies in einem frühen Stadium geschieht: 35% der Stichprobe erhielten 4 Monate nach der Behandlung die Diagnose „gehemmtes sexuelles Verlangen". Frauen, die ein Nachlassen ihres Verlangens erleben, nehmen diese Situation als sehr belastend für sich wahr.

Beträchtliche Störungen ergaben sich im Bereich der sexuellen Erregbarkeit der Patientinnen. Dabei zeigen alle erfaßten Daten, einschließlich der Interviewdaten, Selbsteinschätzungen und Diagnosen, ein konvergierendes Muster. So wurde beispielsweise bei 33% der Krebspatientinnen 4 Monate nach der Behandlung eine „sexuelle Erregungsstörung" diagnostiziert, während dies nur bei 3% der gesunden Frauen und 7% der Patientinnen mit gutartigen gynäkologischen Erkrankungen der Fall war. Eine wichtige Ursache des reduzierten Erregungsniveaus sind störende Einflüsse während des Geschlechtsverkehrs, insbesondere durch Schmerzen. Bei 33% der Krebspatientinnen ergab sich z. B. 4 Monate nach Beendigung der Behandlung die Diagnose Dispareunie.

Die Ergebnisse zeigen insgesamt zwar ein verändertes Muster sexueller Erregungsfähigkeit; aber über die Zeit hinweg verbessert es sich wieder. So gaben die Krebspatientinnen unserer Untersuchung an, vor Beginn der Behandlung bei 54% der Geschlechtsakte einen Orgasmus zu erleben, zum Zeitpunkt der ersten Nachuntersuchung waren es 42%, die Rate näherte sich jedoch bei der Nachuntersuchung nach 12 Monaten mit 50% wieder dem ursprünglichen Niveau – vergleichbar mit dem der Kontrollgruppen.

Schlußfolgerung

Die referierten Ergebnisse verdeutlichen Mechanismen, die bei der Entwicklung von psychischen und verhaltensbezogenen Störungen bei Krebspatienten wirksam werden und zeigen so wichtige Ansatzmöglichkeiten für therapeutische Interventionen auf. Die Untersuchung von Krebspatienten bietet einerseits die Möglichkeit, über die Prozesse der psychischen Bewältigung eines signifikanten Gesundheitsstressors wie Krebs mehr zu erfahren. Gleichzeitig ergibt sich andererseits dadurch auch die Gelegenheit, etwas über die Prozesse zu lernen, die bei der Bewältigung von Lebensstressoren allgemein eine Rolle spielen. Krebspatienten sehen möglicherweise Lebensumständen entgegen, die in einem vorhersagbaren Maß schwierig sein werden. Durch weitere Untersuchungen und sorgfältig ausgewählte Designs könnte sich die Forschung der Quantifizierung dieses besonderen Streßfaktors annähern, um letztlich auch die Variablen, die die psychischen Reaktionen auf andere Lebensstressoren beeinflussen, genauer bestimmen zu können.

Literatur

Andersen BL (1985) Sexual functioning morbidity among cancer survivors: Present status and future research directions. Cancer 55:1835–1842

Andersen BL (in preparation) Controlled prospective longitudinal study of women with cancer: II. Psychological outcomes

Andersen BL, Hacker NF (1983a) Psychosexual adjustment after vulvar surgery. Obstet Gynecol 62:457–462

Andersen BL, Hacker NF (1983b) Psychosexual adjustment following pelvic exenteration. Obstet Gynecol 61:331–338

Andersen BL, Hacker NF (1983c) Treatment for gynecologic cancer: A review of the effects on female sexuality. Health Psychol 2:203–221

Andersen BL, Tewfik HH (1985) Psychological reactions to radiation therapy: Reconsideration of the adaptive aspects of anxiety. J Pers Soc 48:1024–1032

Andersen BL, Karlsson JA, Anderson B, Tewfik HH (1984) Anxiety and cancer treatment: Response to stressful radiotherapy. Health Psychol 3:535–551

Andersen BL, Lachenbruch PA, Anderson B, de Prosse C (1986) Sexual dysfunctions and signs of gynecologic cancer. Cancer 57:1880–1886

Andersen BL, Anderson B, de Prosse C (in print) Controlled prospective longitudinal study of women with cancer: I. Sexual functioning outcomes. J Consult Clin Psychol

Auerbach SM (1973) Trait-state anxiety and adjustment to surgery. J Consult Clin Psychol 40:264–271

Burish TG, Carey MP (1986) Conditioned aversive responses in cancer chemotherapy patients: Theoretical and developmental analysis. J Consult Clin Psychol 54:593 600

Cacioppo JT, Andersen BL, Turnquist DC, Petty RE (1986) Psychophysiological comparison processes: Interpreting cancer symptoms. In: Andersen BL (ed) Women with cancer. Psychological perspectives. Springer, New York, pp 141–171

Hinton J (1973) Bearing cancer. Br J Med Psychol 46:105–113

Janis IL (1958) Psychological stress: Psychoanalytic and behavioral studies of surgical patients. Wiley & Sons, New York

Spielberger CD, Auerbach SM, Wadsworth AP, Dunn TM, Taulbee ES (1973) Emotional reactions to surgery. J Consult Clin Psychol 40:33–38

Lebensqualität und Krebsbehandlung*

Frits S. A. M. van Dam und *Neil K. Aaronson*

Einleitung

Klinische Evaluationsstudien in der Krebsforschung haben sich in der Vergangenheit meist auf Kriteriumsvariablen wie Überlebenszeit, Verlangsamung des Krankheitsprozesses und Kontrolle der wichtigsten körperlichen Symptome konzentriert. Demgegenüber wurde dem Einfluß der Behandlung auf die Lebensqualität der Patienten vergleichsweise wenig systematische Aufmerksamkeit gewidmet (Aaronson u. Beckmann 1987). In den letzten Jahren zeigte sich jedoch ein vermehrtes Interesse daran, das Ausmaß zu bestimmen, in dem die medizinische Behandlung den funktionalen, psychologischen und sozialen Status beeinflußt. Die Gründe für dieses wachsende Interesse liegen auf der Hand. So sind die Überlebenschancen bei den wichtigsten Krebsarten (Lungen-, Brust- und Magen-Darm-Krebs) über das letzte Vierteljahrhundert relativ konstant geblieben.

Die Suche nach neuen Verfahren zur Krebsbehandlung (Peto 1982) scheint ein Plateau erreicht zu haben. Gleichzeitig hat sich durch die Einführung neuer kombinierter Behandlungsansätze die Gefahr schwerwiegender somatischer Nebenwirkungen und psychosozialer Auswirkungen erhöht. Arzt und Patient werden diese Nebenwirkungen in Kauf nehmen, wenn die Heilung angestrebt wird. Wenn die Behandlung jedoch nur auf Linderung der Beschwerden abzielt, werden die Auswirkungen auf die Lebensqualität des Patienten eine wichtige Rolle bei der Wahl zwischen verschiedenen Behandlungsverfahren oder bei der Entscheidung zwischen Behandlung und Nichtbehandlung spielen.

Taxonomie des Konstrukts „Lebensqualität" in der Krebsforschung

Selbst bei oberflächlicher Betrachtung wird deutlich, daß der Ausdruck „Lebensqualität" sehr unterschiedlich verwendet wird (van Dam 1986). So finden sich Aussagen über körperliche Nebenwirkungen der Behandlung, Einschränkungen der normalen Funktionsfähigkeit, Zerfall sozialer Rollen und Beziehungen, psychische Belastung, Schmerzen, sexuelle Probleme, ja selbst Dauer der Hospitalisierung unter diesen Begriff subsummiert. Es hängt notwendigerweise von der Fragestel-

---

* Erstmals erschienen in *Journal for Drug Therapy and Research,* vol. 13/5 (1988), pp 173–175, ins Deutsche übersetzt von F. Potreck-Rose und I. Gutmann.

lung der jeweiligen Untersuchung ab, welcher Aspekt der Lebensqualität bei der Untersuchung von Auswirkungen der medizinischen Behandlung berücksichtigt wird. Allerdings scheint es in fast allen Fällen angemessen, den funktionalen Status der Patienten, körperliche Symptome, psychisches Wohlbefinden und soziale Anpassung zu erheben. Dabei kann der spezifische Inhalt dieser Dimensionen mit der Art der Erkrankung und der Behandlung variieren.

Innerhalb der EORTC (European Organization for Research on Treatment of Cancer) sind wir der Auffassung, daß nur mittels detaillierter Daten Informationen über die Lebensqualität der Patienten gewonnen werden können und daß es nicht ausreicht, Lebensqualität global zu erfassen (Wenger et al. 1984). Vergleichbar wäre es etwa, wenn man verschiedene biochemische Parameter zu einem globalen Maß verschmelzen würde – was selten oder nie gemacht wird. Innerhalb der EORTC arbeiten wir an der Entwicklung eines Assessmentinstruments, in dem die grundlegenden Dimensionen von Lebensqualität zusammengestellt sind. Diese umfassen:
- im Zusammenhang mit der Krebserkrankung und ihrer Behandlung häufig vorkommende körperliche Symptome,
- den funktionalen Status,
- psychische Probleme,
- die soziale Interaktion.

Für jeden dieser Aspekte wird die Entwicklung eines kurzen Instruments mit mehreren Items angestrebt, das sowohl psychometrische als auch interkulturelle Validitätskriterien erfüllt. Die Kombination der verschiedenen Elemente zu einem einzigen Fragebogen eröffnet neue Möglichkeiten, die Daten aus verschiedenen Untersuchungen miteinander zu vergleichen. Eine flexible Abstimmung auf die jeweiligen Fragestellungen einer Untersuchung kann dadurch erreicht werden, daß zusätzliche Elemente mit tumor- oder behandlungsspezifischen Items verwendet werden. Im folgenden werden die Elemente, die für ein solches Instrument zur Erfassung von Lebensqualität in Betracht kommen, kurz beschrieben.

Krankheitssymptome und Nebenwirkungen der Behandlung

Krankheits- und behandlungsbezogene Symptome sind die subjektiven Variablen, deren Erfassung in klinischen Untersuchungen am naheliegendsten erscheint. In den meisten Forschungssettings werden viele dieser Symptome durch den behandelnden Arzt routinemäßig erhoben. Da sie jedoch oft auf subjektiven Wahrnehmungen basieren, haben die Informationen des Arztes zwangsläufig – zumindest zum Teil – die Qualität von Interviewdaten. Deshalb ist es für Forschungszwecke sinnvoll, diese Daten zu systematisieren, indem die Erfahrungen der Patienten standardisiert erhoben werden. Auch bei Symptomen, die an sich leicht zu beobachten sind, kann die Rückmeldung des Patienten zusätzliche Informationen über deren Bedeutung und Auswirkung auf das tägliche Leben vermitteln. So sind beispielsweise beim Haarausfall die emotionalen und sozialen Auswirkungen, die das veränderte Aussehen für den Patienten mit sich bringt, wichtiger als der Grad des Haarausfalls per se.

Jedes Symptom kann auf verschiedene Weise erfaßt werden, von der einfachen dichotomen Feststellung seines Vorhandenseins bzw. Nichtvorhandenseins bis hin zu komplexen Maßen des Schweregrades, der Häufigkeit und Dauer des Auftretens. Im allgemeinen sind Messungen des Schweregrades oder der Häufigkeit vorzuziehen, da sie Symptomabstufungen abbilden können, die durch die gröbere Registrierung von An- oder Abwesenheit nicht erfaßt werden können.

Funktionaler Status

Der Begriff „funktionaler Status" bezieht sich auf die Leistungsfähigkeit des Patienten, auf seine Fähigkeit, eine Reihe „normaler" Aktivitäten auszuführen. Häufig erhobene Kategorien solcher Aktivitäten umfassen:
1. Selbstversorgung (z. B. Essen, Ankleiden, Baden, Benutzen der Toilette),
2. Mobilität,
3. Grad physischer Aktivität,
4. Erfüllung sozialer Rollen (z. B. die Fähigkeit zu arbeiten, soziale Kontakte aufrechtzuerhalten etc.).

Die in der Krebsforschung am häufigsten verwendeten Maße zum funktionalen Status der Patienten sind der Karnofsky-Index bzw. der ECOG-WHO-Leistungsstatus. Zwar haben sich diese durch den Arzt vorgenommenen Einschätzungen als relevant für die Vorhersage der Überlebenswahrscheinlichkeit erwiesen, ihre Interraterreliabilität ist jedoch unbefriedigend. Darüber hinaus zeigte sich nur geringe Übereinstimmung zwischen den Arzt- und den Patientenmitteilungen zur Leistungsfähigkeit (Yates et al. 1980). In Anbetracht der Tatsache, daß Ärzte ihre Bewertungen der Leistungsfähigkeit der Patienten häufig unter dem Zeitdruck ambulanter Patientenkontakte vornehmen, erscheint es sinnvoll, das Patientenurteil ebenfalls in die klinische Forschung einzubeziehen.

Psychische Probleme

Angst und Depressionen sind diejenigen psychischen Symptome, die von Krebspatienten am häufigsten genannt werden (Plumb u. Holland 1977). Dabei ist jedoch wichtig, anzumerken, daß die psychischen Probleme dieser Patienten in den wenigsten Fällen Zeichen von pathologischen Störungen oder von diagnostizierbaren psychiatrischen Erkrankungen sind; vielmehr spiegelt sich darin eine globale, nichtspezifische Belastung.

Im Kontext medizinischer Forschung wird psychische Belastung meist nur in relativ begrenztem Maß erfaßt. Aus praktischen Gründen können keine aufwendigen und umfassenden Diagnoseverfahren für den psychischen Status verwendet werden. Aber auch bei der Beschränkung auf unidimensionale Meßinstrumente sollten bestimmte Punkte beachtet werden: So sollten Verfahren vermieden werden, die somatische Manifestationen psychischer Störungen wie Müdigkeit, verminderte sexuelle Bedürfnisse oder Appetitlosigkeit erfassen, da es oft nicht möglich ist, zu unterscheiden zwischen psychischer Belastung und körperlichen Symptomen, die mit der Krankheit und ihrer Behandlung zusammenhängen (Aaronson et al. 1987).

Soziale Interaktion

Sowohl klinische Beobachtungen als auch Ergebnisse der empirischen Forschung weisen auf die zentrale Rolle hin, die soziale Kontakte und soziale Unterstützung im Leben von Krebspatienten haben (Wortmann u. Dunkel-Schetter 1979). Durch funktionale Probleme aufgrund von Schmerzen oder Müdigkeit, durch die Erfordernisse der medizinischen Behandlung und die emotionalen Reaktionen des Patienten sowie seiner Familienangehörigen und Freunde kann es zu Störungen der normalen sozialen Beziehungen kommen. Besonders in Kulturen mit festen Familienstrukturen kann dies eine der wichtigsten Variablen sein, die jedoch auch schwierig zu erfassen ist.

Die Erfassung der sozialen Interaktion von Patienten kann erheblich beeinträchtigt werden durch die Tendenz von Patienten, Probleme zu verschweigen. Oft zögern die Patienten, Schwierigkeiten zu benennen, die sie mit ihrer sozialen Umgebung haben, vor allem, wenn die Fragen so gestellt werden, daß sie Kritik an den Familienmitgliedern implizieren könnten. Dieses Risiko läßt sich dadurch minimieren, daß die Fragen sich weniger auf die affektiven als auf die Verhaltensaspekte interpersonaler Beziehungen (z. B. die Möglichkeit, Freunde und Verwandte zu besuchen) konzentrieren.

Die Verwendung von Meßinstrumenten zur Lebensqualität

Für den einzelnen Arzt ist es – besonders bei palliativer Therapie – wichtig, die Auswirkungen medizinischer Behandlung auf die Lebensqualität seiner Patienten zu kennen. Palliative Therapie kann in 2 Kategorien eingeteilt werden: Die erste Kategorie umfaßt Behandlungsmaßnahmen, deren Ziel nicht die Heilung, wohl aber eine Verlängerung der Lebenserwartung des Patienten ist (z. B. bei Patientinnen mit fortgeschrittenem Brustkrebs). Ein neueres Beispiel der Forschung in diesem Bereich gibt die Untersuchung von Coates et al. (1987), die die Auswirkungen von intermittierender und kontinuierlicher Behandlung auf die Lebensqualität von Patientinnen mit fortgeschrittenem Brustkrebs verglichen haben. Dabei erwies sich die kontinuierliche Behandlung erwartungsgemäß als effektiver hinsichtlich der Tumorbehandlung und der Verlangsamung des Krankheitsverlaufs, gleichzeitig jedoch auch überraschenderweise hinsichtlich einer Verbesserung der Lebensqualität.

Die zweite Kategorie der palliativen Therapie bezieht sich auf die Behandlung von Patienten, bei denen die Symptomreduktion und weniger eine Verlängerung der Lebenserwartung im Vordergrund steht. So kann das vorrangige Ziel bei Patienten mit fortgeschrittenem Speiseröhrenkrebs beispielsweise darin bestehen, die Nahrungsaufnahme zu verbessern. Oder es könnte bei inoperablem nichtkleinzelligem

Lungenkrebs angestrebt werden, das Auftreten von Symptomen wie Kurzatmigkeit und Husten so lange wie möglich hinauszuzögern. In Fällen wie diesen könnten sogar Untersuchungen angemessen sein, in denen aktive Behandlungsformen mit ausschließlich supportiver Versorgung verglichen werden. Bei der Evaluation dieser Untersuchungen sollten Variablen zur Lebensqualität eine zentrale Rolle spielen.

Daten zur Lebensqualität können auch dazu beitragen, Problembereiche bei bestimmten Patientengruppen zu identifizieren und/oder das Ausmaß an Hilfe, die sie benötigen, zu bestimmen. In einer Untersuchung an Patientinnen mit fortgeschrittenem Brustkrebs, die zytostatische Standardtherapie (Linssen u. van Dam 1979) erhielten, zeigte sich, daß ungefähr 75% der Frauen infolge der Behandlung so belastet waren, daß sie nicht mehr fähig waren, ihre üblichen Rollen in Familie und Haushalt auszufüllen. Ergebnisse dieser Art können Anregungen zum Aufbau ergänzender sozialer Dienste in Kliniken und Gemeinden geben. Daten zur Lebensqualität können auch dazu dienen, Patienten zu identifizieren, die für eine breit angelegte Evaluation psychosozialer Versorgung in Frage kommen könnten. So selegierten beispielsweise Maguire et al. (1980) Patientinnen, für die nach der Brustamputation psychologische Beratung indiziert schien. Diesen Patientinnen wurde psychologische Beratung angeboten, um auf diese Weise der Entstehung ernsterer Störungen vorzubeugen.

Schließlich können Maße zur Lebensqualität herangezogen werden, um die Effektivität bestimmter psychosozialer Maßnahmen zu evaluieren. So leiden beispielsweise ungefähr 40% der Patienten, die mit Chemotherapie behandelt werden, unter antizipatorischer Übelkeit und Erbrechen. Nun gibt es Hinweise darauf, daß Entspannungstechniken und Hypnose diese konditionierten Reaktionen reduzieren können (Morrow u. Morrell 1982). Auf Patientenaussagen beruhende Messungen der Lebensqualität können dazu beitragen, das Ausmaß zu bestimmen, in dem verhaltensorientierte Interventionen den Patienten Erleichterung von körperlichen Symptomen verschaffen können. Auch andere mögliche Auswirkungen dieser Interventionen, z. B. ein reduziertes Angstniveau oder die Aufrechterhaltung häuslicher und sozialer Aktivitäten, lassen sich auf diese Weise dokumentieren.

Schlußbemerkung

Während der letzten 10 Jahre hat das Interesse an psychosozialen Themen und an Fragen zur Lebensqualität in der Krebsforschung enorm zugenommen. Während diese Themen in der klinischen Praxis schon immer eine Rolle gespielt haben, gibt es erst seit kurzem Versuche, die Erhebung von Daten zur Lebensqualität von Patienten zu systematisieren und sie auch auf der politischen Ebene klinischer Entscheidungsfindung zu berücksichtigen. Indikatoren der Lebensqualität können in einer Vielzahl von Forschungssettings verwendet werden. Der Einsatz in klinischen Untersuchungen, deren Ziel es ist, den „besten" Behandlungsansatz aus verschiedenen konkurrierenden therapeutischen Strategien auszuwählen, scheint jedoch am vielversprechendsten zu sein. In Entscheidungssituationen dieser Art können Daten zur Lebensqualität eine neue Definition von Behandlungseffektivität ermöglichen, die nicht nur die klassischen biologischen Erfolgsindikatoren einschließt, sondern auch jene, denen unsere Bemühungen gelten und die für das tägliche Leben der Patienten zentrale Bedeutung haben.

Literatur

Aaronson NK, Beckman J (eds) (1987) The quality of life of cancer patients. Raven, New York

Aaronson NK, Bakker W, Stewart AL (1987) Multidimensional approach to the quality of life in lung cancer clinical trials. In: Aaronson NK, Beckman J (eds) The quality of life of cancer patients. Raven, New York, pp 63–83

Coates A, Gebski V, Bishop JF et al. (1987) Improving the quality of life during chemotherapy for advanced breast cancer. A comparison of intermittent and continuous treatment strategies. N Engl J Med 317:1490–1495

Dam FSAM van (1986) Assessment of quality of life in cancer patients. In: Takeda F (ed) Quality of life in cancer patients. Saitama Cancer Center, Saitama, pp 55–61

Linssen ACG, Dam FSAM van (1979) Leven met cytostatica. Pharm Weekbl 114:501–515

Maguire P, Tait A, Brooke M et al. (1980) Effect of counseling on the psychiatric morbidity associated with mastectomy. Br Med J 281:1454–1455

Morrow GR, Morell C (1982) Behavioral treatment for the anticipatory nausea and vomiting induced by cancer therapy. N Engl J Med 307:1476–1480

Peto R (1982) Size of the therapeutic benefit that can be expected in a trial and its implications in the design and organization of the trial. In: Grage TB et al. (eds) Evaluation of methods of treatment and diagnostic procedures in cancer. UICC Tech Rep Ser 70:49–67

Plumb MM, Holland J (1977) Comparative studies of psychological functions in patients with advanced cancer. I. Self reported depressive symptoms. Psychosom Med 39:264–276

Wenger NK, Mattson ME, Furberg CD (1984) Assessment of quality of life in clinical trials of cardiovascular therapies. In: Wenger NK, Mattson ME et al. (eds) Assessment of quality of life in clinical trials of cardiovascular therapies. Le Jacq, New York, pp 7–13

Wortman CB, Dunkel-Schetter C (1979) Interpersonal relationships and cancer: A theoretical analysis. J Soc Issues 35:120–155

Yates JW, Chalmer B, McKegney P (1980) Evaluation of patients with advanced cancer using the Karnofsky Performance Status. Cancer 45:2220–2224

Die Rolle des Ehepartners als emotionale Stütze des Krebspatienten*

Lea Baider und *Atara Kaplan De-Nour*

Einleitung

Es wird allgemein angenommen, daß interpersonale Beziehungen Menschen vor den schädlichen Auswirkungen von Belastungen schützen können; in diesem Zusammenhang wird häufig der Begriff „soziale Unterstützung" verwendet (Wortman 1984; Kessler et al. 1985). Tatsächlich scheinen Menschen mit gutem sozialem Netz psychisch gesünder zu sein, seltener körperlich krank zu werden und möglicherweise sogar länger zu leben als Menschen ohne solche Unterstützungssysteme (Berkman u. Syme 1979). Wallston et al. (1983) beispielsweise meinen, daß Personen mit einem hohen Grad an sozialer Unterstützung weniger gefährdet seien, ernsthafte Erkrankungen zu entwickeln.

In der Literatur finden sich zahlreiche Belege für die Hypothese, daß soziale Unterstützung bei belastenden Ereignissen wie ein Puffer wirkt (House et al. 1982; Berkman 1986; Chandra et al. 1983). Ebenso läßt sich zeigen, daß stützende Beziehungen in belastenden Lebenssituationen vor einem Abfall physischer und psychischer Leistungsfähigkeit schützen.

Nicht jede Form der Unterstützung kann Belastung in gleicher Weise mindern (Thoits 1982). Untersucht man die verschiedenen Formen sozialer Unterstützung, von denen man annimmt, daß sie Personen helfen, mit Belastungen allgemein bzw. mit den besonderen Belastungen, die sich aus chronischen Erkrankungen ergeben, umzugehen, so zeigen sich einige zentrale Aspekte: Ressourcen sozialer Beziehungen: stützende Eigenschaften sozialer Netzwerke; interpersonale Unterstützung: Vorhandensein intimer Beziehungen, Ausdruck positiver Gefühle oder emotionalen Beistands, Äußern von Übereinstimmung mit den Einstellungen und Gefühlen; instrumentelle Unterstützung: Gewähren materieller und finanzieller Hilfen, Unterstützung bei instrumentellen Aufgaben.

Dunkel-Schetter (1981) befragte Krebspatienten nach ihrer Wahrnehmung der Effektivität verschiedener Formen von Unterstützung. Für die meisten Patienten war emotionale Unterstützung am wichtigsten. Saronson et al. (1985) konnten zeigen, daß nicht nur die Quantität, sondern auch die Qualität stützender Beziehungen wesentlich ist; demnach spielt sowohl die Zahl der zur Verfügung stehenden Personen als auch der Grad der Befriedigung, die in der jeweiligen unterstützenden Beziehung oder in einem System erlebt wird, eine Rolle.

---

* Ins Deutsche übersetzt von F. Potreck-Rose und I. Gutmann.

Die Ehe erwies sich übereinstimmend als das wichtigste soziale System im Hinblick auf die Krankheitsbewältigung. Erwin (1973) und Peters-Golden (1982) zeigten in Untersuchungen an kranken Patientinnen, daß der Ehepartner die zentrale Stellung im sozialen Netz der Frauen einnahm. Zwar wird der Rückzug von Freunden und anderen Familienmitgliedern auch als belastend erlebt, jedoch wird es von den Patientinnen als sehr viel schmerzlicher beschrieben, wenn der Ehepartner sich emotional entzieht.

Umfangreiche Literatur, die z. T. bis ins 19. Jahrhundert zurückgeht, zeigt, daß verheiratete Personen seltener an bestimmten Krankheiten sterben. Goodwin et al. (1987) untersuchten den Zusammenhang zwischen Familienstand und Diagnose, Therapie und Überlebenszeit bei Krebserkrankungen. Sie fanden eine klare Beziehung zwischen Familienstand und Überlebenszeit nach der Diagnose. In einer Population von fast 28000 Krebspatienten zeigte sich, daß die Ehe mit einer Zunahme der Fünfjahresüberlebensdauer in fast jeder Kategorie von Alter, Geschlecht und Krankheitsstadium verbunden war. Verheiratete werden häufiger in einem frühen Krankheitsstadium diagnostiziert und erhalten häufiger definitiv oder potentiell kurative Behandlungsformen. Es ergeben sich statistisch jedoch auch dann größere Überlebenschancen für Verheiratete, wenn das Krankheitsstadium zur Zeit der Diagnose sowie die Therapieform kontrolliert werden.

In den letzten 10 Jahren finden sich nicht nur in der psychologischen Literatur, sondern auch in speziell auf Krebserkrankungen bezogenen Veröffentlichungen vermehrt Untersuchungen zum Thema „soziale Unterstützung". Nach dem bisherigen Forschungsstand ist davon auszugehen, daß die Verunsicherung und die Ängste, die eine Person nach der Diagnose „Krebs" erlebt, zu einem stärkeren Bedürfnis nach sozialer Unterstützung führen. In verschiedenen Untersuchungen konnte gezeigt werden, daß wahrgenommene Unterstützung mit positiven Ergebnissen verbunden ist, z. B. mit besserer emotionaler Anpassung oder dem Einsatz von angemessenen Bewältigungsstrategien (Bloom u. Spiegel 1984; Funch u. Marshall 1983; Lindsey et al. 1981).

Längsschnittstudien belegen, daß soziale Unterstützung zum Zeitpunkt der Diagnosestellung ein geringeres Ausmaß an emotionaler Belastung und eine längere Überlebensdauer mit sich bringt (Weisman u. Worden 1975; Vachon 1979). Auch Holland (1977) fand, daß emotionaler Beistand bei Patienten mit Krebs in fortgeschrittenem Stadium sich als wirksamer gegen die Depressionen und Ängste, die eine lebensbedrohliche Krankheit begleiten, erwies als Medikamente. In dieselbe Richtung weisen die Ergebnisse von Bloom u. Spiegel (1984), die die emotionale Reaktion auf die chirurgische Behandlung von Brustkrebs untersuchten. In einer Stichprobe von Brustkrebspatientinnen im Metastasenstadium identifizierten sie soziale Unterstützung als den wichtigsten Prädiktor für Anpassung.

Bisher hat sich die Forschung hauptsächlich mit den Auswirkungen sozialer Unterstützung für die lebensbedrohlich erkrankten Patienten beschäftigt. Wenig Aufmerksamkeit wurde dagegen den Folgen gewidmet, die sich für jene Personen ergeben, die die Unterstützung leisten. Trost zu spenden und emotionalen Halt zu geben, kann jedoch auch negative Auswirkungen haben: Der stützende Partner fühlt sich möglicherweise durch seine fortwährende Hilfeleistung emotional überbeansprucht, besonders wenn sie einseitig bleibt und zwischen den Ehepartnern kein emotionaler Austausch besteht (Belle 1982).

Cassileth (1985) untersuchte eine große Stichprobe von Krebspatienten und ihren nahen Verwandten. Dabei ergab sich eine enge Korrelation zwischen dem psychologischen Status der Patienten und ihrer Familie. In einer Untersuchung an Paaren, bei denen die Frau sich einer Mastektomie oder einer chirurgischen Tumorentfernung hatte unterziehen müssen, fanden Baider u. Kaplan De-Nour (1984; Baider et al. 1986) hohe Korrelationen der Anpassungsprobleme und der psychischen Belastung von Patientinnen und Ehepartnern. Dieses Ergebnis, daß Ehepartner ähnlich belastet sind wie die Patientinnen, konnte bei der Untersuchung an anderen Krebspatientengruppen repliziert werden (Baider u. Kaplan De-Nour 1988).

Vieles weist darauf hin, daß die starken Belastungen, die die Diagnose und die Chronizität der Krebserkrankung mit sich bringen, auch beim „gesunden" Partner, der sich um den Krebspatienten kümmert, zu emotionaler Belastung und Leistungseinbußen führen können. Auch Ehepartner chronisch kranker Patienten benötigen deshalb möglicherweise oft selbst stützende psychologische Interventionen. Dennoch wurden bisher kaum Anstrengungen unternommen, die Bedürfnisse der Partner zu erheben; noch seltener wurde die Frage gestellt, wie diesen Bedürfnissen Rechnung getragen werden könnte.

Unsere eigenen klinischen Beobachtungen und Forschungsergebnisse (Baider u. Kaplan De-Nour 1988) weisen darauf hin, daß das Geschlecht von Patient bzw. Ehepartner das Ausmaß psychischer Belastung des Partners sowie die Notwendigkeit partnerbezogener Interventionen entscheidend mitbestimmt. In einer früheren Untersuchung an Paaren, bei denen einer der Partner sich einer chirurgischen Behandlung von Darmkrebs hatte unterziehen müssen, zeigten sich 2 wesentliche Ergebnisse: Wie in anderen Untersuchungen zuvor, wiesen auch hier Patient und Ehepartner ein ähnliches Ausmaß an Anpassungsproblemen auf, mit hohen Korrelationen zwischen den Partnern. Allerdings waren in dieser Untersuchung Patientinnen schlechter angepaßt als männliche Patienten, während es bei der Partnergruppe umgekehrt war: Die Anpassung der Ehemänner erwies sich dabei als sehr viel schlechter als die der Ehefrauen. Die Ehemänner waren sogar schlechter angepaßt als die männlichen Darmkrebspatienten.

Diese Untersuchung wirft Fragen nach der möglichen Beziehung zwischen dem Geschlecht der Patienten bzw. Ehepartners und der Anpassung auf. Auch Fragen nach der Richtung des Einflusses innerhalb eines Paarsystems stellen sich. Oder einfacher: Wer beeinflußt wen hinsichtlich Anpassung bzw. Nichtanpassung?

Empirische Untersuchung

Um diesen Fragen nachzugehen, untersuchten wir 59 Paare, bei denen die Frauen sich einer Mastektomie oder einer chirurgischen Tumorentfernung unterzogen hatten. Zum Zeitpunkt der Untersuchung befanden sich alle Frauen in Vollremission. Nachdem die Paare eingewilligt hatten, an einer Untersuchung zur Anpassung an eine Krebserkrankung teilzunehmen, suchten wir sie zu Hause auf. Die

Verarbeitung der chronischen Krankheit wurde über Selbsteinschätzungen erhoben. Im folgenden wollen wir uns auf die Ergebnisse zu „Depression" konzentrieren, die mit der Depressionsskala von Beck u. Beamesderfer (1974) erhoben wurden, sowie auf die Ergebnisse zur psychosozialen Anpassung, die mit der Psychosocial Adjustment to Physical Illness Scale (PAIS) von Derogatis u. Lopez (1983) gemessen wurde.

Die Paare wurden anhand ihrer Werte auf der Beck-Depressions-Skala in 3 Gruppen eingeteilt, der Cut-off-Wert wurde bei 11 gesetzt. So erhielten wir eine große Gruppe von 42 Paaren, in denen keiner der Partner depressiv war (Frauen: $\bar{x} = 4{,}5$, $s = 3{,}11$; Männer: $\bar{x} = 2{,}1$, $s = 1{,}94$). Neun Frauen mit einem Wert über 11 bildeten die Gruppe der depressiven Frauen ($\bar{x} = 17{,}3$, $s = 6{,}46$). Die Werte ihrer Ehemänner waren folgende: $\bar{x} = 6{,}8$, $s = 3{,}69$. Sieben Ehemänner mit einem Wert über 11 bildeten die Gruppe der depressiven Männer ($\bar{x} = 13{,}6$, $s = 2{,}51$); die Werte ihrer Frauen waren: $\bar{x} = 7{,}3$, $s = 2{,}29$. Ein Paar, bei dem beide Partner einen Wert über 11 hatten, wurde in der weiteren Analyse nicht berücksichtigt.

Die beiden Depressionsgruppen wurden mittels t-Test mit der nichtdepressiven Gruppe verglichen. Die Beziehungen der Paare innerhalb der verschiedenen Gruppen wurden mittels paarweiser zweiseitiger t-Tests und Pearson-Korrelationen untersucht.

Tabelle 1 gibt die Basisdaten der Gruppen wieder. Es zeigen sich nur minimale Unterschiede zwischen den Gruppen: Die Frauen in der depressiven Gruppe weisen ein etwas geringeres Bildungsniveau auf als die Frauen aus der nichtdepressiven Gruppe, und die Frauen der depressiven Männer haben einen etwas höheren Bildungsgrad.

In Tabelle 2 sind die Daten zur psychosozalen Anpassung der 3 Gruppen zusammengestellt.

Bei den Depressionsscores ergeben sich keine signifikanten Korrelationen zwischen den Ehepartnern. In der nichtdepressiven Gruppe erreichen die Ehemänner signifikant niedrigere Werte als die Frauen. In der Gruppe der depressiven Frauen weisen die Ehemänner ebenfalls geringere Depressionswerte auf als die Frauen; ihre Werte liegen jedoch viel höher als die der Männer aus der nichtdepres-

Tabelle 1. Basisdaten

		Paare mit depressiven Frauen (n = 9)	Nicht-depressive Paare (n = 42)	Paare mit depressiven Männern (n = 7)
Alter ($\bar{x}$)	f.	49,9	46,5	49,6
	m.	52,8	50,0	53,3
Schule und Ausbildung	f.	11,4[a]	13,7	16,1[a]
($\bar{x}$ in Jahren)	m.	14,9	14,4	16,1
Monate seit Operation ($\bar{x}$)		22,2	16,0	19,6

[a] Signifikanter Unterschied ($p \leq 0{,}05$) zu nichtdepressiver Gruppe.

Tabelle 2. Psychosoziale Anpassung

		Paare mit depressiven Frauen (n = 9)			Nichtdepressive Paare (n = 42)			Paare mit depressiven Männern (n = 7)		
		$\bar{x}$	zwischen den Paaren		$\bar{x}$	zwischen den Paaren		$\bar{x}$	zwischen den Paaren	
			Diff. t	Korrelation p		Diff. t	Korrelation p		Diff. t	Korrelation p
Depression (Beck)	f.	17,3[a]	5,24	n.s.	4,5	4,67	n.s.	7,3[a]	−7,27	n.s.
	m.	6,8[a]			2,1			13,6[a]		
PAIS-Einstellung zu Gesundheitsvorsorge	f.	7,9	n.s.	n.s.	5,4	n.s.	n.s.	4,1[c]	−3,49	0,784
	m.	8,4			6,5			8,4		
Berufliches Umfeld	f.	3,1[c]	n.s.	n.s.	1,5	n.s.	n.s.	1,0	−2,96	n.s.
	m.	2,8			1,8			3,6[c]		
Häusliches Umfeld	f.	3,7	n.s.	n.s.	2,4	n.s.	n.s.	3,3	n.s.	n.s.
	m.	2,8			2,0			4,3[c]		
Sexuelle Beziehung	f.	2,6	n.s.	n.s.	1,5	n.s.	0,645	2,7	n.s.	0,760
	m.	2,7			1,3	n.s.		4,6[b]		
Beziehungen zu anderen Verwandten	f.	1,1[c]	n.s.	−0,592	0,3	n.s.	0,526	0,9	n.s.	n.s.
	m.	1,2			0,4			0,9		
Soziales Umfeld	f.	3,2[b]	n.s.	n.s.	0,7	n.s.	0,385	0,5	n.s.	n.s.
	m.	3,1[b]			1,1			3,5[b]		
Psychische Belastung	f.	6,9[c]	n.s.	n.s.	3,9	2,23	n.s.	3,8	−5,48	n.s.
	m.	4,9[c]			2,6			6,5[b]		
Gesamtscore	f.	28,1[b]	n.s.	n.s.	15,4	n.s.	0,456	15,3	−3,98	n.s.
	m.	25,9			15,7			30,3[b]		

[a] Signifikanter Unterschied zu nichtdepressiver Gruppe p ≤ 0,001.

siven Gruppe. Die Frauen aus der Gruppe der depressiven Männer zeigen nur gering erhöhte Werte gegenüber den Frauen aus der nichtdepressiven Gruppe.

Zu den Ergebnissen des PAIS: In der nichtdepressiven Gruppe geben die Frauen nur auf der Skala für psychische Belastung signifikant mehr Probleme an. Die Gesamtwerte sind niedrig, es ergeben sich signifikante Korrelationen zwischen den Frauen und ihren Ehemännern in 4 von 7 Bereichen sowie im Gesamtwert.

Die Frauen der depressiven Gruppe geben in allen Bereichen eine größere Anzahl von Problemen an als die nichtdepressiven Frauen, wobei der Unterschied in 4 der 7 Bereiche und im Gesamtwert statistisch signifikant ist. Obwohl die Gruppe anhand der Depressionswerte der Frauen gebildet wurde, weisen auch die Ehemänner dieser Gruppe in allen Bereichen mehr Probleme auf; beim Vergleich mit den Ehemännern der nichtdepressiven Gruppe zeigt sich ein statistisch hochsignifikanter Unterschied im Gesamtwert. Für keinen Bereich ergeben sich statistisch signifikante Unterschiede zwischen Frauen und Ehepartnern hinsichtlich der Menge der angegebenen Probleme. In keinem Bereich finden sich signifikante Korrelationen.

Die dritte Gruppe der Paare mit depressiven Männern zeigt ein deutlich anderes Bild: Die Ehemänner nennen in allen Bereichen mehr Probleme. Sie haben die höchsten Werte auf der PAIS überhaupt. In 4 Bereichen sowie im Gesamtwert unterscheiden sie sich signifikant von den Männern der nichtdepressiven Gruppe. Die Partnerinnen geben dagegen nicht mehr Probleme an als die Frauen aus der nichtdepressiven Gruppe. Somit zeigt sich ein signifikanter Unterschied zwischen dem Ausmaß der Probleme, das die depressiven Männer angeben, und dem ihrer Partnerinnen. Signifikante Korrelationen zwischen den Partnern dieser Gruppe zeigen sich lediglich in der Einstellung zur Gesundheitsvorsorge und in den sexuellen Beziehungen.

Diskussion

Vincent regte 1967 an, die Auswirkungen chronischer Krankheiten auf die eheliche Dyade vermehrt zu erforschen. Er stellte die Frage, ob nicht die Krankheit eines Ehepartners die eheliche Beziehung beeinflusse. Peterson (1979) zitiert in einer umfassenden Übersichtsarbeit verschiedene Untersuchungen, die die Auswirkungen körperlicher Behinderung auf die eheliche Anpassung, die Rollenflexibilität und die Partnerinteraktion zum Gegenstand haben. Seine Schlußfolgerungen weisen ebenfalls in die Richtung einer Mitbetroffenheit des Partners.

Es herrscht allgemein Einigkeit darüber, daß die Auswirkungen einer neu eintretenden Krankheitssituation besonders belastend sind für Partner von Paaren, deren Ehe bereits vorher instabil war oder bei denen schon vorher andere belastende Lebensereignisse vorlagen. Darüber hinaus gibt es Hinweise darauf, daß in einer Ehe mit einem funktionierenden System gegenseitigen Feedbacks die emotionalen Probleme von einem der Partner mit höherer Wahrscheinlichkeit zu einer ähnlichen Belastung des anderen Partners führen.

Der Bereich der Paarinteraktion und der Verarbeitung einer chronischen Erkrankung wurde in mehreren Untersuchungen an verschiedenen Patientengruppen erforscht: An Dialysepatienten (Gray et al. 1985), Patienten mit chronischen Schmerzen (Flor et al. 1987; Ahern et al. 1974), Patienten mit Mitralinsuffizienz (Orzeck u. Staniloff 1987); Carnwath u. Johnson 1987) und Krebspatienten (Gotay 1985; Revenson et al. 1983; Stetz 1987). Allerdings wurde in keinem Fall der Einfluß des Geschlechts des Partners/Patienten auf die psychische Belastung des Paares berücksichtigt (Baider et al. 1989).

In einer bahnbrechenden Arbeit verglichen Hafstrom u. Schram (1984) 43 Familien, in denen der Ehemann an einer chronischen Krankheit litt, und 26 Familien, in denen die Frau chronisch krank war, mit einer Stichprobe von 147 Familien, in denen beide Ehepartner gesund waren. Als interessantestes Ergebnis zeigte sich, daß die Zufriedenheit der Ehefrauen mit ihrer Ehe und mit der Rollenverteilung in der Familie durch die chronische Erkrankung des Ehemannes, nicht aber durch eine eigene chronische Erkrankung beinflußt zu sein schien. Die Forscher folgerten daraus, daß eine Frau, die selbst chronisch krank ist, eher mit der Zuwendung ihres Partners zufrieden sei und ein ähnliches Maß an Zufriedenheit mit ihrer Ehe aufweise wie Frauen aus gesunden Familien. Wenn dagegen der Mann chronisch krank sei, neige die Frau dazu, sich selbst zu bedauern, und sei weniger zufrieden mit der Ehebeziehung.

Diese Ergebnisse und Schlußfolgerungen stehen im Widerspruch zu unseren eigenen: Sowohl bei Patienten mit Dickdarmkrebs als auch bei Dialysepatienten fanden wir, daß Patientinnen größere psychische Belastungen und größere Anpassungsprobleme hatten als Patienten, daß aber die Ehemänner dieser chronisch kranken Frauen sehr viel stärker psychisch belastet waren und größere Anpassungsprobleme hatten als die Ehefrauen der chronisch kranken Männer.

Die Untersuchung von Krebspatientinnen und ihrer Ehemänner trägt zu einem besseren Verständnis dieser Fragen bei. Bei den Paaren, bei denen keiner der Partner depressiv war, waren die Frauen stärker belastet als die Männer. Hinsichtlich aller anderen Aspekte der Anpassung waren die Ergebnisse beider Partner vergleichbar, und es fanden sich hohe Korrelationen zwischen den Werten der Ehepartner. Dies kann als ein Feedbackmechanismus gesehen werden, bei dem jeder Partner die Anpassung des anderen verstärkt.

Bei der kleinen Gruppe der depressiven Frauen scheint dieser Feedbackmechanismus gestört zu sein; trotzdem hatten die Ehemänner dieser Gruppe ebensoviele Anpassungsprobleme wie ihre Frauen. Auf der anderen Seite zeigte sich, daß die depressiven Männer ihre Depression nicht an ihre Ehefrauen „weitergeben". Crowther (1985) kam bei der Untersuchung von Geschlechtsunterschieden hinsichtlich Depression und Ehezufriedenheit zu ähnlichen Ergebnissen: Obwohl es keine Unterschiede zwischen den depressiven Männern und Frauen im Schweregrad der Depressionen gab, beurteilten die depressiven Männer ihre Ehe signifikant besser als die depressiven Frauen.

Die Partner von depressiven chronisch-kranken Patienten haben häufig selbst Probleme. Sie haben oft psychische Schwierigkeiten, leiden unter Depressionen und körperlichen Beschwerden, sind häufig krank und fühlen sich durch die Familie weniger unterstützt als die Ehepartner von nichtdepressiven Patienten (Coyne et al. 1987; Jacob 1985; Biglan et al. 1985; Linden et al. 1983; Walsh u. Anderson 1987).

Unsere Untersuchung läßt keine endgültigen Schlußfolgerungen zu, weil die Stichprobe zu klein ist und es sich um eine Querschnittuntersuchung handelt. Eine Längsschnittuntersuchung wäre notwendig, um Aufschluß darüber zu erhalten, wie effektiv soziale Unterstützungssysteme Belastungen mindern können, und um Informationen über die „Ausbreitungsrichtung" psychischer Belastung zu gewinnen, d. h. darüber, ob sich der Leidensdruck der Frau tatsächlich immer auf ihren Ehemann überträgt, der Mann dagegen seine Frau nicht mit seinem Kummer „ansteckt". Unsere Untersuchungsergebnisse lassen allerdings den Schluß zu, daß die meisten Paare ein Muster reziproken Feedbacks besitzen. Dies ermöglicht es vermutlich vielen Paaren, über die Zeitspanne der chronischen Krankheit ein stabiles Gleichgewicht aufrechtzuerhalten.

Wir möchten betonen, daß keineswegs alle Paare mti einem chronisch-kranken Partner ein gestörtes Familiensystem aufweisen. Eher ist das Gegenteil der Fall. Viele Paare zeigen über lange Zeit hinweg eine sehr gute Anpassung. Darüber hinaus gilt es zu bedenken, daß ein bestimmtes Interaktionsmuster während bestimmter Krankheitsphasen funktional und adaptiv sein kann, während es in einer anderen Phase des Krankheitsprozesses jedoch dysfunktional werden und zu Fehlanpassung führen kann.

Abschließend möchten wir folgende Punkte hervorheben:
- Ohne Zweifel kann eine chronische lebensbedrohliche Krankheit für den Patienten sehr belastend sein.
- Mit ziemlicher Sicherheit ist dabei die soziale Unterstützung, insbesondere durch den Ehepartner, die wichtigste Quelle von Schutz und Entlastung.
- Weiterhin gibt es immer mehr Hinweise, daß eine chronische Erkrankung auch für diejenige Person, die die Unterstützung leistet, d. h. in der Regel für den Partner, sehr belastend sein kann.
- Viele Paare scheinen ein Muster gegenseitigen Feedbacks zu besitzen, über das sowohl Bewältigungs- wie Belastungsreaktionen des einen Partners auf den anderen Partner übertragen werden. Bisher wissen wir nicht genug, um diesen Feedbackmechanismus identifizieren und diagnostizieren zu können.
- Die vorliegenden Daten deuten darauf hin, daß in diesem Feedbackmechanismus sowohl Bewältigungsreaktionen als auch Belastungen stärker von der Frau, sei sie Patientin oder Partnerin, auf den Ehemann übergehen als umgekehrt.

Über 20 Jahre nach Vincents Forderung nach der Erforschung des Einflusses chronischer Erkrankungen auf die Ehe sind also noch viele Fragen offen. Eines scheint jedoch deutlich zu sein: Der Partner einer chronisch-kranken Person sollte nicht nur als wichtigste Quelle sozialer Unterstützung gesehen werden, sondern es sollte auch berücksichtigt werden, daß er hinsichtlich der Entwicklung psychischer Probleme ähnlich gefährdet ist wie der Patient selbst.

Literatur

Ahern DK, Adams AE, Follick MJ (1974) Emotional and marital disturbance in spouses of chronic low back pain patients. Clin J Pain 1:69–74

Baider L, Kaplan De-Nour A (1984) Couples' reactions and adjustment to mastectomy. Int J Psychiatry Med 14:265–276

Baider L, Kaplan De-Nour A (1988) Breast cancer – A family affair. In: Cooper CL (ed) Stress and breast cancer. Wiley & Sons, New York London, pp 631–636

Baider L, Rizel S, Kaplan De-Nour A (1986) Comparison of couples' adjustment to lumpectomy and mastectomy. Gen Hosp Psychiatry 8:251–257

Baider L, Perez T, Kaplan De-Nour A (1989) Gender and adjustment to chronic disease: A study of couples with colon cancer. Gen Hosp Psychiatry 11:1–9

Beck AT, Beamesderfer A (1974) Assessment of depression: The depression inventory. In: Pichot P (ed) Psychological measurements in psychopharmacology and modern pharmacopsychiatry, vol 7. Karger, Basel Paris, pp 151–169

Belle D (1982) The stress of caring: Women as providers of social support. In: Goldberg L, Breznitz S (eds) Handbook of stress. Free Press, New York, pp 496–505

Berkman LF (1986) Social networks, support and health: Taking the next step forward. Am J Epidemiol 123:559–562

Berkman LF, Syme SL (1979) Social networks, host resistance and mortality: A 9 year follow up study of Alameda Country. Am J Epidemiol 109:186–204

Biglan A, Hops H, Sherman L et al. (1985) Problem-solving interactions of depressed women and their husbands. Behav Ther 16:431–451

Bloom JR (1982) Social support, accommodation to stress, and adjustment to breast cancer. Soc Sci Med 16:1329–1338

Bloom JR, Spiegel D (1984) The relationship of two dimensions of social support to the psychological well-being and social functioning of women with advanced breast cancer. Soc Sci Med 19:831–837

Carnwath TCM, Johnson DAW (1987) Psychiatric morbidity among spouses of patients with stroke. Br Med J 294:409–411

Cassileth BR, Lusk EJ, Strouse TB et al. (1985) A psychological analysis of cancer patients and their next-of-kin. Cancer 55:72–76

Chandra V, Szklo M, Goldberg R et al. (1983) The impact of marital status on survival after an acute myocardial infarction. Am J Epidemiol 117:320–325

Coyne JC, Kessler RC, Tal M et al. (1987) Living with a depressed person. J Consult Clin Psychol 55:347–352

Crowther JH (1985) The relationship between depression and marital maladjustment: A descriptive study. J Nerv Ment Dis 173:227–231

Derogatis LR, Lopez MC (1983) Psychosocial adjustment to illness scale (PAIS and PAIS-SR) Scoring procedures and manual. Clin Psychometric Res (Baltimore)

Dunkel-Schetter C (1981) Social support and coping with cancer. Master's thesis, Northwestern University, Evanston/IL

Erwin CV (1973) Psychological adjustment to mastectomy. Med Aspects Hum Sex 7:42–45

Flor H, Turk D, Scholz BO (1987) Impact of chronic pain on the spouse: Marital, emotional and physical consequences. J Psychosom Res 31:63–72

Funch DP, Marshall J (1983) The role of stress, social support and age in survival from breast cancer. J Psychosom Res 27:77–83

Goodwin JS, Hunt WC, Key CR et al. (1987) The effect of marital status on stage, treatment and survival of cancer patients. JAMA 258:3125–3130

Gotay CC (1985) Why me? Attributions and adjustment by cancer patients and their mates at two stages in the disease process. Soc Sci Med 20:825–831

Gray H, Brogan D, Kutner NG (1985) Status of life-areas: Congruence-noncongruence in ESRD patient and spouse perceptions. Soc Sci Med 20:341–346

Hafstrom JL, Schram VR (1984) Chronic illness in couples: Selected characteristic, including wife's satisfaction with and perception of marital relationships. Fam Relat 33:195–203

Holland J (1977) Psychological aspects of oncology. Med Clin North Am 64:737–747

House JS, Robbins C, Metzner HL (1982) The association of social relationships and activities with mortality. Am J Epidemiol 116:123–140

Jacob T (ed) (1985) Family interaction and psychopathology. Pergamon, New York

Kessler RC, Price RH, Wortman CB (1985) Social factors in psychopathology: Stress, social support and coping processes. Ann Rev Psychol 36:531–572

Linden M, Hautzinger M, Hoffman N (1983) Discriminant analysis of depressive interaction. Behav Modif 7:403–422

Lindsey AM, Norbeck JS, Carriera VL et al. (1981) Social support and health outcomes in postmastectomy women: A review. Cancer Nurs 4:377–384

Orzeck SA, Staniloff HM (1987) Comparison of patients' and spouses' needs during the posthospital convalescence phase of a myocardial infarction. J Cardiopul Rehab 7:59–67

Peters-Golden H (1982) Breast cancer: Varied perceptions of social support in the illness experience. Soc Sci Med 16:483–491

Peterson Y (1979) The impact of physical disability on marital adjustment: A literature review. Fam Coord 28:47–51

Revenson TA, Wollman CA, Felton BJ (1983) Social supports as stress buffers for adult cancer patients. Psychosom Med 45:321–331

Sarason IG, Potter EH, Sarason RB et al. (1985) Life events, social support and illness. Psychosom Med 47:156–163

Stetz KM (1987) Caregiving demand during advanced cancer: The spouse's needs. Cancer Nurs 10:260–268

Thoits P (1982) Conceptual, methodological and theoretical problems in studying social support as a buffer against life-stress. J Health Soc Behav 23:145–159

Vachon MLS (1979) The importance of social support in longitudinal adaptation to bereavement and breast cancer. Am Psychol Association, New York (invited paper)

Vincent CE (1967) Mental health and the family. J Marriage Fam 29:18–39

Wallston BS, Alagna SW, DeVellis BM et al. (1983) Social support and physical health. Health Psychol 2:367–391

Walsh F, Anderson C (eds) (1987) Chronic disorders and the family. J Psychother Fam 3/3

Wortman CB (1984) Social support and the cancer patient: Conceptual and methodological issues. Cancer [Suppl] 53:2339–2360

Weisman AD, Worden JW (1975) Psychological analysis of cancer deaths. OMEGA 6:61–75

Ätiologie und Therapie der psychologischen Nebenwirkungen von Chemotherapie bei Krebs: kritischer Überblick und Diskussion*

Michael P. Carey und *Thomas G. Burish*

Einleitung

Chemotherapie ist *die* Behandlungsmethode der Wahl für Hunderttausende Krebspatienten, die jedes Jahr in den USA diagnostiziert werden (Silverberg u. Lubera 1986). Ihre häufige Anwendung bei Krebspatienten erklärt sich aus der Tatsache, daß in jüngster Zeit auf dem Gebiet der antineoplastischen Medikation Fortschritte gemacht wurden; neue und effektivere Medikamente haben zu einer erhöhten Lebenserwartung der Patienten geführt und – in einigen Fällen – zu Remission und Heilung. Leider ist dieser langfristige Gewinn für den Krebspatienten mit beträchtlichen kurzfristigen Kosten in Form von aversiven und beeinträchtigenden Nebenwirkungen verbunden. Die häufigsten dieser medikationsbedingten Nebenwirkungen sind Haarausfall, Stomatitis, Immunsuppression, Appetitlosigkeit, Übelkeit und Erbrechen. Außer diesen pharmakologischen Nebenwirkungen erfahren Chemotherapiepatienten auch psychologische Nebenwirkungen.

Als psychologische Nebenwirkungen, die nicht notwendigerweise als abnorm oder als Hinweis auf Psychopathologie zu werten sind, werden Nebenwirkungen bezeichnet, die nicht direkt der antineoplastischen Medikation zugeschrieben werden können. Vielmehr nimmt man an, daß die Symptome auf psychologische Prozesse (z. B. Lernen) zurückgehen, die sich im Kontext chemotherapeutischer Behandlung ergeben. Diese Symptome können vor der Behandlung auftreten (in diesem Fall werden sie als antizipatorische Nebenwirkungen bezeichnet) sowie während oder nach der chemotherapeutischen Medikation. Treten sie nach der Medikamentengabe auf (während das Medikament im System noch pharmakologisch aktiv ist), ist es praktisch unmöglich, die psychologischen Nebenwirkungen von den pharmakologischen zu unterscheiden. Leider werden die Definition der Symptome und die zu ihrer Beschreibung benutzte Terminologie in der Literatur uneinheitlich verwendet. Größtenteils konzentriert sich die Forschung im Humanbereich auf folgende 3 Symptome: Übelkeit, Erbrechen und Niedergeschlagenheit. Allerdings wurden im Rahmen umfassender Tierforschungsreihen sowie neuerer Untersuchungen im Humanbereich auch andere Nebenwirkungen von Krebsbehandlungsmethoden untersucht, insbesondere konditionierte Nebenwirkungen wie Geschmacks- und Nahrungsabneigungen (z. B. Bernstein u. Borson 1986; Smith et

---

* Erstmals veröffentlicht in *Psychological Bulletin* (1988) 104/3:307–325; ins Deutsche übersetzt von F. Potreck-Rose und I. Gutmann.

al. 1985) und konditionierte Immunsuppressionsreaktionen (z. B. Ader 1981; Ader u. Cohen 1985). Diese Phänomene könnten sich nach ähnlichen Mechanismen enwickeln wie die Symptome, mit denen wir uns in diesem Beitrag auseinandersetzen.

Symptome wie Übelkeit, Erbrechen und Niedergeschlagenheit sind bei der Chemotherapie nicht nur sehr häufig, sie können für die einzelnen Patienten auch sehr belastend sein. Zu den körperlichen und seelischen Belastungen, die sie mit sich bringen, kommt hinzu, daß die Patienten sich oft für ihre Symptome schämen (z. B. bei antizipatorischer Übelkeit) oder daß sie sich Sorgen um ihre psychische Verfassung machen. Tatsächlich brechen einige Patienten die Chemotherapie ab und geben damit die Hoffnung auf Remission und Heilung auf, um diese Symptome nicht länger ertragen zu müssen (Wilcox et al. 1982). Andere Patienten wenden sich ineffektiven, teuren und zweifelhaften Heilmethoden zu, um der zunächst paradox wirkenden Verschlechterung der Lebensqualität, die mit der Chemotherapie verbunden sein kann, zu entgehen. Deshalb haben Onkologen (z. B. Laszlo u. Lucas 1981) und Onkologieschwestern (z. B. Oberst 1978) sowie Krebspatienten selbst (z. B. Cohn 1982) darauf gedrängt, daß effektive Behandlungsmethoden für die Nebenwirkungen der Chemotherapie entwickelt werden.

Es wurden pharmakologische Wirksubstanzen (z. B. Prochlorperazin, Delta-9-Tetrahydrocannabinol) eingesetzt, um die psychologischen Reaktionen auf die Chemotherapie zu beeinflussen. Die üblichen Antiemetika erwiesen sich jedoch bei diesen Symptomen als weitgehend unwirksam (Laszlo 1983; Morrow et al. 1982). Außerdem zeigte sich, daß diese Medikamente unter bestimmten Bedingungen die Symptomatik sogar verschlimmern können (Zeltzer et al. 1984a). Hinzu kommt, daß Antiemetika, selbst wenn sie eine gewisse Entlastung bringen, oft ihrerseits Nebenwirkungen produzieren (z. B. Sedierung, dystonische Reaktionen) oder nach einem bestimmten Reglement gegeben werden müssen (z. B. mit der Notwendigkeit stationärer Aufnahme), was ihre Akzeptanz und ihren Nutzen für manche Patienten verringert. Die Ineffektivität, die paradoxe symptomverschlimmernde Wirkung sowie die praktischen Grenzen pharmakologischer Wirksubstanzen haben dazu geführt, daß psychologische Interventionen als alternativer Behandlungsansatz für diese Symptome erprobt werden.

Innerhalb der letzten Jahre erlebte die Forschung zur Ätiologie und Therapie der antizipatorischen und negativen Nebenwirkungen der Krebschemotherapie eine Blüte und zog viele Forscher aus verschiedenen Disziplinen des Gesundheitswesens an. Dieses zunehmende Interesse beruht auf mindestens 2 grundlegenden Faktoren: Zum einen bieten die psychologischen Nebenwirkungen der Krebschemotherapie unter theoretischen Gesichtspunkten eine ungewöhnlich gute Gelegenheit, die natürliche Entwicklung von Reaktionen auf wiederholte aversive Behandlung bei einer klinischen Population zu untersuchen. Wie wir sehen werden, weisen diese Reaktionen Gemeinsamkeiten mit anderen aversiven Reaktionen auf, gleichzeitig zeigen sich aber auch bemerkenswerte Unterschiede. Zum anderen sind diese Nebenwirkungen – aus klinischer Sicht – sehr verbreitet und können aversiv und beeinträchtigend sein. Sie stellen also ein wichtiges klinisches Problem dar.

Hauptanliegen unseres Beitrags ist es, einen Überblick über die Forschungsergebnisse zu geben, die zur Ätiologie und Therapie der häufigsten psychologischen

Nebenwirkungen der Krebschemotherapie, also Übelkeit, Erbrechen und Niedergeschlagenheit, vorliegen. Wir beginnen mit einer Zusammenfassung und Evaluation der Erklärungsansätze zur Entstehung dieser Symptome. Im Anschluß daran geben wir einen kritischen Überblick über die vorliegende Literatur zur Therapie. Dabei beziehen wir uns v. a. auf Untersuchungen mit quantitativen Ergebnisdaten. Schließlich erörtern wir die Bedeutung dieser Forschung v. a. im Hinblick auf Patientenfaktoren, auf hypothetische Mechanismen der Wirkungsweise der Behandlungsformen und auf klinische Aspekte der Anwendung solcher Interventionen.

Ätiologie

Psychologische Nebenwirkungen scheinen relativ häufig zu sein. So zeigen beispielsweise Prävalenzdaten, die in prospektiven Langzeituntersuchungen gewonnen wurden, daß etwa 45% der erwachsenen Krebspatienten in den 24 h vor ihrer chemotherapeutischen Behandlung unter Übelkeit und/oder Erbrechen leiden (Burish u. Carey 1986). Obwohl keine präzisen Schätzungen zur Prävalenz psychologischer Nebenwirkungen nach Chemotherapie bei Erwachsenen vorliegen, wird angenommen, daß sie sogar noch häufiger sind (Burish u. Carey 1986).

Es gibt verschiedene kausale Erklärungsansätze für die Entstehung von psychologischen Nebenwirkungen. Eine Hypothese geht davon aus, daß die Symptome „Manifestation zugrundeliegender psychologischer Anpassungsprobleme an eine lebensbedrohliche Krankheit" sind (Chang 1981, S. 707). Diese Sichtweise impliziert, daß die nicht pharmakologisch bedingten Symptome die negativen Affekte der Patienten gegenüber ihrer chemotherapeutischen Behandlung widerspiegeln. Allerdings liegen bisher keine Daten vor, die diese Annahme belegen.

Eine zweite Hypothese geht davon aus, daß Patienten diese Symptome möglicherweise zeigen, um Aufmerksamkeit und Mitgefühl zu erregen. Dem widerspricht jedoch die Beobachtung, daß das Ausmaß an negativen Nebenwirkungen der Chemotherapie einen möglichen sekundären Krankheitsgewinn für die Patienten bei weitem übertrifft; darüber hinaus gibt es keine Daten, die belegen, daß das Entziehen der Aufmerksamkeit die pharmakologisch bedingten Symptome verringern kann.

In einer dritten Hypothese wird postuliert, daß die beobachteten Symptome möglicherweise durch „Gehirnmetastasen oder durch zusätzlichen lokalen Krebsbefall des Magen-Darm-Traktes" verursacht seien (Chang 1981, S. 707). Auch wenn diese Erklärung für einige Patienten durchaus zutreffen kann, hat sich gezeigt, daß sie für die Mehrzahl der Patienten nicht stimmt (z. B. Morrow 1982).

Im Gegensatz zu den oben genannten 3 Hypothesen, die spekulativ sind und für die der empirische Nachweis fehlt, finden sich in der Forschungsliteratur Belege für eine vierte Hypothese. Diese besagt, daß nichtpharmakologisch bedingte oder psychologische Nebenwirkungen durch einen assoziativen Lernprozeß erworben werden. Am häufigsten findet sich folgende Sicht des Konditionierungsparadigmas: Nach ein- oder mehrmaliger Paarung ergibt sich eine Verbindung zwischen den pharmakologischen Nebenwirkungen (unkonditionierte Reaktionen, UCR), die durch die Chemotherapie (unkonditionierter Stimulus, UCS) verursacht sind, und verschiedenen Stimuli, die mit dem Chemotherapiesetting verbunden sind (z. B. visuelle, olfaktorische, kognitive = konditionierte Stimuli, CS). Infolge dieser wiederholten paarweisen Darbietung werden die CS zum Auslöser für Übelkeit, Erbrechen und Niedergeschlagenheit (konditionierte Reaktionen, CR) – auch wenn der UCS nicht vorhanden ist. Zu diesem Konditionierungsmodell werden 2 Varianten diskutiert. Die erste Variante stammt von Leventhal et al. (1988). Sie gehen davon aus, daß postchemotherapeutische Übelkeit und Erbrechen gelegentlich als UCS dienen können, denen Reaktionen (wie Angst und sekundäre Übelkeit zu einem späteren Zeitpunkt) als UCR folgen. Diese UCR werden auf verschiedene Stimuli des chemotherapeutischen Umfelds konditioniert und werden dadurch zu CR. In dieser ersten Variante des Konditionierungsmodells sind also CS und CR denen des ursprünglichen Modells ähnlich, UCS und UCR sind dagegen jeweils unterschiedlich.

Die zweite Variante wurde von Garcia y Robertson u. Garcia (1985) postuliert. Sie nehmen an, daß die konditionierten Reaktionen auf die Krebschemotherapie durch einen Prozeß erworben werden, der dem des Geschmacksaversionslernens sehr ähnlich ist. Obwohl die vorliegende Literatur sich fast ausschließlich mit dem ersten Konditionierungsmodell befaßt, können die beiden Varianten durchaus als mögliche Konzeptualisierung alternativer, wenn auch nicht sich gegenseitig ausschließender Prozesse angesehen werden.

Es liegen Ergebnisse aus verschiedenen Quellen vor, die übereinstimmend darauf hinweisen, daß der Ätiologie psychologischer Symptome primär assoziatives Lernen zugrunde liegt. Da es ethisch nicht vertretbar ist, Übelkeit und Erbrechen bei Chemotherapiepatienten durch kontrolliertes experimentelles Vorgehen zu induzieren, stammen die Daten durchweg nicht aus Untersuchungen, die dies als explizites Ziel hatten. Vielmehr basieren die Daten auf analogen Phänomenen oder experimentellen Ergebnissen, die mit der Hypothese konsistent sind oder die durch logischen Schluß oder Exklusivschluß auf das assoziative Lernen als die plausibelste Erklärung hinweisen. Es lassen sich mindestens 4 Datenquellen nennen, die die Hypothese stützen:

1. Die Symptome von Chemotherapiepatienten haben gewisse topographische Ähnlichkeiten mit den Symptomen von Laboratoriumstieren, die magentoxische Substanzen erhalten oder die einen elektrischen Schlag bekommen, während sie eine bestimmte Nahrung aufnehmen. Bei nachfolgenden Fütterungen meiden die Tiere diese Substanz oder Nahrung – ein Phänomen, das als Geschmacksaversionslernen bezeichnet wird (zur ausführlicheren Diskussion der Ähnlichkeiten zwischen konditionierter Übelkeit und Erbrechen bei Krebspatienten und gelernter Geschmacksaversion s. Garcia y Robertson u. Garcia 1985). Es konnte gezeigt werden, daß die Symptome Folge eines assoziativen Lernprozesses sind, obwohl er sich – ebenso wie die CR von Chemotherapiepatienten – in verschiedenen interessanten Aspekten vom traditionellen klassischen Konditionierungsparadigma unterscheidet (so entwickeln sich die Symptome beispielsweise oft nach nur einer oder wenigen Darbietungen und trotz der Tatsache, daß zwischen UCS und UCR mehrere Stunden liegen können).

Ein weiteres Beispiel zur Konditionierung aus dem Bereich der Tierforschung, das eine noch größere Ähnlichkeit mit der Chemotherapiesituation aufweist, findet sich bei Collins u. Tatum (1925) und Pavlov (1927). Die Forscher konnten zeigen, daß Hunde, denen regelmäßig ein emetisches Mittel injiziert wurde, konditioniertes Erbrechen auf Stimuli zeigten, die mit der Injektion verbunden waren.

2. Mehrere Untersuchungen im Humanbereich liefern Daten, die assoziatives Lernen als Erklärung nahelegen. So zeigten beispielsweise I. L. Bernstein et al. (z. B. I. L. Bernstein 1978; I. L. Bernstein u. Webster 1980) experimentell, daß Chemotherapiepatienten infolge der emetischen Eigenschaften der eingenommenen Medikamente Geschmacksaversionen entwickeln können. Dabei wurden beispielsweise pädiatrische Krebspatienten, die emetisch wirkende Chemotherapie erhielten, 2 Gruppen zugewiesen: einer experimentellen Gruppe, die kurz vor der Medikamentengabe Eis einer neuen Geschmacksrichtung erhielt, oder einer Kontrollgruppe, die kein Eis erhielt. Zusätzlich gab es eine zweite Kontrollgruppe mit Patienten, die nichtemetische chemotherapeutische Medikamente erhielt. Zwei oder mehr Wochen später wurden die Gruppen gebeten, zwischen diesem Eis und der Möglichkeit, ein Spiel zu spielen, zu wählen. Patienten aus den beiden Kontrollgruppen entschieden sich in der Mehrzahl für das Eis, die Patienten der experimentellen Gruppe zeigten eine Abneigung gegen das Eis und zogen i. allg. das Spiel vor. Ähnliche Ergebnisse ergaben sich in späteren Untersuchungen mit erwachsenen Krebspatienten (s. die Zusammenfassung von I. L. Bernstein u. Webster 1985).

3. Es liegen Berichte über die Konditionierung von Chemotherapiepatienen im Rahmen antiemetischer Behandlungen vor. In diesen Situationen wurde das Antiemetikum offensichtlich immer dann gegeben, wenn dem Patienten übel war oder wenn er erbrach. In der Folge wurde das Antiemetikum mit Übelkeit und Erbrechen assoziiert und löste nun seinerseits Übelkeit und Erbrechen aus. Kutz et al. (1980) berichten beispielsweise von einem Patienten mit einem Neurofibrosarkom, der Marihuana rauchte, um starke Übelkeit und Erbrechen zu lindern. Nach dem Absetzen der chemotherapeutischen Behandlung rief allein der Gebrauch von Marihuana in sozialen Situationen Übelkeit und Erbrechen hervor. Dieselben Autoren berichten von einem Patienten, der Marihuana in Keksen und Gebäck zu sich nahm. Noch ein Jahr nach Absetzen der Chemotherapie verursachte der Geschmack oder Anblick dieser Nahrungsmittel dem Patienten Übelkeit. Andere Forscher (z. B. Morrow u. Morrell 1982) berichten über ähnliche Fälle der Konditionierung auf Antiemetika.

4. Die Forschung hat gezeigt, daß Faktoren, die mit der Entwicklung konditionierter Symptome bei Krebspatienten unter Chemotherapie zusammenhängen, den Prinzipien assoziativen Lernens gehorchen. Andrykowski et al. (im Druck) und Andrykowski et al. (1985) beispielsweise führten 2 Langzeituntersuchungen über die Entstehung antizipatorischer Übelkeit bei Chemotherapiepatienten durch. Diese Untersuchungen bei mehr als 150 Patienten ergaben, daß sich antizipatorische Übelkeit nie ohne vorheriges Auftreten postchemotherapeutischer Übelkeit entwickelte, d. h., es mußte eine UCR vorliegen, damit eine CR erworben werden konnte – dies stimmt mit den Prinzipien für das assoziative Lernen überein.

Darüber hinaus kommen die Autoren nach einer sorgfältigen Analyse von anderen Faktoren, die zur Entstehung antizipatorischer Symptome beitragen, zu dem Schluß, daß „alle Faktoren, die die Entwicklung antizipatorischer Übelkeit reliabel vorhersagen, entweder direkt oder indirekt mit der Stärke (der unkonditionierten Symptome) verbunden sind" (Andrykowski et al., im Druck, S. 11). Burish u. Carey (1986) berichten an anderer Stelle, daß auch andere deskriptive Daten zur Entstehung und Form der konditionierten Reaktionen bei Chemotherapiepatienten sowohl in prospektiven wie in retrospektiven Untersuchungen mit den Prinzipien des assoziativen Lernens übereinstimmen.

Die vorliegenden Daten sprechen also übereinstimmend für ein Konditionierungsmodell. Daneben geben sie Hinweise darauf, daß verschiedene Faktoren den Lernprozeß modifizieren oder potenzieren können und dadurch starken Einfluß auf die Symptomentwicklung haben können. Diese interindividuell variierenden Faktoren können unabhängig von den konditionierten Reaktionen wirksam werden; trotzdem können sie deren Entstehung beeinflussen.

Eine wichtige Variable kann beispielsweise die individuelle Anfälligkeit für Übelkeit und Erbrechen sein. Jacobsen et al. (1988) und Morrow (1985) fanden, daß Patienten, die bereits früher unter Reisekrankheit litten oder auf verschiedene Nahrungsmittel oder Situationen (z. B. Schwangerschaft) mit Übelkeit und Erbrechen reagierten, mit größerer Wahrscheinlichkeit unter chemotherapeutischer Behandlung antizipatorische und posttherapeutische Übelkeit und Erbrechen zeigten. Morrow (1985) nimmt eine neurologische Grundlage für diesen Zusammenhang an. Übelkeit und Erbrechen wird als Folge einer Aktivierung des „Brechzentrums" gesehen, das in der lateral-retikulären Formation der Medulla oblongata lokalisiert ist (Borison u. McCarthy 1983). Das Brechzentrum erhält Impulse aus 4 Haupteingangswegen; einer davon kommt aus dem vestibulären System, das eine Rolle bei der Reisekrankheit spielt. Chemotherapie könnte neben den anderen Eingangswegen auch das vestibuläre System beeinflussen; dies könnte bei Patienten, die zu Reisekrankheit neigen, zu einer zusätzlichen Stimulierung des Brechzentrums und damit zu erhöhtem Auftreten von Übelkeit und Erbrechen führen (Morrow 1985). Redd und seine Kollegen (Jacobsen et al. 1988; Andrykowski et al., im Druck) meinen, Krebspatienten würden eine konstitutionell bedingte, unterschiedlich starke Neigung zu Magen-Darm-Irritationen aufweisen, einschließlich jener, die durch Chemotherapie bedingt sind. Patienten mit einer höheren konstitutionellen Anfälligkeit für Magen-Darm-Irritationen werden demnach eher starke postchemotherapeutische Übelkeit und Erbrechensreaktionen zeigen. Dies wird wiederum dazu führen, daß sie stärker als Patienten ohne diese Reaktionsbereitschaft dazu neigen, konditionierte Übelkeit und Erbrechen zu entwickeln. Zusammenfassend läßt sich also sagen, daß Patienten, die bereits früher unter Übelkeit und Erbrechen litten – sei es aufgrund ihrer Reisekrankheit, bestimmter Speisen oder anderer Erfahrungen –, mit größerer Wahrscheinlichkeit mit konditionierter Übelkeit und Erbrechen auf die Chemotherapie reagieren werden.

Ein zweiter Faktor, der wesentlichen Einfluß bei der Entstehung konditionierter Reaktionen auf die Chemotherapie zu haben scheint, ist das Angstniveau des

Patienten.[1] Besonders hinsichtlich des Niveaus der Situationsangst konnte in einer Reihe retrospektiver (z. B. Ingle et al. 1984; van Komen u. Redd 1985) und prospektiver Untersuchungen (z. B. Andrykowski et al. 1985; Nerenz et al. 1986) eine positive Beziehung zum Vorliegen konditionierter Reaktionen nachgewiesen werden. Nerenz et al. (1986) beispielsweise befragten Krebspatienten vor jedem ihrer ersten 6 Therapieabschnitte. Sie fanden, daß die Inzidenz antizipatorischer Übelkeit mit dem Angstniveau vor Beginn der Chemotherapie zusammenhing: Bei wenig ängstlichen Patienten lag die Inzidenz bei durchschnittlich 9,8 %; bei sehr ängstlichen Patienten ergab sich eine fast doppelt so hohe Inzidenz von durchschnittlich 18,1 %. Andrykowski et al. (1985) berichten, daß das prätherapeutische Angstniveau mehr Varianz (13,6 %) als jede andere einzelne Variable (außer posttherapeutischer Übelkeit) im Hinblick darauf erklärte, ob ein Patient antizipatorische Übelkeit entwickelte.

Obwohl die Ergebnisse zahlreicher Untersuchungen darauf hinweisen, daß ein erhöhtes Angstniveau die Entstehung konditionierter Symptome begünstigt, bleiben dennoch 2 Fragen offen: 1. Welches sind die zeitlichen Parameter, die die Beziehung zwischen State-Angst und der Entwicklung konditionierter Reaktionen bestimmen? Das heißt, zu welchem Zeitpunkt im Verlauf der Chemotherapie führen erhöhte Angstwerte zu dieser Beziehung? 2. Warum ist erhöhte Angst mit konditionierten Symptomen verbunden? Es wurden eine Reihe möglicher Antworten diskutiert – allerdings wurde keine davon im chemotherapeutischen Kontext untersucht. Meist wurde angenommen, daß Angst direkt oder indirekt den assoziativen Lernprozeß beeinflußt und eine Konditionierung erleichtert. So wurde beispielsweise vermutet, daß das Angstniveau die Konditionierung direkt beeinflußt, indem es die Lerngeschwindigkeit verändert. Nach dieser Erklärung müßten hochängstliche Patienten rascher konditionieren als weniger ängstliche Patienten (z. B. Spence 1958). Dieser Hypothese widersprechen jedoch die Ergebnisse einer neueren Untersuchung von Andrykowski u. Redd (1987). Die Autoren befragten Patienten vor jeder ihrer chemotherapeutischen Behandlungen, um deren prätherapeutisches Angstniveau sowie das Ausmaß ihrer prä- und posttherapeutischen Übelkeit zu bestimmen. Sie fanden, daß Patienten, die erst spät im Verlauf der Chemotherapie (d. h. nach der 7. Behandlung) antizipatorische Symptome entwickelten, über alle Behandlungen hinweg höhere Angstniveaus zeigten als Patienten, die bereits zu Beginn der Behandlung antizipatorische Symptome aufwiesen. Andrykowski u. Redd (1987) stellten auch fest, daß Patienten, die erst spät Symptome entwickelten, bis zu der Sitzung, die der Entwicklung der antizipatorischen Übelkeit vorausging, generell weniger posttherapeutische Übel-

---

[1] Der Vollständigkeit halber sollte erwähnt werden, daß neben dem Angstniveau eine Reihe anderer Faktoren mit dem Auftreten von antizipatorischer Übelkeit und Erbrechen korrelieren, z. B. Auftreten von Geschmackssensationen während der Chemotherapie, Neigung zu hemmendem Bewältigungsstil, Behandlung in einem großen Raum, geringes Alter, Auftreten von Juckreiz während der Chemotherapie, Gabe der Medikamente durch langdauernde Infusionen (s. Review von Burish u. Carey 1986). Trotzdem ist einzuwenden, daß die meisten dieser Variablen ausschließlich in retrospektiven Untersuchungen erhoben wurden, daß sich die Beziehungen lediglich in ein oder zwei Studien fanden und in anderen wiederum nicht und daß sie nicht in kausalem Zusammenhang zur Entwicklung konditionierter Symptome standen.

keit zeigten – von dieser Sitzung an erhöhte sich das Ausmaß posttherapeutischer Übelkeit beträchtlich. Die Autoren vermuten, daß das erhöhte prätherapeutische Angstniveau schließlich zu vermehrter posttherapeutischer Übelkeit führte und daß Patienten mit einem nunmehr erhöhten Niveau posttherapeutischer Übelkeit eher dazu neigen, antizipatorische Symptome zu entwickeln (d. h., je größer die Intensität der UCR, desto wahrscheinlicher ist die Entwicklung einer CR).

Andere Forscher beschäftigten sich mit anderen Parametern, um die Beziehung zwischen Angst und Konditionierung zu erklären. Dolgin et al. (1985) vermuten, daß sehr ängstliche Patienten ihre Umgebung sehr aufmerksam wahrnehmen und daher die verschiedenen Stimuli, die im klinischen Setting präsent sind, eher bemerken. Diese Aufmerksamkeit erhöhe die Wahrscheinlichkeit, daß die Stimuli zu CS werden. Übereinstimmend mit dieser Hypothese zeigte es sich, daß pädiatrische Krebspatienten mit antizipatorischen Symptomen mehr Stimuli ihrer Umgebung bemerken und kognitiv verarbeiten und daß sie langsamer habituieren als Patienten, die keine antizipatorischen Symptome zeigen.

Während sich die Überlegungen zur Beziehung zwischen Angst und konditionierten Symptomen zumeist auf die Rolle, die die Angst innerhalb des Lernparadigmas spielt, beziehen, hat J. H. Fetting (persönliche Mitteilung vom 01. 03. 1988) eine neurologische Erklärung vorgeschlagen, in der eine Beziehung zwischen Angst und Neurotransmitterveränderungen postuliert wird. Auf der ersten Stufe eines hypothetischen 2-stufigen Prozesses erhöht sich die Neigung eines Krebspatienten zu Übelkeit und Erbrechen entweder infolge einer erniedrigten Schwelle für Übelkeit/ Erbrechen oder infolge einer verstärkten neuronalen Aktivität – beides könnte durch wiederholte Anfälle von Übelkeit und Erbrechen während Perioden mit starker Angst verursacht sein. Infolge dieser erhöhten Anfälligkeit würden verschiedene Stimuli künftig eher Magen-Darm-Irritationen auslösen.

Auf der zweiten Stufe trägt die durch ein erhöhtes Angst- oder Streßniveau bedingte vermehrte noradrenerge Aktivität bei Patienten mit erhöhter Anfälligkeit zur Entwicklung von antizipatorischer Übelkeit und Erbrechen bei. Bisher konnte nicht bestimmt werden, auf welche Weise die erhöhte noradrenerge Aktivität zu diesen Effekten führt. J. H. Fetting (persönliche Mitteilung vom 01. 03. 1988) vermutet jedoch, daß die noradrenergen Terminals in der Nachbarschaft zum „Brechzentrum" im Kortex durch den wiederholten Kontakt mit emetogener Chemotherapie möglicherweise stärker aktiviert sind und daß dies zu einer vermehrten Stimulation des Brechzentrums führt. In einer ersten Prüfung dieser Hypothese nahmen nach Fetting et al. (1987) 8 Chemotherapiepatienten, die antizipatorische Symptome auf ihre Behandlung hin entwickelt hatten, Clonidin – eine Substanz, die die noradrenerge Aktivität senkt. Nach einmaliger Gabe von Clonidin verschwanden die antizipatorischen Symptome in 4 Fällen (50%) völlig. Auf posttherapeutische Übelkeit und Erbrechen schien die Gabe von Clonidin keinen Einfluß zu haben.

Insgesamt scheint es so zu sein, daß die psychologischen Symptome, die sich während der chemotherapeutischen Behandlung ergeben – insbesondere Übelkeit und Erbrechen vor der Medikamentengabe –, durch einen assoziativen Lernprozeß erworben werden. Darüber hinaus weisen die Ergebnisse darauf hin, daß die Entwicklung dieser Symptome zum einen davon beeinflußt wird, ob die Patienten bereits früher unter Magen-Darm-Irritationen, etwa infolge von Reisekrankheit oder bestimmter Nahrungsmittel, litten und zum anderen durch das Ausmaß der Angst, die der Patient in bezug auf die Behandlung empfindet. So kommen viele Autoren zu dem Schluß, daß die psychologischen Symptome, die sich im therapeutischen Setting ergeben, CR sind. Wichtig erscheint in diesem Zusammenhang die Tatsache, daß die CR auf die Krebschemotherapie sowohl von ihrer Ätiologie als auch von ihrer Phänomenologie her solchen konditionierten aversiven Reaktionen ähnlich sind, wie sie sich in anderen klinischen Settings routinemäßig ergeben. So ziehen beispielsweise Garcia y Robertson u. Garcia (1985) eine Parallele zwischen den Ergebnissen zu den konditionierten Übelkeits- und Erbrechensreaktionen von Krebschemotherapiepatienten und den in Tierversuchen und an Versuchspersonen gewonnenen Erkenntnissen über gelernte Geschmacksaversionen. Die CR auf die Krebschemotherapie können auch als Untergruppe anderer CR auf chemische Wirksubstanzen gesehen werden (z. B. auf Morphium oder Alkohol; Siegel 1979). Es würde den Rahmen dieses Beitrags sprengen, die umfangreiche Literatur zu referieren, die zu konditionierten aversiven Reaktionen vorliegt. Dennoch sollte sich der Leser bei den folgenden Ausführungen diese Ähnlichkeiten vor Augen halten: Viele Vorgehensweisen zur Behandlung der CR bei Chemotherapiepatienten basieren auf denselben oder zumindest ähnlichen Prinzipien wie die Interventionen, die bei anderen Formen konditionierter aversiver Reaktionen eingesetzt werden. Fortschritte, die auf dem Gebiet der Krebsbehandlung gemacht wurden, sind deshalb potentiell auch auf andere Bereiche übertragbar.

Während assoziativen Lernprozessen tatsächlich eine wichtige Rolle bei der Entstehung psychologischer Nebenwirkungen zuzukommen scheint, sind wir der Ansicht, daß ein fünfter Mechanismus ebenfalls von Bedeutung sein könnte: Die Nebenwirkungen im chemotherapeutischen Setting könnten durch psychische Belastung hervorgerufen werden, d. h. durch einen Prozeß, in dem die Person eine Situation oder einen Stimulus dahingehend einschätzt, daß sie oder er ihre Kräfte übersteigt und ihr Wohlbefinden gefährdet (Lazarus u. Folkman 1984). Wir gehen also davon aus, daß sich negative Erfahrungen im Zusammenhang mit der Chemotherapie (wie beispielsweise Niedergeschlagenheit oder Übelkeit) dann ergeben, wenn die betreffende Person die chemotherapeutische Behandlung als bedrohlich einschätzt oder sie sich den damit verbundenen Anforderungen nicht gewachsen fühlt. Unsere Definition von „psychologischem Streß" bezieht sich dabei ausdrücklich auf den gesamten Einschätzungs- und Bewältigungsprozeß und nicht lediglich auf den affektiven Zustand, der sich aus diesem Prozeß ergibt (wie z. B. erhöhte Angst). Psychologischer Streß kann einerseits Symptome auslösen, andererseits können bereits bestehende (pharmakologisch bedingte und konditionierte) Symptome durch psychologische Belastung verstärkt werden. Streß kann also im Rahmen der chemotherapeutischen Behandlung auf fast jeder Stufe der Entwicklung psychologischer Symptome eine Rolle spielen. Belege dafür finden sich sowohl in der Literatur zur allgemeinen Streßforschung (z. B. Lazarus 1966; Lazarus u. Folkman 1984; Selye 1976) als auch in empirischen Arbeiten, die speziell im chemotherapeutischen Kontext durchgeführt wurden (z. B. Nerenz et al. 1982, 1984). Leider konzentrieren sich die meisten Untersuchungen entweder einseitig auf die Rolle assoziativer Lernprozesse oder auf die Rolle von Streß. Es gibt aber auch

Ausnahmen (z. B. Nerenz et al. 1982). Wir meinen, daß letztendlich beide Prozesse eine Rolle spielen – vielleicht, indem sie sich gegenseitig ergänzen.

Zusammenfassend läßt sich feststellen, daß 5 Erklärungsmodelle zur Entwicklung psychologischer Symptome im chemotherapeutischen Setting herangezogen werden können. Nach einer Sichtung der Literatur und einer Diskussion der Ergebnisse sind wir zu dem Schluß gekommen, daß viele diese Symptome, besonders jene, die vor der eigentlichen Behandlung auftreten, das Ergebnis assoziativen Lernens sind. Darüber hinaus haben wir darauf hingewiesen, daß psychologischer Streß für die Entstehung einer Reihe von Schwierigkeiten verantwortlich sein bzw. bestehende Symptome verschlimmern kann. Für die Entwicklung psychologischer Symptome bei der Chemotherapie sind also mindestens 2 Faktoren von Bedeutung: assoziatives Lernen und psychologischer Streß. Beide können vor, während oder nach der Medikamentengabe auftreten. Vermutlich tragen diese beiden Faktoren gemeinsam – evtl. ergänzt durch pharmakologische Faktoren – zur Entstehung von Symptomen oder Symptomclustern bei.

Überblick über die Forschungsergebnisse

Im folgenden referieren wir die Forschungsergebnisse zu 5 verschiedenen psychologischen Behandlungsansätzen, die verwendet werden, um konditionierte und streßbedingte Nebenwirkungen, die sich bei der Chemotherapie ergeben, zu lindern. Es sind dies Hypnose, progressive Muskelentspannung mit geleiteten Imaginationen, systematische Desensibilisierung, Biofeedback und Ablenkung.[2] Jede Interventionsform wird kurz beschrieben; im Anschluß daran werden die Ergebnisse der Evaluationsforschung zu dieser Technik diskutiert. Obwohl auch andere Techniken in der klinischen Praxis verwendet wurden (z. B. Streßimmunisierungstraining; s. Moore u. Altmaier 1981), liegen jedoch keine kontrollierten Untersuchungen dazu vor. Wir werden deshalb nicht näher darauf eingehen.

Hypnose

Hypnose wurde wahrscheinlich als erste psychologische Technik eingesetzt, um die Nebenwirkungen zu behandeln, die mit Chemotherapie verbunden sind. Sie ist heute noch die Methode, die bei Kindern und Jugendlichen am häufigsten verwendet wird. Die Sichtung der Literatur ergibt, daß die Bezeichnung „Hypnose" sich nicht auf eine einzelne Technik, sondern auf eine Reihe von Vorgehensweisen bezieht, bei denen der Patient seine ganze Aufmerksamkeit auf eine vom Therapeu-

---

[2] Diese Behandlungsformen lindern möglicherweise nicht nur konditionierte und streßbedingte Symptome, sondern auch pharmakologisch bedingte Nebenwirkungen; allerdings ist es praktisch nicht möglich, diese differentiellen Effekte bei der Messung der postchemotherapeutischen Ergebnisse zu erfassen. Viele Forscher gehen deshalb von der – konservativen – Annahme aus, daß die Abnahme der postchemotherapeutischen Symptome, die durch diese Interventionen erreicht wird, lediglich eine Abnahme der psychologisch bedingten Symptome widerspiegelt.

ten vorgegebene oder von ihm gelenkte Aktivität richtet. Diese Aktivität kann rein kognitiv sein oder sowohl kognitive wie verhaltensbezogene Komponenten umfassen. Hypnotische Induktionsmethoden können psychische Ruhigstellung (d. h. Entspannung) und erhöhte Suggestibilität (vgl. Wadden u. Anderton 1982) beinhalten, obwohl diese Merkmale in der Literatur zur Krebschemotherapie nicht durchgängig erwähnt werden. So ist Hypnose bei Kindern z. B. häufig gekennzeichnet durch die Verwendung spielerischer Phantasie, während bei Erwachsenen passivere Vorstellungsbilder, wie etwa schöne Naturszenen, vorherrschen. Darüber hinaus sind hypnotische Vorstellungen bei Kindern häufig mit körperlicher Bewegung und dem Spielen mit Puppen oder anderem Spielzeug verbunden – beides kann das physiologische Erregungsniveau der Kinder sogar steigern (Zeltzer u. LeBaron 1986). Demgegenüber wird bei Erwachsenen häufig ein Vorgehen gewählt, das zu tiefer körperlicher Entspannung führen soll (z. B. Redd et al. 1982). Dabei werden oft Vorstellungen friedvoller schöner Naturszenen verwendet, die Bilder landschaftlicher Schönheit und Ruhe enthalten. Redd (1985/86) definiert Hypnose operational, indem er feststellt, daß „die Vorgehensweisen zur Induktion passiver Entspannung identisch sind mit jenen, die häufig von Fachleuten verwendet werden, die ihr Vorgehen als Hypnose bezeichnen" (S. 21).

Die frühe Forschung über Hypnose bei Kindern (z. B. LaBaw et al. 1975), Jugendlichen (z. B. Ellenberg et al. 1980) und Erwachsenen (Dempster et al. 1976) wies darauf hin, daß Übelkeit, Erbrechen, Schmerzen und die negativen Emotionen, die mit der Chemotherapie verbunden sind, durch Hypnose verringert werden können. Obwohl diese frühen Untersuchungen durchaus ermutigend sind, kommt ihnen wegen des Fehlens objektiver Daten, statistischer Analysen und adäquater methodischer Kontrollen eher heuristischer als empirischer Wert zu.

Die Arbeiten zur Hypnose, bei denen Kontrollgruppen verwendet wurden, finden sich in Tabelle 1.

Die Untersuchungen, die von Zeltzer und ihren Kollegen an Pädiatriepatienten durchgeführt wurden, sind dabei richtungweisend. In diesen Untersuchungen wurden Hypnosepatienten entweder als ihre eigenen Kontrollen verwendet (LeBaron u. Zeltzer 1984; Zeltzer et al. 1983), oder sie wurden mit Patienten verglichen, die psychologische Beratung erhielten (Zeltzer et al. 1984b). Insgesamt ließ sich bei Patienten, die mit Hypnose behandelt wurden, nach 1–3 Trainingssitzungen eine Verringerung im Ausmaß postchemotherapeutischer/n Übelkeit/Erbrechens feststellen. Eventuell fortbestehende postchemotherapeutische Nebenwirkungen waren weniger belastend als vor dem Training. Diese Erfolge hielten nach dem Trainingsende an. Angaben zu antizipatorischen Symptomen finden sich in diesen Untersuchungen nicht. Die einzige Hypnoseuntersuchung mit einer unbehandelten Kontrollgruppe führten Cotanch et al. (1985) durch. Sie verglichen 6 Kinder, die mit Hypnose und Standardantiemetikatherapie behandelt wurden, mit 6 Kindern, die lediglich Standardantiemetika erhielten. Dabei zeigte sich bei den Patienten, die mit Hypnose behandelt wurden, gegenüber den nur mit Standardverfahren behandelten Patienten eine Verringerung in der Intensität und dem Schweregrad sowohl von Übelkeit als auch von Erbrechen sowie eine Zunahme der Nahrungsaufnahme nach der Chemotherapie.

Schließlich untersuchten Redd et al. (1982) im Rahmen der einzigen Untersuchung, die an Erwachsenen durchgeführt wurde, 6 Patienten, die auf mindestens ihre letzten 3 chemotherapeutischen Anwendungen mit antizipatorischer Übelkeit und Erbrechen reagiert hatten. Nach 2 Trainingssitzungen unterzogen sich die Patienten der nächsten chemotherapeutischen Anwendung unter Hypnose. Alle 6 Patienten gaben eine Abnahme der Übelkeit an, und die Krankenschwestern beobachteten in den Sitzungen, in denen Hypnose eingesetzt wurde, bei keinem der Patienten Erbrechen vor oder während der chemotherapeutischen Anwendung. Wenn die Patienten während späterer chemotherapeutischer Sitzungen keine Hypnose erhielten, traten die antizipatorischen Symptome wieder auf. Daten über postchemotherapeutische Symptome wurden nicht berichtet.

Insgesamt scheinen Hyponoseverfahren eine effektive Intervention zur Reduktion von sowohl antizipatorischer als auch postchemotherapeutischer Übelkeit und Erbrechen sowie der negativen Auswirkungen zu sein, die sich im Zusammenhang mit Chemotherapie ergeben. Besonders bei Erwachsenen sind weitere Untersuchungen notwendig, die diese Ergebnisse replizieren. Dabei sollten die Forscher die Induktionstechniken und Verfahren, die sie anwenden, genau beschreiben. Darüber hinaus sind im Zusammenhang mit der Verwendung von Hypnose bei Krebspatienten 2 Punkte besonders zu beachten: Zum einen lehnen manche Patienten Hypnose ab (Hendler u. Redd 1986; Redd u. Andrykowski 1982; Zeltzer et al. 1983). Gründe für diese Ablehnung beruhen häufig auf falschen Vorstellungen über Ablauf und posthypnotische Folgen. Um diese Bedenken zu umgehen, sind Redd und seine Kollegen dazu übergegangen, ihr Hypnoseverfahren als passives Entspannungstraining mit geleiteten Imaginationen zu bezeichnen. Sie berichten, daß diese Änderung zu einer höheren Akzeptanz des Verfahrens bei den Patienten führt (W. H. Redd, persönliche Mitteilung vom 22. 01. 1988). Der zweite wichtige Punkt ist, daß sich in der einzigen Untersuchung, in der Hypnose mit einer alternativen Behandlung verglichen wurde, zeigte, daß jugendliche Patienten, die mit Hypnose behandelt wurden, nicht besser abschnitten als Patienten, die psychologische Beratung erhielten (Zeltzer et al. 1984b). Demnach kann Hypnose zwar als eine wirksame Behandlungsmethode bezeichnet werden, sie wird jedoch von manchen Patienten nicht akzeptiert, und andere können ebenso erfolgreich mit alternativen Methoden behandelt werden.

Progressives Muskelentspannungstraining mit geleiteten Imaginationen

Obwohl Hypnose wahrscheinlich als erste psychologische Technik im Chemotherapiesetting eingesetzt worden ist, ist das progressive Muskelentspannungstraining (PM) die Methode, über die am intensivsten geforscht wurde. PM basiert auf einer Reihe von Übungen zur Muskelanspannung und -entspannung, die von Jacobson (1938) entwickelt und später u. a. von Bernstein u. Borkovec (1973) modifiziert wurde. Dieses Vorgehen wird manchmal auch als *aktives* Entspannungstraining bezeichnet, da eine ihrer Komponenten die Muskelanspannung ist. Es wurden auch Entspannungstrainings ohne diese Anspannungskomponente im chemotherapeutischen Setting verwendet. Diese werden allgemein als *passives* Entspannungstraining

Tabelle 1. Zusammenfassung der Untersuchungen zur Behandlung konditionierter Nebenwirkungen mit Hypnoseverfahren

Untersuchung	Patienten	Untersuchungs-design	Untersuchungs-ablauf	Erhebungs-instrumente	Ergebnisse
Redd et al. (1982)	n = 6 Erwachsene; D: verschieden; 4 Brustkrebs, 1 Lungenkrebs, 1 Leukämie: CM: unterschiedlich	Einzelfallstudie Multiple-baseline	7–14 Baseline- und 5–7 Behandlungs-sitzungen	BD-Messungen durch PP; Pt Angaben zu Ü	Bei allen Pt über alle Therapie-sitzungen verringerte Ü und E
Zeltzer et al. (1983)	n = 12 Jugendliche; D: verschieden; CM: unterschiedlich	Einzelfallstudie Prä- und Post-intervention	1 Baseline- und 1 Behandlungs-sitzung	Pt Berichte über Häufigkeit, Dauer, Schweregrad des E; Pt-Berichte über Angst, Gesundheits-kontrollorientierung, Auswirkungen der Krankheit und Selbstachtung	Bei 8 von 12 Pt geringere Häufigkeit und Intensität des E; bei 6 von 12 Pt geringere Dauer des E; 1 Pt profitierte nicht; 3 Pt lehnten Hypnose ab
LeBaron u. Zeltzer (1984)	n = 8 Jugendliche; D: 6 Leukämie und 2 Knochenkrebs; CM: unterschiedlich	Einzelfallstudie Multiple-baseline	2–3 Baseline- und 2–3 Behandlungs-sitzungen	Pt Angaben über Ü, E, Schwierigkeiten und Beeinträchtigung; Elternangaben über Ü, E, Schwierigkeiten und Beeinträchtigungen	Abnahme von Ü, E, Schwierigkeiten und Beeinträchtigungen
Zeltzer et al. (1984b)	n = 19 Jugendliche; D: 14 Leukämie und 5 Knochenkrebs; CM: unterschiedlich	Gruppenvergleich: Hypnose vs. psychologische Beratung	2 Baseline-, 2 Behandlungs- und 1 Katamnesesitzung	Pt Angaben über Ü, E und Schwierigkeiten; Elternangaben über Ü, E und Schwierigkeiten	Abnahme von Ü, E und Schwierigkeiten bei beiden Gruppen während des Trainings und der Nachfolge-untersuchung. Keine Unter-schiede zwischen den beiden Interventionsformen

Cotanch et al. (1985)	n = 12 Kinder und Jugendliche; D: 8 pädiatrische Sarkome, 2 Leukämie und 2 andere	Gruppenvergleich: Selbsthypnose vs. Standardbehandlung	keine Baseline-sitzung 1 Trainingssitzung und 2 Katamnese-sitzungen	Pt Angaben über Ü, E und Schwierigkeiten; Angaben des PP über Ü und Schwierigkeiten, Beobachtungen des PP zu E und Nahrungs-aufnahme	Verglichen mit der Kontroll-gruppe zeigten bei Hypnose Pt eine stärkere Abnahme der Häufigkeit, Anzahl, Intensität und Dauer des E; eine stärkere Abnahme der Intensität und Dauer von Ü; geringere Schwierigkeiten während der Chemotherapiegabe; höhere Nahrungsaufnahme nach der Chemotherapiegabe

Ü Übelkeit; *E* Erbrechen; *PP* Pflegepersonal; *Pt* Patient; *D* Diagnose; *CM* Chemotherapiemedikation; *BD* Blutdruck bezeichnet. Bei der chemotherapeutischen Behandlung von Krebspatienten wird PM meist ergänzt durch geleitete Imaginationen während der Infusion. Dabei werden eine Reihe von Gedanken und mentalen Bildern vorgegeben, die die Entspannung fördern (Beispiele hierzu finden sich bei Turk et al. 1983, S. 285–291). Bei den meisten Untersuchungen auf diesem Gebiet werden die Vorstellungsbilder nach vorheriger Befragung individuell auf den einzelnen Patienten abgestimmt.

Wie bei Hypnose liegen auch zur Anwendung von PM und geleiteten Imaginationen bei der Chemotherapie von Krebspatienten Fallstudien ohne Kontrollgruppen vor (z. B. Hamberger 1982; Scott et al. 1983). Der Aussagewert dieser Untersuchungen ist jedoch begrenzt. Glücklicherweise sind Untersuchungen zu PM und geleiteten Imaginationen, die Kontrollgruppen verwenden und damit härtere Daten liefern, zahlreich (zusammenfassende Darstellung s. Tabelle 2).

Diese Untersuchungen wurden fast ausschließlich an Erwachsenen durchgeführt. Der Schwerpunkt lag auf den psychologischen Nebenwirkungen und den Belastungen, die während oder nach den chemotherapeutischen Infusionen auftreten. Burish und seine Kollegen haben 5 Untersuchungen zur Effektivität von PM und geleiteten Imaginationen durchgeführt. Die erste dieser Untersuchungen war eine Einzelfallstudie (Burish u. Lyles 1979). Ihr folgten eine Reihe von Untersuchungen, bei denen 4 Gruppenvergleichsdesigns verwendet wurden (Burish et al. 1987; Burish u. Lyles 1981; Carey u. Burish 1987; Lyles et al. 1982). In allen diesen Untersuchungen erhielten die Patienten PM und geleitete Imaginationen während jeweils 30 min vor den chemotherapeutischen Infusionen, und sie befanden sich während der Injektion in entspanntem Zustand. Die Patienten wurden gebeten, zwischen den Behandlungssitzungen PM und geleitete Imaginationen zu Hause zu üben. Effektivitätsmessungen dieser Behandlung für die Patienten umfassen eine Reihe physiologischer Daten, Selbstangaben der Patienten und Beobachtungen des Pflegepersonals, die während der 3–5 Trainingssitzungen und Nachfolgesitzungen erhoben wurden.

Insgesamt ergaben diese Untersuchungen, daß PM mit geleiteten Imaginationen physiologische Erregung reduzieren kann; die Patientenangaben zeigten einen Rückgang von Übelkeit und nervöser Unruhe, und die Angaben des Pflegepersonals wiesen auf eine Abnahme von Übelkeit und Angst hin. In einigen Untersuchungen zeigte sich im Zusammenhang mit dem PM eine reduzierte Frequenz des Erbrechens. Dies war allerdings kein durchgängiges Ergebnis für alle Untersuchungen; wohl hauptsächlich wegen der niedrigen Grundrate dieses Symptoms (z. B. Lyles et al. 1982). Die mit PM und geleiteten Imaginationen erzielten Erfolge wurden verglichen mit den Ergebnissen von unbehandelten Kontrollpatienten (z. B. Burish u. Lyles 1981) oder den Ergebnissen von Kontrollpatienten, die eine Plazebobehandlung erhielten (z. B. Lyles et al. 1982). Die Effekte erwiesen sich für die Zeitpunkte während und nach den chemotherapeutischen Injektionen ausgeprägter als für die Zeit vor den Injektionen. Der Nutzen der vom Therapeuten angeleiteten Sitzung war größer als der der Nachfolgesitzungen, in denen die Patienten sich selbst entspannen sollten. Schließlich konnte gezeigt werden, daß PM und geleitete Imaginationen einerseits die Belastung von solchen Patienten verringern, die schon längere Zeit in chemotherapeutischer Behandlung sind (z. B. Lyles et al. 1982), und andererseits die Entwicklung psychologischer Nebenwirkungen bei Patienten, die

Tabelle 2. Zusammenfassung der Untersuchungen zur Behandlung konditionierter Nebenwirkungen mit progressiver Muskelentspannung

Untersuchung	Patienten	Untersuchungs-design	Untersuchungs-ablauf	Erhebungs-instrumente	Ergebnisse
Burish u. Lyles (1979)	n = 1 erwachsene Patientin; D: Leukämie; CM: nicht angegeben	Einzelfallstudie	1 Baseline-, 2 Trainings-, 2 Katamnese-, 2 weitere Trainings- und 4 weitere Katamnesesitzungen	BD; PF; Pt Angaben über Angst, Depression und Ü. Angaben des PP über Angst, Ü, E	Während der Trainings-, Auffrischungs- und 2 Nachfolgesitzungen zeigten die Pt verringerte Ü, Angst, Depression, PF, BD und Häufigkeit des E
Burish u. Lyles (1981)	n = 16 Erwachsene; D: verschieden; CM: unterschiedlich	Gruppenvergleich: PM plus GI vs. keine Behandlung	1 Baseline-, 2 Trainings- und 2 Katamnesesitzungen	BD; PF; Pt Angaben über Angst, Ärger, Depression und Ü; Angaben des PP über Angst, Ü und E	Verglichen mit der Kontrollgruppe zeigten PM-Pt geringeren Ärger, Angst, Depression, Ü und PF während der Katamnesesitzung; keine Unterschiede zwischen den Gruppen bei E
Lyles et al. (1982)	n = 50 Erwachsene; D: verschieden; CM: unterschiedlich	Gruppenvergleich: PM plus GI vs. Plazebokontrollgruppe vs. keine Behandlung	1 Baseline-, 3 Trainings- und 1 Katamnesesitzung	Während der Chemotherapie: BD; PF; Pt Angaben über Angst, Ärger, Depression und Ü; Angaben des PP über Angst, Ü und E. Nach der Chemotherapie: Pt Angaben über Angst, Ü und E während 3 Tagen	Verglichen mit der Plazebobedingung und der Bedingung „Keine Behandlung", gaben PM-Pt geringere Angst, Depression und Ü an und zeigten geringere PF und SBD während der Chemotherapiegabe; PM-Pt gaben auch geringere Ü zu Hause nach der Chemotherapie an

Ü Übelkeit; *E* Erbrechen; *AÜ* antizipatorische Übelkeit; *AE* antizipatorisches Erbrechen; *PP* Pflegepersonal; *Pt* Patient; *D* Diagnose; *CM* Chemotherapiemedikation; *PM* progressive Muskelentspannung; *SD* systematische Desensibilisierung; *BD* Blutdruck; *SBD* systolischer BD; *DBD* diastolischer BD; *PF* Pulsfrequenz; *AF* Atemfrequenz; *GI* geleitete Imaginationen

Tabelle 2. (Fortsetzung)

Untersuchung	Patienten	Untersuchungs-design	Untersuchungsab-lauf	Erhebungs-instrumente	Ergebnisse
Cotanch (1983)	n = 12 Erwachsene; D: verschieden; CM: unterschiedlich	Einzelfallstudie Prä-Postdesign	1 Baseline- und 5 Trainingssitzungen	Während der Chemotherapie: BD; PF; AF; Pt Angaben über Angst, Ü und E; Angaben des PP und der Familienangehörigen zu Ü und E	Verglichen mit den Ausgangswerten zeigten 9 von 12 Pt eine geringere Abnahme von Ü und E; Kalorienaufnahme nahm bei allen Pt zu; PF, AF und Zustandsangst waren ebenfalls geringer
Cotanch u. Strum (1985)	n = 60 Erwachsene; D: verschieden; CM: unterschiedlich	Gruppenvergleich: PM plus GI vs. Plazebokontrollgruppe vs. keine Behandlung	1 Baseline- u. 3–4 Katamnesesitzungen. PM und Plazebokontrollgruppe (Musikhören) – beides über Tonbandaufnahmen vermittelt	Während der Chemotherapie: BD; PF; AF; Pt Angaben über Situationsangst und Zustandsangst, Ü und E. Nach der Chemotherapie: Kalorienaufnahme, Hautfaltenmessung, Körpergewicht	Verglichen mit der Plazebokontrollgruppe zeigten PM-Pt niedrigere SBD, DBD, PF, AF, weniger Ü und Zustandsangst; PM-Pt zeigten auch höhere Kalorienaufnahme. Angaben zur Bedingung „keine Behandlung" liegen nicht vor
Dahlquist et al. (1985)	n = 3 Kinder im Alter von 11–14 Jahren; D: Burkitt-Lymphom; Oberschenkelknochensarkom	Multiple Ausgangsrate über n = 3	Ausgangsrate: 2–15 Venenpunktionen vor der Intervention; Behandlung: 5–12 Sitzungen mit Entspannungstraining verbunden mit angenehmen Vorstellungsbildern und positiven Selbstinstruktionen	Beobachtungsskala zu verhaltensbezogenen Problemen; Angaben der Eltern, des Pflegepersonals und der Pt über psychische Belastung	Während der Behandlung ergab sich gegenüber den Ausgangswerten eine 46–68%ige Verringerung bei den beobachteten verhaltensbezogenen Problemen während der Venenpunktionen; Angaben des Pflegepersonals und der Pt über Schwierigkeiten während der Venenpunktionen zeigten ebenfalls eine Abnahme während der Behandlung

| Burish et al. (1987) | n = 24 Erwachsene; D: 9 Brustkrebs-, 4 Lungenkrebs-, 10 Krebserkrankungen gynäkologischer Art, 1 Leukämie; CM: unterschiedlich | Gruppenvergleich: PM und GI vs. „keine Behandlung" | 3 Trainings- und 2 Katamnesesitzungen. Beginn der Intervention vor der 1. chemotherapeutischen Behandlung | Während der Chemotherapie: BD; PF; Pt Angaben über Angst, Ärger, Depression und Ü; Angaben des PP über Angst, Ü und E. Nach der Chemotherapie: Pt-Angaben über Angst, Ü und E während 3 Tagen | Verglichen mit der Kontrollgruppe berichteten PM-Pt weniger schwere und andauernde Ü, geringere Angst, Depression und Ärger und zeigten niedrigere PF und BD. Diese Unterschiede zeigten sich besonders deutlich während der Sitzungen 4 und 5 |
| Carey u. Burish (1987) | n = 45 Erwachsene; D: verschieden; CM: unterschiedlich | Gruppenvergleich: PM plus GI; vermittelt durch ausgebildeten Therapeuten (a), freiwillige Helfer (b) oder Tonbandaufnahmen (c) gegenüber der Kontrollbedingung „keine Behandlung" | 1 Baseline-, 3 Trainings- und 1 Katamnesesitzung | Während der Chemotherapie: BD; PF; AF; Pt Angaben über Nervosität und Ü; Angaben des PP über Angst, Ü und E. Nach der Chemotherapie: Pt-Angaben über Angst, Ü, E und Nahrungsaufnahme | Insgesamt erlebten Pt, die von erfahrenen Therapeuten in das PM eingeführt wurden, weniger psychische Belastung als Pt der anderen Bedingungen |

Ü Übelkeit; *E* Erbrechen; *AÜ* antizipatorische Übelkeit; *AE* antizipatorisches Erbrechen; *FP* Pflegepersonal; *Pt* Patient; *D* Diagnose; *CM* Chemotherapiemedikation; *PM* progressive Muskelentspannung; *SD* systematische Desensibilisierung; *BD* Blutdruck; *SBD* systolischer BD; *DBD* diastolischer BD; *PF* Pulsfrequenz; *AF* Atemfrequenz; *GI* geleitete Imaginationen eine Chemotherapie beginnen, verhindern oder zumindest verzögern können (Burish et al. 1987).

Die Untersuchungen von Cotanch und ihren Mitarbeitern wiesen ebenfalls auf die Wirksamkeit von PM und geleiteter Imagination hin. In der ersten Untersuchung (Cotanch 1983) wurde ein Eigenkontrolldesign verwendet; 12 erwachsene Patienten erhielten zuerst eine chemotherapeutische Behandlung, über die die Grundrate ermittelt wurde, danach folgten 5 Chemotherapiesitzungen, während derer die Patienten in PM mit geleiteter Imagination trainiert wurden. Bei 9 von 12 Patienten zeigte sich eher eine Senkung des physiologischen Erregungsniveaus sowie von Übelkeit, Erbrechen und Angst. In einer Nachfolgeuntersuchung (Cotanch u. Strum 1985) wurden Tonbandaufnahmen von PM mit geleiteten Imaginationen mit einer Plazebobehandlung (Anwesenheit des Therapeuten, während der Patient Musik hörte) verglichen. Die Entspannungskassette erwies sich als wirksamer als das Plazeboband hinsichtlich der Senkung des physiologischen Erregungsniveaus und von Zustandsangst sowie in bezug auf eine vermehrte Kalorienaufnahme nach der chemotherapeutischen Behandlung. Leider schloß diese Untersuchung keine Kontrollgruppen mit Standardbehandlung ein, was eine Evaluation der Tonbandanleitung schwierig macht.

Dahlquist et al. (1985) schließlich verwendeten in einem Multiple-baseline-Design bei 3 Kindern eine sog. auslöserkontrollierte Muskelentspannungsmethode, Atemübungen, angenehme Vorstellungsbilder und positive Selbstaussagen. Nach der Behandlung schätzten trainierte Beobachter die im Verhalten sichtbare Belastung der Patienten auf 46–68% der Grundrate. Auch in den Beurteilungen des Pflegepersonals und den Selbstangaben der Patienten fanden sich als Folge der Behandlung niedrigere Belastungswerte.

Zusammenfassend läßt sich feststellen, daß PM mit geleiteten Imaginationen sich in mehreren methodisch gut kontrollierten Untersuchungen als wirksame Methode zur Behandlung von Übelkeit, physiologischer Erregung und negativem Affekt sowie zur Steigerung der Nahrungsaufnahme in den Tagen nach der chemotherapeutischen Behandlung erwiesen hat. Dagegen wurde nicht durchgängig von einer Abnahme des Erbrechens berichtet – dies hängt möglicherweise jedoch mit einer geringeren Grundrate dieses Symptoms bei den untersuchten Patienten zusammen. Schließlich scheint die Wirkung des PM mit gelenkter Vorstellung während des eigentlichen Trainings am stärksten zu sein, obwohl sich auch im Katamnesezeitraum schwache Effekte nachweisen ließen.

Systematische Desensibilisierung

Systematische Desensibilisierung (SD) wurde häufig bei der Behandlung von Phobien, sexuellen Funktionsstörungen und anderen angstbezogenen Störungen eingesetzt (Wolpe 1958). Bei diesem Vorgehen lernt der Patient eine Entspannungstechnik, meist eine Form des Entspannungstrainings, und wird dann schrittweise immer stärker angstauslösenden Stimuli ausgesetzt. Dies zielt darauf ab, daß diese Stimuli, anstatt wie bisher Angst auszulösen, zum Auslöser der Entspannung werden oder mit einer Entspannungsreaktion einhergehen. Welcher Wirkmechanismus der SD zugrunde liegt, ist bisher umstritten. Als Erklärungshypothesen diskutiert werden Gegenkonditionierung, Löschung, Habituation, Aufmerksamkeitskontrolle und verschiedene andere Prozesse (s. die zusammenfassende Darstellung von Masters et al. 1987).

Belege für die Wirksamkeit von SD bei Chemotherapiepatienten liefern sowohl Fallstudien (z. B. Hailey u. White 1983; Hoffman 1982–1983; West u. Piccionne 1982) als auch gut kontrollierte Untersuchungen (zusammengefaßt in Tabelle 3).

Morrow u. Morrell (1982) untersuchten 60 Patienten im Rahmen einer Gruppenvergleichsuntersuchung, um die relative Wirksamkeit einer Variante der systematischen Desensibilisierung mit Selbstkontrolle, psychologischer Beratung und Nichtbehandlung zu bestimmen. Patienten der SD-Bedingung lernten PM und wurden gebeten, sich vorzustellen, wie sie in verschiedenen Situationen ruhig und entspannt bleiben. Sie erhielten 2 Trainingssitzungen, jeweils beginnend mit dem Tag vor der Chemotherapie bis zur eigentlichen chemotherapeutischen Infusion. Danach wurden sie über 2 weitere Chemotherapiesitzungen hinweg beobachtet. Bei der Katamnese gaben die Patienten der SD-Bedingung gegenüber den beiden anderen Gruppen verringerte Häufigkeit und Stärke sowie kürzere Dauer der antizipatorischen Übelkeit und des Erbrechens an.

In einer nachfolgenden Untersuchung verglich Morrow (1986) die Behandlungsbedingungen SD, psychologische Beratung und keine Behandlung (die meisten Patienten dieser Gruppen waren dieselben, die an der Untersuchung von Morrow u. Morrell von 1982 teilgenommen hatten) mit einer neuen Gruppe von Patienten, die lediglich PM erhielten. Das Vorgehen bei den ersten 3 Gruppen war dasselbe wie in der Untersuchung von Morrow u. Morrell. Die PM-Gruppe unterschied sich von der SD-Gruppe nur darin, daß keine Angsthierarchie verwendet wurde. SD erwies sich als den 3 anderen Behandlungsbedingungen überlegen hinsichtlich der Reduktion von antizipatorischer Übelkeit, Situations- und Zustandsangst.[3] Die anderen Behandlungsbedingungen unterschieden sich hinsichtlich dieser Variablen nicht. SD und PM führten zu vergleichbaren Veränderungen von posttherapeutischer Übelkeit und Erbrechen, die signifikant größer waren als die durch die anderen beiden Bedingungen (Beratung und keine Behandlung) erreichten. Diese wiederum unterschieden sich nicht voneinader. Da Morrow (1986) ein Verfahren des PM verwendete, das sich von dem anderer Autoren unterschied (beispielsweise verzichtete er auf den Einsatz geleiteter Imaginationen, die Patienten erhielten während der eigentlichen chemotherapeutischen Sitzungen kein Entspannungstraining, und sie wurden auch nicht aufgefordert, während der Behandlungen Entspannung einzusetzen), warnt er mit Recht davor, diese Untersuchung als direkten Vergleich von SD und PM zu werten. Trotzdem lassen sich die Ergebnisse dahingehend interpretieren, daß SD ohne die Verwendung einer Angsthierarchie weniger effektiv ist.

Insgesamt weist Morrows Forschung darauf hin, daß SD eine wirksame Methode zur Reduktion der konditionierten Reaktionen chemotherapeutischer Behandlung von Krebspatienten ist.

---

[3] Es ist unklar, warum Zustandsangst sich aufgrund einer kurzzeitigen verhaltensbezogenen Intervention ändern sollte. Dennoch wird darüber in verschiedenen Untersuchungen berichtet.

Tabelle 3. Zusammenfassung der Untersuchungen zur Behandlung konditionierter Nebenwirkungen mit systematischer Desensibilisierung (*SD*)

Untersuchung	Patienten	Untersuchungs-design	Untersuchungs-ablauf	Erhebungs-instrumente	Ergebnisse
Morrow u. Morrell (1982)	n = 60 Erwachsene; D: verschieden; CM: unterschiedlich	Gruppenvergleich: SD vs. Beratung vs. keine Behandlung	2 Baseline- und 2 Katamnesesitzungen. SD und Beratung erfolgten zwischen der 4. und 5. Chemotherapie-gabe	Patientenangaben über Ü, E, Angst und Hilflosigkeit	SD-Pt berichteten weniger häufige und schwere AÜ und AE als Pt der anderen Bedingungen. Keine Unterschiede in Angst oder Hilflosigkeit zwischen den Bedingungen
Morrow (1986)	n = 92 Erwachsene; D: verschieden; CM: unterschiedlich	Gruppenvergleich: SD vs. PM vs. Beratung vs. keine Behandlung	2 Baseline- und 2 Katamnesesitzungen. SD, PM und Beratung erfolgten zwischen der 4. und 5. Chemotherapie-gabe	Patientenangaben über Ü, Situations- und Zustandsangst	SD-Pt berichteten weniger AÜ, weniger Situationsangst und Zustandsangst als Pt der anderen Bedingungen; SD- und PM-Pt berichteten weniger posttherapeutische Ü als Pt der anderen Gruppen

Ü Übelkeit; *E* Erbrechen; *AÜ* antizipatorische Übelkeit; *AE* antizipatorisches Erbrechen; *Pt* Patient; *D* Diagnose; *PM* progressive Muskelentspannung; *SD* systematische Desensibilisierung; *CM* Chemotherapiemedikation

Biofeedbackverfahren in Kombination mit PM und geleiteten Imaginationen

Biofeedback ist ein in der Verhaltensmedizin häufig verwendetes Verfahren. Mit Hilfe von Monitoren lernt die Person ihre physiologischen Reaktionen, z. B. den systolischen Blutdruck oder die Herzfrequenz, zu kontrollieren. Die Biofeedback-geräte signalisieren, wann eine Änderung in die gewünschte Richtung auftritt, und der Patient versucht, die Verhaltensweisen, die mit der gewünschten Veränderung zusammenhängen, zu erlernen und dann unter bewußte Kontrolle zu bringen. Die gemeinsame Verwendung von Biofeedback, PM und geleiteten Imaginationen bei Krebspatienten, die mit Chemotherapie behandelt werden, wurde in 2 Untersuchungen evaluiert (zusammengefaßt in Tabelle 4).

Burish et al. (1981) verwendeten ein Multiple-baseline-Design, um die Wirksamkeit eines Kombinationsverfahrens aus Elektromyogramm (EMG), Biofeedback und PM bei einer erwachsenen Patientin, die während der Chemotherapie Symptome psychischer Belastung entwickelt hatte, zu überprüfen. Während der 4 Chemotherapiesitzungen, in denen die Patientin mit diesem Verfahren behandelt wurde, und während der 3 nachfolgenden Sitzungen ergab sich ein gegenüber den Ausgangswerten verringertes physiologisches Erregungsniveau. Die Patientin berichtete ebenfalls über geringere Angst und weniger Übelkeit. In einer weiteren Untersuchung wiesen Shartner et al. (1985) 12 Erwachsene zufällig einem EMG-Biofeedbackverfahren (a), einem Wärmebiofeedbackverfahren und PM (b) oder einer Kontrollbedingung (c) zu. Die Patienten wurden über 5 Sitzungen untersucht. Es zeigte sich, daß beide Formen des Biofeedbacks in Kombination mit PM die negativen Affekte und die Übelkeit, die mit der Chemotherapie verbunden sind, reduzierten.

Diese beiden Untersuchungen weisen darauf hin, daß die kombinierte Anwendung von Biofeedback und PM mit geleiteten Imaginationen ein vielversprechendes Verfahren darstellt. Zukünftige Untersuchungen mit größeren Patientenstichproben, in denen die differentiellen Effekte der einzelnen Komponenten untersucht werden (Lang 1969), wären sinnvoll, um die Effektivität von Biofeedbackverfahren ohne die Kombination mit PM und geleiteten Imaginationen zu evaluieren.

Ablenkungstechniken

Aufmerksamkeitsumlenkung bzw. kognitive Ablenkungstechniken haben als innovative Methoden erst seit kurzem Eingang in die Behandlung der psychologischen Nebenwirkungen bei Chemotherapie gefunden. Diese Techniken sind zum einen interessant durch die verwandte Forschung im Bereich der Behandlung akuter Schmerzen (s. McCaul u. Malott 1984), zum anderen durch das Interesse an dem Wirkmechanismus bzw. den Wirkmechanismen, die auch anderen verhaltensbezogenen Interventionen zugrunde liegen (auf diesen Punkt gehen wir im Abschn. „Diskussion" ausführlicher ein). Ablenkungstechniken streben an, daß der Patient seine Aufmerksamkeit auf positive Stimuli und Aktivitäten richtet und damit von unangenehmen Empfindungen und potentiellen CS abgelenkt wird. Dazu können eine Reihe von Aufgaben dienen (z. B. angenehme Vorstellungsbilder, Musik hören,

Tabelle 4. Zusammenfassung der Untersuchungen zur Behandlung konditionierter Nebenwirkungen mit Biofeedback

Untersuchung	Patienten	Untersuchungs-design	Untersuchungs-ablauf	Erhebungs-instrumente	Ergebnisse
Burish et al. (1981)	n = 1 Erwachsener; D: Adenokarzinom; CM: nicht angegeben	Einzelfallstudie Multiple-baseline	3 Baseline-, 4 Trainings- und 3 Katamnesesitzungen. Intervention umfaßte PM und EMG-Biofeed-backtraining	BD; PF; EMG-Aktivität; Pt Angaben über Angst, Ü und E	Gegenüber den Ausgangs-werten zeigte der Pt niedrigere PF-, BD- und EMG-Werte und berichtete über weniger Angst und Ü. Positive Veränderungen zeigten sich in den Trainings- und den Katamnesesitzungen
Shartner et al. (1985)	n = 12; D: verschieden; CM: unterschiedlich	Gruppenvergleich: Wärmebiofeedback mit PM vs. EMG-Biofeedback mit PM vs. Kontroll-bedingung	4 Trainingssitzungen und 1 Katamnese-sitzung	Während der Chemo-therapie: BD; PF; Pt Angaben über Angst, Feindseligkeit, Depression und Ü; Angaben des PP über Angst, Ü und E. Nach der Chemotherapie: Pt Angaben über Angst, Ü und E während 3 Tagen	Verglichen mit der Kontroll-gruppe berichteten die behan-delten Pt über weniger Angst, Feindseligkeit, Depression und Ü, sowohl während als auch nach der Chemotherapie. Hinsichtlich E zeigten sich keine Unterschiede zwischen den Gruppen

Ü Übelkeit; *E* Erbrechen; *PP* Pflegepersonal; *Pt* Patient; *D* Diagnose; *CM* Chemotherapiemedikation; *PM* progressive Muskelentspannung; *BD* Blutdruck; *PF* Pulsfrequenz; *EMG* Elektromyogramm

Konzentration der Aufmerksamkeit auf einen bestimmten Punkt). Im chemotherapeutischen Setting wurde jedoch meist auf externe Stimuli, insbesondere Videospiele, zurückgegriffen. Die Untersuchungen, die Ablenkungstechniken zur Reduktion der Nebenwirkungen bei Chemotherapie einsetzen, sind in Tabelle 5 beschrieben.

Die erste zu diesem Thema veröffentlichte Untersuchung wurde von Kolko u. Rickard-Figueroa (1985) durchgeführt. Sie verwendeten ein Multiple-baseline-Design, um die Effektivität von Videospielen bei 3 jugendlichen Krebspatienten zu untersuchen. Wenn die Patienten sich mit den Videospielen beschäftigten, traten weniger antizipatorische Symptome (wie beispielsweise Übelkeit, Schlaflosigkeit, kalte Hände) während der Dauer von 24 h vor der Chemotherapie auf, und auch die postchemotherapeutischen Nebenwirkungen wurden als weniger belastend erlebt. Standen die Spiele (Ablenkung) nicht zur Verfügung, so erreichte die Zahl der antizipatorischen Nebenwirkungen wieder die Ausgangsrate.

Redd et al. (1987) führten 2 Untersuchungen durch, in denen sie die Effektivität von Videospielen als Ablenkungstechnik bei 26 chemotherapeutisch behandelten pädiatrischen Patienten prüften. Bei der ersten Untersuchung wurde ein Kontrollgruppendesign verwendet. Bei den Patienten mit Ablenkung ergab sich gegenüber den Kontrollpatienten ein signifikanter Rückgang der Intensität ihrer Übelkeit. In einer weiteren Untersuchung wurde ein Meßwiederholungsdesign verwendet (d. h. Baseline ohne Ablenkung, Einführung von Ablenkung, Rückkehr zur Ausgangsbedingung „ohne Ablenkung", erneute Einführung von Ablenkung). Redd et al. fanden dabei zusätzliche Hinweise für die Effektivität von Ablenkung, sowohl zur Reduktion von Übelkeit als auch von Angst. Interessanterweise führte die Einführung bzw. der Entzug der Möglichkeit zu Videospielen nicht zu konsistenten Veränderungen des physiologischen Erregungsniveaus.

In der bislang in diesem Bereich einzigen Untersuchung an Erwachsenen verglichen Greene et al. (1985) Videospiele mit Entspannungstraining hinsichtlich ihrer Effektivität bei der Reduktion von antizipatorischer Übelkeit und Erbrechen. Dabei verwendeten sie ein komplexes Design multipler Ausgangswerte, das die folgenden 3 Phasen umfaßte:

a) keine Intervention,

b) Ablenkung durch Videospiele,

c) Entzug der Ablenkungsbedingung (d. h. keine Intervention),

d) Ablenkung durch Videospiele,

e) Entspannungstraining.

Diese Einzelfalluntersuchung erstreckte sich über 18 Chemotherapiesitzungen während eines Zeitraums von 9 Monaten. Übereinstimmend mit früheren Untersuchungen ergab sich, daß die Ablenkung durch Videospiele antizipatorische Übelkeit und Erbrechen erfolgreich reduzierte und daß diese Erfolge nicht anhielten, wenn die Ablenkungsbedingung wieder entzogen wurde. Im Gegensatz zu früheren Untersuchungen berichten die Autoren allerdings, daß die Wirksamkeit der Ablenkung bei längerer Anwendung (d. h. während Phase 4) abnahm. Darüber hinaus zeigte sich, daß Entspannungstraining zu einer Abnahme antizipatorischer Symptome führte. Obwohl eine Einzelfallstudie dieser Art keine endgültigen Aussagen erlaubt, scheinen diese Ergebnisse doch darauf hinzuweisen, daß

Tabelle 5. Zusammenfassung der Untersuchungen zur Behandlung konditionierter Nebenwirkungen mit Ablenkungstechniken

Untersuchung	Patienten	Untersuchungs-design	Untersuchungs-ablauf	Erhebungs-instrumente	Ergebnisse
Kolko u. Rickard-Figueroa (1985)	n = 3 männliche Jugendliche; D: akute lympho-zytäre Leukämie; CM: keine Angaben	Einzelfallstudie: Multiple-baseline (ABAB)	3–5 Baseline-, 3 Interventions-, 3 die Intervention zurück-nehmende und Inter-ventionssitzungen. Die Intervention umfaßte eine kognitive Ablenkungs-bedingung, d. h. Zugang zu Videospielen	Patientenangaben über allgemeine psychische Angst und Belastung; chemo-therapiebezogene Symptome; Beob-achterangaben über psychische Belastung	Gegenüber der Baseline führte die Ablenkungsbedingung zu einem geringeren Ausmaß an antizipatorischen Symptomen und weniger schweren postchemotherapeutischen Nebenwirkungen
Redd et al. (1987)	*Untersuchung 1:* n = 26 Kinder und Jugendliche; D: verschieden; CM: unterschiedlich	Gruppenvergleichs-untersuchung: Videoablenkung vs. Plazebokontroll-bedingung	1 Baseline- und 1 Interventionssitzung	Patientenangaben über Ü	Verglichen mit den Pt der Kontrollgruppe zeigten Pt der Ablenkungsbedingung weniger Ü
	Untersuchung 2: n = 15 Kinder und Jugendliche; D: verschieden; CM: unterschiedlich	Einzelfallstudie Multiple-baseline (ABAB)	1 Sitzung mit 10 min Baseline, 10 min Ablenkung, 10 min keine Ablenkung, 10 min Ablenkung.	Pt Angaben über Ü; Pt Angaben über Angst; PF; SBD; DBD	Ablenkung führte zu geringerer Ü und Angst; PF und BD zeigten keine durchgängigen Veränderungen
Greene et al. (1985)	n = 1 Erwachsener; D: Adenokarzinom des Magens; CM: Fluorourazil, Adriomycin, Mitomycin	Einzelfallstudie Multiple-baseline (ABABC)	3 Baselinesitzungen, 3 Sitzungen mit Ablenkung (Video), 2 Sitzungen ohne Intervention, 3 Sitzungen mit Ablenkung (Video), 6 Sitzungen mit Entspannungstraining	Pt Angaben über Ü und E; PF; SBD; DBD	Anfänglich führte die Video-ablenkungsbedingung zu geringerer AÜE; die mit der Ablenkungsbedingung erreich-ten Erfolge erwiesen sich jedoch nicht als dauerhaft, Ent-spannungstraining führte zu geringerer AÜE und dauerhaften Erfolgen

a) die Wirksamkeit von Ablenkungstechniken bei längerfristiger Anwendung abnimmt, und

b) die Erfolge, die mit Entspannungstraining erreicht werden, eher von Dauer sind.

Die nachlassenden Effekte der Ablenkungstechnik könnten damit zusammenhängen, daß der Reiz des Neuen nach einiger Zeit verlorengeht. Demgegenüber läßt sich der vergleichsweise bessere Transfer der mit PM (und ähnlichen Techniken) erreichten Erfolge möglicherweise darauf zurückführen, daß die Patienten dabei eine Selbstkontrolltechnik erlernen, die länger verfügbar bleibt (s. Thoresen u. Mahoney 1974).

Insgesamt weisen die bisher vorliegenden Untersuchungen darauf hin, daß extern vorgegebene Ablenkungsmöglichkeiten (wie beispielsweise Videospiele) zumindest anfangs chemotherapiebezogene Reaktionen reduzieren, solange die ablenkenden Stimuli verfügbar sind. Diese Ergebnisse sind allerdings als vorläufig zu werten und müssen erst noch in Untersuchungen mit Kontrollgruppen und an größeren Patientenstichproben repliziert werden. Darüber hinaus sind mindestens 4 wichtige Fragen offen, die in weiteren Untersuchungen geklärt werden müssen. Zum ersten die Frage, ob sich durch den wiederholten Einsatz einer externen Ablenkung (wie z. B. Videospiele) der Neuigkeitswert und damit die langfristige Wirksamkeit reduziert. Zweitens stellt sich die Frage, ob die Behandlungserfolge, die mit Hilfe externer Ablenkung erreicht werden, auch dann aufrechterhalten werden können, wenn die Ablenkung nicht mehr zur Verfügung steht und der Patient sich selbst überlassen bleibt. Drittens ist offen, ob internal generierte Ablenkung, weil sie flexibler ist und damit reizvoller bleibt, wirkungsvoller ist als die eher statisch extern vorgegebene Ablenkung. Die vierte Frage schließlich ist, inwieweit sich internal generierte Ablenkung von Hypnose oder geleiteten Imaginationen unterscheidet.

Zusammenfassung

Innerhalb der letzten 10 Jahre befaßten sich eine Reihe von Fallstudien sowie Untersuchungen mit Kontrollgruppendesign mit der Effektivität von psychologischen Interventionen bei der Behandlung der Nebenwirkungen von Chemotherapie bei Krebs. Zu den folgenden 5 Interventionsformen liegen Untersuchungen mit Kontrollgruppendesign vor: Hypnose, PM mit geleiteten Imaginationen, SD, EMG- und Wärmebiofeedback und kognitive Ablenkungstechniken. Diese Forschung ergab, daß Hypnose, PM mit geleiteten Imaginationen und SD die psychologischen Nebenwirkungen der Chemotherapie (Übelkeit, Erbrechen) und die negativen Affekte erfolgreich reduzieren und daß sie möglicherweise auch zu einer höheren Nahrungsaufnahme in den Tagen nach der chemotherapeutischen Behandlung führen. Die Ergebnisse zu den Biofeedbackverfahren und den kognitiven Ablenkungstechniken sind ebenfalls positiv; wegen der geringen Anzahl untersuchter Patienten sind sie allerdings nur als vorläufige Hinweise zu werten. Insgesamt weisen die vorliegenden Daten darauf hin, daß psychologische Interventionen eine wirksame Hilfe für Krebspatienten in chemotherapeutischer Behandlung bieten.

Diskussion

Die meisten Untersuchungen zur psychologischen Behandlung von chemotherapie-bedingten Nebenwirkungen haben sich mit der relativ einfachen Frage beschäftigt: „Sind psychologische Interventionen wirksam?" Wie die obige Zusammenfassung zeigt, scheint eine positive Antwort auf diese Frage gerechtfertigt zu sein. In der Folge wird sich die Forschung deshalb zunehmend subtileren Fragestellungen zuwenden, wie etwa: „Bei welchen Patienten sind diese Interventionen erfolgreich?" „Auf welche Weise wirken diese Interventionen?" „Wie können die Anwendungs-möglichkeiten und der klinische Nutzen dieser Interventionen maximiert werden?" Im folgenden werden wir uns mit diesen Fragen näher beschäftigen.

Faktoren, die die Akzeptanz der Interventionen und ihre Wirksamkeit beeinflussen

Psychologische Interventionen zur Reduktion der chemotherapeutischen Neben-wirkungen haben sich bei vielen Patienten als erfolgreich erwiesen. Dennoch wirken sie nicht bei allen Patienten. Dafür sind mindestens 2 Faktoren verantwortlich: Zum einen sind nicht alle Patienten gewillt, sich kurz- oder längerfristig auf psychologi-sche Interventionen einzulassen. Zeltzer et al. (1983) beispielsweise berichten, daß 25% (3 von 12) der von ihnen untersuchten Jugendlichen Hypnose aus weltanschau-lichen Gründen ablehnten. Hendler u. Redd (1986) fanden, daß viele Chemothera-piepatienten Hypnose als einen tief in die Psyche eingreifenden Prozeß ansehen, der mit dem Verlust bewußter Kontrolle einhergehe. Vor die Wahl gestellt, zogen sie eine Intervention vor, die nicht als „Hypnose" bezeichnet wurde. Trotz der geringeren Gefahren für die anderen psychologischen Interventionen, aufgrund falscher Vorstellungen über die Verfahren selbst und ihre Ziele abgelehnt zu werden, zeigten unsere Untersuchungen, daß eine Minderheit der Patienten diese Techniken nicht einsetzt, weil sie für zu zeit- und energieaufwendig gehalten werden. Dies ist besonders bei sehr kranken oder schwachen Patienten zu erwarten. Wir glauben, daß es in einigen Fällen möglich und sinnvoll ist, diese Patienten zu ermutigen, das psychologische Therapieangebot zu nutzen. Dies erfordert genauso großes klini-sches Einführungsvermögen und Können wie andere therapeutische Settings auch.

Zum anderen profitieren nicht alle Patienten von psychologischen Interventio-nen. So berichteten beispielsweise Lyles et al. (1982), daß die meisten Patienten von PM und gelenkter Vorstellung profitierten, daß sich aber bei einigen Patienten keine Veränderungen zeigten und sich bei einer kleinen Gruppe in einigen Variablen sogar Verschlechterungen ergaben. Zur Klärung dieser Art von Ergebnissen haben eine Reihe von Untersuchungen beigetragen, deren Ziel es war, den Therapieerfolg aufgrund individueller Patientenmerkmale vorherzusagen. In einer Überarbeitung der Daten aus früheren Untersuchungsreihen konnten Carey u. Burish (1985) zeigen, daß Patienten mit hohen und mittleren Angstwerten in der Baseline weniger von PM und Biofeedbackverfahren profitierten als Patienten mit geringen Angst-werten. Für diese Patienten stellt eine verhaltensbezogene Intervention wie das PM möglicherweise eine zusätzliche Belastung dar, die ihr Erleben der Chemotherapie eher negativ als positiv beeinflußt. In einer ähnlichen Untersuchung fanden Burish et al. (1984), daß Krebspatienten, die mit Chemotherapie behandelt wurden, mit einer externen Gesundheitskontrollüberzeugung mehr Nutzen aus dem Entspannungstraining zogen als Patienten ohne eine solche Orientierung. Demgegenüber ergab sich keine Beziehung zwischen der Suggestibilität der Patienten und dem Ausmaß der mit Hypnose erreichten Symptomreduktionen (Zeltzer et al. 1984b), ebensowenig zwischen den Erfolgserwartungen der Patienten und den Therapieerfolgen mit systematischer Desensibilisierung (Morrow u. Morrell 1982) oder PM (Carey u. Burish 1987). Unter dem Vorbehalt, daß diese Untersuchungen sich nur auf eine geringe Anzahl untersuchter Patienten stützen, läßt sich festhalten, daß mit Chemotherapie behandelte Krebspatienten, die vor der Behandlung geringe Angstwerte aufweisen, oder Patienten mit externaler Kontrollüberzeugung stärker von psychologischen Interventionen profitieren als hochängstliche bzw. nichtexternal orientierte Patienten. Leider liegen bislang keine Untersuchungen vor, in denen der Beitrag der individuellen Unterscheidungsmerkmale im Rahmen eines multivariaten Modells bestimmt wurde, so daß es möglich wäre, die kombinierten und interaktiven Effekte zu erfassen. Ein solcher Ansatz wird möglicherweise dazu beitragen, einen größeren Anteil der Varianz der Erfolgsmaße zu erklären.

Wirkmechanismen

Da psychologische Techniken tatsächlich die mit der Chemotherapie zusammenhängenden konditionierten und belastungsbedingten Symptome reduzieren können, ist es sinnvoll, danach zu fragen, auf welche Weise diese Techniken wirken. Die Identifizierung der generellen und spezifischen kausalen Wirkfaktoren dieser Interventionen wäre nicht nur aus theoretischer Sicht interessant, sie würde auch eine präzisere und kosteneffektivere Therapieplanung ermöglichen. Leider gibt es kaum empirische Studien, die diese Fragestellungen in methodisch überzeugender Weise untersuchen. Trotz dieses offensichtlichen Mangels der Forschungsliteratur ist es möglich, 5 Hypothesen zu formulieren, die erklären, wie die psychologischen Interventionen die mit der Chemotherapie zusammenhängenden Probleme reduzieren. Die folgenden Ausführungen sind also nicht als Schlußfolgerungen zu verstehen, sondern sie beziehen sich ausdrücklich auf noch zu prüfende Hypothesen.

Unspezifische Faktoren

In jeder Diskussion über mögliche Wirkmechanismen muß als erste Hypothese erwogen werden, daß der Therapieerfolg mit verschiedenen unspezifischen Faktoren zusammenhängt, die in der Behandlungssituation wirken (Kazdin u. Wilcoxon 1976). Beispiele für solche unspezifischen Faktoren sind positive Erwartungen des Patienten (d. h. der Plazeboeffekt; Frank 1973) sowie die Empathie des Therapeuten und die soziale Unterstützung, die er dem Patienten bietet. Ein weiterer unspezifischer Faktor, der besonders beim Einsatz von Videospielen bei Kindern relevant ist, ist die unkonventionelle Form der Intervention. Eine solche (vom traditionellen medizinischen Standpunkt aus) ungewöhnliche Intervention vermittelt den Patienten möglicherweise, daß das Pflegepersonal trotz der ernsten, sterilen Umgebung nicht nur an der Behandlung der Krankheit, sondern auch am psychischen

Wohlbefinden ihrer Patienten interessiert ist. Diese Botschaft könnte sowohl behandlungsbezogene wie allgemeine auf die Krankenhausatmosphäre bezogene Ängste der Patienten verringern helfen.

Zur Prüfung dieser Hypnose wurden in verschiedenen Untersuchungen plausible Aufmerksamkeitsplazebobedingungen verwendet, um die Effekte dieser unspezifischen Faktoren zu kontrollieren (z. B. Cotanch u. Strum 1985; Lyles et al. 1982; Morrow u. Morrell 1982). In allen Untersuchungen war die spezifische Intervention der Plazebobedingungen eindeutig überlegen. Diese unterschied sich jeweils nicht von der Kontrollgruppe, die keine Behandlung erhielt. Außerdem ergaben Untersuchungen zur Antiemetikamedikation (Siegel u. Longo 1981) oder zu alternativen verhaltensbezogenen Interventionen (z. B. Carey u. Burish 1987), daß positive Erwartungen und Aufmerksamkeit allein den Therapieerfolg nicht erklären können. Diese unspezifischen Faktoren tragen wahrscheinlich zum Gesamterfolg der jeweiligen Intervention bei – es ist allerdings unwahrscheinlich, daß ihr Einfluß auf die beobachteten Effekte sehr groß ist.

Physiologische Entspannung
Als alternative Erklärungsmöglichkeit für die beobachteten positiven Wirkungen von Interventionen im Bereich der Chemotherapie wurde vermutet, daß diese Veränderungen auf eine tiefe körperliche Ruhe zurückgehen, was gelegentlich auch als *Entspannungsreaktion* bezeichnet wird (Benson 1975). Dieser Mechanismus könnte 4 der 5 vorgestellten Interventionen (nämlich Hypnose, PM, SD und EMG-Biofeedback) zugrunde liegen. Tatsächlich weisen die vorliegenden Untersuchungen darauf hin, daß diese Streßbewältigungsverfahren trotz einiger Unterschiede insofern ähnlich sind, als sie „eine tiefe *globale* Entspannungsreaktion hervorrufen" (Lehrer u. Woolfolh 1984, S. 463; Hervorhebung durch die Autoren).

Es sind mehrere Möglichkeiten vorstellbar, wie Entspannung im Rahmen chemotherapeutischer Behandlung wirken könnte. Dabei scheint das Ausmaß der Entspannung, das mit einer Intervention erreicht wird, den Therapieerfolg entscheidend zu beeinflussen. Einmal könnte Entspannung Symptome auf indirektem Wege reduzieren, indem sie zu einer Senkung des allgemeinen physiologischen Erregungsniveaus beiträgt: Die Nebenwirkungen der Chemotherapie führen oft zu erhöhter autonomer Erregung. Diese Erregung könnte
a) zu einem konditionierten Stimulus für eben diese Nebenwirkungen werden,
b) mit Transmitterveränderungen verbunden sein, die zur Bildung konditionierter Reaktionen beitragen, oder
c) pharmakologische, konditionierte oder streßbedingte Symptome verschlimmern, da sie in der für die Patienten ohnehin schwierigen Situation eine zusätzliche Belastung darstellt.

Entspannung könnte also über eine Senkung des allgemeinen physiologischen Erregungsniveaus zu einem Rückgang der chemotherapeutischen Nebenwirkungen führen. Eine zweite Möglichkeit wäre, daß durch Entspannung die Muskelkontraktionen im Magen-Darm-Trakt, die mit Übelkeit und Erbrechen zusammenhängen, direkt verhindert werden oder daß Entspannung zu neurochemischen Veränderungen im Gehirn führt, die wiederum die Magen-Darm-Aktivität beeinflussen.

Schließlich könnte der Einfluß der Entspannung auch darin liegen, daß durch sie der Schwellenwert für die Chemorezeptoren erhöht wird (d. h. die Sensibilität wird verringert), die vermutlich die Erbrechensreaktion steuern (Borison u. McCarthy 1983).

Obwohl diese Hypothesen spekulativer Natur sind, finden sich in mehreren Untersuchungen indirekte Hinweise auf ihre Gültigkeit. Zum einen beruht die Wirkung vieler Antiemetika (wie beispielsweise Prochlorperazin) z. T. darauf, daß sie eine physiologische Sedierung hervorrufen (Borison u. McCarthy 1983). Diese ist der Entspannung ähnlich, die mit Hilfe der verhaltensbezogenen Entspannungstechniken erreicht wird (vgl. Lader 1984), obwohl sie insgesamt stärker ist. Zweitens wurde in anderen klinischen Zusammenhängen vielfach belegt, daß Entspannungsverfahren zu einer Reduktion der sympathischen Aktivierung und der EMG-Aktivität führen (Borkovec u. Sides 1979). Schließlich berichteten Hoffmann et al. (1982), daß Entspannung besonders in Belastungssituationen zu einem erhöhten Norepinephrinspiegel im Plasma führen kann. Die Autoren vermuten, daß Personen, die über die Fähigkeit zu tiefer Entspannung verfügen, weniger intensive physiologische Reaktionen auf Streß zeigen, was mit einer geringeren adrenergen Sensibilität der Endorgane zusammenhänge. Insgesamt weisen diese Daten darauf hin, daß tiefe physiologische Entspannung tatsächlich bei der Reduktion von konditionierten und streßbedingten Reaktionen auf die Chemotherapie eine Rolle spielt.

Allerdings weisen andere Untersuchungen darauf hin, daß Entspannung als einzige Erklärung nicht ausreicht, um die Wirkungen aller gebräuchlichen Interventionen zu erklären. Insbesondere Kolko u. Rickard-Figueroa (1985) und Redd et al. (1987) berichten, daß selbst Patienten, die keinerlei Anzeichen tiefer Entspannung zeigten, in der Lage waren, chemotherapiebezogene Symptome zu verringern, indem sie sich mit Videospielen beschäftigten.[4] Die Untersuchung von Morrow (1986) weist außerdem darauf hin, daß Entspannung alleine weniger wirkungsvoll was als ein Training, das Vorstellungskomponenten miteinbezog.

Gegenkonditionierung
Weil viele Symptome, die bei der Chemotherapie auftreten, wahrscheinlich über einen assoziativen Lernprozeß erworben werden, wird Gegenkonditionierung als eine weitere Erklärungsmöglichkeit für die Erfolge der verschiedenen Therapieformen herangezogen. Danach führte die Paarung von konditionierten Stimuli, die bisher Übelkeit und Erbrechen hervorriefen (wie z. B. der Anblick der Krankenschwester), mit Gefühlen der Entspannung und des Wohlbefindens zu einer Umkonditionierung dieser Stimuli, so daß diese in Zukunft anstelle von Übelkeit und Erbrechen Entspannung oder zumindest einen weniger belastenden Zustand hervorrufen. Direkte Belege für diese Hypnose finden sich in einer Untersuchung zur SD (Morrow u. Morrell 1982); indirekte Belege können Untersuchungen zu anderen Interventionsformen (nämlich Hypnose, PM und Biofeedback) entnommen werden. Dies ist jedoch nur unter der Annahme zulässig, daß die Patienten sich

---

[4] Dieses Phänomen wurde auch als kognitive Ablenkung, Aufmerksamkeitskontrolle oder Konzentration bezeichnet.

während dieser verschiedenen psychologischen Interventionen der konditionierten Stimuli des chemotherapeutischen Settings bewußt waren. In diesem Falle können diese Interventionen als eine Form der In-vivo-Desensibilisierung angesehen werden, während die Interventionen, die Morrow u. Morrell (1982) in ihrer Untersuchung verwendeten, der traditionellen Version der Desensibilisierung nach Wolpe entsprechen.

Obwohl einiges für diese Erklärung spricht, bleibt die Gegenkonditionierungshypothese problematisch. Erstens erscheint es fraglich, ob Patienten die konditionierten Stimuli des chemotherapeutischen Settings tatsächlich bewußt wahrnehmen, während sie mit Hypnose oder PM behandelt werden. Beachten sie diese konditionierten Stimuli nicht, so ist es weniger wahrscheinlich, daß eine Gegenkonditionierung stattfindet. Zweitens erscheint es aus theoretischer Sicht unwahrscheinlich, daß eine neue Verbindung zwischen den CS und der neuen Reaktion (z.B. Entspannung) entstehen kann, wenn jede chemotherapeutische Infusion erneut negative pharmakologische Nebenwirkungen (d.h. die UCR) hervorruft. Aber selbst wenn man diese Probleme beiseite läßt, kann die Wirkung der SD – selbst im Rahmen von streng kontrollierten Laboruntersuchungen – nicht ausschließlich auf das Phänomen der Gegenkonditionierung zurückgeführt werden. Vielmehr scheinen eine Vielzahl anderer Prozesse, einschließlich der hier erwähnten, eine Rolle zu spielen (vgl. Masters et al. 1987; McGlynn et al. 1981).

Ablenkungstechniken

Bei allen 5 beschriebenen verhaltensbezogenen Interventionsformen müssen die Patienten sich gedanklich mit der Intervention beschäftigen, meist indem sie sich auf eine entspannende oder zumindest nicht angstauslösende Situation konzentrieren. Möglicherweise wird die therapeutische Wirkung der verschiedenen Behandlungsverfahren über diese Ablenkung vermittelt: Wenn die Patienten sich auf interessante externe (z.B. Videospiele) oder internale Reize (z.B. angenehme Vorstellungsbilder) konzentrieren, können sie unangenehmen Empfindungen (z.B. Übelkeit) oder potentiellen CS (z.B. dem Geschmack des Medikaments) weniger Aufmerksamkeit widmen. Diese kognitive Ablenkung könnte auch innerhalb eines „Streßbewältigungsmodells" (z.B. Lazarus u. Folkman 1984) erklärt werden. Danach würde eine als angenehm empfundene Aufgabe (wie schöne Vorstellungsbilder oder Videospiele) dazu beitragen, die aversiven Eigenschaften (d.h. die von ihr ausgehende Bedrohung oder Bedrohlichkeit) der Chemotherapie zu vermindern und damit zu geringerer Niedergeschlagenheit führen. Dies gilt selbst dann, wenn der ablenkende Reiz zu einem erhöhten physiologischen Erregungsniveau führt wie etwa bei Videospielen (Redd et al. 1987).

Es wird angenommen, daß diese Erregung auf positiven Emotionen wie beispielsweise Aufregung beruht oder auf die mit dem Spielen verbundene körperliche Aktivität zurückgeht und nicht Ausdruck einer belastenden Situation ist (obwohl ein unglücklich gewählter ablenkender Stimulus wie ein zu schwieriges Videospiel, das zu Mißerfolgserlebnissen führt, durchaus belastend wirken kann). Obwohl also manche ablenkenden Stimuli zu einem erhöhten physiologischen Erregungsniveau führen, können sie dennoch die psychische Belastung der Patienten verringern, indem sie deren Aufmerksamkeit auf eine angenehme Aufgabe lenken.

Direkte empirische Hinweise für die Gültigkeit der Ablenkungshypothese liefern die 3 bereits beschriebenen Untersuchungen (Greene et al. 1985; Kolko u. Rickard-Figueroa 1985; Redd et al. 1987). Die Ablenkungshypothese wird indirekt gestützt durch Untersuchungen zu anderen Interventionsformen (Hypnose, PM mit geleiteten Imaginationen, Biofeedback und systematische Desensibilisierung). Bei diesen Verfahren muß der Patient sich während der chemotherapeutischen Infusion entweder auf spezifische Instruktionen konzentrieren oder sich an bestimmten Aufgaben aktiv beteiligen.[5] Diese Instruktionen und Verfahren führen meist zu einer sehr hohen kognitiven Beteiligung der Patienten, besonders wenn die Patienten motiviert und interessiert sind. Dies wird in Morrows Untersuchung (1986) bestätigt, in der sich PM ohne den Einsatz geleiteter Imaginationen während der Infusionsperiode als unwirksam erwies. Möglicherweise nahm die von Morrow verwendete Version des PM die Aufmerksamkeit der Patienten während der chemotherapeutischen Anwendung weniger in Anspruch als in anderen Untersuchungen, bei denen während der Infusion Vorstellungstechniken eingesetzt wurden (z. B. Lyles et al. 1982), was die geringeren Effekte seines Vorgehens erklären könnte. In einer Untersuchung konnte der Nutzen von Ablenkung nicht belegt werden: Cotanch u. Strum (1985) fanden, daß das Anhören von Musik die unangenehmen Begleiterscheinungen der Chemoptherapie nicht reduzierte. Dies mag daran liegen, daß Musik hören die Aufmerksamkeit der Patienten nicht in einem Maße in Anspruch nimmt, wie dies notwendig wäre, um wirksam abzulenken (s. McCaul u. Malott 1984). Zusammenfassend läßt sich schlußfolgern, daß den kognitiven Ablenkungstechniken große Bedeutung bei der Behandlung der psychologischen Nebenwirkungen der Chemotherapie zukommt.

Verbesserte Wahrnehmung eigener Bewältigungsfertigkeiten
In der einen oder anderen Form geben alle hier diskutierten Behandlungsverfahren den Patienten eine aktive Bewältigungsstrategie an die Hand (vgl. Goldfried 1971; Goldfried u. Trier 1974). Dieses könnte dazu führen, daß die Patienten ihre Fähigkeit, mit der Situation umgehen zu können und sie zu meistern, höher einschätzen (s. Bandura 1977). Morrow u. Morrell (1982) beispielsweise modifizierten ihr SD-Verfahren dahingehend, daß die Patienten sich vorstellen sollten, wie sie in einer bisher stark angstauslösenden Situation ruhig und entspannt bleiben. Bei PM und Hypnose lernen die Patienten, sich inmitten der Geschäftigkeit des chemotherapeutischen Behandlungszimmers zu entspannen, während sie – ein Tablett mit Injektionsspritzen neben sich – im Behandlungsstuhl sitzen. Ablenkungstechniken zeigen den Patienten, daß sie ihre Aufmerksamkeit so steuern

---

[5] Man könnte annehmen, daß SD lediglich während der Trainingsphase eine kognitive Teilnahme erfordert. Da dieses Training aber meist außerhalb des chemotherapeutischen Settings stattfindet, scheint SD während der tatsächlichen chemotherapeutischen Infusion keine Ablenkungskomponente zu beinhalten. Andererseits könnte SD auch innerhalb des chemotherapeutischen Kontextes eine Ablenkungskomponente haben, wenn die Patienten das Entspannungsverfahren, das sie während des Trainings erlernt haben, einsetzen, um mit unangenehmen Empfindungen, Schmerzen etc. bei der Venenpunktur, der Infusion oder anderen chemotherapeutischen Behandlungsschritten besser umgehen zu können. In diesem Fall würde SD auch eine aktive Ablenkungskomponente enthalten.

können, daß sie die konditionierten Stimuli der Umgebung völlig ignorieren und damit wirkungslos machen können. Das Vertrauen, das eine Person entwickelt, wenn sie glaubt, der Einsatz eines bestimmten Verfahrens helfe ihr, eine belastende Situation zu bestehen, könnte sowohl im chemotherapeutischen Setting als auch in vielen anderen Situationen ein wichtiges therapeutisches Element der Behandlung sein.

Die Ergebnisse aus den Untersuchungen zur Gesundheitskontrollüberzeugung – ein mit dem Bewältigungskonzept verwandtes Konstrukt – scheinen die Hypothese verbesserter Bewältigungsfertigkeiten nicht zu bestätigen. Bei Morrow u. Morrell (1982) beispielsweise zeigte sich, daß eine Abnahme von antizipatorischer Übelkeit und Erbrechen nicht mit einer entsprechenden Änderung in den Gesundheitskontrollüberzeugungen der Patienten einhergeht. Und wir (Burish et al. 1984) fanden, daß Chemotherapiepatienten mit einer starken externalen Gesundheitskontrollüberzeugung eher von psychologischen Interventionen profitierten als Patienten mit niedrigen Werten in dieser Variablen. Obwohl unsere Ergebnisse gegen die Hypothese wahrgenommener verbesserter Bewältigungsfertigkeiten zu sprechen scheinen, zeigt sich bei näherer Betrachtung, daß dies nicht unbedingt der Fall ist: Die Gesundheitskontrollüberzeugung spiegelt die Sichtweise der Person darüber wider, ob die Kontrolle in einer externalen oder internalen Quelle liegt, und sagt nichts darüber aus, ob Kontrolle vorhanden ist, als wünschenswert oder als möglich angesehen wird. Auch wenn die Kontrollmöglichkeit external vorgegeben ist (wie beispielsweise durch eine Videokassette oder die Suggestionen des Psychologen), kann der Patient, indem er diese Möglichkeit nutzt, zu der Überzeugung gelangen, daß eine Bewältigung der Situation möglich ist. Obwohl zum jetzigen Zeitpunkt noch unklar ist, welche Rolle die Wahrnehmung erhöhter Bewältigungsfertigkeiten spielt, scheint es durchaus lohnenswert, diesem Punkt in weiteren empirischen Untersuchungen nachzugehen.

Schlußfolgerung

Wir haben 5 verschiedene Mechanismen zur Erklärung für die Wirkungsweise der psychologischen Interventionen vorgestellt, die in der Behandlung der konditionierten und streßbedingten Reaktionen bei Chemotherapie eingesetzt werden. Bis zum jetzigen Zeitpunkt hat die vergleichende Forschung die Frage „Wie wirken diese Interventionen?" nur ungenügend beantwortet. Dennoch erlaubt die bisher vorliegende begrenzte Forschung, die sich mit dieser Fragestellung entweder direkt oder indirekt beschäftigt hat, den Schluß, daß die in diesem Zusammenhang beobachteten positiven Effekte nicht durch einen einzelnen Wirkfaktor erklärt werden können. Allerdings sollten diese Faktoren nicht im Sinne konkurrierender Hypothesen betrachtet werden, vielmehr handelt es sich unserer Ansicht nach um Prozesse, die sich ergänzen und wechselseitig beeinflussen. Die hier vorgestellten Mechanismen könnten auch verschiedenen Analyseebenen eines biopsychosozialen Modells entsprechen (vgl. Engel 1977; Schwartz 1982).

Klinische Überlegungen

In früheren Übersichtsarbeiten zur vorliegenden Literatur (z. B. Burish u. Carey 1984; Redd u. Andrykowski 1982) sind verschiedene Themen erörtert worden, die klinisch relevant sind, wie a) die Wahl zwischen den verschiedenen Interventionsformen, b) Möglichkeiten, wie Therapieerfolge aufrechterhalten werden können und c) wie Patienten identifiziert werden können, die möglicherweise nicht von psychologischen Interventionen profitieren bzw. wie deren besonderen Bedürfnissen Rechnung getragen werden könnte. Diese Punkte sind nach wie vor wichtig, wir wollen uns in diesem Beitrag jedoch mit vier weiteren Themen beschäftigen, die sich erst innerhalb der letzten Jahre ergeben haben.

Erstens waren die meisten Arbeiten zu Übelkeit und Erbrechen bei Krebspatienten bisher entweder biomedizinisch oder psychosozial orientiert. Viele an psychosozialen Fragen interessierte Forscher betrachten pharmakologische Behandlungen (z. B. Antiemetika) als Störvariablen, die methodisch kontrolliert werden müssen. In ähnlicher Weise haben biomedizinische Forschungsarbeiten wichtige psychosoziale Themen vernachlässigt (Carey et al. 1983). Jetzt ist eine Integration der biomedizinischen und psychosozialen Forschungsaktivitäten gefordert, mit dem Ziel, die Behandlung zu optimieren. So könnte die Kombination eines psychologischen Behandlungsverfahrens, das vor Beginn der Chemotherapie einsetzt, mit einer Medikation, die optimalen Schutz gegen Erbrechen mit möglichst geringen toxischen Nebenwirkungen verbindet, chemotherapiebezogene Übelkeit und Erbrechen verhindern oder zumindest beträchtlich reduzieren. Interdisziplinäre Forschung (d. h. biopsychosoziale; Engel 1977; Schwartz 1982) dieser Art ist ganz offensichtlich sehr wünschenswert.

Zweitens muß ein günstiges Kosten-Nutzen-Verhältnis geschaffen werden, damit psychologische Interventionen in Krebszentren und -kliniken vermehrt zum Einsatz kommen. Der hohe finanzielle und zeitliche Aufwand (meist mehrere Stunden für einen Patienten) ist mit ein Grund, warum psychologische Verfahren in den meisten Krebskliniken nicht eingesetzt werden. Ein anderer Grund ist der Mangel an geeigneten und ausgebildeten Therapeuten. Vor kurzem schlossen wir eine Untersuchung ab, die klären sollte, ob PM mit geleiteten Imaginationen ebenso wirksam durch Tonbandaufnahmen oder trainierte Hilfstherapeuten wie durch erfahrene Psychologen vermittelt werden kann. Leider zeigte sich, daß die erfahrenen Therapeuten signifikant erfolgreicher waren als die anderen Bedingungen. Dadurch wurde unser Enthusiasmus für diese alternativen Ansätze als kosteneffektive Lösung erheblich gedämpft. Die modifizierte Form der SD, die Morrow u. Morrell (1982) verwendeten, erfordert vielleicht den geringsten zeitlichen Aufwand (ungefähr 2 h). Allerdings liegen keine Katamnesedaten vor, die über 2 posttherapeutische Sitzungen hinausgehen. Ablenkungstechniken können sich als kosteneffektive Intervention erweisen. Allerdings müßte dabei möglicherweise sichergestellt werden, daß die externe Ablenkung dem Patienten jederzeit – sowohl zu Hause als auch in der Klinik – zur Verfügung steht. Interventionsformen mit geringem Kostenaufwand sind dringend notwendig, damit die vorhandenen therapeutischen Möglichkeiten der Mehrzahl der Chemotherapiepatienten, die davon profitieren könnten, zugänglich gemacht werden können.

Drittens scheinen Übelkeit und Erbrechen in den letzten Jahren in verschiedenen Settings und bei verschiedenen chemotherapeutischen Behandlungsprogrammen ein kleineres Problem zu sein. Stefanek et al. (1988) beispielsweise verglichen Prävalenz und Schweregrad der antizipatorischen Symptome, die erwachsene Patienten ihrer Klinik 1987 angaben, mit denen von vor ungefähr 5 Jahren. Während die Prävalenzraten ähnlich waren, ergab sich eine signifikante Abnahme der Stärke der Symptome vom ersten zum zweiten Erhebungszeitpunkt. Die aktuellen Einschätzungen der Patienten wiesen darauf hin, daß antizipatorische Übelkeit und Erbrechen für Patienten, die parenterale Chemotherapie erhalten, inzwischen nicht mehr ein „signifikantes klinisches Problem" darstellen. Auch wir haben eine geringere Intensität sowie eine verringerte Prävalenzrate der Nebenwirkungen bei den erwachsenen Patienten unserer Klinik festgestellt (Carey u. Burish 1987). Wir meinen, daß dieser Trend zumindest bei erwachsenen Patienten anhalten wird. Er ist größtenteils der Entwicklung antiemetischer Medikamente zu verdanken, die weniger toxisch und effektiver sind. Schließlich spielt auch eine Rolle, daß diese Medikamente inzwischen auch außerhalb der großen medizinischen Zentren eingesetzt werden. Sollte dieser Trend tatsächlich existieren und anhalten, bedeutet dies dann, daß psychologische Interventionen bei Chemotherapiepatienten zukünftig nicht mehr notwendig sein werden? Wir meinen, die Antwort lautet „nein". Allerdings weisen diese Ergebnisse und Beobachtungen sowie die Berichte über die Nebenwirkungen neuer Formen der Krebsbehandlung (z. B. Interleukin 2) darauf hin, daß sich möglicherweise die Zielrichtung der psychologischen Interventionen ändern muß. Wie in unserem Beitrag deutlich wurde, haben die meisten psychologischen Untersuchungen, die bei Chemotherapiepatienten durchgeführt wurden, Übelkeit und Erbrechen als einzige oder doch als wichtigste Ergebnismaße verwendet. Psychologische Interventionen können sich jedoch auf eine Vielzahl anderer Symptome, unter denen Chemotherapiepatienten ebenfalls leiden, z. B. negative Stimmung (Lyles et al. 1982), verringerte Nahrungsaufnahme (Campbell et al. 1984) und Schmerzen (Spiegel 1985) positiv auswirken. In zukünftigen Untersuchungen sollte das Spektrum der behandelten Symptome erweitert werden, und es sollten zusätzliche Ergebnismaße verwendet werden. Wir vermuten, daß damit der Nutzen von psychologischen Interventionen bei Krebspatienten letztlich noch überzeugender demonstriert werden kann.

Als letzter Punkt bleibt festzuhalten, daß die Forschung zur Behandlung der psychologischen Reaktionen auf Chemotherapie bei Krebs einen Stand erreicht hat, an dem Untersuchungen ohne Kontrollgruppendesign weder einen empirisch noch einen heuristisch wertvollen Beitrag leisten. Fortschritte in der Forschung hängen zunehmend von Untersuchungen mit Kontrollgruppendesign ab, die systematisch auf den Ergebnissen bereits vorliegender Untersuchungen aufbauen. Vergleichsuntersuchungen und Untersuchungen, die ein Design verwenden, das es ermöglicht, die verschiedenen therapeutisch wirksamen Faktoren zu analysieren, sind hier vielversprechend. Wie bereits erwähnt, sind ebenfalls weiterführende Untersuchungen zur Ätiologie der konditionierten und belastungsbedingten Reaktionen auf die chemotherapeutische Behandlung von Krebserkrankungen notwendig.

Resümee

Die vorliegenden Forschungsergebnisse weisen darauf hin, daß die psychologischen Symptome der Chemotherapie bei Krebs einerseits Folge assoziativer Lernprozesse sind, andererseits durch die Belastung bedingt sind, die mit der Chemotherapie verbunden ist. Diese Nebenwirkungen können in vielen Fällen durch psychologische Techniken verhindert oder verringert werden. Dies wurde in einer Vielzahl von Untersuchungen bestätigt, die von unabhängigen Forscherteams in verschiedenen Kliniken an Kindern wie an Erwachsenen unternommen wurden. Dabei sind sowohl wenig anspruchsvolle als auch methodisch exzellente Untersuchungsdesigns verwendet worden. Insgesamt können diese Ergebnisse als gesichert gelten.

Obwohl innerhalb kurzer Zeit relativ viele neue Erkenntnisse gewonnen wurden und die Publikationsrate weiter zunimmt, meinen wir, daß die Forschung im Bereich der psychologischen Behandlung der Nebenwirkungen von Chemotherapie bei Krebs einen kritischen Punkt erreicht hat. Die Verwendung von zunehmend effektiveren und weniger toxischen antiemetischen Medikamenten, die wachsende Bedeutung des Kostenfaktors und die methodologische und wissenschaftliche Entwicklung in diesem Feld machen auch eine Änderung der Vorgehensweisen und Ansätze, die in der psychologischen Forschung zum Einsatz kommen, notwendig. So könnte sich beispielsweise die Erforschung der Frage, warum einige Patienten nicht von psychologischer Behandlung profitieren, sowohl theoretisch als auch klinisch als wertvoll erweisen. Dasselbe gilt für umfassendere Behandlungsansätze, die pharmakologische Komponenten integrieren und nicht ausschließlich auf eine Reduktion von antizipatorischer Übelkeit und Erbrechen ausgerichtet sind. Durch Untersuchungen dieser Art wird gewährleistet, daß die Forschung zur Behandlung der psychologischen Nebenwirkungen der Chemotherapie bei Krebs auch weiterhin wichtige neue theoretisch und klinisch relevante Erkenntnisse ermöglicht.

Literatur

Ader R (1981) Psychoneuroimmunology. Academic Press, Orlando FL

Ader R, Cohen N (1985) CNS-immune system interactions: Conditioning phenomena. Behav Brain Sci 8:379–394

Andrykowski MA, Redd WH (1987) Longitudinal analysis of the development of anticipatory nausea. J Consult Clin Psychol 55:36–41

Andrykowski MA, Redd WH, Hatfield AK (1985) Development of anticipatory nausea: A prospective analysis. J Consult Clin Psychol 53:447–454

Andrykowski MA, Jacobsen PB, Marks E et al. (in press) Prevalence, predictors, and course of anticipatory nausea in women receiving adjuvant chemotherapy for breast cancer. Cancer

Bandura A (1977) Self-efficacy: Toward a unifying theory of behavioral change. Psychol Rev 85:191–215

Benson H (1975) The relaxation response. Avon, New York

Bernstein DA, Borkovec TD (1973) Progressive relaxation training: A manual for the helping professions. Research Press, Champaign IL

Bernstein IL (1978) Learned taste aversions in children receiving chemotherapy. Science 200:1302–1303

Bernstein IL, Borson S (1986) Learned food aversion: A component of anorexia syndromes. Psychol Rev 93:462–472

Bernstein IL, Webster MM (1980) Learned taste aversions in humans. Physiol Behav 25:363–366
Bernstein IL, Webster MM (1985) Learned food aversions: A consequence of cancer chemotherapy. In: Burish TG, Levy SM, Meyerowitz BE (eds) Cancer, nutrition, and eating behavior: A biobehavioral perspective. Erlbaum, Hillsdale NJ, pp 103–116
Borison HL, McCarthy LE (1983) Neuropharmacologic mechanisms of emesis. In: Laszlo J (ed) Antiemetics and cancer chemotherapy. Williams & Wilkins, Baltimore MD, pp 6–20
Borkovec TD, Sides JK (1979) Critical procedural variables related to the physiological effects of progressive relaxation: A review. Behav Res Ther 17:119–126
Burish TG, Carey MP (1984) Conditioned responses to cancer chemotherapy: Etiology and treatment. In: Fox BH, Newberry BH (eds) Impact of psychoendocrine systems in cancer immunity. Hogrefe, Toronto, pp 147–178
Burish TG, Carey MP (1986) Conditioned aversive responses in cancer chemotherapy patients: Theoretical and developmental analysis. J Consult Clin Psychol 54:593–600
Burish TG, Lyles JN (1979) Effectiveness of relaxation training in reducing the aversiveness of chemotherapy in the treatment of cancer. J Behav Ther Exp Psychiatry 10:357–361
Burish TG, Lyles JN (1981) Effectiveness of relaxation training in reducing adverse reactions to cancer chemotherapy. J Behav Med 4:65–78
Burish TG, Shartner CD, Lyles JN (1981) Effectiveness of multiple-site EMG biofeedback and relaxation in reducing the aversiveness of cancer chemotherapy. Biofeedback Self Regul 6:523–535
Burish TG, Carey MP, Wallston KA, Stein MJ, Jamison RN, Lyles JN (1984) Health locus of control and chronic disease: An external orientation may be advantageous. J Soc Clin Psychol 2:326–332
Burish TG, Carey MP, Krozely MG, Greco FA (1987) Conditioned nausea and vomiting induced by cancer chemotherapy: Prevention through behavioral treatment. J Consult Clin Psychol 55:42–48
Campbell DF, Dixon JF, Sanderford LD, Denicola MD (1984) Relaxation: Its effect on the nutritional status and performances status of clients with cancer. J Am Diet Assoc 84:201–204
Carey MP, Burish TG (1985) Anxiety as a predictor of behavioral therapy outcome for cancer chemotherapy patients. J Consult Clin Psychol 53:860–865
Carey MP, Burish TG (1987) Providing relaxation training to cancer chemotherapy patients: A comparison of three methods. J Consult Clin Psychol 55:732–737
Carey MP, Burish TG, Brenner DE (1983) Delta-9-tetrahydrocannabinol in cancer chemotherapy: Research problems and issues. Ann Intern Med 99:106–114
Chang JC (1981) Nausea and vomiting in cancer patients: An expression of psychological mechanisms? Psychosomatics 22:707–709
Cohn KH (1982) Chemotherapy from an insider's perspective. Lancet I:1006–1009
Collins KH, Tatum AL (1925) A conditioned salivary reflex established by chronic morphine poisoning. Am J Physiol 74:14–15
Cotanch P (1983) Relaxation training for control of nausea and vomiting in patients receiving chemotherapy. Cancer Nurs 6:277–283
Cotanch P, Strum S (1985) Progressive muscle relaxation as antiemetic therapy for cancer patients: A controlled study. Duke University, Durham NC (unpublished)
Cotanch P, Hockenberry M, Herman S (1985) Self-hypnosis antiemetic therapy in children receiving chemotherapy. Oncol Nurs Forum 12:41–46
Dahlquist LM, Gil KM, Armstrong FD, Ginsberg A, Jones B (1985) Behavioral management of children's distress during chemotherapy. J Behav Ther Exp Psychiatry 16:325–329
Dempster CR, Balson P, Whalen BT (1976) Supportive hypnotherapy during the radical treatment of malignancies. Int J Clin Exp Hypn 24:1–9
Dolgin MJ, Katz ER, McGinty K, Siegel SE (1985) Anticipatory nausea and vomiting in pediatric cancer patients. Pediatrics 75:547–552
Ellenberg L, Kellermann J, Dash J, Higgins G, Zeltzer L (1980) Use of hypnosis for multiple symptoms in an adolescent girl with leukemia. J Adolesc Health Care 1:132–136
Engel GL (1977) The need for a new medical model: A challenge for biomedicine. Science 196:129–136

Fetting JH, Sheidler VR, Stefanek ME, Enterline JP (1987) Clonidine for anticipatory nausea and vomiting: A pilot study examining dose-toxicity relationships and potential for further study. Cancer Treat Rep 71:409–410

Frank JD (1973) Persuasion and healing, 2nd edn. Johns Hopkins Univ, Baltimore MD

Garcia y Robertson R, Garcia J (1985) X-rays and learned taste aversions: Historical and psychological ramifications. In: Burish TG, Levy SM, Meyerowitz BE (eds) Cancer, nutrition, and eating behavior: A biobehavioral perspective. Erlbaum, Hillsdale NJ, pp 11–41

Goldfried MR (1971) Systematic desensitization as training in self-control. J Consult Clin Psychol 37:228–234

Goldfried Mr, Trier CS (1974) Effectiveness of relaxation as an active coping skill. J Abnorm Psychol 83:348–355

Greene PG, Seime RJ, Smith ME (1985) Distraction and relaxtion training in the treatment of anticipatory nausea and vomiting: A single subject intervention. (Manuscript submitted for publication)

Hailey BJ, White JG (1983) Systematic desensitization for anticipatory nausea associated with chemotherapy. Psychosomatics 24:289–291

Hamberger LK (1982) Reduction of generalized aversive responding in a posttreatment cancer patient: Relaxation as an active coping skill. J Behav Ther Exp Psychiatry 13:229–233

Hendler CS, Redd WH (1986) Fear of hypnosis: The role of labeling in patients' acceptance of behavioral interventions. Behav Ther 17:2–13

Hoffman JW, Benson H, Arns PA, Stainbrook GL, Landsberg L, Young JB, Gill A (1982) Reduced sympathetic nervous system responsivity associated with the relaxation response. Science 215:190–192

Hoffman ML (1982–1983) Hypnotic desensitization for the management of anticipatory emesis in chemotherapy. Am J Clin Hypn 25:173–176

Ingle RJ, Burish TG, Wallston KA (1984) Conditionability of cancer chemotherapy patients. Oncol Nurs Forum 11:97–102

Jacobsen PB, Andrykowski MA, Redd WH et al. (1988) Nonpharmacologic factors in the development of posttreatment nausea with adjuvant chemotherapy for breast cancer. Cancer 61:379–385

Jacobson E (1938) Progressive relaxation. Univ of Chicago, Chicago IL

Kazdin AE, Wilcoxon LA (1976) Systematic desensitization and nonspecific treatment effects: A methodological evaluation. Psychol Bull 83:729–758

Kolko DJ, Rickard-Figueroa JL (1985) Effects of video games on the adverse corollaries of chemotherapy in pediatric oncology patients: A single-case analysis. J Consult Clin Psychol 53:223–228

Komen RW van, Redd WH (1985) Personality factors associated with anticipatory nausea/vomiting in patients receiving cancer chemotherapy. Health Psychol 4:189–202

Kutz I, Borysenko JZ, Come SE, Benson H (1980) Paradoxical emetic response to antiemetic treatment in cancer patients. N Engl J Med 303:1480

LaBaw W, Holton C, Tewell K, Eccles D (1975) The use of self-hypnosis by children with cancer. Am J Clin Hypn 17:233–238

Lader M (1984) Pharmacological methods. In: Woolfolk RL, Lehrer PM (eds) Principles and practice of stress management. Guilford, New York, pp 306–333

Lang PJ (1969) The mechanics of desensitization and the laboratory study of fear. In: Franks EM (ed) Behavior therapy: Appraisal and status. McGraw-Hill, New York

Laszlo J (1983) Antiemetics and cancer chemotherapy. Williams & Wilkins, Baltimore MD

Laszlo J, Lucas VS (1981) Emesis as a critical problem in chemotherapy. N Engl J Med 305:948–949

Lazarus RS (1966) Psychological stress and the coping process. McGraw-Hill, New York

Lazarus RS, Folkman S (1984) Stress, appraisal, and coping. Springer, New York

LeBaron S, Zeltzer LK (1984) Behavioral intervention for reducing chemotherapy-related nausea and vomiting in adolescents with cancer. J Adolesc Health Care 5:178–182

Lehrer PM, Woolfolk RL (1984) Are stress reduction techniques interchangeable, or do they have specific effects? A review of the comparative empirical literature. In: Woolfolk RL, Lehrer PM (eds) Principles and practice of stress management. Guilford, New York, pp 404–477

Leventhal H, Easterling DV, Nerenz DR, Love RR (1988) The role of motion sickness in predicting anticipatory nausea. J Behav Med 11:117–130

Lyles JN, Burish TG, Krozely MG, Oldham RK (1982) Efficacy of relaxation training and guided imagery in reducing the aversiveness of cancer chemotherapy. J Consult Clin Psychol 50:509–524

Masters JC, Burish TG, Hollon SD, Rimm DC (1987) Behavior therapy, 3rd edn. Harcourt Brace Jovanovich, New York

McCaul KD, Malott JM (1984) Distraction and coping with pain. Psychol Bull 95:516–533

McGlynn FD, Mealiea WL Jr, Landau DL (1981) The current status of systematic desensitization. Clin Psychol Rev 1:149–179

Moore K, Altmaier EM (1981) Stress inoculation training with cancer patients. Cancer Nurs 4:389–393

Morrow GR (1982) Prevalence and correlates of anticipatory nausea and vomiting in chemotherapy patients. J Natl Cancer Inst 68:484–488

Morrow GR (1985) The effect of a susceptibility to motion sickness on the side effects of cancer chemotherapy. Cancer 55:2766–2770

Morrow GR (1986) Effect of the cognitive hierarchy in the systematic desensitization treatment of anticipatory nausea in cancer patients: A component comparison with relaxation only, counseling and no treatment. Cogn Ther Res 10:421–446

Morrow GR, Morrell C (1982) Behavioral treatment for the anticipatory nausea and vomiting induced by cancer chemotherapy. N Engl J Med 307:1476–1480

Morrow GR, Arseneau JC, Asbury RF, Bennett JM, Boros L (1982) Anticipatory nausea and vomiting with chemotherapy. N Engl J Med 306:431–432

Nerenz DR, Leventhal H, Love RR (1982) Factors contributing to emotional distress during cancer chemotherapy. Cancer 50:1020–1027

Nerenz DR, Leventhal H, Love RR, Ringler KE (1984) Psychological aspects of cancer chemotherapy. Int J Appl Psychol 33:521–529

Nerenz DR, Leventhal H, Easterling DV, Love RR (1986) Anxiety and drug taste as predictors of anticipatory nausea in cancer chemotherapy. J Clin Oncol 4:224–233

Oberst MT (1978) Priorities in cancer nursing research. Cancer Nurs 1:281

Pavlov IP (1927) Conditioned reflexes: An investigation of physiological activity of the cerebral cortex (lecture III). Oxford Univ Press, Oxford

Redd WH (1985/86) Use of behavioral methods to control the aversive effects of chemotherapy. J Psychosoc Oncol 3:17–22

Redd WH, Andrykowski MA (1982) Behavioral intervention in cancer treatment: Controlling aversion reactions to chemotherapy. J Consult Clin Psychol 50:1018–1029

Redd WH, Andresen GV, Minagawa RY (1982) Hypnotic control of anticipatory emesis in patients receiving cancer chemotherapy. J Consult Clin Psychol 50:14–19

Redd WH, Jacobsen PB, Die-Trill M, Dermatis H, McEvoy M, Holland JC (1987) Cognitive/attentional distraction in the control of conditioned nausea in pediatric cancer patients receiving chemotherapy. J Consult Clin Psychol 55:391–395

Schwartz GE (1982) Testing the biopsychosocial model: The ultimate challenge facing behavioral medicine. J Consult Clin Psychol 50:1040–1053

Scott DW, Donahue DC, Mastrovito RC, Hakes TB (1983) The antiemetic effect of clinical relaxation: Report of an exploratory pilot study. J Psychosoc Oncol 1:71–84

Selye H (1976) The stress of live, rev edn. McGraw-Hill, New York

Shartner CD, Burish TG, Carey MP (1985) Effectiveness of biofeedback with progressive muscle relaxation training in reducing the aversiveness of cancer chemotherapy: A preliminary report. Jpn J Biofeedback Res 12:33–40

Siegel LJ, Longo DL (1981) The control of chemotherapy-induced emesis. Ann Intern Med 95:352–359

Siegel S (1979) The role of conditioning in drug tolerance and addiction. In: Keehn JD (ed) Psychopathology in animals: Research and clinical applications. Academic Press, Orlando FL, pp 143–168

Silverberg E, Lubera J (1986) Cancer statistics, 1986. CA 36:9–25

Smith JC, Blumsack JT, Bilek FS (1985) Radiation-induced taste aversions in rats and humans. In: Burish TG, Levy SM, Meyerowitz BE (eds) Cancer nutrition, and eating behavior: A biobehavioral perspective. Erlbaum, Hillsdale NJ, pp 77–101

Spence KW (1958) A theory of emotionally based drive (D) and its relation to performance in simple learning situations. Am Psychol 13:131–141

Spiegel D (1985) The use of hypnosis in controlling cancer pain. CA 35:221–231

Stefanek ME, Sheidler VR, Fetting JH (1988) Anticipatory nausea and vomiting: Does it remain a significant clinical problem? Johns Hopkins Univ, Baltimore MD (unpublished)

Thoresen CE, Mahoney MJ (1974) Behavioral self-control. Holt, Rinehart & Winston, New York

Turk DC, Meichenbaum D, Genest M (1983) Pain and behavioral medicine: A cognitive-behavioral perspective. Guilford, New York

Wadden TA, Anderton CH (1982) The clinical use of hypnosis. Psychol Bull 91:215–243

West BL, Piccionne C (1982) Cognitive-behavioral techniques in treating anorexia and depression in a cancer patient. Behav Ther 5:115–117

Wilcox PM, Fetting JH, Nettesheim KM, Abeloff MD (1982) Anticipatory vomiting in women receiving cyclophosphamide, methotrexate, and 5-FU (CMF) adjuvant chemotherapy for breast carcinoma. Cancer Treat Rep 66:1601–1604

Wolpe J (1958) Psychotherapy by reciprocal inhibition. Stanford Univ, Stanford CA

Zeltzer LK, LeBaron S (1986) Assessment of acute pain and anxiety and chemotherapy related nausea and vomiting in children and adolescents. Hosp J 2/3:75–98

Zeltzer LK, Kellerman J, Ellenberg L, Dash J (1983) Hypnosis for reduction of vomiting associated with chemotherapy and disease in adolescents with cancer. J Adolesc Health Care 4:77–84

Zeltzer LK, LeBaron S, Zeltzer P (1984a) Paradoxical effects of prophylactic phenothiazine antiemetics in children receiving chemotherapy. J Clin Oncol 2:930–936

Zeltzer LK, LeBaron S, Zeltzer P (1984b) The effectiveness of behavioral intervention for reducing nausea and vomiting in children receiving chemotherapy. J Clin Oncol 2:683–690

Schmerzen bei Krebserkrankungen – Bedeutung, Behandlung und Bewältigung

Manfred Zimmermann und *Hanne Seemann*

Einleitung

Unter den Symptomen, die den Tumorpatienten an seine Krankheit erinnern, ist Schmerz häufig das am meisten belastende und, auch beim schmerzfreien Tumorpatienten, das am meisten gefürchtete. Bei Gesprächen mit Patienten, die über ihre Krebserkrankung informiert waren, wird immer wieder deutlich, daß nicht das Sterben, sondern das Sterben unter unerträglichen Schmerzen ihre Zukunftsängste dominiert. Von den Möglichkeiten der Schmerztherapie her beurteilt sind diese Ängste unbegründet, denn Tumorschmerzen könnten in allen Fällen so weit gedämpft werden, daß die Patienten mit den verbleibenden Schmerzen umgehen können. Trotz dieser Möglichkeit hat eine Umfrage unter Hinterbliebenen von Krebspatienten (Parkes 1978) ergeben, daß 20% der Kranken in Kliniken und 50% der zu Hause Verstorbenen unter Schmerzen gestorben sind. Auch heute, nach intensiver weltweiter Propagierung der schmerztherapeutischen Möglichkeiten, sind die Einsicht in die Notwendigkeit und die praktischen Fähigkeiten der wirksamen Behandlung von Schmerzen leider noch kein ärztliches Allgemeingut. Alle bei der praktischen Versorgung der Patienten Mitwirkenden und die Patienten selbst müssen helfen, die Situation zu ändern. Es ist deshalb für sie wichtig, die Grundzüge der Schmerzentstehung, der Schmerztherapie und der Schmerzbewältigung zu kennen.

Nach Bonica (1984) liegt die Häufigkeit von Schmerzen im fortgeschrittenen Stadium der Krankheit bei 59%, im intermediären Stadium bei 38%. Mit diesen Werten kommt man für die Bundesrepublik Deutschland auf einen Krankenstand von schätzungsweise etwa 300000 Tumorpatienten mit Schmerzen! Senn u. Glaus (1982) geben für ein ausgewähltes Krankengut der Schweiz allerdings niedrigere Inzidenzen an; 40% aller Patienten ihrer internistisch-onkologischen Klinik haben oder hatten Schmerzen. Für verschiedene Tumorarten sind die Wahrscheinlichkeiten unterschiedlich: Knochentumoren sind mit 85% am häufigsten schmerzhaft, Lymphome mit 15% und Leukämien mit 5% sind eher selten mit Schmerz assoziiert (Foley 1979).

Akute und chronische Schmerzen

Schmerzen lassen sich u. a. nach ihrer Dauerhaftigkeit einteilen. Akute Schmerzen sind meist Begleiterscheinungen von vorübergehenden körperlichen Erkrankungen oder Verletzungen. Als Schadenswarner sind sie von großem biologischem Nutzen, für den Arzt sind sie wichtige diagnostische Zeichen der Krankheit. Leider versagt das Warnsystem des Schmerzes bei Tumorerkrankungen meistens, der Schmerz ist nämlich zumindest kein deutliches Symptom im frühen Stadium eines Tumors. Bei heilbaren Krankheiten werden Schmerzen vom Patienten meistens nicht als bedrohlich empfunden, verschwinden sie doch wieder mit der Heilung der Krankheit. Oft ist sogar das wahrgenommene Nachlassen der Schmerzen für den Patienten geradezu ein Indikator des fortschreitenden Heilungsprozesses! Auch therapeutisch stellen akute Schmerzen keine besonderen Probleme dar, sie können v. a. durch vorübergehende Gabe von Schmerzmitteln meist gut beherrscht werden.

Ganz anders die chronischen Schmerzen – das sind Dauerschmerzen unterschiedlicher Ursachen, die über mehr als 3 Monate persistieren. Unter ihnen leidet der Patient, sie bestimmen zunehmend sein ganzes Denken, Fühlen und seinen täglichen Lebensablauf. Die Schmerzen können mit der Zeit so zermürbend werden, daß vielen Patienten Suizidgedanken kommen.

Selbst wenn die chronischen Schmerzen eine klare körperliche Ursache haben, wird die Belastung für den Patienten v. a. durch seelische Faktoren bestimmt: Der alleingelassene, depressive und angsterfüllte Patient leidet besonders stark unter seinen Schmerzen, während ein Patient, dem z. B. seine Familie oder seine Religion viel Geborgenheit vermittelt, seine Schmerzen besser ertragen und bewältigen kann. Vor diesem Hintergrund ist auch verständlich, daß Psychotherapie und Psychopharmaka, unter diesen besonders Antidepressiva, bei der Behandlung chronischer Schmerzen von großer Bedeutung sind.

Die Wechselwirkungen zwischen Psyche und Schmerz sind äußerst vielfältig und komplex: Einmal wirkt sich die seelische Situation auf den Schmerz aus, jedoch kann umgekehrt der Schmerz auch die seelische Grundstimmung eines Patienten nachhaltig bestimmen (Schara 1988). So ist bekannt, daß durch schwere dauernde Schmerzen auch Depressionen und/oder Angstreaktionen ausgelöst oder verstärkt werden können. Wörz hat dafür den Ausdruck „algogenes Psychosyndrom" eingeführt (Wörz u. Gross 1978).

Die Zusammenhänge zwischen Schmerz und seelischem Befinden sind bei Karzinompatienten oft besonders stark ausgeprägt. Einige Faktoren sind nachfolgend zusammengestellt. Bei der Schmerzbehandlung muß diesen psychischen Einflußfaktoren unbedingt Rechnung getragen werden, eine medizinische Schmerztherapie muß immer von einer seelischen Hilfe für den Patienten begleitet werden.

Seelische Belastungen bei Karzinomschmerz

- Angst vor der Unheilbarkeit der Krankheit,
- Angst vor dem Sterben,
- Angst vor dem Sterben unter unerträglichen Schmerzen,
- Depression wegen der Hoffnungslosigkeit der Krankheitssituation,
- fehlende Kommunikation mit Angehörigen, Freunden, Ärzten, Pflegern, Schwestern.

Ursachen von Schmerzen bei Tumorpatienten

Folgende Mechanismen werden als Ursachen für die Schmerzen im Zusammenhang mit der Krebskrankheit genannt (Twycross u. Lack 1983; Zimmermann et al. 1984; Payne 1987):

- Kompression von peripheren Nerven oder des Zentralnervensystems (z. B. auch des Rückenmarks) durch einen raumfordernden Tumor;
- Infiltration von peripheren Nerven durch einen Tumor;
- Erregung von Schmerzrezeptoren (Nozizeptoren), den nervösen Empfängern für potentiell schädigende Reize
  - mechanisch durch Knochenmetastasen, Dehnung eines Hohlorgans, Knochenfrakturen,
  - chemisch durch entzündliche Prozesse in der Umgebung eines Tumors, durch Prostaglandine und andere Schmerzmediatoren, die durch manche Tumoren erzeugt werden;
- fehlerhafte Regulationswirkungen des Nervensystems
  - bei Irritation des sympathischen Nervensystems (z. B. bei einem Pancoast-Tumor), die zu lokalen Durchblutungsstörungen und Ödemen führen kann,
  - bei Irritation der Rückenmarkwurzeln oder der Nervenplexus, die motorische Fehlsteuerungen und Muskelverspannungen bewirken können;
- Schmerzen bedingt durch die onkologische Therapie, z. B. durch Erregung von Nozizeptoren und Irritationen von Nerven infolge von unerwünschten Strahlenwirkungen, Nervenverletzungen durch chirurgische Maßnahmen, Polyneuropathien durch Chemotherapeutika.

Bei vielen Patienten liegen mehrere Schmerzursachen vor. Schmerzen durch die onkologische Therapie haben einen Anteil von 15–20%. Das geringe gesicherte Wissen über Ursachen und bestimmende Faktoren bei Karzinomschmerzen erschwert häufig die Diagnose und damit auch die gezielte Therapie der Schmerzen. Zur Vermehrung unseres Wissens über Schmerzmechanismen sind sowohl tierexperimentelle Forschungen als auch eine verbesserte wissenschaftliche Analyse der Schmerzen bei Patienten notwendig.

Behandlung von Karzinomschmerzen

Die Furcht von Tumorpatienten, im Verlaufe der Krankheit unter starken Schmerzen leiden zu müssen, ist unbegründet: In praktisch allen Fällen können Schmerzen unter Ausschöpfung der verfügbaren medizinischen und psychologischen Methoden ausreichend behandelt werden. Nach Erfahrungen in englischen Hospizes soll es möglich sein, bei 99% der Patienten die Schmerzen entweder ganz zu beseitigen oder doch so weit zu reduzieren, daß der Patient den verbleibenden Schmerz ertragen kann. Eine unheilbare Tumorerkrankung darf für Arzt und Heilpersonal nie gleichbedeutend sein mit unbehandelbaren Schmerzen!

Die Schmerzbehandlungsmethoden kann man unterteilen in palliative und symptomatische Therapieansätze. Zu den palliativen Methoden rechnen wir solche, die primär am Tumor angreifen, also zu den eigentlichen onkologischen Therapien gehören (s. Übersicht). Ihr günstiger Einfluß auf die tumorbedingten Schmerzen wird dadurch erklärt, daß sie z. B. durch Verringerung der Tumorgröße oder Verlangsamung des Tumorwachstums, die zu Schmerzen führende Reizung der Nerven und Nozizeptoren verringern. Die Feststellung ist wichtig, daß die schmerzreduzierenden Wirkungen palliativer Behandlungen auch noch bestehen können, wenn sich keine Tumorremission durch die Behandlung objektivieren läßt, wenn der Patient also aus onkologischer Sicht eigentlich als „austherapiert" gilt. Als besonders effektiv im Hinblick auf die Besserung der Schmerzen gelten die Strahlenbehandlung und die Hormonbehandlung.

Palliative Schmerzbehandlung bei Karzinompatienten

- Chirurgie des Tumors und der Metastasen,
- orthopädische Chirurgie bei Frakturgefahr,
- Hormontherapie,
- Strahlentherapie,
- Ödembehandlung mit Kortikosteroiden,
- Kalzitoninbehandlung.

Die Strahlentherapie gegen Schmerzen ist besonders indiziert bei Schmerzen durch ausgedehnten Metastasenbefall. Entsprechend der Ausdehnung muß eine Halb- oder Ganzkörperbestrahlung vorgenommen werden. Die Dosierung ist, im Vergleich zur onkologischen Strahlentherapie, eher niedrig, z. B. bei 20–40 Gy, fraktioniert über wenige Sitzungen verabreicht (s. Übersichten bei Kuttig 1984; Hüttner 1988). Eine Auswertung von 32 Veröffentlichungen über insgesamt 3800 Patienten zeigt, daß bei sorgfältiger Dimensionierung etwa 60–90% der Patienten über mehrere Monate, meist bis zum Lebensende, schmerzfrei geworden sind oder daß sie die Analgetikamedikation reduzieren konnten (Hüttner 1988). Ähnliche Wirkungen lassen sich auch mit Radionuklidtherapie erreichen. Dabei reichert sich ein i. v. gegebenes radioaktives Isotop (β-Strahler) im metastasenbefallenen Knochen an und führt dort zu einer lokalisierten Strahlenwirkung. Zur Schmerztherapie scheinen sich v. a. ^{89}Sr und ^{90}Y zu eignen (Kutzner et al. 1981; Markwardt 1988). Die schmerztherapeutische Wirkung setzt nach Tagen ein und hält bis zu 3 Monaten an, die Behandlung ist wiederholbar.

Bei Tumoren mit hormonabhängigem Wachstum, die v. a. unter den Mamma- und Prostatakarzinomen häufig sind, werden Antiöstrogene (z. B. Tamoxifen), Gestagene (z. B. Medroxyprogesteronacetat) sowie Hemmer der Östrogen- bzw. Androgenbildung zur onkologischen Therapie eingesetzt. Die Belastung des Patienten durch Nebenwirkungen ist weit geringer als bei einer Chemotherapie mit Zytostatika. Die Hormontherapie hat oft erhebliche schmerzreduzierende Effekte (s. Übersichten bei Reimers 1985; Gürtler u. Quadt 1988). Das gilt besonders dann, wenn durch die Hormonbehandlung eine Remission des Tumors erreicht werden kann, es wird jedoch auch, wie bei der Strahlentherapie, eine schmerzreduzierende Wirkung unabhängig von der objektiven Remission diskutiert. Nach Angaben mehrerer Autoren hat Hormonbehandlung bei etwa 40% der Patienten einen analgetischen Effekt, der aber erst Tage bis Wochen nach Behandlungsbeginn auftritt.

Zur Hormontherapie des Tumorschmerzes und damit zum Bereich der palliativen Ansätze der Schmerztherapie wird auch der Einsatz von Kalzitonin gerechnet. Kalzitonin hat keine direkte Wirkung auf den Tumor. Seine analgetische Wirkung wird einem Mechanismus im Knochenstoffwechsel (z. B. Hemmung der durch Tumor stimulierten Osteoklastenaktivität) zugeschrieben, was die besondere Indikation bei Knochenschmerzen erklärt (Ziegler 1984). Es scheint jedoch auch eine zentral-nervöse analgetische Wirkkomponente vorzuliegen (Morton et al. 1988). Praktisch wird seine Verwendung als sog. Koanalgetikum empfohlen, zusammen mit einem peripher angreifenden Analgetikum (Zech et al. 1988).

Im Unterschied zu den palliativen Ansätzen greifen die Methoden der symptomatischen Schmerztherapie (s. Übersicht) direkt am Nervensystem an, v. a. über folgende Mechanismen:
- Sie hemmen die Erregung von Schmerzrezeptoren.
- Sie führen zu einer Leitungsblockade peripherer Nerven. Oder:
- Sie bewirken eine Hemmung von Schmerzinformation im Zentralnervensystem durch Freisetzung von hemmenden Neurotransmittern (z. B. körpereigene Opioide).

Symptomatische Schmerzbehandlung bei Karzinompatienten

- Transkutane Nervenstimulation,
- therapeutische Lokalanästhesie (z. B. myofasziale Triggerpunkte),
- physikalische Therapie, z. B. bei verspannter Muskulatur (Wärme, Kälte, Bewegung),
- peripher angreifende entzündungshemmende Analgetika (z. B. bei Schmerzen durch Knochenmetastasen),
- Psychopharmaka, besonders Antidepressiva,
- Sympathikusblockaden mit Lokalanästhetika (z. B. Algodystrophie, Zosterneuralgie),
- neurolytische oder kryogene Nervenblockaden,
- Opiatanalgetika oral, nach Zeit,
- Opiatanalgetika peridural, Infusion,
- Opiatanalgetika subkutan, Infusion (z. B. bei gastrointestinaler Störung),
- Rhizotomie neurolytisch,
- Chordotomie perkutan,
- Hypophysektomie neurolytisch,
- Hirnstimulation.

Unter den nicht medikamentösen Methoden der symptomatischen Schmerztherapie werden bei Tumorpatienten neben den neurochirurgischen schmerztherapeutischen Eingriffen v. a. transkutane Nervenstimulation und neurolytische Blockaden verwendet. Sie sollen hier kurz erörtert werden.

Die transkutane elektrische Nervenstimulation (TENS) gehört zu den risikoärmsten Schmerztherapien. Hier werden repetitive elektrische Stimulationen im

Frequenzbereich zwischen 10 und 150 Hz über aufgeklebte Hautelektroden zugeführt. Das batteriebetriebene Stimulationsgerät ist klein und handlich, es kann vom Patienten in der Kleidung getragen werden. Das Aufkleben der Elektroden und die Einstellung der Stimulationsparameter (Frequenz, Stromstärke, Modulation) können vom Patienten selbst vorgenommen werden. Diese Selbstbetätigung des Patienten kann ausgenutzt werden, um Selbstkompetenz und Kontrollüberzeugung zu stärken. Die Hauptanwendung von TENS liegt im Bereich der Schmerzen des Bewegungssystems und der neuropathischen Schmerzen, die jedoch nicht allzu stark sein dürfen. Deshalb ist bei Tumorschmerzen der Einsatz von TENS bisher auch nicht sehr umfangreich, offensichtlich, weil bei Tumorpatienten immer starke Schmerzen assoziiert werden.

Bei der neurolytischen Blockade werden Nerven oder Rückenmarkwurzeln, über die afferente Schmerzinformationen laufen, chemisch durch Alkohol oder Phenol ausgeschaltet. Die neurolytische Blockade hält mehrere Wochen bis Monate an, die Schmerzausschaltung kann sehr vollständig sein. Bei Tumorschmerzen werden solche Neurolysen besonders am Plexus coeliacus und intrathekal im Bereich der lumbalen Rückenmarkwurzeln (Drechsel 1984) durchgeführt. Das Hauptanwendungsgebiet der Neurolyse des Plexus coeliacus sind Pankreastumoren. Neurolytische Blockaden können ambulant durchgeführt werden, vorher muß der Erfolg durch eine Blockade mit einem Lokalanästhetikum dokumentiert werden.

Bei der palliativen und symptomatischen Schmerzbehandlung sind die medikamentösen Methoden die am meisten angewandten (Twycross u. Ventafridda 1980; Hackenthal u. Wörz 1985; Kossmann et al. 1986; Tontschev 1988). Je nach Schmerzart sind folgende Medikamente indiziert:
- peripher angreifende Analgetika,
- Kalzitonin,
- Hormone,
- Kortikoide,
- Psychopharmaka,
- zentral-nervös wirkende Analgetika.

Bei sinnvoller und richtiger Anwendung der großen Palette verfügbarer Medikamente kann damit vielen Patienten geholfen werden, bei nur minimalem Risiko unerwünschter Nebenwirkungen. Mangelndes Wissen über sinnvolle Anwendungen sowie Vorurteile bei Ärzten, Pflegepersonal und auch Patienten stehen derzeit einer wirksamen schmerztherapeutischen Versorgung noch entgegen.

Peripher wirkende Analgetika

Die Analgetika mit peripherem Angriffsort, z. B. Azetylsalizylsäure und ähnliche Substanzen, sind lange zu Unrecht als „schwache" Analgetika bezeichnet worden. Mittlerweise ist bekannt, daß sie bei richtigem Einsatz sehr wirkungsvoll sein können, nämlich immer dann, wenn chemische Schmerzmediatoren im Bereich der Nozizeptoren (Schmerzrezeptoren) bei der Schmerzentstehung beteiligt sind. So kommt es zur Erregung oder Sensibilisierung von Nozizeptoren, z. B. durch

Bradykinin, Histamin und Prostaglandine, die bei Entzündungen vermehrt freigesetzt werden und bei der Entstehung des Entzündungsschmerzes beteiligt sind. Azetylsalizylsäure hemmt die Biosynthese der Prostaglandine und verwandter Stoffe, und dies erklärt, mindestens teilweise, die analgetische Wirkung von Medikamenten mit Angriff im peripheren Nervensystem. Außer der Azetylsalizylsäure gehören zu dieser Medikamentengruppe u. a. Ibuprofen, Diclofenac, Metamizol, Diflunisal, Indometacin und, ohne entzündungshemmende Eigenschaften, Paracetamol.

Bei vielen karzinombedingten Schmerzen sind ebenfalls biochemische Vorgänge beteiligt. So produzieren Knochentumoren und Knochenmetastasen vermehrt Prostaglandine, die mit der Osteolyse in Zusammenhang stehen. Es ist anzunehmen, daß diese Prostaglandine auch die Schmerzrezeptoren vermehrt erregen und so an Schmerzzuständen bei Knochentumoren mitwirken.

Ähnliche Mechanismen scheinen auch an der Schmerzentstehung bei anderen Tumoren mitzuwirken. Viele Tumoren sind nämlich durch eine Entzündungsregion gegenüber dem gesunden Gewebe abgegrenzt, die Entzündungsstoffe führen zur Erregung und Sensibilisierung von Nozizeptoren.

Unter solchen Bedingungen müssen Analgetika mit peripherem Angriffspunkt gut analgetisch wirksam sein. Tatsächlich helfen sie in vielen Fällen (Gerbershagen 1979; Beaver 1980; Twycross 1980; Zech et al. 1988), es wurden sogar Einzelfälle mit dramatischer Befreiung von stärksten Schmerzen bei Karzinompatienten berichtet (Senn u. Glaus 1982).

Derzeit ist es noch nicht möglich, die Wirksamkeit dieser Gruppe von Analgetika bei den Schmerzen durch bestimmte Tumorarten vorauszusagen. Es ist jedoch gerechtfertigt, jede Behandlung von Karzinomschmerz versuchsweise mit peripher angreifenden Analgetika zu beginnen. Bisher wurde über gute Erfahrungen mit den meisten verfügbaren Analgetika dieser Art berichtet. Falls zunächst die analgetische Wirkung unzureichend war, konnte dies durch eine Erhöhung der Dosis und/oder eine Verkürzung der Zeitintervalle zwischen den Anwendungen behoben werden. Auch hier ist, wie bei den Opiaten, die regelmäßige Einnahme in Intervallen von 4–6 h anzuraten (Twycross 1980) – die traditionsgemäße Regel „3mal täglich" ist nicht angebracht.

Auch das Stufenschema der WHO zur Behandlung von Karzinomschmerzen (World Health Organization 1986) sieht den Einsatz peripher wirkender Analgetika auf der ersten und zweiten Stufe vor, auf Stufe 2 in Kombination mit schwachen Opiaten und/oder Koanalgetika.

Die unerwünschten Wirkungen der peripher wirkenden Analgetika, besonders im gastrointestinalen Bereich (z. B. Schädigungen der Magenschleimhaut), kann man bei längerdauernder Schmerzbehandlung z. B. dadurch vermeiden, daß man öfters die Substanz wechselt. Es ist bekannt, daß die große Gruppe der peripher wirkenden Analgetika sich weniger in der analgetischen Wirksamkeit als im Spektrum der Nebenwirkungen unterscheidet. Insgesamt gilt die Faustregel, daß die Unterschiede der Wirkungen und Nebenwirkungen zwischen den Patienten größer sind als zwischen den Substanzen. Der gut beobachtende und mit den Eigenschaften der Medikamente vertraute Arzt hat hier viele Möglichkeiten, den Patienten wirkungsvoll und schonend zu versorgen.

Optimale Anwendungsart oraler Opiate

Morphin, andere Opiate und Opioide haben einen besonders hohen Stellenwert bei der Behandlung von starken und schwersten Schmerzzuständen bei Karzinompatienten, wie v. a. Erfahrungen in Großbritannien zeigen, besonders in den Hospizes (Mount 1980; Twycross 1979). Diese Analgetika greifen, mit unterschiedlicher Stärke, im Zentralnervensystem an und dämpfen dort die nervöse Schmerzinformation in den Nervenzellen. Einige in der Bundesrepublik Deutschland gebräuchliche Substanzen sind, neben Morphin, z. B. Kodein, Pentazocin, Tilidin (mit Naloxon), Buprenorphin, Tramadol, Methadon.

Zentral-nervös wirkende Analgetika

Opiate und Opioide	*Nichtopioide*
Kodein	Nefopam
Pentazocin	Flupirtin
Tilidin mit Naloxon	
Tramadol	
Buprenorphin	
Methadon	
Morphin	

Mit der oralen Gabe von Morphin kann man, entgegen landläufigen Vorstellungen, eine ausgezeichnete Analgesie erreichen (Inturrisi u. Foley 1984). Risiken und Nebenwirkungen sind dabei nicht problematisch. Folgende Grundsätze müssen beachtet werden:

- Morphin in regelmäßigen Zeitintervallen geben, nicht erst bei Bedarf (d. h. Schmerzprophylaxe);
- wirksame Dosis für Analgesie individuell bestimmen (Analgesietitration) und regelmäßig überprüfen;
- Obstipation als wichtigste Nebenwirkung behandeln.

Viele der Nebenwirkungen, die bei der parenteralen Anwendung bekannt sind, sind bei der oralen Gabe nach Zeitschema unbedeutend:
- Physische Abhängigkeit kann vorkommen, ist jedoch kein Problem: Falls das Opiat durch eine andere Schmerztherapie abgelöst werden soll, lassen sich Entzugssymptome durch Ausschleichen vermeiden.
- Psychische Abhängigkeit (Sucht) tritt nicht auf.
- Es besteht keine Gefahr der Atemdepression.

Opiate können unter diesen Maßregeln lange Zeit gegeben werden, in Großbritannien und den USA sind viele Fälle mehrjähriger Behandlungsdauer bekannt.

Da Morphin aus dem gastrointestinalen Trakt nur unvollständig resorbiert wird, muß die Dosis höher sein als bei parenteraler Gabe: Der wirksame Dosisbereich ist

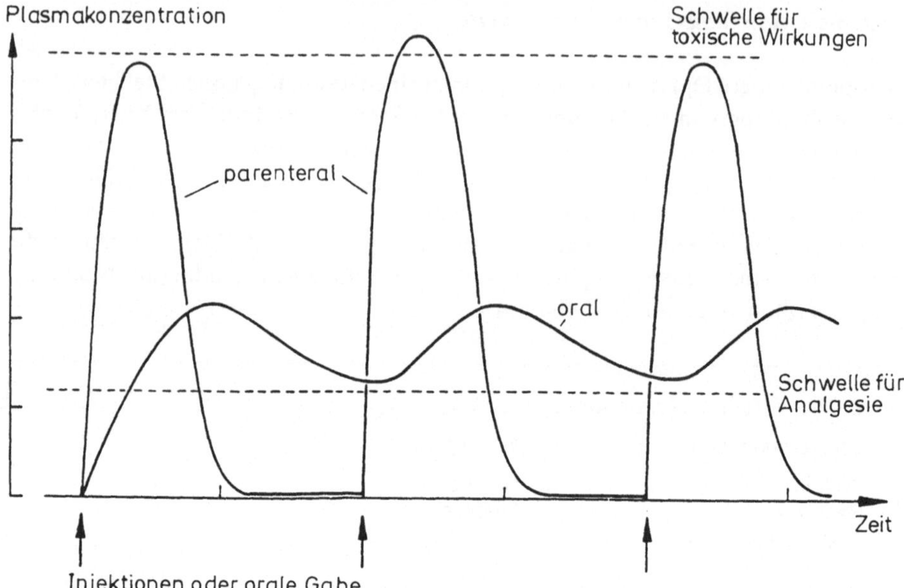

Abb. 1. Zeitverlauf der Plasmakonzentration (schematisiert) eines Analgetikums nach parenteraler (z. B. intravenöser) und oraler Anwendung. Der therapeutische Bereich liegt zwischen der Schwelle für Analgesie und der Schwelle für toxische Wirkungen. Der Zeitabschnitt zwischen den *Pfeilen* ist für ein kurzwirkendes Opioid zum Beispiel 4 h. (Mod. nach Zimmermann et al. 1984)

2- bis 3mal so hoch. Er muß in jedem Fall durch sorgfältige Beobachtung der analgetischen Wirkung individuell bestimmt werden (Dosistitration). Um den Plasmaspiegel nicht so weit absinken zu lassen, daß die Schmerzen wiederkommen, muß das Morphin rechtzeitig und regelmäßig, z. B. alle 4 h, gegeben werden. Wegen der langsameren Pharmakokinetik bei gastrointestinaler Resorption sind Schwankungen der Plasmakonzentration geringer als bei parenteraler Gabe, die Analgesieschwelle bleibt, bei entsprechender Höhe der Einzeldosis, immer überschritten (Abb. 1).

Für die Daueranwendung bei chronischen Schmerzen sind besonders Opioide oder Präparationen mit langen Wirkdauern geeignet, da sie lange Anwendungsintervalle zulassen. Unter diesem Aspekt sind besonders Buprenorphin mit einer Wirkdauer der Einzeldosis von 8 h und Morphinsulfattabletten in einer Retardform (12 h) hervorzuheben. Methadon, das mit seiner langsamen Ausscheidungsrate (Plasmahalbwertszeit 55 h) ebenfalls eine lange Wirkungsdauer haben sollte, ist bei chronischem Einsatz gerade wegen der langsamen Elimination schwer steuerbar (Kumulationsgefahr!) und deshalb nicht zur Therapie von Tumorschmerzen geeignet (Zenz 1984).

Es ist bei längerdauernder Anwendung von Opioiden oft notwendig, die Dosis zu erhöhen, um ausreichende Analgesie zu erreichen. Dies kann auf der Entwicklung von Toleranz beruhen (Gewöhnung der zentral-nervösen Strukturen an das Opiat) oder auf Verstärkung der Schmerzreizung bei fortschreitender Tumorerkrankung.

Diese Dosiserhöhung bedeutet jedoch nicht ein erhöhtes Risiko der Atemdepression, da die Plasmakonzentration für Opiatwirkungen auf das Atemzentrum immer höher liegt als die Plasmakonzentration für Analgesie. Bei Toleranzentwicklung werden beide Schwellen angehoben. Die Dosiserhöhung durch Toleranzwirkung läuft erfahrungsgemäß in einem Zeitraum von weniger als 4 Wochen ab, danach bleibt die analgetische Dosis etwa konstant. Es gibt jedoch auch Berichte über Dosissteigerungen bis zu mehreren Gramm Morphin pro Tag (Twycross 1979; Seemann et al. 1988), die aber von den Patienten lange Zeit, z. B. ein Jahr oder mehr, gut vertragen werden.

Das Risiko einer psychischen Abhängigkeit bei oraler Gabe von Opiaten ist extrem niedrig, v. a. weitaus geringer als bei der i. v.-Injektion, weil sich kaum Euphorie einstellt. Wahrscheinlich ist die geringe Geschwindigkeit des Anstiegs der Plasmakonzentration bei der oralen Anwendung ein entscheidender Faktor (Abb. 1): Drogenabhängige benötigen zur vollen Befriedigung die i. v.-Applikation mit maximal schnellem Konzentrationsanstieg im Gehirn.

Die Vorteile der oralen Anwendung von Opiaten liegen auf der Hand:
- Die Schwankungen der Plasmakonzentration sind geringer als bei parenteraler Gabe, dadurch ist der Bereich der therapeutischen Wirkung leichter einzuhalten, mit genügendem Sicherheitsabstand vom Bereich der toxischen Wirkungen.
- Die orale Gabe ist einfach und unproblematisch, der Patient gerät nicht in pflegerische Abhängigkeit. Dies ist ein wichtiger Aspekt für das Selbstgefühl des Patienten: Er macht die Erfahrung, daß er selbst an der Kontrolle seiner Schmerzen mitwirkt.

Analgesie durch peridurale Opiate

Die Entdeckung, daß schmerzverarbeitende Nervenzellen des Rückenmarks direkt durch lokale Opiate gehemmt werden können, hat zur Entwicklung der periduralen Opiatanalgesie geführt. Hier wird Morphin über einen chronischen Katheter in den Periduralraum injiziert oder mit Hilfe einer kleinen Pumpe stetig infundiert, von wo es durch Diffusion in das Rückenmark gelangt und dort die Übertragung von Schmerznachrichten hemmt (Yaksh 1981; Zenz 1981). Die zur Analgesie benötigte Dosis ist im Vergleich zur systemischen Anwendung sehr niedrig (z. B. 6–15 mg pro Tag), die Wirkungsdauer jeder Injektion ist vergleichsweise lang (z. B. 14 h). Es wurde über eine gute Analgesie sogar bei Patienten mit schweren Schmerzzuständen berichtet, bei denen systemische Opiate nicht ausreichend wirksam waren. Die psychotropen Wirkungen des Morphins (Euphorie, Sedierung) sowie die unerwünschten Wirkungen auf Atem- und Brechzentrum unterbleiben, weil nur minimale Anteile des Morphins in das Gehirn gelangen.

Komplikationen und Risiken wegen des durch die Haut geführten Katheters schränkten ursprünglich die Anwendung der Methode ein. In neuerer Zeit hat der Einsatz von Ports und Pumpen den chronischen Zugang zum Periduralraum entscheidend verbessert. Ein Port ist eine Art „Anschlußstecker" an den periduralen Katheter, der subkutan implantiert wird. Der Zugang von außen geschieht durch eine Kanüle, die durch die Haut und eine dicke Silikonmembran des Ports eingestochen wird. So kann entweder der tägliche Morphinbedarf in Bolusinjektionen oder durch Daueranschluß an eine extern getragene batteriebetriebene Pumpe als Infusion zugeführt werden. Durch die Infusion können gleichbleibende Plasmaspiegel erreicht werden, wodurch der gesamte Opiatbedarf minimalisiert und die Analgesie optimiert werden. Die perfekteste Lösung ist die subkutane Implantation einer Pumpe, die an den Periduralkatheter angeschlossen ist. Hier muß lediglich in größeren Zeitabständen das Morphinreservoir durch eine perkutane Kanüle aufgefüllt werden. Bei den neu entwickelten Systemen kann sogar die Infusionsrate von außen programmiert werden (Müller et al. 1988).

Nach den neueren Erfahrungen ist die peridurale Anwendung von Opiaten nicht auf das terminale Stadium von Karzinompatienten beschränkt, die mittlere Verweildauer der Katheter hat sich in den letzten Jahren ständig erhöht. Heute sind zunehmend Fälle bekannt, bei denen der Katheter über mehrere Jahre komplikationslos getragen wurde. Die Patienten können ambulant bleiben, sie sind physisch und psychisch durch die Behandlung kaum belastet oder eingeschränkt. Motorische, sensorische und sympathische Funktionen des Rückenmarks im Bereich der Opiateinwirkung sind unverändert (Yaksh 1981).

Behinderungen der Schmerztherapie mit Opiaten

Der richtige Einsatz von Opiaten in der Hand des niedergelassenen Arztes könnte eine erhebliche Breitenwirkung erzielen, einem Großteil der Patienten mit Schmerzen könnte so geholfen werden. Leider werden Opiate vielfach nicht richtig angewandt: Sie werden oft zu spät eingesetzt, zu niedrig dosiert, parenteral statt oral gegeben. Wegen der übertriebenen bürokratischen Kontrolle durch die Betäubungsmittelverschreibungsverordnung (BtMVV) verzichtet sogar ein erheblicher Teil der Ärzte völlig auf den Einsatz von Opiaten, die fast alle der BtMVV unterstellt sind.

Insgesamt müssen die gesellschaftlichen und medizinischen Vorurteile, die die Anwendung von Morphin und anderen Opiaten umgeben, als ein erhebliches Hindernis für die wirkungsvolle Versorgung der Patienten im Hinblick auf ihre Schmerzen angesehen werden. Ärzte und Pflegepersonal tendieren dazu, den Einsatz von Morphin hinauszuzögern oder es in Dosen und Anwendungsintervallen (z. B. erst bei Bedarf) zu verabreichen, die für eine Analgesie ungenügend sind. Patienten und ihre Angehörigen haben oft selbst Aversionen gegen Opiate (wie oft auch gegen Psychopharmaka). Sie wollen nicht zur Gruppe derjenigen gehören, die „Sucht"drogen einnehmen, fürchten, selbst süchtig zu werden. Eine ablehnende oder zögernde Einstellung des Arztes gegenüber der Behandlung mit Opiaten verstärkt eine solche Voreinstellung und führt bei diesen Patienten nicht selten zu einer Güterabwägung zugunsten eines Leidensweges, der – objektiv betrachtet – vermieden werden könnte.

Ausführliche Informationen und Feedbackschleifen über Wirkungen und Nebenwirkungen von Schmerztherapien bezogen auf den jeweils individuellen Fall sollten eigentlich, insbesondere bei Opiat- und Psychopharmakagaben, selbstverständlich sein. Wenn Patienten ihre Informationen aus den Beipackzetteln entnehmen müssen, landen Medikamente nicht selten gleich im Abfalleimer, bevor die individuelle Reaktion auch nur getestet werden konnte. Viele Patienten fürchten z. B. geistige Beeinträchtigung als Nebenwirkung von Medikamenten und nehmen sich nicht die Zeit, ein paar Tage abzuwarten, bis solche Erscheinungen wieder abgeklungen sind.

Diesen Einstellungen von Ärzten und Betroffenen muß entgegengewirkt werden. Jahrelange Erfahrungen, besonders in Großbritannien, zeigen nämlich, daß die Daueranwendung von Morphin keine psychische Abhängigkeit erzeugt, und zwar nicht nur bei solchen Patienten, die eine begrenzte Lebenserwartung haben (Twycross 1979; Mount 1980). Körperliche Abhängigkeit stellt sich in der Regel ein, erkennbar durch die Entzugssymptome bei plötzlichem Absetzen der Opiatgabe. Bei regelmäßiger oraler Opiatanwendung entsteht für den Patienten dadurch jedoch kein Problem, da die Entzugssymptome dann nicht auftreten. Falls die Opiatbehandlung abgesetzt werden muß, z. B. weil andere schmerztherapeutische Maßnahmen voll wirksam werden (z. B. neurolytische Blockade), so lassen sich die Entzugssymptome durch langsame Dosiserniedrigung (Ausschleichen) vermeiden.

Von den bekannten Nebeneffekten der Opiate treten bei oraler Anwendung nur Verstopfung (durch spastische Lähmung der Darmmuskulatur) und Übelkeit (evtl. Erbrechen, durch Wirkung auf das „Brechzentrum" im Hirnstamm) in Erscheinung. Die Verstopfung, das größere Problem, wird durch die geringe Nahrungs- und Flüssigkeitsaufnahme sowie die körperliche Inaktivität der Patienten oft begünstigt, besonders im terminalen Zustand. In den meisten Fällen ist das Problem jedoch zu meistern, z. B. mit Gleitmitteln, die Darmmotorik (Peristaltik) anregenden Mitteln oder Abführmitteln (Laxanzien).

Die Anwendung der meisten Opiate und Opioide zur Schmerztherapie unterliegt dem Betäubungsmittelrecht. Es wurde geschaffen, um die mißbräuchliche Verwendung dieser Medikamente durch Süchtige zu verhindern oder mindestens zu erschweren. Für die Verschreibung von Opiaten wurde die Betäubungsmittelverschreibungsverordnung (BtMVV) erlassen. Die mit einer Nummer registrierten amtlichen Rezeptformulare muß der Arzt bei der Bundesopiumstelle am Bundesgesundheitsamt anfordern. Das Betäubungsmittelrezept muß 3fach ausgestellt werden, je ein Exemplar sind vom Arzt und vom Apotheker 3 Jahre aufzubewahren und auf Verlangen der zuständigen Behörde zuzusenden.

Bei der Verschreibung müssen pro Patient und Tag bestimmte Höchstmengen beachtet werden. Diese Begrenzung der täglich verschreibbaren Mengen kann dazu führen, daß ein Patient sehr häufig, im Grenzfall sogar täglich, zum Arzt und zum Apotheker gehen muß. Um diese unzumutbare Prozedur zu mildern, wurde die BtMVV 1986 geändert. Seitdem ist es möglich, einen 7-Tage-Bedarf mit einem einzigen Betäubungsmittelrezept zu verordnen.

Das bürokratische Verfahren beim Umgang mit Betäubungsmittelrezepten und die Strafandrohung für Übertretungen (auch Fahrlässigkeiten) und Vergehen gegen das Betäubungsmittelgesetz bei der ärztlichen Tätigkeit führten zu einer Kriminalisierung des Umgangs mit Opiaten. Es ist deshalb verständlich, daß viele Ärzte diesen Bereich aus ihrer Tätigkeit ausklammern und überhaupt keine Betäubungsmittelrezepte anfordern. Sie können einem Patienten, bei dem der Einsatz von Opiaten unumgänglich geworden ist, überhaupt nicht helfen.

Diese Situation führt dazu, daß in der Bundesrepublik Deutschland schätzungsweise bis zu 100000 Tumorpatienten im Hinblick auf ihre Schmerzen unzureichend versorgt werden. In einer mehrjährigen Erhebung zur Verschreibung von Betäubungsmitteln in einer süddeutschen Großstadt mit 245000 Einwohnern zeigte sich, daß nur etwa 15% aller niedergelassenen Ärzte Betäubungsmittelrezepte verwendeten (Gostomzyk u. Heller 1986). Nur insgesamt 12 Patienten in dieser Region erhielten mindestens 10 BtM-Verschreibungen pro Halbjahr. Unter diesen Patienten müssen auch diejenigen Tumorpatienten sein, denen zur Schmerztherapie regelmäßig Opiate verordnet wurden. Die Todesfallstatistik dieser Region wies im selben Jahr 712 Krebstote auf. Statistisch müßten davon 60% unter Schmerzen gelitten haben. Nimmt man an, daß 20% von diesen zur Schmerzkontrolle Opiate benötigten, kommt man auf etwa 85 Patienten, tatsächlich können aber maximal 12 Patienten entsprechend behandelt worden sein. Mit dieser eher vorsichtigen Schätzung zeigt sich also, daß nur ein Bruchteil der unter Schmerzen leidenden Tumorpatienten im Sterbejahr mit Opiaten versorgt wurde! Die Untersuchung von Gostomzyk und Heller zeigt weiterhin, daß die Zahl der Verschreibungen, der verschreibenden Ärzte und der mit Opiaten versorgten Patienten im Zeitraum von 1976 bis 1983 ständig zurückgegangen ist. Man könnte einwenden, daß heute, nach einer umfangreichen Kampagne zur Verbesserung der Schmerztherapie bei Tumorpatienten, die Situation verändert sei. Unveröffentlichte Ergebnisse einer neueren, ähnlichen Erhebung zeigen jedoch, daß zwischen 1983 und 1986 keine wesentliche Veränderung zu verzeichnen war (M. Zenz, persönliche Mitteilung).

Es ist wahrscheinlich, daß die Assoziation von Schmerzbehandlung und Drogenkriminalität zu dieser beklagenswerten Unterversorgung von Schmerzpatienten führt. Diese Einsicht hat nunmehr auch die Weltgesundheitsorganisation dazu gebracht, durch ihre Abteilung für Krebserkrankungen (Cancer Unit) gerade dem Problem der weltweit unzureichenden Berücksichtigung des Schmerzproblems abzuhelfen (World Health Organization 1986).

Psychische Barrieren gegenüber Schmerztherapie

Krebskranke Patienten zeigen oft auch einen ausgeprägten Stoizismus im Ertragen von Schmerzen. Sie gehen davon aus, daß Schmerzen eine normale, zu Krankheit, insbesondere zu Krebs und Krebstherapie, gehörende Begleiterscheinung sind und stellen zudem fest, daß Ärzte und Schwestern ihren therapeutischen Blick nicht von sich aus und explizit den Schmerzen ihrer Patienten zuwenden. Sie wiederum gehen davon aus, daß der Patient sich schon von sich aus melden wird, wenn ihm etwas weh tut. So werden Schmerzen oft erst spät beachtet, manchmal erst, wenn Patienten schon schwer unter ihnen leiden.

Schon 1969 beschrieb Zborowski die Situation schwerkranker Patienten im Krankenhaus: Manche Patienen trauen sich nicht, über Schmerzen zu klagen, weil sie befürchten, den Arzt mit seiner ohnehin beschränkten Zeit von der wichtigeren Aufgabe, ihr Grundleiden zu behandeln, abzuhalten. Auch Ärzte sehen ihre primäre Aufgabe in der Tumorbehandlung und betrachten den Schmerz eher als Epiphänomen, der, ähnlich wie der postoperative Schmerz, nach einer gewissen Zeit bzw. bei gezielter Behandlung wieder verschwinden wird. Sie beachten dabei noch zu wenig die Bedeutung, die der Patient selbst seinen Schmerzen zuschreibt und die möglicherweise sehr ausgeprägt zum Schmerzerleben und zu Therapieresistenz bei der Schmerzbehandlung beiträgt.

Patienten machen auch nicht selten die Erfahrung, daß Schmerzen von Ärzten und Schwestern aus dem pathologischen Befund erschlossen werden, d.h., daß Schmerzklagen vor dem Hintergrund des Krankheitsbefundes akzeptiert oder zurückgewiesen werden, so daß es im klinischen Alltag zu solchen Äußerungen des Pflegepersonals kommt, wie sie z. B. von Cleeland (1985) beschrieben werden: „Seine Schmerzen können gar nicht so stark sein, wie er sagt", oder umgekehrt: „Sie sagt, sie habe nur leichte Schmerzen, aber in Wahrheit leidet sie sicher schrecklich." Beide Interaktionspartner ziehen dabei nicht in Betracht, daß der Befund sehr häufig nicht oder nicht vollständig die Schmerzen erklärt. Es wird berichtet, daß bei gleichen Autopsiebefunden manche Patienten vor ihrem Tode unter sehr starken, andere überhaupt nicht unter Schmerzen gelitten hatten (z. B. Bonica 1979).

Aber auch wenn die Pflegepersonen den Schmerzklagen ihrer Patienten Glauben und die gebührende Aufmerksamkeit schenken, so impliziert dies doch u. U. ein weiteres Mißverständnis, nämlich, daß man aus Schmerzäußerungen das subjektive Schmerzleiden erschließen könne. Es ist vielfach belegt (z. B. Zborowski 1952; Weisenberg 1982), daß die Art und Weise, wie jemand Schmerzen ausdrückt, sowohl von ethnischer und sozialer Zugehörigkeit als auch seiner individuellen Lerngeschichte geprägt wird.

Psychische Beeinträchtigungen durch Schmerzen bei Krebserkrankungen

Während akute Schmerzen, die von der Behandlung herrühren, und hier besonders postoperative Schmerzen, von den Patienten oft gut toleriert werden, beeinträchtigen chronische Krebsschmerzen fast alle Bereiche des täglichen Lebens, zuallererst die Lebensfreude, dann die Funktionalität und, wenn auch am wenigsten störbar, die sozialen Beziehungen (z. B. Cleeland 1988, zit. nach Seemann et al. 1988). Anhaltende schwere Schmerzen hindern Krebspatienten daran, ihren gewohnten Lebensaktivitäten weiter nachzugehen, wodurch die Anpassung an die Krankheit verhindert bzw. unterbrochen wird. Patienten tendieren dazu, die Krebstherapie zu unterbrechen bzw. aufzugeben, wenn schwere Schmerzen hinzukommen und diese nicht oder nicht ausreichend behandelt werden.

Die Art und Weise, wie Schmerzen individuell erlebt und erlitten werden, wird von kognitiven und emotionalen Faktoren oft stärker bestimmt als durch die rein körperliche Schmerzwahrnehmung. Der Einfluß von Angst und Unsicherheit auf die Schmerzwahrnehmung darf insbesondere bei Krebskranken nicht unterschätzt werden. So schreiben Turk u. Rennert (1981): Krebs wird als heimtückisch empfunden, weil er den Menschen unversehens überfällt und viele unvorhersehbare, als schrecklich antizipierte Folgen impliziert. Schon bei der Diagnosemitteilung entstehen Gedanken und Gefühle, die mit der Vorstellung von langem, schmerzhaftem Leiden und qualvollem Tod vermischt sind, mit Hilflosigkeit, Angst, Einsamkeit und Furcht vor dem Unbekannten – Vorstellungen, die später auftretende Schmerzen stärker hervortreten lassen, als dies bei „kühlem Kopf" der Fall wäre. Daraus folgende hypochondrische Selbstbeobachtung und sozialer Rückzug führen wiederum zu Fehlinterpretationen körperlicher Empfindungen als Schmerz und zur Überschätzung der Schmerzintensität.

So berichten auch Bond (1985) und Ahles et al. (1983), daß Krebskranke mit Schmerzen mehr psychopathologische Befunde wie Ängste, depressive Verstimmungen und Hypochondrie aufweisen als Krebskranke ohne Schmerzen. Die Einschränkung von Aktivitäten und Lebensfreude ist um so ausgeprägter, je deutlicher die Schmerzen von den Patienten im Zusammenhang mit der Progredienz der Krankheit gesehen werden und treten dagegen weniger deutlich zutage, wenn Patienten ihre Schmerzen unabhängig von Tumorwachstum und Metastasenbildung interpretieren. Das Ausmaß der emotionalen Beeinträchtigung wird aber auch als Prädiktor für während der Erkrankung zu erwartende Schmerzen herangezogen. Dies zeigt die enge wechselseitige Bezogenheit von emotionalem Befinden und Schmerz besonders bei Krebserkrankungen, beispielsweise im Vergleich zu Patienten mit chronischer Polyarthritis, die durchschnittlich sogar stärkere Schmerzintensitäten bei wesentlich geringerer emotionaler Beeinträchtigung berichten (Cleeland 1985).

Dalton u. Feuerstein beklagten in einem Übersichtsartikel 1988 mit Recht, daß Krebsschmerz unter verhaltensmedizinischer Perspektive bisher zu wenig Beachtung gefunden habe. In der Literatur zeigen sich nur ganz vereinzelt (z. B. bei Sobel schon 1981) Einstellungen gegenüber dem Krebsschmerz, wie sie mittlerweile gegenüber anderen chronischen Schmerzzuständen als selbstverständlich gelten, nämlich, daß schwere, anhaltende Schmerzen von vornherein multifaktoriell, also auf allen Ebenen, auf denen sie verursacht werden und beeinträchtigend wirken, behandelt werden müssen, wobei ärztliche und psychologische Interventionen kooperativ ineinandergreifen sollten.

Hilfe zur Schmerzbewältigung

Bevor wir zur Darstellung psychologischer Schmerzbehandlungsverfahren übergehen, wollen wir zunächst einige allgemeine Prinzipien nennen, die bei der Therapie von Krebsschmerzen grundsätzlich berücksichtigt werden sollten.

Eine frühzeitige und genaue Analyse jeglicher Schmerzen, die im Krankheitsverlauf auftreten, und eine sorgfältige Aufklärung und Aussprache mit dem Patienten zur Reduzierung seiner Angst und Unsicherheit sollten die ersten Schritte einer jeden Schmerzbehandlung sein. Der Therapeut sollte möglichst genau klären, welcher Zusammenhang zwischen Schmerz und Krebserkrankung besteht bzw. vom Betroffenen selbst gesehen wird, und die Therapie darauf abstimmen.

Dem Patienten muß das Zusammenspiel körperlicher und psychischer Einflüsse bei der Schmerzwahrnehmung anhand eines einfachen Modells so erklärt werden, daß er sein individuelles Schmerzproblem in diese „Zusammenhänge einordnen kann. So läßt sich z. B. verständlich machen, wie Streß, Angst, aber auch Schmerzen selbst zu Muskelverspannungen führen und wie diese wiederum Schmerzen verstärken oder wie Katastrophengedanken ihrerseits Angst und innere Unruhe hervorrufen können etc.

Es ist auch günstig, die individuellen Schmerzbewältigungsstrategien des Patienten zu explorieren, sie auf ihre Effektivität in verschiedenen Situationen hin zu überprüfen und sie nach Möglichkeit in die Therapie einzubeziehen. Alle Menschen haben solche Strategien, manche sind z. B. exzellente Ablenkungsexperten, setzen diese Fähigkeit aber nicht gezielt ein. Wir sagen gern: „Jeder hat seinen inneren Fakir, den er nur aktivieren muß." Hierdurch wird die Eigenaktivität des Patienten und das, was Bandura (1977) „self efficacy" nennt, gestärkt. Unter solchen Gesichtspunkten sind „aktive" Verfahren den „passiven", zu denen Psychopharmaka, aber auch manche klassischen Hypnoseformen (s. unten) gehören, vorzuziehen.

Das gleiche gilt für Interventionen, die die Kontrollüberzeugung des Krebskranken fördern. Spiegel (1986) konnte z. B. zeigen, daß bei Patientinnen mit metastasierendem Mammakarzinom, die eine Gruppentherapie erhielten, welche ihre Bewältigungskompetenzen und ihre Kontrollüberzeugungen verbesserten, sowohl die Stimmungslage als auch die emotionale Schmerzverarbeitung positiv beeinflußt wurden, obwohl Dauer und Häufigkeit der Schmerzen sich nicht von der Kontrollgruppe unterschieden. Auch Rozensky (1985) berichtet, daß diejenigen Patienten, die entspannter und weniger ängstlich waren und eine ausgeprägte eigene Kontrollüberzeugung hatten, sowohl eine bessere Compliance gegenüber ihrer Hyperthermiebehandlung als auch höhere Schmerztoleranz bzw. eine niedrigere subjektive Schmerzintensität zeigten. Der Stellenwert von Kontrollüberzeugungen wird in der Literatur nicht nur im Hinblick auf eine positiv zu bewertende Krankheitsanpassung (vgl. Taylor et al. 1984), sondern zunehmend mehr auch in bezug auf Schmerzbewältigung betont (vgl. Nehemkis et al. 1982; Marks et al. 1986). In diesem Zusammenhang berichtet Harris (1985) ein interessantes Fallbeispiel:

Eine 44jährige Krebspatientin, die wegen starker Schmerzen, Appetitlosigkeit und Übelkeit um eine hypnotische Intervention nachsuchte, zeigte sich nach der Hypnose sehr befriedigt darüber, daß ihr der Therapeut Suggestionen für aktives Schmerzcoping gegeben hatte, im Gegensatz zu ihrem vorherigen Therapeuten, der, ebenfalls in Hypnose, das Ertragen ihrer Schmerzen suggeriert habe.

Auch die Wichtigkeit des Vertrauens in die Schmerzkontrollkompetenz des Arztes sollte nicht unterschätzt werden: Krebspatienten brauchen Informationskontrolle darüber, wo sie einen Arzt finden, der in der Lage und willens ist, ihren (vielleicht erst später auftretenden) Schmerzen die angemessene Aufmerksamkeit und therapeutische Fürsorge zukommen zu lassen.

Schmerzbewältigungstechniken

Patienten, die auf eine schmerzhafte diagnostische Prozedur oder auf Schmerzen als Therapiefolgen vorbereitet werden sollen, brauchen ausreichend genaue Informationen und kognitive Kontrollstrategien, um sowohl antizipatorische als auch später auftretende aktuelle Ängste zu bewältigen. Turk u. Rennert (1981) beschreiben ein „pain coping skills training", mit dem durch frühzeitige Vermittlung von

Schmerzbewältigungstechniken sowie realitätsadäquaten Informationen später entstehende Schmerzen günstig beeinflußt werden konnten.

Unter den Schmerzbewältigungstechniken gilt die Aufmerksamkeitssteuerung als der beste „painkiller". Hier unterscheidet man die konzentrative Aufmerksamkeitsbindung an äußere Reize von der inneren, kognitiven Aufmerksamkeitslenkung. Beide Arten bedürfen eines angeleiteten Konzentrationstrainings, wobei die äußere Aufmerksamkeitssteuerung den meisten Personen besser vertraut und deshalb als Einstieg günstig ist.

Im Sloan Kettering Cancer Center in New York werden Ablenkungsstrategien bei schmerzhaften diagnostischen Eingriffen wie Knochenmark- und Lumbalpunktionen und zur Verringerung von Nebenwirkungen bei Chemotherapie mit großer Kreativität angewandt. Besonders für Kinder und jugendliche Krebspatienten gibt es Computerspiele, mit denen man Krebszellen von Kampffischen jagen und fressen lassen kann (in Anlehnung an Simonton et al. 1982), quietschende Blaserollen, wie man sie von Kindergeburtstagen kennt, Videofilme, die sehr tapfere Kinder als Modelle zeigen etc. (s. auch McGrath et al. 1986).

Aufmerksamkeitskonzentrierende kognitive Strategien sind sehr wichtige Schmerzkontrolltechniken auch für Zeiten, in denen Patienten allein und ohne soziale Unterstützung auskommen müssen, z. B. wenn sie in der Nacht wachliegen oder längere Zeit auf eine diagnostische oder therapeutische Intervention warten müssen. Welche Gedanken, vielleicht Erinnerungen, welche inneren Bilder oder vorgestellten Erlebnisse für den Einzelnen günstig sind, muß nicht nur sorgfältig exploriert, sondern auch zusammen mit dem Patienten ausgearbeitet und eingeübt werden.

Entspannungsverfahren zur Schmerzbehandlung

Bei den verhaltensmedizinisch orientierten Schmerzbewältigungsprogrammen, wie sie z. B. von Cleeland u. Tearnan (1986) in der Wisconsin School of Medicine angewandt werden, stehen neben der kognitiven Schmerzkontrolle v. a. Entspannungsverfahren im Mittelpunkt der psychologischen Hilfestellung, um den Patienten Selbstkontrolle über muskuläre Spannungszustände sowie vegetative und emotionale Störungen zu vermitteln.

Entspannungstherapie als unspezifisches Basisverfahren kann bei Krebsschmerzen auch in Gruppen eingesetzt werden. Für die Schmerzbehandlung haben sich 2 Verfahren durchgesetzt: die progressive Muskelrelaxation nach Jacobson und das EMG- bzw. EEG-Biofeedback, da sie schnell, d. h. in wenigen Sitzungen, von fast allen Patienten erlernt werden können. Im Vergleich zum autogenen Training stellen diese „robusten" Verfahren hinsichtlich Umgebungsgestaltung, Übungsintensität und autosuggestiver Fähigkeiten keine hohen Anforderungen. Jedoch sollten auch solche unspezifischen Verfahren wie Entspannung und Biofeedback nicht eingesetzt werden, bevor exploriert wurde, was genau den Patienten schmerzt.

Bei der progressiven Muskelrelaxation ist ein Wahrnehmungstraining für angespannte vs. entspannte Muskulatur eingebaut, das die Zuwendung des

Kranken zu seinem Körper auf eine Weise anregt, die ihm sowohl Kontrolle vermittelt als auch eine vertrauensvollere Hinwendung zu körperlichen Empfindungen erlaubt, die ja bei Krebskranken sehr oft verlorengegangen ist. Was Bischoff (1988) über die Ablenkung sagt, gilt auch für die Entspannung: Krebspatienten müssen oft erst überzeugt werden, daß sie sich beides erlauben können. Sie hören ängstlich in ihren Körper hinein, lehnen ihn ab, erleben ihn als feindlich und müssen erst wieder lernen, wie sie ihm durch innere Ruhe und Vertrauen beistehen können.

Das Biofeedback ist weniger personalaufwendig und anderen Entspannungstrainingsverfahren in ihrer Effektivität vergleichbar, jedoch nicht überlegen (Jessup u. Neufeld 1979; Turner u. Chapman 1982). Es wird von Patienten, die eine eher instrumentelle Haltung gegenüber ihrem Körper haben, gut angenommen, da das Biofeedbackgerät den Erfolg objektiviert zurückmeldet. Fotopoulos et al. (1979), die den Einsatz von Biofeedback bei Krebsschmerzen überblicken, plädieren dafür, Biofeedback nur als Adjunkt einzusetzen, da sie die unmittelbare persönliche Beziehung zwischen Patient und Therapeut bei Krebskranken als unverzichtbar einschätzen.

Das gleiche gilt m. E. auch für den Einsatz von Kassetten mit Entspannungstexten, die oft nur kurzzeitige Erfolge bringen. Andererseits können solche Audiokassetten, die vom Therapeuten selbst und individuell für den einzelnen Patienten besprochen wurden, in Zeiten des Alleinseins für den Patienten hilfreich sein. Wenn allerdings z. B. im Klinikalltag mit seinen bekannten personellen Engpässen keine persönliche therapeutische Zuwendung zu den Schmerzpatienten geleistet werden kann, können auch „anonyme" Entspannungskassetten nützlich sein. Graffam u. Johnson (1988) verglichen die Effektivität zweier jeweils 15minütiger Entspannungsanleitungen auf Tonband („progressive Muskelrelaxation" und „geleitete Imagination", hier eine musikalisch unterlegte Anleitung zu visueller Imagination) bei einer Gruppe von 20 nichtterminalen Krebspatienten mit Schmerzen. Mit beiden Verfahren wurde eine deutliche Schmerzlinderung erreicht, wobei die meisten Patienten mit der progressiven Muskelrelaxation besser zurechtkamen. Die Autoren heben hervor, daß die Entspannungskassetten trotz des hohen Geräuschpegels im Krankenhaus effektiv eingesetzt werden könnten, daß solche Tonbänder billig und leicht verfügbar seien und daß die Patienten diese Therapieform als sehr angenehm und hilfreich empfunden hätten.

Einige Autoren berichten auch gute Erfolge mit verschiedenen Formen von Musiktherapie: Fagen (1982) beispielsweise setzt aktive und passive Musiktherapie bei Kindern im terminalen Stadium ihrer Krebskrankheit mit dem expliziten Ziel ein, die Kinder bis zu ihrem Tode an kreativen Aktivitäten teilhaben zu lassen, und hilft ihnen so bei der Bewältigung von Angst und Schmerzen. In der praktischen Anwendung werden Entspannungsverfahren wohl am häufigsten als Kombinationen aus progressiver Muskelrelaxation, geleiteter Imagination, direkten bzw. indirekten hypnotischen Suggestionen, manchmal auch ergänzt durch Bewegungs- und Musiktherapie, durchgeführt.

Hypnose zur Schmerzbehandlung

Das bei weitem am häufigsten angewandte Verfahren zur psychologischen Therapie von Krebsschmerzen ist die Hypnose. In der Literatur finden sich viele Einzelkasuistiken oder Untersuchungen mit kleinen Fallzahlen, die über die Effektivität der Hypnose auch bei schweren Krebsschmerzen berichten, jedoch nur wenige kontrollierte klinische Studien.

Eine frühe Arbeit stammt von Cangello (1961), der über 81 Krebspatienten im Alter von 17 bis 76 Jahren berichtet, die im Rahmen der täglichen medizinischen Behandlung zusätzlich 15minütige Hypnosesitzungen erhielten. Nur 8 Patienten mußten wegen ungenügender Hypnosetiefe aus der Untersuchung ausgeschieden werden; 50 der 73 Patienten zeigten ausgezeichnete bis gute Schmerzlinderung; 9 Patienten zeigten keine Besserung.

Brechner et al. (1987) untersuchten Schmerzpatienten in fortgeschrittenem Stadium, die Narkotika benötigten. Bei der Gruppe, die zusätzlich ein 90minütiges Hypnosetraining erhielt, das Suggestionen zur Schmerzlinderung, aber auch Unterweisung zur Autohypnose beinhaltete, konnten nicht nur die Analgetika reduziert, sondern auch in anderen schmerzassoziierten Parametern wie Stimmung, Lebensqualität, psychosoziale Funktionen, Verbesserungen gegenüber der Kontrollgruppe festgestellt werden, wiewohl sich der körperliche Zustand der Patienten im Verlauf der Untersuchung allgemein verschlechterte. Hypnose wird auch zunehmend in verhaltensmedizinische Schmerzbewältigungsprogramme integriert.

Die Arbeitsgruppe um LeBaron und Zeltzer (Zeltzer u. LeBaron 1982, 1983) hat die Wirkung von Hypnose auf akute Schmerzen bei Kindern und Jugendlichen untersucht. Hilgard u. LeBaron (1982) behandelten beispielsweise 24 Kinder und Jugendliche mit Leukämie bei schmerzhaften Knochenmarkpunktionen mit Hypnose und konnten feststellen, daß von den 19 hochsuggestiblen Patienten 10 bereits nach einer Hypnosesitzung und 5 weitere nach 2 Sitzungen beachtliche Schmerzverringerung erlebten, während die 5 weniger suggestiblen Patienten nur weniger Angst hatten, jedoch kaum Schmerzlinderung erfuhren. Andere Autoren (z. B. Jay 1985) wenden im gleichen Setting verhaltenstherapeutische Programme mit Modellvideos, Atemtherapie, imaginativer Entspannung und Hypnose auch bei kleinen (3,5- bis 7jährigen) Kindern an. Sie argumentieren, daß bei Kindern hypnotische Verfahren günstiger seien als supportive Gesprächstherapie und Entspannungstraining, da ihre Konzentrationsfähigkeit begrenzt sei. An diesen Berichten erstaunt, daß oft schon eine einzige Intervention genügte, um bei akuten schmerzhaften Eingriffen gute Effekte zu erzielen.

Aus all diesen Forschungsberichten geht allerdings nicht deutlich hervor, welcher Art die hypnotherapeutischen Interventionen waren. Vertreter klassischer Hypnoseformen (z. B. Hilgard u. Hilgard 1975) sehen Hypnose als ein Verfahren an, in dem der Therapeut aktiv, mittels Suggestion, auf den passiv annehmenden Patienten, der sich in einem veränderten (hypnotischen) Bewußtseinszustand befindet, Einfluß nimmt (unterschiedliche Definitionsvarianten diskutieren Elton et al. 1983). Auch Patienten verstehen unter Hypnose oft einen manipulativen Eingriff, dem sie sich passiv ausgeliefert fühlen, sie assoziieren dabei Kontrollverlust und reagieren daraufhin ängstlich bis ablehnend: Dies fanden Hendler et al. (1986), als sie 105 ambulante Krebspatienten, die Chemotherapie erhielten, nach ihrer Einstellung zu einem Entspannungstraining mit autosuggestiven Elementen befragten, das gegenüber einer Gruppe als Hypnose, gegenüber der anderen Gruppe als Entspannung deklariert worden war.

In der klassischen Hypnose ist die Suggestibilität des Patienten, konzipiert als stabiles Persönlichkeitsmerkmal, ein wichtiger Erfolgsprädiktor. Die Anwendung und das Verständnis von Hypnose hat, insbesondere unter dem Einfluß von Milton H. Erickson (z. B. Erickson u. Rossi 1981) eine starke Veränderung erfahren. Sie sehen Suggestibilität eher als ein Interaktionsphänomen an, das sich einstellt bzw. entwickelt, wenn Patient und Therapeut intensiv und mit guten Rapport an einem für den Patienten emotional wichtigen Problem arbeiten (vgl. Sacerdote 1970). Suggestibilität bedeutet hier die Bereitschaft, dem Therapeuten vertrauensvoll zu folgen, wenn er den Patienten anleitet, seine eigenen Ressourcen zu entdecken und zur Problemlösung zu nutzen. Wenn der Patient dabei die Fähigkeit, aus der Realität heraus und in eine imaginierte Welt hineinzugehen, z. B. beim Lesen, Musikhören oder in Tagträumen, schon mithringt, kann dies erleichternd wirken. Von manchen Patienten wird diese Fähigkeit in der Therapie auch erst wiederentdeckt oder neu entwickelt. Finer (1979) übt beispielsweise die hypnotische Trance durch ein Entspannungs- und Imaginationstraining ein. Suggestibilität in dieser Konzeption kann daher nicht vor dem Aufbau einer stabilen Patient-Therapeut-Beziehung erfaßt werden. Eine zusammenfassende Definition von Hypnose aus Ericksons Perspektive gibt Zindel (1988).

Hypnose bei Tumorschmerzen kann im Rahmen einer Psychotherapie zur Konfliktklärung und -bearbeitung eingesetzt werden, wenn hier das Agens für die Schmerzentstehung vermutet wird. Im folgenden wollen wir uns jedoch auf die Darstellung einiger Beispiele beschränken, die direkt auf die Veränderung des Schmerzerlebens abzielen.

Leerhypnose, als Entspannungsverfahren ohne spezielle Analgesiesuggestionen, hat mit anderen Entspannungstechniken vergleichbare Wirkung, reduziert Angst und vegetative Symptomatik, wirkt aber auf starke Schmerzen oft nicht ausreichend effektiv. Durch Suggestionen gesteigerten Wohlbefindens kann aber eine schmerzantagonistische Gegenerfahrung erzeugt werden (vgl. Wengle 1988).

Direkte Analgesiesuggestionen, insbesondere sog. Negativsuggestionen wie: „Sie fühlen keine Schmerzen mehr" werden vom Patienten selten angenommen. Dagegen sind *Parästhesien* durch sukzessive Veränderung des sensorischen Empfindens (sensorische Transformation) erfolgreicher und führen manchmal zu völliger Schmerzfreiheit. Zur Erzeugung einer Parästhesie bittet man den Patienten, z. B. auf Unterschiede zwischen der schmerzenden Körperstelle und einer Körperstelle, die sich gut anfühlt, zu achten, und zwar hinsichtlich solcher Kategorien wie Kühle – Wärme, Schwere – Leichtigkeit, Hell – Dunkel, Spannung – Entspannung etc. Dann kann der Patient die schmerzende Stelle langsam mit angenehmen Empfindungen auffüllen oder auch in Taubheit oder ein Prickeln umwandeln. Sodann kann der unangenehme Körperbereich mehr und mehr aus der Wahrnehmung ausgeblendet (dissoziiert) werden. Ein ähnliches Vorgehen wird bei der sog. *Handschuhanästhesie* benützt: Nach der Suggestion sukzessiver Taubheitsempfindung einer Hand wird das Anästhesiegefühl in die schmerzende Körperstelle übertragen. Umgekehrt können Schmerzen von einer „beruhigend aufgelegten Hand aufgesogen werden", solange, bis die Körperstelle leer von Schmerz ist. Peter (1986), der u. a. diese Verfahren beschreibt, betont auch, daß bei einer solchen Vorgehensweise eine formale Tranceinduktion nicht nötig sei, da sich der Trancezustand durch die Führung der Wahrnehmung von selbst einstelle. Dies wird sicher jeder, der mit diesen Verfahren arbeitet, bestätigen können.

Die Induktion von Amnesie für kurzzeitige, schmerzhafte Ereignisse ist aus der klassischen Hypnose gut bekannt. Auch für chronische Schmerzen können, mittels zeitlicher Desorientierung, beispielsweise schmerzfreie frühere Perioden ins Jetzt herübergeholt werden.

Auch *symbolische Transformationen,* etwa die Vorstellung des Nervensystems als elektrische Schaltanlage, die durch Knopfdruck unterbrochen werden kann, wird von manchen Patienten gut akzeptiert. Jede Suggestion muß aber für jeden bzw. mit jedem Patienten sorgfältig ausgeformt werden. Erickson war ein Meister der indirekten Suggestion (z. B. Erickson 1966), die auch als hypnotische Einstreutechnik bezeichnet wird. Dabei werden therapeutische Suggestionen in irgendeinen verbalen Kontext, z. B. eine Anekdote oder Geschichte, eingestreut und durch nonverbale Signale (z. B. Änderung der Sprechrichtung oder Intonation) markiert. Hoppe (1985) konnte zeigen, daß ihre Wirkung bei Patienten mit chronischen Schmerzen direkten Suggestionen überlegen ist.

Mit Hinblick auf die Anwendung hypnotherapeutischer Verfahren bei Krebspatienten berichten Peter u. Gerl (1984), daß sie bei Krebspatienten im Vergleich zu Patienten mit psychosomatischen Schmerzen eine erstaunlich gute Kooperation feststellen konnten. Sie sind in der Regel sehr motiviert, da sie durch die Schmerzen keinen Krankheitsgewinn haben. Sie sind in hohem Maße empfänglich für Anregungen und Aufträge, ihre Wahrnehmung und Kognition so umzuorganisieren, daß sie symptomatische Erleichterung gewinnen. Sie nehmen das therapeutische Beziehungsangebot meist gern an und haben oftmals eine stark ausgeprägte Kraft zu hoffnungsvollen Imaginationen, die die schmerzlindernden Suggestionen unterstützen.

Abschließend sei nicht versäumt, daran zu erinnern, daß sich in den Schmerzen Krebskranker auch viel anderes Leid bündelt und ausdrückt und daß eine beruhigende soziale Geborgenheit, wie sie z. B. in der häuslichen und der Hospizpflege bereitgestellt werden kann, die eigentlich wichtige und unverzichtbare Basis für jede Schmerztherapie darstellt.

Schlußbetrachtung

Dieser kurze Überblick soll zeigen, daß viele Möglichkeiten bestehen, durch den richtigen und sinnvoll kombinierten Einsatz von bekannten und bewährten, jedoch auch von neuen Behandlungs- und Bewältigungsmethoden auch schwere Schmerzzustände bei Karzinompatienten zu beherrschen. Die Patienten wissen oder ahnen meistens, daß ihr Leben zu Ende geht – die Schmerzen als Krankheitszeichen haben bei dieser Erwartung eine erhebliche Signalfunktion. Der Erfolg der Schmerzbehandlung ist deshalb oft eine wichtige Voraussetzung dafür, daß der Patient seinen Zustand seelisch bewältigen kann.

Neben dem Arzt sind besonders die Familienangehörigen und die Mitarbeiter des Pflegedienstes bei der Schmerzbehandlung in einer entscheidenden Position. Sie müssen den Patienten beobachten und mit ihm auch über seine Schmerzen und die Wirksamkeit der Behandlung sprechen. An ihnen liegt es auch, den Patienten zur Selbstverantwortung und Mitwirkung im Hinblick auf die Schmerzbehandlung zu bringen. Sie sind wichtige Träger und Vermittler des seelischen Zuspruchs, den diese Patienten, zusätzlich zu jeder medizinischen Betreuung, ganz besonders benötigen. Die Ausbildung müßte diesen Anforderungen besser entsprechen.

Literatur

Ahles TA, Blanchard EB, Ruckdeschel JC (1983) The multidimensional nature of cancer-related pain. Pain 17:277–288

Bandura A (1977) Self-efficacy: toward a unified theory of behavioral change. Psychol Rev 84:191–215

Beaver WT (1980) Management of cancer pain with parenteral medication. JAMA 244:2653–2657

Bischoff C (1988) Verhaltensmedizinische Hilfestellungen bei Tumorschmerz. MMW 130:125–126

Bond MR (1985) Cancer pain: psychological substrates and therapy. Adv Pain Res Ther 9:559–567

Bonica J (1979) Importance of the problem. Adv Pain Res Ther 2:1–12

Bonica JJ (1984) Management of cancer pain. In: Zimmermann M, Drings P, Wagner G (eds) Pain in the cancer patient. Springer, Berlin Heidelberg New York Tokyo (Recent results in cancer research, vol 89, pp 13–27)

Brechner T, Reeves JL, Giannini JA, Khoury GF, Mayo de R, Maslow ER (1987) The comparative effectiveness of hypnosis combined with analgesic tailoring versus analgesic tailorying alone in the management of cancer pain. Pain [Suppl] 4:341

Cangello VW (1961) The use of hypnotic suggestions for relief of malignant disease. Int J Clin Exp Hypn 9:17–22

Cleeland CS (1985) Measurement and prevalence of pain in cancer. Semin Oncol Nurs 1:87–92

Cleeland CS (1987) Barriers to the management of cancer pain. Oncology [Special suppl] 19–26

Cleeland CS, Tearnan BH (1986) Behavioral control of cancer pain. In: Holzman AD, Turk DC (eds) Pain management. A handbook of psychological treatment approaches. Pergamon, New York, pp 193–212

Dalton JA, Feuerstein M (1988) Biobehavioral factors in cancer pain. Pain 33:137–147

Drechsel U (1984) Treatment of cancer pain with neurolytic agents. In: Zimmermann M, Drings P, Wagner G (eds) Pain in the cancer patient. Springer, Berlin Heidelberg New York Tokyo (Recent Results in Cancer Research, vol 89, pp 137–147)

Elton D, Stanley G, Burrows G (1983) Psychological control of pain. Grune & Stratton, Sydney

Erickson MH (1966) The interpersonal hypnotic technique for symptom correction and pain control. Am J Clin Hypn 8:198–209

Erickson MH, Rossi EL (1981) Hypnotherapie. Pfeiffer, München

Fagen TS (1982) Music therapy in the treatment of anxiety and fear in terminal pediatric patients. Music Ther 2:13–23

Finer B (1979) Hypnotherapy in pain of advanced cancer. Adv Pain Res Ther 2:223–229

Foley KM (1979) Pain syndromes in patients with cancer. Adv Pain Res Ther 2:59–75

Foley KM (1985a) The treatment of cancer pain. Engl J Med 313:84–95

Foley KM (1985b) Adjuvant analgesic drugs in cancer pain management. In: Aronoff GM (ed) Evaluation and treatment of chronic pain. Urban & Schwarzenberg, Baltimore, pp 425–434

Fotopoulos SS, Graham C, Cook MR (1979) Physiologic control of cancer pain. Adv Pain Res Ther 2:231–245

Friedrich-Thieding-Stiftung (Hrsg) (1985) 6. Fortbildungskongreß Krebsnachsorge. Schriftenreihe des Hartmannbundes, Bonn

Gerbershagen HU (1979) Non-narcotic analgesics. Adv Pain Res Ther 2:255–262

Gostomzyk JG, Heller W-D (1986) Zur Verschreibung von Betäubungsmitteln durch niedergelassene Ärzte. Dtsch Ärztebl 83:3456

Graffam S, Johnson A (1988) A comparison of two relaxation strategies for the relief of pain and its distress. J Pain Sympt Manag 2:229–231

Gürtler R, Quadt C (1988) Die Chemo- und Hormontherapie bei Krebsschmerzen. In: Tontschev G (Hrsg) Therapie des Krebsschmerzes. Akademie-Verlag, Berlin, S 60–74

Hackenthal E, Wörz R (Hrsg) (1985) Medikamentöse Schmerzbehandlung in der Praxis. Fischer, Stuttgart

Harris JE (1985) Hypnosis in the relief of pain in the cancer patient. Med Hypnoanal 6:64–65

Hendler T, Cobie S, Redd WH (1986) Fear of hypnosis: the role of labelling in patients' acceptance of behavioral interventions. Behav Ther 17:2–13

Hilgard ER, Hilgard JR (1975) Hypnosis in the relief of pain. Kaufman, Los Altos

Hilgard JR, LeBaron S (1982) Relief of anxiety and pain in children and adolescents with cancer: quantitative measures and clinical observations. Int J Clin Exp Hypn 30:417–442

Hoppe F (1985) Direkte und indirekte Suggestionen in der hypnotischen Beeinflussung chronischer Schmerzen. Empirische Untersuchung. In: Peter B (Hrsg) Hypnose und Hypnotherapie nach Milton H. Erickson. Pfeiffer, München, S 58–75

Hüttner J (1988) Strahlentherapie bei Krebsschmerzen. In: Tontschev G (Hrsg) Therapie des Krebsschmerzes. Akademie-Verlag, Berlin, S 92–102

Inturrisi CE, Foley KM (1984) Narcotic analgesics in the management of pain. In: Kuhar M, Pasternak GW (eds) Analgesics: neurochemical, behavioral and clinical perspectives. Raven, New York, pp 257–288

Jay SM (1985) Behavioral management of children's distress during painful medical procedures. Behav Res Ther 23:513–520

Jessup BA, Neufeld RW (1979) Biofeedback therapy for headache and other pain: an evaluative review. Pain 7:225–271

Kossmann B, Ahnefeld FW, Bowdler I, Zimmermann M (1986) Manual Schmerztherapie. Kohlhammer, Stuttgart

Kuttig H (1984) Radiotherapy of cancer pain. In: Zimmermann M, Drings P, Wagner G (eds) Pain in the cancer patient. Springer, Berlin Heidelberg New York Tokyo (Recent results in cancer research, vol 89, pp 190–194)

Kutzner J, Dähmert W, Schreyer T, Grimm W, Brod KH, Becker M (1981) Yttrium-90 zur Schmerztherapie von Knochenmetastasen. Nuclearmedizin 20:229–235

Marks G, Richardson JL, Graham JW, Levine A (1986) Role of health locus of control beliefs and expectations of treatment efficacy in adjustment to cancer. J Pers Soc Psychol 51:443–450

Markwardt J (1988) Radionuklidtherapie bei Krebsschmerzen. In: Tontschev G (Hrsg) Therapie des Krebsschmerzes. Akademie-Verlag, Berlin, S 103–110

McGrath PA, deVeber P, Leveret L (1986) The management of acute pain evoked by medical procedures in children with cancer. J Pain Sympt Manag 1/3:145–150

Morton CR, Maisch B, Zimmermann M (1986) Calcitonin: brainstem microinjection but not systemic administration inhibits spinal nociceptive transmission in the cat. Brain Res 372:149–154

Mount BM (1980) Narcotic analgesics. In: Twycross RG, Ventafridda V (eds) The continuing care of terminal cancer patients. Pergamon, Oxford, pp 97–116

Müller H, Schnorr C, Zierski J, Hempelmann G (1988) Rückenmarksnahe Medikamenteninfusion bei Schmerzen durch maligne Tumoren oder Spastizität. Med Welt 39:829–834

Nehemkis AM, Charter RA, Stampp MS, Gerber KE (1982) Reattribution of cancer pain. Int J Psychiatry Med 12:213–228

Parkes CM (1978) Home or hospital? Terminal care as seen by surviving spouses. J R Coll Gen Pract 28:19–30

Payne R (1987) Anatomy, physiology, and neuropharmacology of cancer pain. Med Clin North Am 71:153–167

Peter B (1986) Hypnotherapeutische Schmerzkontrolle. Hypn Kogn 3:27–41

Peter B, Gerl W (1984) Hypnotherapie in der psychologischen Krebsbehandlung. Hypn Kogn 1:56–69

Portenoy RK, Moulin DE, Rogers A, Inturrisi CE, Foley KM (1986) I.v. infusion of opioids for cancer pain: clinical review and guidelines for use. Cancer Treat Rep 70:575–581

Reimers H-J (1985) Hormontherapie als palliative Maßnahme bei der Schmerzbekämpfung. In: Friedrich-Thieding-Stiftung (Hrsg) 6. Fortbildungskongreß Krebsnachsorge. Schriftenreihe des Hartmannbundes, Bonn, S 46–52

Rozensky RH (1985) Tolerance of pain by cancer patients in hyperthermia treatment. J Psychosoc Oncol 3:75–82

Sacerdote P (1970) Theory and practice of pain control in malignancy and other protracted or recurring painful illnesses. Int J Clin Exp Hypn 1:160–180

Schara J (1988) Gedanken zur Betreuung terminal Kranker mit Krebsschmerz. Schmerz 2:151–160

Seemann H, Schug S, Zech D, Zimmermann M (1988) Bericht über den „Second International Congress on Cancer Pain", New York, USA, 14.–17. Juli 1988. Schmerz 2:216–223

Senn HJ, Glaus A (1982) Schmerzen und Schmerzbekämpfung bei Tumorkrankheiten. Schweiz Med Wochenschr 112:1158–1164

Simonton OE, Matthews-Simonton S, Creighton J (1982) Wieder gesund werden. Rowohlt, Reinbek

Sobel H (ed) (1981) Behavior therapy in terminal care: A humanistic approach. Ballinger, Cambridge

Spiegel D (1986) Psychosocial interventions with cancer patients. J Psychosoc Oncol 3:83–95

Taylor SE, Lichtman RR, Wood JV (1984) Attributions, beliefs about control, and adjustment to breast cancer. J Pers Soc Psychol 46:489–502

Tontschev G (Hrsg) (1988) Therapie des Krebsschmerzes. Akademie-Verlag, Berlin

Turner JA, Chapman CR (1982) Psychological interventions for chronic pain: a critical review. I. Relaxation training and biofeedback. Pain 12:1–23

Twycross RG (1979) Overview of analgesia. Adv Pain Res Ther 2:617–633

Twyross RG (1980) Non-narcotic, corticosteroid and psychotropic drugs. In: Twycross RG, Ventafridda V (eds) The continuing care of terminal cancer patients. Pergamon, Oxford, p 117

Twycross RG, Lack SA (1983) Symptom control in far advanced cancer: Pain relief. Pitman, London

Twycross RG, Ventafridda V (eds) (1980) The continuing care of terminal cancer patients. Pergamon, Oxford

Twycross R, Zenz M (1983) Die Anwendung von oralem Morphin bei inkurablen Schmerzen. Anästhesist 32:279

Weisenberg M (1982) Cultural and ethnic factors in reaction to pain. In: Al-Issa I (ed) Culture and psychopathology. Univ Press, Baltimore, pp 187–198

Wengle H (1988) Hypnose in der interdisziplinären Therapie des chronischen Schmerzpatienten. Prax Psychother Psychosom 33/4:193–199

World Health Organization (1986) Cancer pain relief. WHO, Geneva

Wörz R, Gross D (Hrsg) (1978) Kreuzschmerz. Fischer, Stuttgart

Yaksh TL (1981) Spinal opiate analgesia: characteristics and principles of action. Pain 11:293

Zborowski M (1952) Cultural components in responses to pain. J Soc Issues 8:16–30

Zborowski M (1969) People in pain. Josey-Bars, San Francisco

Zech D, Schug SA, Horsch M (1988) Therapiekompendium Tumorschmerz. Perimed, Erlangen

Zeltzer L, LeBaron S (1982) Hypnosis and nonhypnotic techniques for reduction of pain and anxiety during painful procedures in children and adolescents with cancer. J Pediatr 101:1023–1035

Zeltzer L, LeBaron S (1983) Behavioral interventions for children and adolescents with cancer. Behav Med 5:17–22

Zenz M (1981) Peridurale Opiat-Analgesie. Fischer, Stuttgart

Zenz M (1984) Schmerztherapie mit Opiaten. In: Zimmermann M, Handwerker HO (Hrsg) Schmerz – Konzepte und ärztliches Handeln. Springer, Berlin Heidelberg New York Tokyo, S 189–213

Ziegler R (1984) Calcitonin: analgesic effects. In: Zimmermann M, Drings P, Wagner G (eds) Pain in the cancer patient. Springer, Berlin Heidelberg New York Tokyo (Recent results in cancer research, vol 89, pp 178–184)

Zimmermann M (1982) Schmerz bei Tumorpatienten – Auslösende Mechanismen, Diagnose, Therapie. Anästhesist 31:599–603

Zimmermann M, Drings P (1984) Guidelines for the therapy of pain in cancer patients. In: Zimmermann M, Drings P, Wagner G (eds) Pain in the cancer patient. Springer, Berlin Heidelberg New York, Tokyo, pp 1–12

Zimmermann M, Handwerker HO (Hrsg) (1984) Schmerz. Konzepte und ärztliches Handeln. Springer, Berlin Heidelberg New York Tokyo

Zimmermann M, Drings P, Wagner G (eds) (1984) Pain in the cancer patient. Springer, Berlin Heidelberg New York Tokyo (Recent results in cancer research, vol 89)

Zindel JP (1988) Hypnose und tiefenpsychologische Arbeit. Prax Psychother Psychosom 33:183–192

Bedarf an psychosozialer Versorgung von Tumorpatienten. Theoretische Aspekte zum Begriff des Bedarfs und die Problematik der Bedarfsplanung

Joachim Weis

Einleitung

Die psychosoziale Versorgung stellt eine zusammenfassende Bezeichnung für eine Reihe verschiedenartiger psychosozialer Betreuungs-, Behandlungs- und Rehabilitationsmaßnahmen im Bereich der stationären und ambulanten Primärversorgung sowie Nachsorge dar. Die psychosoziale Versorgung von Tumorpatienten muß zum gegenwärtigen Zeitpunkt insgesamt gesehen als unzureichend bezeichnet werden: Während stationäre Ansätze für eine psychosoziale Versorgung erkennbar sind, ist die ambulante psychosoziale Nachsorge von Tumorpatienten kaum ausgebaut (vgl. Koch u. Beutel 1988).

Trotz intensiver öffentlicher und wissenschaftlicher Diskussion sind auch die theoretischen Grundlagen einer psychosozialen Rehabilitation bei Tumorpatienten zum gegenwärtigen Zeitpunkt wenig geklärt (Herschbach 1983). In der Erarbeitung derartiger Konzepte muß der Tatsache Rechnung getragen werden, daß sich diese Zielgruppe bezüglich einer psychosozialen Betreuung in vielerlei Hinsicht von einer traditionellen Psychotherapieklientel unterscheidet (vgl. Koch 1986). Diese Ausgangssituation steht in einem gewissen Gegensatz zu der anerkannten Notwendigkeit einer psychosozialen Versorgung und einer bedarfsgerechten Nachsorge für Tumorpatienten. Vor diesem Hintergrund erscheint es notwendig, im Vorfeld der Frage einer bedarfsgerechten psychosozialen Betreuung die Kriterien der Bedarfsschätzung und Bedarfsplanung zu reflektieren.

Dieser Beitrag zielt im wesentlichen darauf ab, eine Einführung in die Theorie und die Problematik des Bedarfsbegriffs zu geben und die Diskussion um eine adäquate psychosoziale Versorgung und Nachsorge von Krebspatienten anzuregen, indem eine Reihe von wichtigen Parametern der Bedarfsschätzung geklärt werden.

Theorien und Modelle zum Begriff des Bedarfs und der Bedarfserhebung

Begriffsbestimmung und Definitionen

Ausgangspunkt für die Abschätzung des Bedarfs an medizinischen und psychosozialen Leistungen ist immer die Frage, welche Art von Einrichtungen, welches Maßnahmeangebot in welcher Größenordnung für welche Zielgruppe unter Einbeziehung und Nutzung welcher bestehender Kapazitäten und unter welchen

Kooperationsbeziehungen bereitstehen soll. Die Definition der Zielgruppe und die Klärung des Bedürfnisses bzw. der Bedürftigkeit stellen hierbei die wesentlichen Parameter einer Bedarfsschätzung dar (Stöcklin u. Lucius-Hoene 1988).

Ein erster Überblick verschiedener Definitionen und Begriffsbestimmungen verdeutlicht, daß selbst in der fachlichen Diskussion der Bedarfsbegriff sehr unscharf und uneindeutig ist (McEwin u. Hall 1978). Als primär wirtschaftswissenschaftlicher Terminus steht er im engen Zusammenhang mit den Aspekten der Nachfrage und Inanspruchnahme bestimmter Dienstleistungen bzw. Angebote, deren interaktiver Zusammenhang an späterer Stelle zu klären ist.

Eine Definition bezeichnet den Bedarf im Gesundheitswesen „als ein Zustand, von dem geurteilt wird, daß er Gesundheitsdienste erfordert" (McEwin u. Hall 1978, S. 45). Jeffers et al. (1978) definieren den Bedarf nach medizinischer Versorgung als diejenige „Menge medizinischer Leistungen, die nach medizinischer Expertenmeinung über einen bestimmten Zeitraum beansprucht werden sollte, um die Bevölkerung so gesund zu erhalten oder so gesund werden zu lassen, wie es gemäß Stand der medizinischen Kenntnis möglich ist" (Jeffers et al. 1978, S. 48). Im Bereich psychosozialer Dienstleistungen wird der Bedarf als ein von bestimmten gesellschaftlichen Gruppen aufgrund einer spezifischen Bewertung und Interessenslage definierter Umfang sowie Art und Ziele psychosozialer Versorgung bezeichnet (Buhrmester 1987).

In allen Definitionen wird deutlich, daß in die Feststellung und Abschätzung des Bedarfs eine Reihe von wissenschaftlichen, politischen, wirtschaftlichen sowie normativen Aspekten und Argumenten eingehen. Die teilweise sehr stark ausgeprägte sozialtechnologische Terminologie stellt hierbei die mit der Bedarfsfrage eng verbundene sozialpolitische Dimension heraus. An der Bedarfsfeststellung sind immer verschiedene Interessengruppen wie das Individuum selbst, Fachkräfte, die Wissenschaft, die Öffentlichkeit und auch die Geldgeber beteiligt (Schwefel et al. 1978). In einer inhaltlichen Systematik unterscheidet die WHO-Expertenkommission daher zwischen einem empfundenen Bedarf, dem fachlich definierten Bedarf sowie dem wissenschaftlich bestätigten Bedarf (Expertenkomitee der WHO 1978). Diese Unterscheidung verdeutlicht, daß ein Bedarf im wesentlichen über 3 Zugangswege festgestellt werden kann (Stöcklin u. Lucius-Hoene 1988):
- selbstdefinierter Bedarf (Bedürfnis und Bedürftigkeit betroffener Patientengruppen etc.);
- fremddefinierter Bedarf (durch Drittpersonen bestimmte Bedürftigkeit, Angehörige, Partner, Personen des sozialen Umfeldes);
- expertendefinierter Bedarf (Ärzte, Psychologen, Fachkräfte des Gesundheitswesens etc.).

Soll eine Bedarfsschätzung mehr als nur eine subjektive oder impressionistische Einschätzung notwendiger Versorgungsangebote (Royce u. Drude 1982) sein, müssen für eine empirisch abgesicherte Bedarfsfeststellung nach Jeffers et al. (1978) folgende Voraussetzungen geklärt werden:
- vollständiges Wissen über den Gesundheitszustand,
- definierte Standards für „gute Gesundheit",
- Wissen über Strategien der Diagnose, Therapie, Rehabilitation und Prävention.

Klare epidemiologische Daten zur Morbidität stellen somit eine wichtige Ausgangs-
basis dar, welche jedoch im Falle der psychischen Gesundheit allgemein und der
psychischen Beeinträchtigung und Belastung bei chronischen Krankheiten im
besonderen schwer zu bestimmen ist. Ebenso unterliegt die Festlegung von
Kriterien für gute Gesundheit einer Reihe von normativen Einflüssen.

Zusammenfassend läßt sich der Bedarf als ein Terminus der gesundheitspolitischen Planung kennzeichnen, welcher in einem gesellschaftlichen Prozeß der
Abklärung objektiver Planungsgrundlagen, normativer Voraussetzungen sowie
teilhabender Interessensgruppen bedarf. Gerade im Bereich psychosozialer Hilfsangebote wird aufgrund dieser Voraussetzungen eine objektive, d. h. eine auf
empirischem Wissensstand fußende Bedarfsschätzung nur mit Einschränkungen
möglich sein.

Die empirische Erforschung des Bedarfs – Methoden der Bedarfsschätzung

Methodische Zugangswege einer Bedarfsschätzung lassen sich auf verschiedene
Weise systematisieren. Nach Stöcklin u. Lucius-Hoene (1988) liegen 2 miteinander
verbundene Zielsetzungen zugrunde: Ziel von Ist-Analysen ist es, bestehende
Versorgungsstrukturen und Angebote zu beschreiben, um dadurch eine hinreichende empirische Datenbasis zur Beurteilung eines angemessenen Bedarfs vorzugeben.
Das Ziel von Soll-Analysen liegt hauptsächlich darin, den nicht gedeckten Bedarf zu
erfassen und in entsprechende Planungsempfehlungen umzusetzen. Während sich
in der Analyse des Ist-Zustandes durch die Anwendung der sozialwissenschaftlich
bekannten und erprobten Methoden ein relativ breiter Konsens findet, stellt sich für
die Soll-Analyse die sehr viel komplexere Frage, in welchem Ausmaß Bedarf
gedeckt ist oder nicht.

Mit dem Ziel einer übergreifenden Systematik lassen sich die konkreten
Forschungsansätze nach Schwefel et al. (1978) in 4 methodischen Zugängen
zusammenfassen, die im folgenden kurz erläutert werden:
- Verteilungsmethoden,
- Nachfrage- und Nutzungsmethoden,
- Morbiditätsmethoden,
- Effektivitätsmethoden.

Verteilungsmethoden beruhen auf einer weitgehend quantitativ orientierten Optimierung und Zuordnung von Ressourcen zu Bevölkerungsgruppen. Ziel ist es
hierbei, eine optimale Verteilung zwischen Fachkräften und Bevölkerungszahl zu
erreichen, die im wesentlichen nach entsprechend definierten Schlüsseln erfolgt. Die
Abschätzung dieser Schlüssel beruht auf den bereits genannten Einflußgrößen.

Nachfrage- und Nutzungsmethoden gehen davon aus, daß die gegenwärtige
Nachfrage ein Indikator für die zukünftige Nachfrage sowie Nutzung von Dienstleistungen darstellt. Die Abschätzung der Nachfrage (vgl. den folgenden Abschnitt)
erfolgt in der Regel über Szenarien. In diese Erhebungsmethoden gehen implizit
Argumente über Effizienz, Effektivität und Wirtschaftlichkeit ein. Die Bedarfsfeststellung über Inanspruchnahmedaten bzw. über die Analyse von Benutzerstatisti-

ken von verschiedenen Angeboten oder Einrichtungen ist hier ebenso einzuordnen wie die Analyse von Wartelisten, Überlegungen und Abweisungen als eine Schätzung des ungedeckten Bedarfs.

Morbiditätsmethoden versuchen eine Bedarfsschätzung, indem das Ausmaß des wahrgenommenen und tatsächlichen Gesundheitszustandes analysiert wird. Epidemiologische Studien im Quer- und Längsschnitt zur Abschätzung der Morbidität der Bevölkerung gehören ebenso in diesen Bereich wie die Analyse von Fallregistern zur Abschätzung von Prävalenz und Inzidenz. Im Bereich psychosozialer Versorgungsleistungen und deren Bedarfsschätzung ergibt sich hier die Problematik des Krankheitsbegriffs in seinen psychosozialen Aspekten. Psychosoziale Beeinträchtigungen vor dem Hintergrund psychosomatischer und soziogenetischer Krankheitsdefinitionen sind in der Regel schwer einzustufen. Insbesondere bei psychischen und chronischen somatischen Erkrankungen sind klare psychosoziale Indikationen über Gesundheitszustand, Morbidität und Mortalität schwer angebbar.

Die vierte Gruppe der methodischen Zugänge, die sog. *Effektivitätsmethode* bietet eine Annäherung der Bedarfsschätzung über die Beurteilung von Effizienz, Effektivität und Wirtschaftlichkeit von verschiedenen Versorgungsbereichen. Ziel ist hier die Optimierung der Mittelzuweisung für einen per definitionem zu erreichenden Zweck der Gesunderhaltung, Therapie, Rehabilitation oder Prävention. Effektivität versteht sich im Sinne von Zielerreichung, während die Effizienz den adäquaten Umgang und den Einsatz der Mittel zur Zielerreichung bestimmt. Vor allem diese Methodengruppe ist durch wirtschaftliche Gesichtspunkte am stärksten bestimmt.

Bedürfnis, Nachfrage und Inanspruchnahme

Die bisherigen Ausführungen haben deutlich gemacht, wie vielschichtig die Feststellung des Bedarfs über Experten, Drittpersonen und potentielle Nutzer (betroffene Patienten etc.) ist. Unterschiedliche Bewertungen der Bedürftigkeit durch die beiden Gruppen haben im wesentlichen ihre Ursachen in den unterschiedlichen Werten und Normen dieser Gruppen, der Wahrnehmung des eigenen Gesundheitszustands bei den Betroffenen sowie der entsprechenden Definition des Zustands als Krankheit. Ebenso haben die Patienten als potentielle Nutzer bestimmte Einstellungen und Haltungen gegenüber dem System der psychosozialen Versorgung. Zugleich wird die Bedarfseinschätzung durch den Grad der Informiertheit über das bestehende kurative Angebot bestimmt. Daher ist das „Bedürfnis" als das Ausmaß einer subjektiven Wahrnehmung des eigenen Gesundheitszustandes vom „Bedarf" als einer von anderen Personen festgestellten Notwendigkeit an medizinischen bzw. psychosozialen Dienstleistungen abzugrenzen. Nach Kahn (1969) sind Bedürfnisse soziale Definitionen mit dem Ziel der Rollenübernahme und einer damit verbundenen Teilhabe an einem sozialen Prozeß. Jeffers et al. (1978) wiederum beschreiben in einer eher funktionalen Definition das Bedürfnis als diejenige „Menge medizinischer Leistungen, welche die Bevölkerung glaubt, über einen bestimmten Zeitraum hinweg beanspruchen zu sollen" (Jeffers et al. 1978, S. 49). Auch hier bestimmen gesellschaftliche und politische Prozesse den Transfer von einem subjektiv wahrgenommenen Bedürfnis zu einem objektiv erkannten und festgestellten Bedarf.

Vor diesem Hintergrund stellen „Nachfrage" und „Inanspruchnahme" zwei Parameter dar, die mittelbare Hinweise für die tatsächliche Bedürftigkeit der Zielgruppe liefern. Hierbei ist die Nachfrage ein primär marktwirtschaftlicher Begriff, wobei die Transformation eines subjektiv empfundenen Bedürfnisses hin zur Nachfrage nach entsprechenden Dienstleistungen nach Jeffers et al. (1978) von folgenden 5 Faktoren abhängt: individuelle und kollektive Verbraucherwünsche (Geschmacksrichtungen, Präferenzen etc.), Preise medizinischer Leistungen, Preise für alternative Güter, Größe der Bevölkerung sowie eigene finanzielle Mittel und Möglichkeiten.

In gleicher Weise kann die Inanspruchnahme vorhandener Dienstleistungen nur mit Vorbehalt als ein Indikator für die Bedürfnisse nach psychosozialen Dienstleistungen angesehen werden. Eine objektive Hilfsbedürftigkeit ist nach Wirth (1982) nicht zwangsläufig mit einer Inanspruchnahme von entsprechenden Dienstleistungen verknüpft. Voraussetzung zur Inanspruchnahme sozialer Dienstleistungen sind vielmehr eine bestimmte Handlungspräferenz und Handlungsbereitschaft, Problemsensitivität, ein bestehender Leidensdruck und die Einsicht einer Behandlungsbedürftigkeit, die mit der Selbstdefinition als krank einhergehen muß. Gerade im Bereich psychosozialer Dienstleistungen spielen hier Prozesse der Stigmatisierung und Krankheitsdefinition eine besondere Rolle. Geschlechtsspezifische Unterschiede im Hilfesuchverhalten zeigt die Arbeit von Veroff (1981). Die Ergebnisse verschiedener Untersuchungen weisen darauf hin, daß der Hilfesuchende selbst positive Erwartungen bezüglich der Wirksamkeit des Hilfsangebotes haben muß. Dies ist insofern gerade für den Bereich der psychosozialen Dienstleistungen bei Tumorpatienten von Bedeutung, als durch ihre Neuartigkeit derartige Angebote mit verschiedenartigen Erwartungen verknüpft werden und nur vereinzelte Hinweise auf spezifische Wirksamkeit existieren und allgemein bekannt sind.

Zusammenfassend lassen sich Bedürfnis, Bedarf, Nachfrage und Inanspruchnahme theoretisch am ehesten als sich wechselseitig beeinflussende Subsysteme begreifen (Buhrmester 1987), die vor dem Hintergrund gesellschaftlich vermittelter Prozesse über die subjektive Wahrnehmung einer Bedürftigkeit bis hin zur Inanspruchnahme bestehender Angebote reichen.

Bedarf an psychosozialer Versorgung und Nachsorge bei Krebspatienten

Die Übersicht zum Stand der empirisch-wissenschaftlichen Bedarfserhebung macht eine Reihe von Problemen deutlich, die im besonderen auch für den Bereich psychosozialer Nachsorge bzw. dessen Bedarfsschätzung zutreffen. Nach einer Bestandsaufnahme empirischer Arbeiten wird versucht, vor dem Hintergrund der zentralen Bedarfsparameter und der Methoden empirischer Bedarfsschätzung Hinweise für konkrete Untersuchungsansätze zur Bedarfserhebung der psychosozialen Nachsorge bei Tumorpatienten zu geben.

Empirischer Kenntnisstand

Die Erforschung des Bedarfs an psychosozialen Hilfestellungen bei Tumorpatienten nimmt in dem breiten Spektrum psychoonkologischer Forschung einen verschwindend geringen Teil ein (Buhrmester 1987). Vor dem Hintergrund der im ersten Teil dargestellten Problematik der Bedarfsschätzung allgemein sowie beim derzeitigen Kenntnisstand psychosozialer Forschung im Krebsbereich (Holland 1984) verwundert es kaum, daß nur wenige Studien der Frage der empirischen Bedarfsermittlung und deren Schwierigkeiten gewidmet sind. Empirische Arbeiten zum Ausmaß der Motivation, Indikation und Durchführung psychosozialer Versorgungsangebote liegen bisher kaum vor (Herschbach 1983). Eine Literaturübersicht (Buhrmester 1987) zeigt, daß derartige Studien häufig nur unvollständige Angaben zur Population und zum Ausmaß vorhandener psychischer Beeinträchtigung enthalten. Von den insgesamt 18 referierten Arbeiten enthalten nur 11 Aussagen zu Interventionsformen und Fragen des Bedarfs (Buhrmester 1987, S. 39 ff.).

Behandlungsbedürftigkeit und Bedarf an psychosozialen Hilfen werden vorrangig aus Sicht der Betroffenen (selbstdefinierter Bedarf) im Kontext von allgemeinen Studien zur psychosozialen Situation von Tumorpatienten untersucht. So zeigt eine vergleichende Studie zwischen Brustkrebspatientinnen und Dialysepatienten (Muthny u. Koch 1984), daß Brustkrebspatientinnen häufiger Wünsche an eine verbesserte psychosoziale Versorgung äußern. Dies erstreckt sich v. a. auf die Bereiche Angebot an Rentenberatung, medizinische Informationsvermittlung durch Ärzte, Besprechung seelischer Probleme in therapeutischen Gruppen sowie Einzelberatung durch Psychologen bzw. Psychotherapeuten. Die Unterschiede werden dahingehend interpretiert, daß die Brustkrebspatientinnen zum Zeitpunkt der Erhebung in einer Nachsorgekur zumindest ein begrenztes psychosoziales Angebot zur Verfügung hatten, während die Dialysepatienten in der Regel kein derartiges Angebot in Anspruch nehmen können.

Systematische Bedarfserhebungen bleiben auf wenige Einzelbeiträge beschränkt. Für den Bereich der stationären Nachsorge zeigt eine Bedarfsanalyse von 43 Rehabilitationskliniken im Bereich der Tumornachsorge (Institut für Funktionsanalyse und Krankenhausplanung 1985), daß die Ergebnisse bezüglich des Angebots einer psychosozialen Betreuung je nach Größe und Art der Klinik sehr heterogen sind. Die Einrichtungen mit einer Belegung von weniger als 25% onkologischer Patienten weisen zum überwiegenden Teil keine bzw. ungenügende Anzahl von Stellen im Bereich der psychosozialen Dienste auf. Nur 5 von 15 Kliniken können hier ein zufriedenstellendes Ergebnis vorweisen. Für Kliniken mit einer Belegung von 25–75% onkologischer Patienten zeigt die Personalausstattung im Bereich psychosozialer Dienste in 5 von 9 Kliniken eine defizitäre Struktur. Kliniken mit einem Anteil von mehr als 75% onkologischer Patienten weisen in 9 von 15 Fällen eine defizitäre Personalausstattung im psychosozialen Bereich auf.

Im Bereich der ambulanten psychosozialen Krebsnachsorge konnte Bappert (1984) in einer Befragung von 300 Tumorpatienten eine Quote von 73% feststellen, die zumindest zeitweilig einen Bedarf an ambulanter Betreuung in seelischen, familiären und beruflichen Problemlagen gewünscht hatten. Die Inanspruchnahme von ambulanten Nachsorgemaßnahmen wird in vielen Fällen durch typische Hemmschwellen gegenüber den Diensten verhindert. Hierbei zeigt die Autorin auf, daß Frauen häufiger als Männer Nachsorgeeinrichtungen aufsuchen. Als wesentliche Gründe werden genannt: Hemmschwellen gegenüber psychosozialen Diensten, Unklarheiten der Aufgaben psychoonkologischer Nachsorge, Informationsdefizite sowie Beratungsprobleme und mangelnde Integration psychosozialer Dienste in die stationäre Versorgung. Ein Projekt im Förderschwerpunkt „Rehabilitation von Krebskranken" des BMFT befaßt sich mit der Untersuchung der Inanspruchnahme und deren Gründe bei Brustkrebspatientinnen (vgl. den Beitrag von Brusis et al. in diesem Band). Als mögliche Ursachen einer geringen Inanspruchnahme von ambulanten Nachbetreuungsmaßnahmen werden krankheitsbedingte Hemmnisse und daraus resultierende Einschätzungen der Psychotherapiebedürftigkeit sowie Standortprobleme der Dienste durch Stadt-Land-Gefälle vermutet (Brusis 1984).

In einer Vergleichsstudie zwischen stationären und ambulanten Tumorpatienten zeigt sich, daß Motivation und Akzeptanz für eine psychosoziale Betreuung mit wachsender somatischer und vitaler Gefährdung der Patienten zunehmen (Buhrmester 1987). Ebenso zeigt sich, daß Stationspatienten insgesamt häufiger psychotherapeutische Interventionen erhalten als Ambulanzpatienten. Aufgrund der stärkeren körperlichen Beeinträchtigung kann bei stationär behandelten Patienten eine psychosoziale Betreuung durch somatische Variablen besser vorhergesagt werden als durch psychosoziale Merkmale. Demgegenüber erfolgt bei Ambulanzpatienten eine bessere Vorhersage der Betreuungsmotivation mit Hilfe psychosozialer Merkmale.

Worden u. Weisman (1980) analysieren die Frage der Akzeptanz psychosozialer Hilfsangebote in einer Gruppe stationär behandelter Tumorpatienten. Hierbei konnte die Gruppe der Verweigerer durch Parameter der sozialen Einbindung, die Krankheitsverarbeitung und den psychischen Zustand der Betroffenen charakterisiert werden.

Forschungsansätze zur Bedarfsschätzung bei psychosozialen Nachsorgeangeboten für Tumorpatienten

Die vorangehenden Ausführungen haben deutlich gemacht, daß die Frage des adäquaten Bedarfs von medizinischen und psychosozialen Dienstleistungen nur in einem gesellschaftspolitisch vermittelten Prozeß zwischen bedürftigen Personen und verschiedenen, den Bedarf definierenden Experten beantwortet werden kann. Hierbei sind die betroffenen Personengruppen nur mittelbar aktiv an der Bedarfserhebung beteiligt. Die Inanspruchnahme sowie die Nachfrage setzen eine gewisse Bekanntheit und Vertrautheit mit den Angeboten voraus und stellen nur mit Einschränkungen eine verläßliche Datenbasis zur Bedarfsschätzung dar.

Ausgehend von den Grundparametern einer empirischen Bedarfsfeststellung muß im Hinblick auf die psychosoziale Versorgung von Krebspatienten zunächst von einer klaren Zielgruppendefinition und daraus abgeleiteten Feststellung der Bedürftigkeit ausgegangen werden. Übertragen wir die Angaben zur Abklärung der Voraussetzungen einer empirischen Bedarfserhebung nach Jeffers et al. (1978) auf den Bedarf an psychosozialer Betreuung bei Tumorkranken, so sind am ehesten die psychosozialen Probleme und Belastungen infolge dieser Erkrankung bekannt. Wir verfügen jedoch weder über hinreichende Kenntnisse, welche Form der Krankheitsbewältigung und psychischen Verarbeitung im Sinne der normativen Standards und Zielkriterien psychischer Gesundheit richtig sind, noch wissen wir, welche psychotherapeutischen und psychosozialen Versorgungsangebote dem Patienten zu einer optimalen Bewältigung und psychischen Verarbeitung verschiedener Belastungssituationen verhelfen.

Entlang der bedarfsanalytischen Terminologie stellt sich somit die Ausgangsfrage wie folgt: Welche Patientengruppe innerhalb der Großgruppe aller Tumorpatienten benötigt zu welchem Zeitpunkt welche Art von Hilfestellungen für welche Problembereiche mit welchem Erfolg bezüglich subjektiver Befindlichkeit und Lebensqualität? Dieser Fragenkomplex enthält neben der klaren Problem- sowie Zielgruppendefinition auch die Frage der Effektivität psychosozialer Behandlungsmaßnahmen. Über die Zuordnung von erkrankungsspezifischen Problembereichen sowie von entlang der zeitlichen Phasen des Krankheitsprozesses abgestimmten Interventionen kann eine erste Bedarfsermittlung erfolgen. In Anlehnung an Sellschopp (1987) lassen sich für den Bereich der Tumorerkrankungen die nachfolgenden Problembereiche unterscheiden:

1. Medizinische Probleme, die sich v. a. in Nebenwirkungen, Therapiefolgen, Komplikationen, Problemen bei prothetischer Versorgung und rekonstruktiven Maßnahmen und in der Kompetenz bei Rezidivfrüherkennung und Rezidivprophylaxe zeigen.
2. Psychisch-emotionale Probleme, die Angst, Depressionen, Sinnverlust, Hoffnungslosigkeit, Pessimismus, Selbstwert- und Identitätsprobleme, subjektive Theorien der Betroffenen über Entstehung von Krankheit, sexuelle Störungen, Suchttendenzen sowie manifeste soziale und psychiatrische Symptome umfassen.
3. Alltagspraktische und soziale Schwierigkeiten, die vorrangig die Aktivierung und Mobilisierung des Patienten betreffen und die Probleme im Zusammenhang mit der Wiederaufnahme von Beruf bzw. Hausarbeit (Arbeitgeber, Kollegen, Partner), Aspekte der beruflichen Veränderung, sozialen Stigmatisierung in Beruf und Freizeit, der Kommunikation Arzt – Patient sowie Probleme in den familiären und partnerschaftlichen Beziehungen mit einschließen.
4. Sozialrechtliche Probleme, die vorrangig im Zusammenhang mit medizinischen und beruflichen Rehabilitationsmaßnahmen stehen, wie beispielsweise die Gewährung des Schwerbehindertenstatus (Ausweis), Fragen der Berentung, finanzielle Zuschüsse und Kostenträger von möglichen und eventuellen Maßnahmen.

Die im Kontext unseres Themas relevanten Problembereiche finden sich v. a. unter den Punkten 2 und 3. Je nach Phase des Krankheitsprozesses (Diagnosestellung und Diagnosemitteilung, Primärtherapie, Phase der Wiedereingliederung, Phase der Folgetherapie, terminale Phase) bestehen unterschiedliche Bedürfnisse und sind demzufolge verschiedene Angebote gefragt, die vom Bereich der Aufklärung, Beratung und Information über praktische Hilfen, Betreuung und Begleitung bis hin zu Einzel- bzw. Gruppenpsychotherapie reichen können. Hierbei scheint die interindividuelle Variabilität möglicher Belastungssituationen und deren subjektive Bewältigung eine angestrebte Typisierung und Zuordnung im Sinne der Bedarfskriterien zu erschweren.

Schlußfolgerungen

Wie an verschiedenen Stellen deutlich wurde, wissen wir bislang zu wenig über die tatsächliche Bedürftigkeit, mögliche Indikationsstellungen, die Akzeptanz oder den tatsächlichen Erfolg von psychosozialen Versorgungs- bzw. Nachsorgeangeboten. Darüber hinaus sind die institutionellen Aspekte der ambulanten psychosozialen Nachsorge sowie Fragen einer möglichen Einbettung dieser Angebote im Rahmen der medizinischen Versorgung weitgehend ungeklärt. Vor diesem Hintergrund stellen sich für die Frage einer empirischen Bedarfserhebung verschiedene Untersuchungsansätze mit dem Ziel einer klaren Bestimmung des Ist-Zustandes und der Festlegung möglicher Soll-Kriterien. Als zentrale Forschungsaufgaben lassen sich hieraus ableiten:
- Analyse des Ist-Zustandes stationärer und ambulanter psychosozialer Versorgung in definierten Versorgungsregionen sowie die Analyse der Inanspruchnahme derartiger Angebote;
- Untersuchung der zielgruppenspezifischen Prävalenz und Inzidenz psychischer Beeinträchtigungen und Belastungen infolge verschiedener Tumorerkrankungen;
- Analyse der Bedürfnisstruktur sowie der Akzeptanz darauf abgestimmter Versorgungsangebote durch die betroffenen Patienten;
- Spezifizierung und Klärung der Indikation von psychosozialen Hilfestellungen im Spektrum zwischen Betreuung und Psychotherapie;
- Evaluation des Erfolgs psychosozialer Versorgungsangebote im Hinblick auf Befindlichkeit, Krankheitsverarbeitung und allgemeine Lebensqualität.

Nur durch den Zugang auf verschiedenen Ebenen können die jeweiligen Mängel der einzelnen Ansätze überwunden werden, wie am Beispiel der Erfassung subjektorientierter Bedürftigkeit, der Festlegung einer Bedarfsdefinition, der Einschränkungen von Inanspruchnahmedaten oder dem Problem der Akzeptanz deutlich wurde. Die Vielschichtigkeit von Klientenbedürfnis, fachlich anerkanntem Bedarf, Nachfrage und Inanspruchnahme von psychosozialen Hilfsleistungen verdeutlicht, wieso Schätzung und Planung des Bedarfs gerade im Bereich psychosozialer Dienstleistungen durch eine Reihe von Problemen erschwert werden. Diese Probleme lassen sich in 4 Bereichen zusammenfassen:
- regional unterschiedliche Versorgungsvoraussetzungen,
- Wandel der Nutzerbedürfnisse,
- Begrenztheit materieller und personeller Ressourcen,
- Konkretisierung der Soll-Vorstellungen.

Regional unterschiedliche Voraussetzungen hinsichtlich bestehender Kapazitäten und institutionell administrative Bedingungen psychosozialer Nachsorge sind hier als ein erster Problemkreis zu nennen. Vor dem Hintergrund rudimentärer psychosozialer Versorgungsangebote für Tumurpatietnen stellen sich die Fragen der Einbettung, Koordination und Kooperation. Die Implementation neuer Dienste wirft verschiedenartige Problembereiche auf, die in der Evaluationsliteratur beschrieben sind (vgl. hierzu die Literaturübersicht bei Indlekofer 1986).

Die Nutzerbedürfnisse selbst sind ständig im Wandel begriffen und dadurch schwer prognostizierbar. Im wesentlichen sind diese bestimmt durch gesellschaftlich-soziale Veränderungen, durch Veränderungen des professionellen Angebots sowie die Veränderungen im Hinblick auf das zugrundegelegte Krankheitsmodell, welches Veränderungen im Hilfesucheverhalten nach sich zieht (vgl. Veroff 1981). Für die Gruppe der Tumorpatienten sowie den gesamten Bereich der chronisch körperlich Kranken zeigt sich dies in der sich allmählich durchsetzenden psychosomatischen Betrachtungsweise (vgl. Koch u. Beutel 1988). So werden psychotherapeutische und psychosoziale Hilfeleistungen bei Tumorkranken in dem Maße eher in Anspruch genommen werden, wie die Angebote in die medizinische Versorgung integriert sind, sich die allgemeine soziale Akzeptanz erhöht und die Angst vor einer Stigmatisierung abnimmt.

Bedarfsplanung wird schließlich immer durch die Geldgeber und insbesondere die Begrenztheit materieller, finanzieller und personeller Ressourcen bestimmt werden. Dies stellt auf der Ebene der Sozialplanung eine wichtige Quelle von Restriktionen dar, die Prioritätensetzung steuert.

Selbst bei Vorliegen einer Ist-Analyse der Versorgungssituation auf der Basis von empirisch abgesicherten Daten kann die Formulierung und Konkretisierung von Soll-Vorstellungen zu recht diskrepanten Einschätzungen führen, wie die Betrachtung des Bedarfsbegriffs und der unterschiedlichen Interessengruppen gezeigt hat.

Insgesamt spricht vieles dafür, daß sich die Frage des Bedarfs an psychosozialer Versorgung und Nachsorge bei Tumorpatienten nur in einer engen Verbindung zwischen der psychosozialen Versorgungspraxis und einer empirisch-wissenschaftlichen Analyse der Zielkriterien sowie der Soll-Erfüllung befriedigend klären läßt. Die Soll-Kriterien als in der Regel expertendefinierte Bedarfsfestlegungen bedürfen einer notwendigen Korrektur durch die betroffenen Patienten selbst, damit der Bedarf auf der Makroebene der Sozialplanung tatsächlich dem Bedürfnis auf der Mikroebene der Betroffenen entspricht.

Literatur

Bappert L (1984) Ambulante psychosoziale Krebsnachsorge. MMW 126:880–884
Brusis J (1984) Zur Situation der Psychoonkologie in der Bundesrepublik Deutschland. Beispiel: Psychosoziale Nachbetreuungsmaßnahmen für Brustkrebspatientinnen. In: Bettex M (Hrsg) Umgang mit Krebs als Realität und Metapher. Ergebnisbericht der 5. Jahrestagung des Arbeitskreises Psychoonkologie und der Gründungsversammlung der Deutschen Arbeitsgemeinschaft für Psychoonkologie e.V. vom 30. 10. bis 3. 11. 1983 in Oberwesel. München, S 2–11
Buhrmester E (1987) Zur psychosozialen Versorgung von Tumorpatienten. Konzeptioneller Ansatz und empirische Bedarfsanalyse. Phil. Dissertation, Universität Hamburg
Expertenkomitee der WHO (1978) Bedarf, Nachfrage und ihre empirische Erforschung. In: Brüggemann I, Schwefel D, Zöllner H (Hrsg) Bedarf und Planung im Gesundheitswesen. Eine internationale Aufsatzsammlung. Deutscher Ärzte Verlag, Köln, S 73–74

Herschbach P (1983) Einige Überlegungen zur psychosozialen Rehabilitation von Krebskranken. Rehabilitation 22:33–35

Holland J (1984) Need for improved psychosocial research methodology: Goals and potentials. Cancer [Suppl] 53:2218–2220

Indlekofer W (1986) Zur Implementation von Therapiemaßnahmen in einer Sozialtherapeutischen Justizvollzugsanstalt. Unveröff. Diplomarbeit, Universität Freiburg

Institut für Funktionsanalyse und Krankenhausplanung (1985) Analyse von Struktur und Organisation der Rehabilitations- und Nachsorgeeinrichtungen für onkologische Patienten in der Bundesrepublik Deutschland. Kurzfassung. Untersuchung im Auftrag des Bundesministers für Arbeit und Sozialordnung, Hamburg (Interne Dokumentation, Nr 183)

Jeffers J, Bognanno M, Bartlett J (1978) Über Bedarf und Nachfrage nach medizinischen Leistungen und über den Begriff der „Knappheit". In: Brüggemann I, Schwefel D, Zöllner H (Hrsg) Bedarf und Planung im Gesundheitswesen. Eine internationale Aufsatzsammlung. Deutscher Ärzte Verlag, Köln, S 47–64

Kahn A (1969) Theory and practice of social planning. Russell Sage Foundation, New York

Koch U (1986) Verhaltensmedizin im Bereich chronischer Erkrankungen. In: Brengelmann J, Bühringer G (Hrsg) Therapieforschung für die Praxis, Bd 6. Röttger, München, S 27–49

Koch U, Beutel M (1988) Psychische Belastungen und Bewältigungsprozesse bei Krebspatienten. In: Koch U, Lucius-Hoene G, Stegie R (Hrsg) Handbuch der Rehabilitationspsychologie. Springer, Berlin Heidelberg New York Tokyo, S 397–434

McEwin R, Hall J (1978) Planung von Gesundheitsdiensten. Nachfrage oder Bedarf? In: Brüggemann I, Schwefel D, Zöllner H (Hrsg) Bedarf und Planung im Gesundheitswesen. Eine internationale Aufsatzsammlung. Deutscher Ärzte Verlag, Köln, S 11–26

Muthny F, Koch U (1984) Psychosoziale Situation und Reaktion auf lebensbedrohende Erkrankung – ein Vergleich von Brustkrebs- und Dialyse-Patientinnen. Psychother Med Psychol 34:287–295

Royce D, Drude K (1982) Mental health needs assessment: Beware of false promises. Community Ment Health J 18/2:97–106

Schwefel D, Brüggemann I, Zöllner H (1978) Bedarfsplanung im Gesundheitswesen. Ein Überblick über Probleme und internationale Ansätze. In: Brüggemann I, Schwefel D, Zöllner H (Hrsg) Bedarf und Planung im Gesundheitswesen. Eine internationale Aufsatzsammlung. Deutscher Ärzte Verlag, Köln, S 11–26

Sellschopp A (1987) Empfehlungen für die psychosoziale Krebsnachsorge. In: Ministerium für Arbeit, Gesundheit, Familie und Sozialordnung Baden-Württemberg (Hrsg) Nachsorge-Leitfaden Onkologie. Ein Wegweiser für Ärzte und psychosoziale Fachkräfte. Stuttgart, S 120–132

Stöcklin S, Lucius-Hoene G (1988) Die Bedarfsfrage: Problemstellungen und Modelle. Fortschr Neurol Psychiatr 56:139–153

Veroff J (1981) The dynamics of help-seeking in men and women: A national survey study. Psychiatry 44:189–200

Wirth W (1982) Inanspruchnahme sozialer Dienste. Bedingungen und Barrieren. Campus, Frankfurt am Main

Worden J, Weisman A (1980) Do cancer patients really want counseling? Gen Hosp Psychiatry 2:100–103

Bedarf an psychosozialer Betreuung von Krebskranken und Anforderungen an die psychosoziale Personalfortbildung

Reinhold Schwarz

Einleitung

Überlegungen über den Bedarf an psychosozialer Betreuung von Krebskranken und die darauf bezogenen Anforderungen an die Personalfortbildung lassen sich von einem eher theoretischen Standpunkt aus oder gegründet auf die Erfahrung im tagtäglichen Umgang mit krebskranken Personen anstellen. Mein Beitrag über Betreuungsbedarf und Betreuungsbedürftigkeit, über Adressaten und Ziele psychosozialer Betreuung und über mögliche Angebote an psychosozialer Personalfortbildung basiert auf der praktischen Arbeit mit Krebskranken und deren Angehörigen, sowie auf der engen Zusammenarbeit mit dem Personal onkologischer Krankenstationen.

Beginnen möchte ich deshalb mit der Schilderung eines Patientenkontaktes in der Klinik, wie er sich tagtäglich ergeben kann und nicht ungewöhnlich für die Betreuungssituation in der Klinik ist: Ich wurde zu einer 45jährigen Patientin gerufen, die eine Mammaablatio hinter sich hatte und die – Beobachtungen des Pflegepersonals zufolge – oft bedrückt erschien und verstohlen weinte. Ansprechbar darauf sei sie nicht. Deswegen könne man ihr auch nicht den Besuch eines Psychotherapeuten offerieren. Ich suchte also diese Patientin unvermittelt auf und stellte mich vor als ärztlicher Psychotherapeut, der den Patienten dieser Krankenstation als Gesprächspartner zur Verfügung stünde. Die Patientin schien es zu begrüßen, daß an unserer Klinik (Chirurgische Universitätsklinik Heidelberg) eine solche Institution besteht und war wie selbstverständlich der Ansicht, daß es unbedingt notwendig sei, auch für die seelische Situation der Patienten zu sorgen, wobei klar war, daß sie v. a. an andere Kranke – keineswegs an sich selber – dachte. Nachdem wir noch einige Sätze über die allgemeine seelische und soziale Notlage im Krankenhaus gewechselt hatten, fragte sie mich mitleidvoll: „Wie halten Sie das nur aus, mit so vielen Problemen anderer Leute?" Ohne erst die Antwort abzuwarten, meinte sie dann: „Herr Doktor – und was kann ich jetzt für sie tun?"

Ich möchte hier nicht weiter auf diese nicht seltene Gesprächseröffnung eingehen. Aber angeregt durch die Erinnerung an diese Begebenheit und meiner Neigung folgend, die Frage des Themas in kasuistischer Weise anzugehen, kam mir schließlich der Gedanke, daß ich selber heute gleichsam als Fallbeispiel diene; daß meine Aufgabe also darin besteht, etwas von den Schwierigkeiten eines Betreuers von Krebskranken in einer Klinik der onkologischen Maximalversorgung zu berichten, vielleicht zur Generierung weiterer praxisbezogener Forschungsfragen.

Immer wieder stehen wir vor überraschenden, sehr kurzfristig zu lösenden praktischen Problemen, wobei die betreuerischen Reaktionen längst nicht immer verallgemeinerbaren, klaren und rationalen Regeln folgen. Es hat vielmehr den Anschein, daß eine gewisse Schlagfertigkeit, Gewandtheit und ein großer Fundus an kasuistischem Wissen entscheidende Ressourcen eines psychosozialen Betreuers onkologisch Kranker darstellen. Daß Krebspatienten, die sich in einer existentiellen Notlage befinden und somit – allgemein gesprochen – auch psychosozialer Betreuung bedürfen, steht außer Frage; uneinig ist man sich jedoch über das „Wer", „Wie" und „Wozu".

Adressaten und Ziele psychosozialer Betreuung

Das Fragewort „Wer" leitet gleich mehrere Probleme ein:

Wer muß betreut werden, d. h. welche persönlichen oder sozialen Bedingungen müssen gegeben sein, damit ein Krebspatient ein Betreuungsfall wird? Wer ist die „Betreuungseinheit"; ist es der Patient, die Familie, das Personal? Wer schließlich soll die Betreuung durchführen? Sollen es Professionelle, Laienhelfer oder die Familie sein – primär das medizinische Personal, der Klinikseelsorger, Psychologen oder Sozialarbeiter?

Wie soll betreut werden? Ist sozialrechtliche Beratung gefragt, sind Übungsprogramme, z. B. nach Simonton et al. (1982), dem „Bochumer Gesundheitstraining" (Beitel u. Niesel 1986), das Programm „you can cope?", psychodynamische, verhaltenstherapeutische oder pädagogische Ansätze (vgl. Schwarz 1986; Schwarz u. Kaufmann 1988) oder einfach tröstende Worte das richtige, bzw. wann ist das eine oder wann das andere angemessen?

Uneinig ist man sich ebenfalls über das „Wozu", über das Ziel: Soll es um eine Verbesserung der sog. Compliance gehen, um Emanzipation oder um einen neuen Anfang, um Prävention eines Rezidivs oder, wie es heute so gern heißt, um die Verbesserung der Lebensqualität, oder haben Betreuer die „phasengerechte Abwicklung" (vgl. Kübler-Ross 1978) von Trauer- oder Sterbeprozessen im Sinn?

Solche und andere Probleme werfen auch die Aufträge medizinischer Onkologen an das psychosoziale Fachpersonal auf; ein weiteres praktisches Beispiel mag diesen Gedanken verdeutlichen: Ein Arzt aus dem HNO-Bereich suchte mich unlängst auf mit dem Wunsch nach psychosozialer Betreuung seiner Patienten. Es handelte sich dabei in der Hauptsache um Kranke, die an Tumoren im Mund-, Rachen- und Kehlkopfbereich operiert waren. Der Kollege hatte feststellen müssen, daß die Patienten trotz seiner energischen Warnung weiterhin Alkohol tranken und auch das Rauchen nicht lassen wollten. Das empörte ihn um so mehr, als er nicht verstehen konnte, warum Patienten nicht zu dieser kleinen „Gegenleistung" fähig seien, zumal er selbst der Ansicht war, den Patienten durch die, wenn auch nicht immer kurative, Krebsoperation einen großen Dienst erwiesen zu haben. Außerdem beklagte er die große Nachlässigkeit in der Wahrnehmung der Nachsorgetermine.

Auf derselben Linie liegen ärztliche Betreuungsanforderungen, die von Verhaltensweisen der Patienten ausgelöst werden, die den Medizinbetrieb zu stören scheinen, z. B. die Verweigerung diagnostischer Maßnahmen, von Unterschriften oder hohe Ansprüche an persönliche Gespräche.

Die Vorstellungen dieser Kollegen sind in der Regel sehr präzise und unterscheiden sich im Prinzip nur unwesentlich von den Implikationen der Copingforschung, wenn sie den Therapeuten mit der Aufgabe auf den Weg schicken, die Patienten dahingehend zu „betreuen", daß die Krankheit in optimaler Weise – was auch immer darunter zu verstehen ist – bewältigt werde.

Das Klientel, zu dem ich durch den HNO-Kollegen gerufen wurde, zeichnet sich nach allem, was man inzwischen weiß, neben einer deutlichen psychosozialen Multimorbidität durch ausgesprochen ungünstiges, maladaptives Coping aus: Das Risikoverhalten wird beibehalten, es besteht Non-Compliance; außerdem sind die Patienten meist nicht religiös, verleugnen ihre Erkrankung und sind eher mißmutig und apathisch; von „fighting spirit" (Greer et al. 1979) ist keine Rede, sie sind außerdem in keiner Weise der Ansicht, daß ihr Krebs auch eine Chance sein könne, und von einer psychosozialen Betreuung wollen sie meist auch nichts wissen.

Kurz zusammengefaßt und auf den (Coping)begriff gebracht, könnte man sagen: Gute „Coper" brauchen (oft) keine professionelle Betreuung, schlechte wollen keine.

Betreuungsbedarf und Betreuungsbedürftigkeit

Wie es auch sei, so denke ich, es besteht ein Konsens, daß auch einem solchen Konsultationsanliegen entsprochen werden muß und daß hier eine Betreuungsbedürftigkeit gegeben ist, und zwar nicht nur der Patienten, sondern auch des Arztes, der hier doch gewisse Schwierigkeiten hatte, sich in die Situation seiner Patienten einzufühlen. Das Betreuungsangebot würde man dann, um hier keine pathologisierenden Falldefinition zu treffen, sensiblerweise „Fortbildung" oder „mittelbare Betreuung" nennen und ggf. eine Balint-Gruppe empfehlen, um die unter Druck geratene Arzt-Patienten-Beziehung zu stützen. Zu warnen ist sicherlich vor dem Gedanken, diese Situation statt dessen als ausreichendes Indikationskriterium für eine psychosoziale Betreuung der Patienten zu verstehen, solange kein expliziter Wunsch danach besteht.

Was nämlich die Patienten betrifft, so zeigt sich hier die nicht seltene Konstellation, daß ihre Not neben der Krebskrankheit auch darin begründet ist, daß sie sich keine Not eingestehen können und daß sie demzufolge Hilfen nicht benötigen oder gar in Anspruch nehmen dürften. Ähnliche Beobachtungen gelten auch bei Patienten mit Bronchialtumoren. Es handelt sich wahrscheinlich um die Charakteristika von männlichen Kranken mit relativ niedrigem sozialem Status, mit Neigung zum Alkohol- und Nikotinabusus und somit um einen nicht unbeträchtlichen Anteil der an Krebs Erkrankten überhaupt.

Das geradezu entgegengesetzte Phänomen finden wir übrigens im Falle krebserkrankter Kinder; hier wird ungeachtet sämtlicher Randbedingungen eine fachkundige, psychosoziale Betreuung inzwischen als eine obligate Dienstleistung der Klinik eingefordert.

Wie hoch also die Zahl der betreuungsbedürftigen Krebskranken und der fortbildungsbedürftigen Kollegen im onkologischen Tätigkeitsfeld einzuschätzen ist, läßt sich kaum fassen eingedenk der Tatsache, daß die Inanspruchnahme in erster Linie durch eine subjektive Betreuungsbereitschaft bestimmt ist, die auch von klinischen Rahmenbedingungen beeinflußt wird, wenn wir von der Inzidenz der Nachfrage nach psychosozialer Unterstützung ausgehen.

Daraus schlußfolgernd möchte ich die folgende *These* formulieren: Wie in allen Bereichen psychosozialer Arbeit spielt die Motivation und die Überzeugung, daß ein Betreuungsangebot auch nützt, eine zentrale Rolle. Das gilt auch für die entsprechenden Überzeugungen des Betreuers und die Anerkennung seiner Zuständigkeit, u. a. für Interaktions- und Beziehungsprobleme.

Im Falle der Patientengruppen, die einer Betreuung skeptisch bis ablehnend gegenüberstehen, zu der schätzungsweise ein Drittel aller Krebskranken zählen, hat sich herausgestellt, daß der Zugang vermittels konkreter Hilfen wie pflegerische Leistungen und Informationen über sozialrechtliche und rehabilitative Möglichkeiten verhältnismäßig gut gelingt. Als Folgerung ließe sich ableiten: Der Betreuungsbedarf ist eine Größe, die letztlich von der Treffsicherheit des Angebotes abhängt und die somit von der Ausbildung, dem Spürsinn und dem aktiven Engagement des Betreuers maßgeblich determiniert und gesteuert wird.

Psychosoziale Personalfortbildung – ihre Möglichkeiten und Grenzen

Gedanken über die Deckung eines solchen Bedarfs berühren in erster Linie die ausreichende Ausstattung mit geeignetem Personal (z. B. Kliniksozialdienst) und dessen Fortbildung in bezug auf empathische Fähigkeiten und sachliche Kompetenzen. Weder eine psychotherapeutische Weiterbildung allein, noch die sozialarbeiterische oder sozialpädagogische Grundausbildung sind hier ausreichend.

Zur eigenen Orientierung und auch zum Zwecke der Personalfortbildung haben wir vor einiger Zeit eine Eigenschaftenliste in bezug auf Betreuungsbedürftigkeit erstellt (s. Übersicht S. 128). Schon dieser sicher unvollständige Katalog führt von vornherein jeden Uniformitätssymthos, dem wir immer wieder begegnen, ad absurdum – es gibt weder *den* Krebs noch *die* psychosoziale Betreuung. Als reines Zahlenspiel sind somit auch Überlegungen zu betrachten, die von der psychischen Morbidität der Allgemeinbevölkerung auf die Betreuungsbedürftigkeit von Tumorpatienten schließen. Gingen wir nämlich nach Schepank (1987) davon aus, daß 22,8% der Bevölkerung einer psychotherapeutischen Behandlung bedürften, wovon etwa die Hälfte auch für eine Therapie motiviert wäre, dann wüchse dem psychosozialen Betreuer allein im bisher eher kleinen Teilbereich „Psychotherapie" ein unübersehbares Klientel zu. Wegen der Kontamination des Feldes mit vielfältigen motivationalen „Verunreinigungen" kommen somit rein theoretische Überlegungen über die individuelle Betreuungsbedürftigkeit und zur generellen Bedarfsschätzung zu anderen Ergebnissen als Betreuungsdokumentationen von der Inanspruchnahmeseite her.

Die hier zur Veranschaulichung aufgeführten Zahlenangaben aus der Betreuungstätigkeit der Psychosozialen Nachsorgeeinrichtung für Tumorpatienten an der

Hinweise auf die psychosoziale Betreuungsbedürftigkeit

Nach dem medizinischen Befund:
- rezidivierende Erkrankung,
- palliativ behandelte Patienten,
- therapiebedingte Funktionsbeeinträchtigungen:
  Amputationen, Anus praeter, äußerlich sichtbare Verstümmelungen, Impotenz,
  Sterilität, Stimmverlust etc.,
- aggressive Chemotherapie,
- Organtransplantationen,
- Pflegebedürftigkeit infolge der Krebserkrankung.

Nach dem psychosozialen Status:
- psychoneurotische, psychosomatische oder psychiatrische Vorgeschichte,
- Suchtprobleme in der Anamnese,
- Familienanamnese mit belastenden Karzinomerkrankungen,
- schwere Verlusterlebnisse in der nahen Vergangenheit,
- Verhaltensauffälligkeiten:
  Therapieabbruch, -verweigerung, depressive oder aggressive Stimmungen,
- offene/versteckte Suizidankündigungen,
- Angstzustände oder überkompensatorische „Tapferkeit".

Nach der sozialen Situation:
- labile soziale Beziehungen, familiäre Krisen oder Dekompensation,
- alleinstehende Patienten,
- wirtschaftliche Notlagen und soziale Krisen, z. B. Arbeitslosigkeit.

In krankheitsbedingten Schwellensituationen:
- Informierung über Diagnose/Prognose („Aufklärung"),
- Beendigung der onkologischen Therapie,
- Entlassung.

Chirurgischen Universitätsklinik Heidelberg vermögen deswegen nur das Tätigkeitsprofil dieser Betreuungseinrichtung wiederzugeben und können keine Aussagen über Eigenschaften der Grundgesamtheit machen. Wenngleich diese 1979 von der Deutschen Krebshilfe e.V. gegründete und seit 1984 vom Ministerium für Wissenschaft und Kunst in Baden-Württemberg weitergeförderte Institution für den gesamten Bereich des Tumorzentrums Heidelberg/Mannheim zur Verfügung steht, so haben dennoch aus vielfältigen Gründen nicht alle Patienten die gleiche Chance, tatsächlich in Kontakt mit dieser Institution zu treten. Aufgrund der zahlreichen im Universitätsklinikum simultan stationär behandelten Patienten und einer Vielzahl ambulanter Konsultationen ist eine flächendeckende Versorgung nicht möglich. Es hat sich daher ein gestaffeltes Betreuungskonzept bewährt, das sich in Liaison- und Konsiliardienst gliedert, das auch ambulante und nachgehende Betreuung umfaßt (vgl. Abb. 1).

Abbildung 2 gibt in groben Kategorien die Arten der Betreuungsaktivitäten wieder; Tabelle 1 orientiert über die Beratungsinhalte.

Ohne weiter in kasuistische Details einsteigen zu wollen und eingedenk der Tatsache, daß die vorgestellten Daten durch die spezifische Selektion des Klientels einer Universitätsklinik zustande gekommen sind und keinerlei Repräsentativität

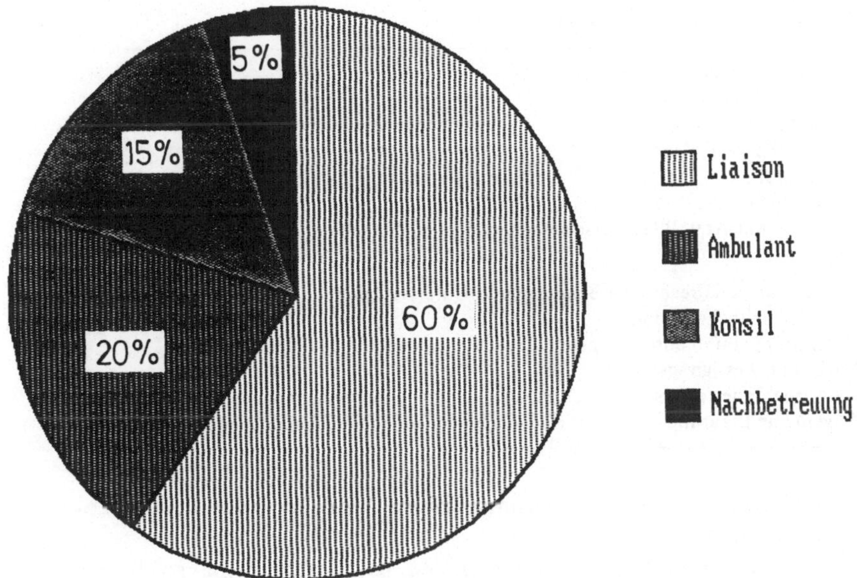

Abb. 1. Versorgungsmodelle (betreute Patienten im Jahre 1986: n = 939)

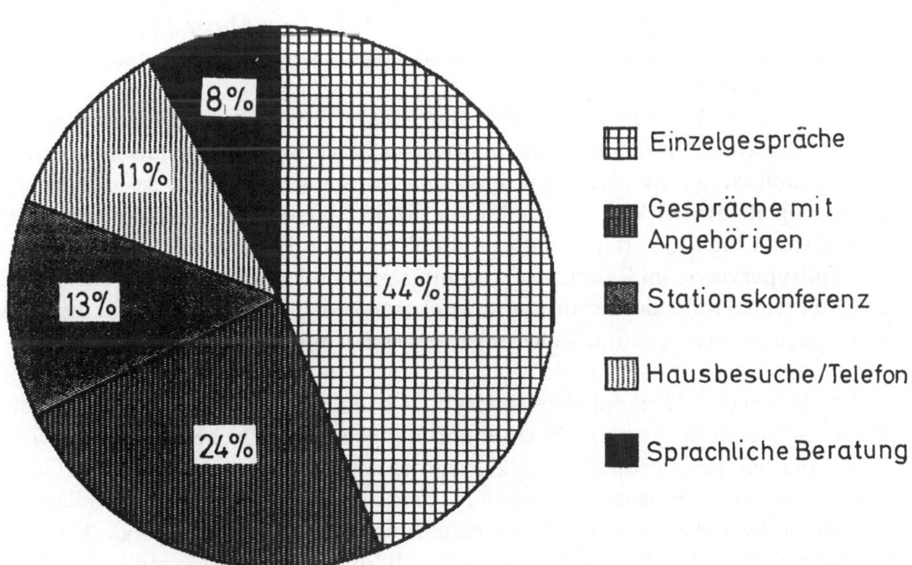

Abb. 2. Betreuungsaktivitäten (1986) bei insgesamt 11465 Kontakten

beanspruchen können, wird dennoch das breite und heterogene Anforderungsprofil an das medizinische und psychosoziale Fachpersonal deutlich. Entsprechend groß sind die Bedürfnisse nach Fortbildung in psychosozialer Onkologie, oft als Ausdruck unmittelbar erlebter Überforderung und Hilflosigkeit im Zusammen-

Tabelle 1. Beratungsinhalte (n = 939)

a) Gründe für psychologische Betreuung	
körperliches Leiden	71%
eigene Persönlichkeit	40%
Familie (Partner, Kinder)	35%
Todesangst	18%
Rezidivangst	10%
Probleme mit Arzt/Pflegepersonal	8%
Beruf	7%
b) Gründe für sozialrechtliche Beratung und Unterstützung	
Anschlußheilbehandlung	12%
Vermittlung ambulanter Dienste	6%
Nach- und Festigungskuren	5%
Schwerbehindertenausweis	4%
Allgemeine Beratung	4%

hang mit schwer steuerbaren Distanzierungs- bzw. Identifikationsprozessen im Kontakt mit Schwerkranken.

Nun gibt es zumindest im psychosozialen, psychotherapienahen Bereich kaum Betreuungsanweisungen, die aus gültigen Theorien deduzierbar wären. Die expliziten, sehr konkret handlungsbezogenen Fortbildungsanliegen v. a. der Angehörigen medizinisch-onkologischer Berufe sind deswegen in Gefahr, erst einmal frustriert zu werden, da griffige Anweisungen nach einem „Wenn-dann-Muster" für die psychologische Führung – wie es im medizinischen Jargon meistens heißt – nur selten zur Verfügung stehen.

Eine zweite *These* lautet deshalb: Immer dann, wenn Fortbildung gleichzeitig Einstellungsänderungen und Selbstreflexion bedeutet, werden individuelle Grenzen der Flexibilität zu limitierenden Faktoren. Konsequenterweise ist daraus die Forderung abzuleiten, daß Aspiranten für die Tätigkeit in der Onkologie auch auf persönliche Eingangsvoraussetzungen hin überprüft und ausgewählt werden müssen. Fallsupervision im Rahmen von Balintgruppen oder Stationskonferenzen sind nach übereinstimmender Erfahrung sowohl notwendiger Bestandteil einer weiteren berufsbegleitenden Qualitätssicherung, als auch Teil einer indirekten Patientenbetreuung.

Der Hinweis auf Persönlichkeitsmerkmale bedeutet nicht, daß es an konkretem Wissen als Inhalt für Aus- und Fortbildung mangeln würde. Neben psychologischen Sachverhalten, psychosomatischen Zusammenhängen und sozialrechtlichen Gegebenheiten – für psychosoziale Berufe auch medizinisch-onkologische Grundlagen – sind auch Fertigkeiten der Gesprächsführung durchaus lernbar (vgl. Koch u. Schmeling 1982). Die Curricula unserer Fortbildungsveranstaltungen setzen demzufolge Schwerpunkte, wie sie in der folgenden Übersicht am Beispiel des Heidelberger Seminars[1] für Mitarbeiter im Gesundheitswesen wiedergegeben sind (vgl. auch Schwarz et al. 1986; Schwarz u. Wechsung 1987).

---

[1] Über das gesamte Kursangebot des Heidelberger Seminars für Psychosoziale Krebsnachsorge informiert eine Broschüre, die unter der Anschrift des Autors erhältlich ist.

Seminar für Mitarbeiter im Gesundheitswesen

Information und Wissensvermittlung

Methode: Vortrag, Diskussion, Seminar

Medizin	Krankenpflege	Psychotherapie Psychologie

- Theorien der Krebs-
  entstehung und
  Epidemiologie
- Diagnostik und
  Therapie
  Chirurgie
  Gynäkologie
  Urologie
  Pädiatrie
- Schmerztherapie
- Prävention und medi-
  zinische Rehabilitation
- Nachsorge
- Psychosomatik
	- Spezifische Probleme
	  bei der Pflege von
	  Krebspatienten
	- Stomapflege
	- Heil- und Hilfsmittel
	- Aufgaben der
	  Sozialstation,
	  z. B. häusliche Pflege
		- Methoden der
		  Gesprächsführung
		- Krisenintervention
		- Psychische Reak-
		  tionen im Krankheits-
		  verlauf (Coping)
		- Helferverhalten
		- Psychotherapeutische
		  Ansätze

Sozialarbeit	Sozialrecht	Theologie

- soziales Umfeld
  (Familie, Beruf, soziale
  Verhältnisse und
  Krankheitsverlauf)
- soziale Rehabilitation
- Familienbetreuung
- Aufbau und Organisa-
  tion von Versorgungs-
  einrichtungen und
  Selbsthilfegruppen
	- Institutionen und
	  Leistungen der Sozial-
	  versicherungsträger
	- Schwerbehinderten-
	  gesetz
	- Bundessozialhilfe-
	  gesetz
	- Reichsversicherungs-
	  ordnung
	- Krankenkassenrecht/
	  -leistungen
		- Seelsorge im
		  Krankenhaus
		- Religion und Glauben
		  im Kranksein und im
		  Sterben

Reflexion des Berufsalltags

Methode: Arbeit in Kleingruppen (maximal 10 Teilnehmer)

Patientenbetreuung	Multiprofessionelle Teamarbeit	Thematisierung eigenen Erlebens

- Falldarstellungen und
  Fallbesprechung
- Training zur patienten-
  zentrierten Gesprächs-
  führung
- Berufsbezogene
  Selbsterfahrung
- Themenzentrierte
  Interaktion
- Übungen zur Fremd-
  und Selbstwahr-
  nehmung, z. B. im
  Rollenspiel
	- Erfahrungsaustausch
	  aus der Sicht der
	  verschiedenen
	  Berufsfelder
	- Rahmenbedingungen
	  der institutionellen
	  Versorgung von
	  Krebspatienten
	- Bearbeitung von Kom-
	  munikationsbarrieren
	  zwischen den Berufs-
	  gruppen
		- Reflexion eigener
		  Probleme und Ängste
		  im Umgang mit
		  Krebserkrankungen
		- Übungen zum Umgang
		  mit eigenen Ängsten,
		  Copingstrategien
		- Erlernen/Kennen-
		  lernen spezieller
		  psychotherapeutischer
		  Techniken

Tabelle 2. Ergebnisse der Befragung von ehemaligen Teilnehmern des Heidelberger Seminars für Psychosoziale Krebsnachsorge, n = 335.[a] (Aus Schwarz et al. 1986)

Welche Kursinhalte sind am deutlichsten in Erinnerung geblieben? (Mehrfachnennungen)		
Arbeit in kleinen Gruppen		75%
Davon: Erfahrungsaustausch	39%	
berufsbezogene Selbsterfahrung	36%	
Psychosoziale Problembereiche		42%
Medizinische Informationen		41%
Verschiedenes		32%
Welche Auswirkungen hatten die Fortbildungsseminare auf Ihre berufliche Praxis?		
Änderungen (Mehrfachnennungen)		72,5%
Davon: Zuwachs an Fähigkeiten im Umgang mit		
onkologiespezifischen Problemen	36%	
Stärkung der beruflichen Identität und Berufszufriedenheit	32%	
Wissenserweiterung in den Bereichen Medizin,		
Psychologie und Sozialarbeit	25%	
Bestreben, im eigenen Arbeitsbereich den Schwerpunkt		
Onkologie zu setzen	19%	

[a] 92% haben das Heidelberger Seminar weiterempfohlen.
    82% sind an weiteren Einladungen interessiert.

Im Rahmen einer Pilotuntersuchung zur Evaluation dieses Fortbildungskonzepts wurden 335 ehemalige Kursteilnehmer befragt. Tabelle 2 faßt die Antworten auf 2 offene Fragen zusammen und gibt Auskunft über das weitere Interesse an dem Heidelberger Fortbildungsseminar.

Ähnlich der Quantifizierung des Bedarfs an psychosozialer Krankenbetreuung fällt es auch hier schwer, Zahlenangaben über den Fortbildungsbedarf zu machen; gültig sind aber auf jeden Fall die Forderungen an die psychosoziale Weiterbildung aller helfenden Berufsgruppen zur Vermittlung basaler Fähigkeiten und Kenntnisse und der Anleitung und Ermutigung zur Selbstreflexion und Introspektion.

Angesichts der Erkenntnislücken über den quantitativen und letztlich auch qualitativen Bedarf an psychosozialer Betreuung erhält die „Persönlichkeit" des individuellen Betreuers eine Schlüsselrolle, die vermutlich überhöht ist und die durch Konkretisierung von Anforderungsprofilen und Belastungsanalysen und darauf abgestimmte Fort- und Weiterbildungsangebote entmystifiziert werden muß.

Literatur

Beitel E, Niesel W (1986) Bochumer Gesundheitstraining. Ruhr-Universität, Bochum
Greer S, Morris T, Pettingale KW (1979) Psychological response to breast cancer: effect on outcome. Lancet 13:785–787
Koch U, Schmeling C (1982) Betreuung von Schwer- und Todkranken. Urban & Schwarzenberg, München
Kübler-Ross E (1978) Interviews mit Sterbenden. Kreuz, Zürich

Schepank H (1987) Psychogene Erkrankungen der Stadtbevölkerung. Springer, Berlin Heidelberg New York Tokyo

Schwarz R (1986) Psychotherapeutische Aspekte im Umgang mit Tumorkranken. Schwester Pfleger 25:587–589

Schwarz R, Kaufmann M (1988) Psychotherapy in support of patients undergoing antineoplastic chemotherapy. In: Senn H-J, Schmid L (eds) Supportive care in cancer patients. Springer, Berlin Heidelberg New York Tokyo (Recent results in cancer research, vol 108)

Schwarz R, Wechsung P (1987) Heidelberger Seminar für Psychosoziale Krebsnachsorge, 2. Aufl. Selbstverlag, Heidelberg

Schwarz R, Wechsung P, Beck-Dressler B (1986) Bericht über das Fortbildungsseminar der Chirurgischen Universitätsklinik, Heidelberg (unveröffentlichtes Manuskript)

Simonton OC, Matthews-Simonton S, Creighton J (1982) Wieder gesund werden. Rowohlt, Reinbek

Wechselwirkungen zwischen Rehabilitation und Prävention: Implikationen für die künftige Forschung zur Rehabilitation bei Krebserkrankungen

Rolf Verres

In diesem Beitrag sollen einige Beziehungen zwischen Rehabilitation, Prävention und kollektiven Umgangsweisen mit Krebsängsten angesprochen werden. Mit den Aktivitäten, die wir als Rehabilitation bezeichnen, versuchen wir nicht nur, das Leid unmittelbar Betroffener zu lindern, sondern wir beeinflussen wahrscheinlich auch das psychosoziale „Image" von Krebsbetroffenen in der Bevölkerung und damit auch die Motivation von Laien zur Beteiligung an der Krebsfrüherkennungsuntersuchung.

Aspekte der Verknüpfung von Rehabilitation und Prävention

Nach meinen Erfahrungen kennen 80–90% der erwachsenen Bevölkerung mindestens einen Krebsbetroffenen persönlich in der eigenen Familie, in der Nachbarschaft, unter den Kollegen oder im Freundeskreis. Etwa 50% kennen mehrere Krebsbetroffene persönlich. Subjektive Krankheitstheorien in der Bevölkerung über Vorsorge, Früherkennung, Behandlung und die psychosozialen Folgen von Krebserkrankungen werden ganz wesentlich dadurch geprägt, was die Mitmenschen eines Krebsbetroffenen durch das Miterleben seines medizinischen und psychosozialen weiteren Lebenslaufs mittelbar, also stellvertretend dazu lernen. An der Stanford University zeigte Bandura (1985), daß das stellvertretende Lernen ein wesentlicher Weg des Aneignens von Wissen, Meinungen und Motiven ist. In eigenen Arbeiten konnte meine frühere Heidelberger Arbeitsgruppe nachweisen, daß bei Laien eine bemerkenswerte Konsistenz zwischen evaluativen Erinnerungen zum Krankheitsverlauf eines ihnen bekannten Krebsbetroffenen und eigenen evaluativen Stellungnahmen zur Krebsvorsorge, Früherkennung und Therapiebereitschaft besteht (Verres 1986).

Gesunde Menschen, die bei der freien Schilderung miterlebter Krebserkrankungen eher positive Äußerungen über Ärzte und über die psychosozialen Folgen der miterlebten Krebserkrankung machten, gehörten signifikant eher zu denjenigen, die auch selber positive Einstellungen zur Krebsfrüherkennungsuntersuchung zeigten. Positive Einstellungen zur Krebsfrüherkennungsuntersuchung korrelierten insbesondere signifikant mit der Meinung, daß, wenn ein Mensch an Krebs erkrankt, seine Mitmenschen eher größere Unterstützung zeigen, und sie korrelierten hoch signifikant mit eher positiv-akzeptierenden Einstellungen zur Medizin und Therapie ganz generell. Die statistischen Zusammenhänge waren geradezu frappierend eindeutig (Verres 1986). Die Akzeptanz bzw. Ablehnung der Krebsfrüherkennungsuntersuchung hängt umfassend vom allgemeinen Vertrauen zur Medizin ab und von der generellen Bereitschaft, sich überhaupt persönlich mit dem Vorstellungsinhalt Krebs auseinanderzusetzen. Dies hängt u. a. von den Erwartungen ab, die man für den Fall eigener Erkrankung an das eigene Behandeltwerden hat.

Es kann daher sinnvoll sein, bei Gesprächen, Publikationen und gesundheitspolitischen Aufklärungsmaßnahmen diesen Zusammenhang auch den Laien bewußt zu machen, um die Wirkung der ärztlichen Aufklärung zu steigern und auch die Laien anzuregen, bewußter in umfassenderen Zusammenhängen über Möglichkeiten des Umgangs mit Krebsängsten nachzudenken. Der Gedanke der emanzipatorischen Aufklärung ist in der Pädagogik seit Hunderten von Jahren zentral; in der Medizin überwiegen demgegenüber weiterhin Compliancevorstellungen. Compliance heißt „gehorsames Befolgen" der Maßnahmen, die die Professionellen entworfen haben.

In ihren Aufklärungskampagnen zum Aids-Problem haben das Bundesministerium für Jugend, Familie, Frauen und Gesundheit und die Bundeszentrale für gesundheitliche Aufklärung die unauflösbaren Zusammenhänge zwischen Prävention und Rehabilitation klar erkannt, und sie stellen diese Zusammenhänge sehr deutlich und plakativ heraus. Ebenso wie bei der Krebsbekämpfung sind die Ziele hier folgende:
- Förderung primär-präventiven Verhaltens;
- Förderung sekundär-präventiven Verhaltens, dort als Empfehlung, HIV-Tests durchführen zu lassen, z. B. vor einer Eheschließung und vor der Zeugung eines Kindes;
- Abbau von Ausgrenzungen Betroffener;
  von plakativen Aufforderungen wie „Laßt Kranke nicht allein" bis hin zu einer erstaunlichen Bereitschaft vieler Massenmedien, das Leben HIV-Positiver einfühlsam zu porträtieren, um Verständnis zu fördern.

Es handelt sich also bei der Aids-bezogenen Politik um eine erkennbar planvolle Bemühung, die 3 Aspekte primäre Prävention, sekundäre Prävention und Abbau von Ausgrenzungen Betroffener als eine prinzipielle Einheit darzustellen und auch durch gezielte Interventionen in der Bevölkerung Einfluß auf das Gesundheitsverhalten und den Umgang mit Betroffenen auszuüben.

Betrachtet man die im vorliegenden Buch vorgestellten Projekte, so sieht man deutlich, daß die meisten laufenden Projekte des Förderschwerpunktes „Rehabilitation von Krebskranken" bisher eher deskriptiv als interventionsorientiert sind. Es wird meist angestrebt, möglichst genau zu beschreiben, wie betroffene Menschen, ihre Mitmenschen und die z. Z. mit Krebserkrankungen befaßten Ärzte und Institutionen mit solchen Erkrankungen zurechtkommen bzw. etwas Neues aus ihrem Leben zu machen versuchen. Die spezifischen Interventionen, wie sie etwa bei der Aids-bezogenen Politik als plakative Aufforderungen „Laßt Kranke nicht allein" ins Auge springen, sind eindeutig noch in der Minderzahl. Dies ist sicherlich vernünftig, da es realistischer und respektvoller ist, erst einmal wirklich genau nachzusehen, welche Ressourcen Betroffene und ihre natürlichen Helfer (Ärzte, Schwestern, Pfleger, das Personal in Kurkliniken, Familienmitglieder) selber nutzen, statt ihnen aus professioneller psychoonkologischer Perspektive aufzureden, was sie am besten tun sollten.

Andererseits ist es aber schon jetzt wichtig, daß die Erfolge von Frühdiagnostik, Therapie und Rehabilitation für die Bevölkerung sichtbarer werden. Nach meinen Erfahrungen sind diese Erfolge viel zu wenig sichtbar.

Hierzu möchte ich ein Dilemma ansprechen. Viele Maßnahmen der Rehabilitation laufen darauf hinaus, die Folgen einer Krebserkrankung wieder so unsichtbar wie möglich zu machen, dies oft im wörtlichen Sinne. Paradigma ist die rekonstruktive Chirurgie, deren Protagonisten wir nur dankbar sein können. Die Möglichkeiten des Unsichtbarmachens der krankheitsbedingten Beschädigungen bergen aber ein antiaufklärerisches Risiko in sich, falls sie der Bevölkerung nicht als solche sichtbar sind: Sie können ungewollt Teil der verbreiteten Verleugnungstendenzen gegenüber dem Vorhandensein von Beschädigungsrisiken und Beschädigungen werden.

Das Rehabilitationsziel einer Reintegration von krebsbetroffenen Menschen in die bestehenden, dabei als stabil betrachteten gesellschaftlichen Interaktionsstrukturen bedarf einer kritischeren öffentlichen und fachlichen Diskussion. Viele Menschen haben durchaus den starken Wunsch, mit Krebskranken offen, ehrlich und nicht verschleiernd umzugehen, trauen das aber ihrem sprachlichen Kommunikationsvermögen nicht zu. Hier Mut zur Ehrlichkeit und Glaubwürdigkeit zu machen, d. h. auch Beschädigtsein anzunehmen, statt es hauptsächlich unsichtbar machen zu wollen, ist eine Voraussetzung für wirksame Vertrauensbildung sowohl im Bereich der Rehabilitation als auch bei der Prävention.

Gegenwärtige Forschungssituation und künftige Forschungsaufgaben

Da Forschung auch einen Institutionalisierungsbedarf spezialisieren kann, möchte ich aus der Perspektive des hier entwickelten Grundgedankens, daß Rehabilitation und Prävention zusammenhängen, anmerken: Wir brauchen eine psychoonkologische Forschungsinstitution, die sich mit diesen Zusammenhängen konzeptuell und systematisch zu befassen hat.

Psychologische Forschungen und psychologisch fundierte Interventionen bei der Krebsbekämpfung sind v. a. notwendig in folgenden Bereichen:
1. bundesweite Förderung primär-präventiven Verhaltens der Bevölkerung und wissenschaftlich-psychologische Analyse der Voraussetzungen;
2. bundesweite Förderung sekundär-präventiven Verhaltens in der Bevölkerung (Motivierung zur Krebsfrüherkennung) und wissenschaftliche Analyse der Voraussetzungen;
3. psychologisch fundierte Definition von Risikogruppen und Entwicklung einer zielgruppenspezifischen Informationspolitik;
4. Kommunikationsverbesserung zwischen Ärzten und Patienten bei der Therapie zur Erreichung einer besseren Therapiecompliance („Mitmachbereitschaft");
5. Entwicklung und bundesweite Koordination von problemspezifischen Weiterbildungsmodellen für Fachleute (Ärzte, Gesundheitserzieher, Pflegepersonen, Sozialarbeiter, Theologen, Betreuer bei der Rehabilitation);
6. Abbau von Vorurteilen in der Bevölkerung gegenüber Krebskranken (z. B. Ansteckungsängste, Schuldzuweisungen usw.);

7. wissenschaftliche Optimierung von Bewältigungshilfen bei psychosozialen Problemen im Zusammenhang mit Krebserkrankungen;
8. Erarbeitung von Hilfestellungen für Forschergruppen bei der Planung von Studien zur Erfassung von Lebensqualität und Krankheitsbewältigung, der Dokumentation von Betreuungskonzepten und ähnlichem.

Die genannten Aufgaben werden z. Z. von verschiedenen Arbeitsgruppen und Institutionen in unterschiedlichem Maße und wenig koordiniert wahrgenommen. Die Forschungsaktivitäten entsprechender Arbeitsgruppen im wissenschaftlichen Bereich sind von vielerlei Problemen gekennzeichnet.

An den medizinpsychologischen Instituten der Universitätskliniken werden fast nur einzelne Spezialprobleme an kleinen Stichproben und mit regionaler Perspektive bearbeitet. Die medizinpsychologischen Institutionen an den Universitäten wurden hauptsächlich für die Sicherstellung des medizinpsychologischen Pflichtunterrichts der Medizinstudenten geschaffen. Für die Forschung sind diese Institutionen bisher unzureichend ausgestattet. Es fehlt eine nationale Orientierung im Sinne einer Übernahme von Verantwortung für bundesweite Interventionen, insbesondere im primär- und sekundär-präventiven Bereich.

Die medizinpsychologischen und psychoonkologischen Arbeitsgruppen an den Hochschulen sind sehr klein und zudem mit den Aufgaben in der regionalen Krankenversorgung und der medizinpsychologischen Lehre (Pflichtunterricht) so stark ausgelastet, daß psychoonkologische Forschung nur über Drittmittelförderung möglich ist.

Diese Drittmittelprojekte sind inhaltlich und zeitlich stark begrenzt. Wegen der hohen Fluktuation der meist in Weiterbildung befindlichen wissenschaftlichen Mitarbeiter ergibt sich zu wenig Kontinuität. Die Vorbereitung eines fundierten Forschungsprojekts dauert i. allg. ca. 2 Jahre, bei Projektbeginn stehen die Mitarbeiter meist nur noch für begrenzte Zeit zur Verfügung. Für wirklich qualifizierte und intensiv eingearbeitete Forscher sind zeitlich begrenzte Forschungsvorhaben in abhängiger Position außerdem auf Dauer wenig attraktiv. Es ergeben sich ungünstige Folgen für das Niveau mancher Studien, zumal auch die Projektleiter diese Studien häufig nur „nebenbei“ betreuen. Da viele Arbeitsgruppen aufgrund mangelnder spezieller Vorerfahrungen in der Psychoonkologie ihre Erhebungsmethoden erst mühsam in langen Vorarbeiten selbst entwickeln müssen oder aber auf solche Forschungsinstrumente zurückgreifen, die von anderen Arbeitsgruppen für andere Fragestellungen entwickelt wurden, ergibt sich vielerorts eine ausgesprochen unökonomische Nutzung der personellen Ressourcen in dieser Art von Drittmittelforschung. Es gibt kein einziges universitäres Institut, das ausschließlich mit psychologischer Forschung in der Onkologie befaßt wäre, das Ausstattung für präventive Interventionsforschung und entsprechendes Fachwissen akkumuliert hätte. Ein Forschungsinstitut für die speziellen Probleme bei der – insbesondere präventiven – Krebsbekämpfung würde sich sicherlich sehr förderlich für die Verbesserung der interdisziplinären Krebsbekämpfung auswirken.

Im Bereich der Krebsbekämpfung fehlt also in der Bundesrepublik Deutschland völlig eine Institution, die – der sehr großen und sehr wirksam arbeitenden Division of Cancer Prevention and Control am National Cancer Institute (NCI) der USA

(Direktor: Dr. J. Cullen) vergleichbar – zur Integration der onkologischen Präventions- und Gesundheitsforschung beitragen könnte. Auch am Deutschen Krebsforschungszentrum fehlt eine für die Prävention und Rehabilitation m. E. notwendige psychologische Abteilung, die sich mit der Integration von Maßnahmen zur Verbesserung der Forschung und Praxis hinsichtlich der vielfältigen psychosozialen Probleme bei der Krebsbekämpfung konzeptuell befassen könnte.

In gesundheitspolitischer Hinsicht hat dieser Ist-Zustand ungünstige Folgen. Das öffentliche Bewußtsein für die Bedeutung der Lebensqualität bei der Krebsbekämpfung ist stark gestiegen. In einer Untersuchung über Laienvorstellungen zur Krebsbekämpfung (Verres 1986) äußerten sich nur 27% der Befragten positiv über die medizinische Krebsbehandlung. Direkt bei anderen (Angehörigen, Nachbarn usw.) miterlebte Krebserkrankungen wurden hinsichtlich des medizinischen Krankheitsverlaufs nur in 8% als „gut" wahrgenommen. Zwischen negativen Einstellungen zur Krebsfrüherkennung/Krebstherapie und negativen Einstellungen gegenüber Krebskranken bestand eine hochsignifikante Korrelation. Die Zuwendung zu sog. alternativen Heilmethoden steigt ständig und bedeutet eine Infragestellung der wissenschaftlich fundierten Medizin, da dies fast immer hinter dem Rücken der behandelnden Ärzte geschieht. Will man also die entsprechenden Einstellungen und Motive der Bevölkerung verbessern, so sind integrative Ansätze erforderlich, durch die insgesamt die Vorstellungen zum Aufgehobensein in der Medizin zu verbessern sind. Wie zahlreiche Studien ergaben, zeigen aber auch zu viele Ärzte und Pflegepersonen Hilflosigkeit hinsichtlich eines adäquaten psychologischen Umgangs mit Patienten bei der Krebsbekämpfung. Notwendig sind interdisziplinäre und koordinierte Anstrengungen von Forschergruppen und Gesundheitspolitikern, die für die Gesamtbevölkerung deutlich sichtbar werden sollten.

Institutionelle Verankerung künftiger Forschung

Da die verschiedenen kleinen Arbeitsgruppen an den Universitäten aus den angeführten Gründen nur sehr begrenzt zur Lösung der genannten Probleme beitragen können, ist es wünschenswert, daß eine Institution gegründet wird, die folgende Merkmale haben sollte:

1. *Überregionale (bundesweite) Perspektive:*
   Die Institution sollte – ähnlich wie die Division of Cancer Prevention and Control am NCI in den USA – bundesweit anwendbare, statt nur örtliche Interventionskonzepte samt der wissenschaftlichen Grundlagen- und Evaluationsforschung entwickeln.
2. *Gewährleistung von Kontinuität:*
   In deutlicher Erweiterung der im Mai 1987 vom Wissenschaftsrat verfaßten Empfehlungen zur Förderung klinischer Forschergruppen in den Hochschulen ist für die hier angesprochenen Aufgaben eine feste Institution mit eindeutiger Aufgabenstellung wünschenswert, da so am besten auch mittelfristige und langfristige Interventionskonzepte mit großem Wirkungsspektrum entwickelt und verwirklicht werden können. Die Bedeutung der Kontinuität ist das wichtigste Argument für die hier vorgeschlagene Institution. Die Institution

könnte als Lehrstuhl mit Habilitationsrecht eingerichtet werden, da so das bestmögliche wissenschaftliche Niveau gewährleistet ist und die Institution für hochqualifizierte Wissenschaftler einschließlich der Nachwuchswissenschaftler langfristig attraktiv sein kann.

3. *Integrativer Anspruch:*
Die Institution sollte eine zentrale Datenbank für einschlägige Fachliteratur, laufende Forschungsvorhaben, Studienergebnisse, bewährte Meßinstrumente einrichten und Empfehlungen für Forschergruppen entwickeln, die von allen regionalen Arbeitsgruppen genutzt werden können. Beispielsweise gibt es an verschiedenen Orten Erfahrungen zur speziellen verhaltenstherapeutischen Linderung der Nebenwirkungen chemotherapeutischer Behandlung. Für auf einer Krebsstation arbeitende Medizinpsychologen oder Ärzte ist es i. allg. sehr schwierig, zu derartigen Erfahrungen Zugang zu bekommen, da entsprechende Ergebnisberichte anderer Arbeitsgruppen aufgrund geringer Fallzahlen oft nur in Form von Vorträgen oder regionalen Arbeitspapieren auf kleineren Arbeitstagungen publiziert werden. Das Ergebnis ist häufig ein Trial-and-Error-Vorgehen zu Lasten der Patienten. Die hier vorgeschlagene Institution sollte also auch informelle Publikationen und Ergebnisberichte zentral sammeln und durch ein Periodikum die Fundstellen allen interessierten Fachleuten zugänglich machen. Die Institution sollte die Anlaufstelle für eine qualifizierte Interventions- und Methodenberatung von Arbeitsgruppen sein, wodurch unökonomische Anlaufzeiten vor Forschungsprojekten vermieden und die Kosten dieser Forschungsprojekte gesenkt werden können bei gleichzeitiger Steigerung des wissenschaftlichen Niveaus. Die Institution sollte als ein Kommunikationszentrum für psychoonkologische Arbeitsgruppen fungieren im Sinne eines Clearing-House und auch kontinuierliche internationale Kontakte pflegen, zu denen die regionalen Arbeitsgruppen nur begrenzt in der Lage sind. Notwendig ist selbstverständlich eine enge Zusammenarbeit mit Forschergruppen, Verbänden und Institutionen, wie z. B. der Deutschen Krebsgesellschaft, der Deutschen Arbeitsgemeinschaft für Psychoonkologie, der Gesellschaft für Medizinische Psychologie, dem Deutschen Kollegium für Psychosomatische Medizin, der Bundeszentrale für gesundheitliche Aufklärung, dem Zentralinstitut für Kassenärztliche Versorgung, der Deutschen Krebshilfe, den Ärzteverbänden und Patientenorganisationen einschließlich der Selbsthilfegruppen, dem National Cancer Institute, der American Health Foundation. Sie sollte auch – ähnlich dem Zentrum für Internationale Studien in Bielefeld – ausländische Wissenschaftler einladen können, beispielweise als „postdoctoral fellow".

4. *Interventionsorientierung:*
In Ergänzung zur psychoonkologischen Grundlagenforschung, die weiterhin von regionalen Forschergruppen geleistet werden kann, sollte sich diese Institution besonders mit der Entwicklung von Interventionskonzepten befassen. Eine epidemiologische Studie beispielsweise, die einen ätiologischen Faktor untersucht, aber nicht auch Maßnahmen umfaßt, die für den einzelnen oder die Gesamtbevölkerung nützlich sind, kann noch nicht als wirksam für die Krebsbekämpfung bezeichnet werden. Verhaltenswissenschaftlich fundierte Krebsbekämpfung bedeutet, konkrete Maßnahmen zur Verringerung der Krebs-

inzidenz, Morbidität und Mortalität zu ergreifen, und zwar durch eine geplante Abfolge von Interventionsforschung in zunächst definierten Bevölkerungsgruppen bis hin zur überregionalen und systematischen Anwendung der Forschungsergebnisse. Im Unterschied zu den Arbeiten regionaler Forschergruppen wäre also eine besondere Aufgabe dieser Institution, die Generalisierbarkeit von Forschungsergebnissen für die Gesamtbevölkerung anzustreben. Hierzu gehören verschiedene Phasen: Hypothesenentwicklung, Methodenentwicklung, konkrete Interventionsstudien und deren integrative Analyse, Studien an definierten Populationen, Anwendung der erprobten Intervention (z. B. in Zusammenarbeit mit Fernsehanstalten, der Bundeszentrale für gesundheitliche Aufklärung usw.) und Messung der Wirkungen auf das Gesamtverhalten der Bevölkerung unter Berücksichtigung bestimmter Zielgruppen.

5. *Nähe zu einer Universitätsklinik bzw. Verankerung als eigenständiges Institut in einem Universitätsklinikum:*

Damit der Bezug der Mitarbeiter zur Versorgungsrealität gewährleistet ist, sollten sie auch – z. B. im Konsiliar- bzw. Liaisondienst – selbst Krebspatienten und das medizinische Personal in einer Klinik mitbetreuen. Durch Integration in eine Universitätsklinik oder zumindest durch Universitätsnähe ist auch die direkte Einspeisung von Forschungsergebnissen in die Ausbildung der Medizin- und Psychologiestudenten gewährleistet. Auch können so am besten Weiterbildungscurricula entwickelt werden. Die Möglichkeit eines Projektstudiums interessierter Studenten beinhaltet, daß auch nichtbezahlte Studenten kostensparend im Rahmen von Praktika und Dissertationen an der Konzeptentwicklung, an Interventionsprojekten und an Evaluationsstudien mitwirken können, insoweit die kontinuierliche Arbeit des Instituts auch auf weniger qualifizierte Mitarbeiter angewiesen ist, die definierte und befristete Einzelaufgaben übernehmen können. Hierdurch ergibt sich ein weiterer Multiplikatoreffekt des Instituts.

6. *Gesundheitsförderung und Krankheitsprävention:*

Im Hinblick auf die psychologischen Hilfen bei Krebserkrankungen sollte die Arbeit nicht nur auf die Förderung des Bewältigungsverhaltens im engeren Sinne gerichtet werden, sondern es sollten auch Konzepte zur Förderung und Stärkung der „gesunden" Anteile Betroffener und ihrer Mitmenschen entwickelt werden, wie z. B. Sinnfindung, Neuorganisation der Lebensordnung und Kreativität. Die Institution sollte sich also auch mit Wertfragen befassen und beispielsweise Konsensuskonferenzen zu Zielen der psychoonkologischen Forschung und zur Begriffsbestimmung und Erfassung der sog. Lebensqualität initiieren.

Literatur

Bandura A (1985) Social foundations of thought and action: A social cognitive theory. Prentice Hall, Englewood Cliffs

Verres R (1986) Krebs und Angst. Subjektive Theorien von Laien über Entstehung, Vorsorge, Früherkennung, Behandlung und die psychosozialen Folgen von Krebserkrankungen. Springer, Berlin Heidelberg New York Tokyo

Teil 2: Förderschwerpunkt
„Rehabilitation von Krebskranken"

2.1 *Einführung und Überblick*

Das Bundesministerium für Forschung und Technologie hat im August 1984 im Rahmen des Programms „Forschung und Entwicklung im Dienste der Gesundheit" der Bundesregierung in Abstimmung mit den Bundesministerien für Arbeit und Sozialordnung und für Jugend, Familie, Frauen und Gesundheit einen Förderschwerpunkt eingerichtet, der sich auf die Rehabilitation von Krebskranken bezieht. Die in diesem Schwerpunkt geförderten Vorhaben sollten dem festgestellten Mangel an systematischer anwendungsbezogener Rehabilitationsforschung begegnen und sich besonders auf die Entwicklung von spezifischen Rehabilitationsangeboten konzentrieren. Infolgedessen wurde die breite Anwendbarkeit in der stationären und ambulanten Rehabilitation als ein zentraler Gesichtspunkt der Forschungsförderung betrachtet. Im Kontrast zu den meisten anderen Forschungsaktivitäten im Bereich der Krebsbehandlung sollen nicht die medizinischen, sondern die psychologischen und sozialen Aspekte der Rehabilitation im Vordergrund der Forschungsbemühungen stehen.

Im Ausschreibungstext wurden folgende Themenbereiche genannt:
- Evaluation der gegenwärtig durchgeführten Rehabilitationsmaßnahmen,
- krebsspezifische Einzelmaßnahmen und Maßnahmenprogramme für stationäre oder ambulante Rehabilitationseinrichtungen,
- Inanspruchnahme von Rehabilitationsangeboten: Zugangsbarrieren und Möglichkeiten ihrer Überwindung,
- Rehabilitationsdiagnostik zur Feststellung des individuellen „Rehabilitationsbedarfs",
- Voraussetzungen einer günstigen Krankheitsbewältigung und Möglichkeiten externer Unterstützung zur Verbesserung solcher Voraussetzungen,
- kognitive Krankheitsverarbeitung,
- der Krebskranke in seiner Familie: wechselseitige Belastung und Unterstützung,
- Metastasierungsphase: spezifische Belastungen, Belastungsverarbeitung und externe Unterstützung,
- psychotherapeutische Behandlung bei manifesten psychosozialen Störungen,
- Belastung und Belastungsverarbeitung bei onkologisch tätigen Ärzten und Fachkräften,
- Entwicklung und Erprobung eines Fortbildungsprogramms für onkologisch tätige Ärzte und Fachkräfte zur psychosozialen Betreuung von Krebskranken.

Alle genannten Themenbereiche wurden in den Erläuterungen zum Ausschreibungstext[1] hinsichtlich ihres theoretischen und praktischen Kontextes sowie im Hinblick auf die Aufgabenstellung und Zielsetzung spezifiziert. Dabei wurden sowohl in den grundsätzlichen als auch in den themenspezifischen Überlegungen die Defizite in der rehabilitativen Versorgung von Krebskranken und der daraus resultierende Mangel an Forschung zur Rehabilitation Krebskranker besonders berücksichtigt.

Auf die Ausschreibung des Förderschwerpunkts hin gingen beim Bundesministerium für Forschung und Technologie ca. 110 Projektskizzen ein. Nach einer Vorauswahl wurden 31 Arbeitsgruppen zur Antragstellung aufgefordert. Bis Ende 1989 wurden in mehreren Begutachtungsphasen 17 Vorhaben bewilligt, darunter einige Projekte mit kurzer Pilotphase. 5 beantragte Studien wurden von dem Gutachtergremium abgelehnt. Insgesamt umfaßt das Finanzvolumen aller bisher in die Förderung aufgenommenen Vorhaben ca. 18 Mio. DM.

Im Rahmen des Förderschwerpunkts können weitere Vorhaben beantragt werden; einige Arbeitsgruppen haben bereits Neuanträge angekündigt. In bezug auf das Themenspektrum ist es durchaus denkbar, daß auf der Basis der Bestandsaufnahme der bisher geförderten Projekte und ihrer Fragestellungen neue Themenbereiche hinzukommen und andere Schwerpunkte in der Förderung gesetzt werden (s. dazu auch Abschn. 2.5).

In den folgenden Abschnitten werden die im Förderschwerpunkt geförderten Vorhaben gemäß ihren inhaltlichen Schwerpunkten in 4 Gruppen gegliedert: 5 Projekte befassen sich mit verschiedenen Aspekten der Krankheitsbewältigung und Krankheitsverarbeitung, 2 Projekte haben Belastungen und deren Verarbeitung bei in der Onkologie tätigen Berufsgruppen zum Gegenstand, 7 Projekte untersuchen unterschiedliche Versorgungsstrukturen und Versorgungsmodelle; 3 weitere Vorhaben befassen sich mit der Erprobung von psychosozialen Versorgungskonzepten und Interventionsstrategien.

Bei den hier dargestellten Projekten handelt es sich um Vorhaben mit sehr unterschiedlicher Förderungsdauer und sehr unterschiedlichem Finanzvolumen. Die Studien werden mit wenigen Ausnahmen von Forschungsgruppen an Universitäten und Universitätskliniken durchgeführt. Ein Teil der Vorhaben befindet sich jetzt bereits in der Endphase der Förderung, andere Vorhaben sind gegenwärtig noch in der Pilotphase oder stehen unmittelbar vor der Startphase.

Während die in den ersten 3 Abschnitten (2.2–2.4) erörterten Projekte mit einer Ausnahme durch eigene ausführliche Darstellungen vertreten sind, wurden die Vorhaben des Abschnitts 2.4 von den Herausgebern zusammengefaßt. Hier handelt es sich ausnahmslos um Vorhaben, die erst in jüngster Zeit bewilligt wurden und sich jetzt in der Initialphase befinden oder unmittelbar vor Beginn der Förderung stehen.

---

[1] Gerdes K (1984) Text der Erläuterungen zur öffentlichen Bekanntmachung zum Förderschwerpunkt des Bundesministers für Forschung und Technologie „Rehabilitation von Krebskranken". Projektträger: Gesellschaft für Strahlen- und Umweltforschung, München.

2.2 Vorhaben zur Krankheitsverarbeitung und Krankheitsbewältigung

Ein wesentlicher Teilaspekt der Untersuchung von Krankheitsverarbeitung und Krankheitsbewältigung bei Krebserkrankungen ist die Beschäftigung mit subjektiven Krankheitstheorien. Hier geht es um die Zusammenhänge von subjektiven Vorstellungen über Ursachen, Entstehungsbedingungen und Verlauf von Krebserkrankungen, wie sie in der Bevölkerung existieren. Die ersten beiden Vorhaben aus dieser Themengruppe beschäftigen sich mit solchen subjektiven Krankheitstheorien, während die letzten drei der hier dargestellten Vorhaben sich stärker mit den Prozessen der Krankheitsverarbeitung und Krankheitsbewältigung in unterschiedlichen Phasen der Krebserkrankung befassen. Die Forschung zu subjektiven Krankheitstheorien ist von ihrer theoretischen Konzeption her notwendigerweise stärker grundlagenorientiert ausgerichtet, wohingegen die Studien zur Krankheitsverarbeitung auch anwendungsorientierte Aspekte berücksichtigen.

In dem Projekt von Filipp[1] (s. Beitrag Filipp et al.) geht es um die subjektiven Krankheitstheorien und deren Bedeutung für das Bewältigungsverhalten der Krebskranken selbst. Um die existierenden Krankheitstheorien genau beschreiben zu können, werden im Rahmen dieser Untersuchung verschiedene Personengruppen befragt, die in unterschiedlichem Grad persönlich durch eine Krebskrankheit betroffen sind: Krebspatienten, Angehörige von Krebspatienten, in der Onkologie tätiges medizinisches Personal sowie nichtbetroffene Laien. Grundgedanke dieses Forschungsansatzes ist die Annahme, daß die Theorien und Einstellungen, die eine Person und ihre soziale Umwelt zu bestimmten Sachverhalten haben, ihr Fühlen und Handeln beeinflussen. Die Forschungsgruppe untersucht, ob unterschiedlich betroffene Gruppen auch unterschiedliche subjektive Krankheitstheorien zur Krebserkrankung aufweisen und welchen Einfluß die Art der subjektiven Krankheitstheorie auf die Verarbeitung der Krebserkrankung auf seiten der Betroffenen hat.

Das Projekt von Eckensberger und Kreibich-Fischer (s. Beitrag Eckensberger et al.) vertieft und erweitert im Grunde einen Aspekt der auch bei der Arbeitsgruppe von Filipp zentralen Frage der Krankheitsverarbeitung. Im Mittelpunkt des Interesses steht jedoch nicht die querschnittliche Erhebung von Einstellungen zur Krebserkrankung bei Betroffenen, sondern die längsschnittliche Analyse aller kognitiven Prozesse im Verlauf der Krebserkrankung. Ziel solcher Analysen ist die möglichst präzise Rekonstruktion der Sinn- und Lebenswelt von Krebskranken in

---

[1] Es werden jeweils die im Projektantrag genannten Projektleiterinnen und Projektleiter aufgeführt.

verschiedenen Erkrankungsphasen, um so zu einem umfassenderen Verständnis der psychischen Prozesse zu gelangen, die Krebspatienten im Verlauf der Konfrontation und Auseinandersetzung mit ihrer Erkrankung durchleben. Um das Verständnis dieser Prozesse um die Perspektive derjenigen zu erweitern, die die sozialen Interaktionen des Patienten maßgeblich mitbeeinflussen, werden zu verschiedenen Zeitpunkten im Krankheitsverlauf die Bezugspersonen und das betreuende medizinische Personal ausführlich interviewt.

Die Frage nach der Spezifität bestimmter Belastungs- und Verarbeitungsprozesse in Abhängigkeit von bestimmten Tumorarten bildet einen Schwerpunkt in der Studie von Koch, Haag, Stegie und Muthny (s. Beitrag Muthny et al.). In je einer Gruppe von Patienten mit Bronchialkrebs und Kolonkrebs sowie Patienten mit chronischer Leukämie werden die subjektiven und objektiven Veränderungen durch die Erkrankung sowie die mit der Erkrankung einhergehenden Verarbeitungs- und Adaptationsprozesse untersucht. Darüber hinaus wird die erreichte mittelfristige und langfristige Rehabilitation mit besonderem Schwerpunkt auf der beruflichen Rehabilitation erfaßt. Gleichzeitig soll überprüft werden, ob bestimmte Belastungen und Verarbeitungsweisen als spezifisch für die jeweilige Krebsart gelten können oder ob sie als unspezifisch im Hinblick auf chronische Erkrankungen anzusehen sind. Hierzu werden Vergleichsstichproben von Patienten mit anderen chronischen Erkrankungen und von organspezifischen Vergleichsgruppen herangezogen. Neben den bisher genannten Fragestellungen zielt die Studie darauf ab, den Bedarf und die tatsächliche Inanspruchnahme psychosozialer Hilfen zu erfassen und daraus unmittelbar Interventions- oder Maßnahmenempfehlungen für die psychosoziale Versorgung Krebskranker abzuleiten.

Lang, Faller, Piotrowski und Sachsenheimer (s. Beitrag Faller et al.) bearbeiten die Fragestellung, wie sich wahrgenommene Belastungen und hierauf gerichtete Bewältigungsprozesse in Abhängigkeit von signifikanten Einschnitten im Krankheitsverlauf ändern. Sie wählen dabei Krebsgruppen aus, deren Verlauf durch einen hohen Grad an Malignität gekennzeichnet ist. Inhaltlich konzentriert sich das Projekt auf die Rezidiv- und Metastasierungsphase und die damit verbundenen spezifischen Verarbeitungs- und Anpassungsmuster. Auch hier werden die Patienten im Rahmen einer prospektiv angelegten Längsschnittstudie zu verschiedenen Zeitpunkten im Krankheitsverlauf befragt. Gleichzeitig werden die korrespondierenden Wahrnehmungen der Angehörigen und des medizinischen Personals sowie deren subjektive Krankheitstheorien erhoben.

Neuser (s. Beitrag Neuser) beschäftigt sich ebenfalls mit den Zusammenhängen zwischen der Bewältigung der primären klinischen Behandlungsmaßnahmen und der langfristigen Krankheitsbewältigung. Auch hier ist die langfristige Perspektive der Forschung auf die Erarbeitung geeigneter und wirksamer psychosozialer Betreuungsmaßnahmen oder psychotherapeutischer Interventionen bei Krebskranken gerichtet. In der Studie werden Patienten mit Non-Hodgkin-Lymphomen mit niedrigem und hohem Malignitätsgrad gegenübergestellt.

Elemente subjektiver Krankheitstheorien: ihre Bedeutung für die Krankheitsbewältigung, soziale Interaktion und Rehabilitation von Krebskranken

*Sigrun-Heide Filipp, Elke Freudenberg, Peter Aymanns,
Dieter Ferring* und *Thomas Klauer*

Gesamtziel des Forschungsvorhabens

In dem vorliegenden Beitrag sollen die grundlegenden Fragestellungen und Zielsetzungen des Forschungsprojektes „Elemente subjektiver Krankheitstheorien" (Filipp et al. 1987) beschrieben werden. Dieses Forschungsprojekt zielt ab auf eine systematische und umfassende Beschreibung und Analyse subjektiver Krankheitstheorien im Umfeld von Krebserkrankungen. „Subjektive Krankheitstheorien" werden dabei als individuelle Wissens- und Überzeugungssysteme aufgefaßt, in denen krankheitsbezogene Vorstellungen und Deutungen, Ursachenannahmen sowie Verlaufserwartungen und Sinndeutungen des Krankheitsgeschehens in spezifischer Weise organisiert sind und die sich unter Rekurs auf ganz unterschiedliche (u. a. gedächtnispsychologische, handlungs- und attributionstheoretische) Ansätze abbilden lassen sollten. Dabei wird angenommen, daß sowohl (Krebs)patienten selbst wie auch Angehörige von Patienten, das medizinische Personal und auch Personen, die bislang weder beruflich noch privat in Kontakt zu Krebskranken standen, solche subjektiven Krankheitstheorien für sich aufgebaut haben und daß in Abhängigkeit vom Ausmaß subjektiver Betroffenheit Elemente subjektiver Krankheitstheorien in Inhalt und Struktur variieren können.

Als zentrale Aufgabe des Forschungsprojektes stellt sich die differenzierte Beschreibung und Erfassung subjektiver Krankheitstheorien und der Versuch, individuelle Unterschiede und deren Bedingtheit in diesen Theorien herauszuarbeiten. Desweiteren ist die postulierte handlungsleitende Funktion subjektiver Krankheitstheorien eingehend zu analysieren, wobei zwei Fragestellungen im Zentrum stehen:

1. Welchen Effekt besitzen Elemente subjektiver Krankheitstheorien für die Krankheitsbewältigung und Krankheitsanpassung auf seiten des Patienten?
2. Welche Bedeutung kommt subjektiven Krankheitstheorien für die soziale Interaktion zwischen Krebspatienten und gesunden Personen zu – insbesondere dann, wenn Kranke und Gesunde tatsächlich bezüglich der Elemente subjektiver Krankheitstheorien bedeutsam voneinander abweichen. Es wird erwartet, daß die Befunde Hinweise auf mögliche Interventionsansätze in der Rehabilitation Krebskranker liefern werden.

Theoretischer Bezugsrahmen

Anthropologische Grundannahmen

Das Forschungsprogramm „Subjektive Theorien" geht von der Kernannahme aus, daß Menschen als Handlungsakteure durch ein Höchstmaß an (Selbst)reflexivität ausgezeichnet sind. Dementsprechend soll der Alltagsmensch – Wissenschaftlern vergleichbar – danach streben, Erkenntnis sowohl über die eigene Person als auch über seine Umwelt zu gewinnen („epistemologisches Subjektmodell", vgl. Groeben u. Scheele 1977). Durch dieses Wissen soll er sich Ordnungssysteme schaffen, die seiner Gesamtorientierung in der Welt dienen. Neben „objektiv" faßbaren Wissensbeständen sollen auch Überzeugungen, Glaubenssätze und Wertvorstellungen in einem entsprechenden kognitiven System integriert sein.

Häufig wird von einer Strukturparallelität zwischen subjektiven Theorien des Alltagsmenschen und „objektiven" Theorien des Wissenschaftlers ausgegangen, die im vorliegenden Falle jedoch von völlig untergeordneter Bedeutung ist. Wesentlicher erscheint uns die Frage nach der Funktionalität subjektiver Theorien: Für den Alltagsmenschen besitzen solche Theorien nicht reinen Selbstzweck, er greift vielmehr auf dieses Wissenssystem zurück, um Informationen zu selektieren und zu verarbeiten und sein konkretes Handeln ausrichten zu können. Dies dient der individuellen Handlungsorientierung wie auch letztlich dem Ziel der Aufrechterhaltung des Selbstwertgefühls und des Glaubens an eine vorhersehbare und kontrollierbare Welt (vgl. Epstein 1979). Dementsprechend sollten subjektive Theorien auch nicht primär danach bewertet werden, welchen „Wahrheitsgehalt" sie besitzen, da motivational bedingte Verzerrungen, Inkonsistenzen u. ä. beim Aufbau subjektiver Theorien eine entscheidende Rolle spielen können, sondern vorwiegend im Sinne ihrer obengenannten Funktionalität.

Funktionen subjektiver Theorien innerhalb der Krankheitsbewältigung

Auf der Grundlage eines Theoriegerüstes, das sich aus unterschiedlichen Partialtheorien (z. B. Attributionstheorie) ableitet, sollen subjektive Theorien in der vorliegenden Studie am Beispiel von Krebserkrankungen untersucht werden. Da anzunehmen ist, daß wohl für jeden Betroffenen die Diagnose „Krebs" einen schwerwiegenden Eingriff in das mit der Umwelt aufgebaute Passungsgefüge darstellt, gilt es im Zuge der Krankheitsbewältigung zunächst, die Krankheit zu „verstehen" und zu lernen, sie als Bestandteil des eigenen Lebens zu akzeptieren. Alle Versuche des Patienten, für sich selbst zu klären, wie es zu der Erkrankung kommen konnte, warum man gerade selbst davon betroffen ist, was die Erkrankung für das weitere Leben bedeutet (und viele andere Deutungsmuster), markieren vermutlich den Beginn der Auseinandersetzung mit einer so schweren Krankheit, wie sie die Krebserkrankung darstellt (z. B. Gotay 1985; Taylor 1983).

Gerade die mangelnde Vertrautheit mit der Situation „Krankheit" sowie die meist hohe subjektive Erwartungswidrigkeit ihres Eintritts („off time", vgl. Filipp 1981) tragen ihrerseits dazu bei, daß solche kognitiven Strategien der Auseinandersetzung ein besonderes Gewicht erhalten. Hinzu kommt, daß die eigene Lebenssituation, insbesondere die medizinische Seite der Erkrankung, als kaum beeinflußbar erlebt wird; um so mehr sollten Patienten auch über den Aufbau und die Elaboration subjektiver Krankheitstheorien ein gewisses Maß an „sekundärer Kontrolle" (vgl. Rothbaum et al. 1982) zu erreichen trachten. Aus emotionspsychologischer Sicht ist zudem bedeutsam, daß krankheitsbezogene Kognitionen, die hier virulent werden, mit je spezifischen Affektlagen verknüpft sind (vgl. Taylor et al. 1984), und somit erhalten sie insgesamt auch im Zuge der Befindlichkeits- und Affektregulation eine besondere Bedeutung.

Subjektiven Krankheitstheorien wird also eine handlungsleitende wie auch affektregulative Bedeutung zugeschrieben, die sich u. a. in Zusammenhängen zwischen Elementen dieser Theorien und Merkmalen der Krankheitsbewältigung und -anpassung, dem Ausmaß der Mitarbeitsbereitschaft bei medizinischen Behandlungsmaßnahmen, der allgemeinen Lebenszufriedenheit und affektiven Gestimmtheit seitens der Patienten manifestieren sollten. Inwieweit sich dies tatsächlich nachweisen läßt, stellt ein zentrales Anliegen der Studie dar.

Relevanz subjektiver Theorien für die Interaktion mit Kranken

Daß auch nicht (unmittelbar) betroffene Personen subjektive Krankheitstheorien aufgebaut haben, die je nach Grad der Betroffenheit oder emotionaler Nähe zu Krebskranken unterschiedliche Funktionen besitzen sollten, konnte bereits in einigen Studien nachgewiesen werden (z. B. Dornheim 1983; Neumann 1969). Dabei kann auch der Frage nachgegangen werden, in welchem Maße der im Zusammenhang mit anderen Fragestellungen oft erkennbare „Innen"- „Außen"- Perspektivenunterschied (zum Überblick: Heckhausen 1980; Hamera u. Shontz 1978) sich auch in subjektiven Krankheitstheorien abbildet und inwieweit dieser zu Interaktions- und Kommunikationsproblemen führen kann. Dementsprechend sollten insbesondere jene Merkmale von subjektiven Krankheitstheorien dieser Personen fokussiert werden, die potentiell den Kontakt zu Krebspatienten erschweren oder belasten. Zur Differenzierung dieser Fragestellung wird, wie erwähnt, das Ausmaß individueller Betroffenheit von der Erkrankung bzw. emotionaler Nähe zu Patienten variiert, indem Angehörige von Patienten, medizinisches Pflegepersonal sowie „nicht betroffene" Personen in die Untersuchung einbezogen werden.

Die Situation der direkten Familienangehörigen wird vermutlich in vielen Punkten der des Krebspatienten vergleichbar sein. Angehörige stehen häufig vor ähnlichen Problemen, mit denen auch der Patient konfrontiert wird, z. B. der Suche nach Ursachen für den Krankheitsausbruch oder der Bewältigung der durch die Erkrankung und ihre Folgen insgesamt veränderten Lebenssituation. Inwieweit sich dennoch Unterschiede in Elementen subjektiver Krankheitstheorien zwischen Patienten und Angehörigen zeigen, stellt eine wesentliche Fragestellung dar. Interessant erscheint dabei insbesondere der Vergleich krankheitsbezogener Kognitionen von Patienten und ihren Lebenspartnern. Die Bedeutung u. U. divergierender subjektiver Theorien für das Interaktionsverhalten in der Partnerschaft und vor allem für die Qualität intrafamilialer Unterstützungsprozesse ist nicht zu unterschätzen und soll in einer Zusatzstudie anhand dyadischer Vergleiche eingehender untersucht werden.

Auch für die von der Krankheit gänzlich nicht betroffenen Menschen besitzen subjektive Krankheitstheorien eine bedeutsame Funktion (hierzu auch Verres 1986): Sie sollen davor schützen, die Krankheit mit der eigenen Person in einen assoziativen Bezug zu bringen und somit dazu beitragen, den Glauben an die eigene Unverwundbarkeit wie auch die „gerechte Welt" nicht zu verlieren (z. B. Dornheim 1983; Lerner u. Miller 1978; Perloff 1987; Weinstein 1984). In bisherigen Arbeiten wird diesem Gesichtspunkt unter dem Stichwort „sekundäre Viktimisierung" oder „Stigmatisierung" Rechnung getragen, wobei bislang meist andere „Lebenskrisen" als Erkrankung im Vordergrund standen (hierzu Montada 1986).

Bedeutsamkeit der Fragestellung für die Rehabilitation Krebskranker

Die Klärung der Frage, inwieweit unterschiedliche Grade individueller Betroffenheit einen Niederschlag in Elementen subjektiver Krankheitstheorien und in ihrem Inhalt, ihrer Struktur und ihrer Funktionalität finden, soll in die Ableitung von Handlungsempfehlungen münden, die im Rahmen direkter (patientenzentrierter) wie auch intermediärer Interventionsmaßnahmen bei der psychosozialen Rehabilitation von Krebskranken eine Umsetzung erfahren können. Sofern z. B. motivational verzerrte Annahmen über die Erkrankung, ihre Entstehung und ihren Verlauf in zusätzlichen Belastungen resultieren – und zwar sowohl auf seiten des Patienten wie auch seiner Bezugspersonen –, sollten Interventionsmaßnahmen auf die Modifikation subjektiver Theorien abzielen.

Im folgenden sind einige Beispiele dargestellt, in denen unterschieden wird zwischen primär-präventiven und sekundär-präventiven Interventionsansätzen.

Primär-präventive Anwendungsbezüge

Ein primär-präventiver Aspekt bezieht sich auf die in der Bevölkerung vorhandenen Vorstellungen über Krebserkrankungen. Eine Klärung der Faktoren, die zu Abgrenzungsbemühungen seitens nicht betroffener Personen bzw. zu „Selbststigmatisierung" bei Betroffenen führen, können Ansatzpunkte für gezielte Aufklärungsbemühungen und Informationskampagnen aufzeigen und darüber hinaus dazu beitragen, die psychosoziale Situation des Krebspatienten insgesamt zu verbessern.

Ein ähnlicher Bezug ergibt sich im Hinblick auf Maßnahmen der Krebsvorsorge und -früherkennung und ihrer Akzeptanzsteigerung. Es ist immer wieder zu beobachten, daß zwischen der Wahrnehmung erster Symptome und der diagnostischen Abklärung eines Tumors eine z. T. erhebliche zeitliche Verzögerung besteht (z. B. Green et al. 1981). Daß dem metaphorische Deutungen der Krebserkrankung und ihrer Behandlung zugrundeliegen können, wurde von Dornheim (1983) und Sontag (1978) nachdrücklich betont. Welche Deutungen und „kognitiven Manöver" des u. U. nur scheinbar „gesunden" Menschen gesundheitsbewußtes Verhalten hemmen, läßt sich aus der vorliegenden Untersuchung erschließen und in der Folge anwendungspraktisch entsprechend umsetzen.

Sekundär-präventive Anwendungsbezüge

Patientenzentrierte Interventionsansätze

Die Studie soll auch Hinweise darauf erbringen, welche Elemente subjektiver Theorien die Patienten kennzeichnen, die ärztliche Behandlungsprogramme befolgen, und inwieweit sie sich darin von den nichtkomplianten Patienten unterscheiden. Nerenz u. Leventhal (1983) sowie Leventhal et al. (1984) verweisen darauf, daß selbstregulatorische Prozesse hier eine gewichtige Rolle spielen: Annahmen der Person darüber, was die Krankheit ausmacht und wie ihr zu begegnen sei, bestimmen Handlungsziele und entsprechende Handlungsprogramme. Diese Verknüpfungen aufzudecken, ist besonders dann anwendungspraktisch relevant, wenn dem Patienten ein hohes Maß an Selbstregulation abverlangt wird (z. B. Toleranz für negative Nebenwirkungen der Radio- oder Chemotherapie).

Im Zusammenhang mit der Frage nach „Non-Compliance" sollte auch zu klären sein, was Patienten dazu veranlaßt, sich alternativen Heilmethoden zuzuwenden. Ob ein Patient „alternative" Therapiemethoden bevorzugt, hängt nicht nur davon ab, welche Wirksamkeit er diesen Maßnahmen zuschreibt, sondern ist auch vermittelt über Elemente subjektiver Krankheitstheorien, z. B. Verursachungsannahmen, Vorstellungen über den Krankheitsverlauf und seine Kontrollierbarkeit.

Ein weiterer Aspekt bezieht sich auf Interventionsansätze zur Unterstützung der Krankheitsbewältigung. Krebspatienten sind gerade in der Phase der Diagnosestellung und insbesondere bei Auftreten eines Rezidivs einer starken emotionalen Belastung ausgesetzt; dies zeigt sich u. a. auch in erhöhten Depressions- und Angstwerten in psychometrischen Tests (Derogatis et al. 1979). Hier handelt es sich jedoch eher um „normale" Anpassungsreaktionen denn um psychopathologisch klassifizierbare Prozesse (zum Überblick Filipp 1985). Bleiben jedoch Depressivität und Ängstlichkeit u.U. selbst bei einer deutlichen Besserung der medizinischen Befundlage erhöht, so stellt sich die Frage nach den aufrechterhaltenden Bedingungen. Untersuchungen im Rahmen kognitiver Interventionsansätze (Beck 1981) geben Hinweise darauf, daß Situationsbewertungen und überdauernde kognitive Schemata auf die emotionale Belastung der Person einwirken. Eine genaue Beschreibung der krankheitsbezogenen Konzepte von Patienten könnte daher für entsprechende therapeutische Modifikationen genutzt werden.

Intermediäre Interventionsansätze zum Abbau von Kommunikationsbarrieren

Die im folgenden dargestellten Anwendungsüberlegungen zielen primär auf Angehörige und medizinisches Pflegepersonal ab, deren Interaktionsverhalten maßgeblichen Einfluß auf das Befinden von Patienten ausüben kann.

Häufig ist die Kommunikation mit schwerkranken Personen mit starken Unsicherheiten seitens der „Gesunden" behaftet. Begründet sind diese Kommunikationsprobleme zum einen in der Unwissenheit über Bedürfnisse und/oder zu erwartende Reaktionen des Patienten, zum anderen spielen auch eigene Ängste und Belastungen bis hin zu Abgrenzungsbestrebungen eine Rolle (vgl. Köhle et al. 1986). Verbale und nonverbale Verhaltensweisen wichtiger Bezugspersonen werden jedoch in der Regel vom Patienten aufmerksam registriert und vor dem Hintergrund eigener krankheitsbezogener Vorstellungen interpretiert. In anschaulicher Weise haben Wortman u. Dunkel-Schetter (1979) den Prozeß fehlgesteuerter Kommunikation zwischen Angehörigen und Krebspatienten modelliert, und sie gelangen zu der Schlußfolgerung, daß insbesondere divergierende krankheitsbezogene Vorstellungen zu interpersonalen Konflikten führen.

Diese Zusammenhänge könnten in Informationsangeboten für Angehörige, aber auch in einer weiterführenden Betreuungsarbeit ebenso wie in Gesprächskreisen mit Angehörigen und Patienten verdeutlicht werden und dazu beitragen, die Situation des Patienten in Familie und Partnerschaft zu verbessern.

Entsprechendes Befundmaterial zu subjektiven Krankheitstheorien könnte auch für das medizinische Personal aufgearbeitet und vermittelt werden, etwa in Form kurrikularer Ergänzung bereits bestehender Aus- und Weiterbildungsprogramme. Eine verbesserte Kenntnis krankheitsbezogener Annahmen von Patienten und eine Reflexion eigener Krankheitsdeutungen könnte letztendlich zu einer Verbesserung der Beziehungen zwischen Patienten und Ärzten oder Pflegepersonal führen.

Durchführung der Untersuchung

Beschreibung der Personenstichprobe

Die Studie wird mit 4 Personenstichproben durchzuführen sein, nämlich
1. Krebspatienten,
2. Angehörigen von Krebspatienten,
3. medizinischem Pflegepersonal und
4. Personen, die weder direkt noch indirekt von der Krankheit betroffen sind.

Die Zusammensetzung der vier Personenstichproben wird unter dem Gesichtspunkt der Vergleichbarkeit hinsichtlich wesentlicher demographischer Variablen (Alter, Geschlecht, Bildungsniveau etc.) erfolgen. Für jede Teilstichprobe sollen mindestens 100 Personen rekrutiert werden.

Die Stichprobe der Krebspatienten umfaßt je zur Hälfte Männer und Frauen, um mögliche Geschlechtseffekte in subjektiven Krankheitstheorien kontrollieren zu können. Es werden lediglich zwei Tumorarten in die Untersuchung einbezogen, nämlich Systemerkrankungen (Morbus Hodgkin, Leukämien) und maligne Erkrankungen des Verdauungssystems (Magen-, Darmkarzinome), um gleichermaßen den Effekt der Tumorart abschätzen zu können. Ergänzend soll als Kovariate das Diagnosealter, d. h. der zeitliche Abstand zwischen Diagnosestellung und Erhebungszeitpunkt kontrolliert werden.

Ausschlaggebendes Kriterium für die Auswahl und Rekrutierung der übrigen Personengruppen ist das Ausmaß individueller Betroffenheit und Vorerfahrung mit Krebserkrankungen. Kontrolliert werden sollen daher in der Stichprobe des medizinischen Personals sowohl persönliche wie auch berufliche Vorerfahrung und Kontakthäufigkeit mit Tumorpatienten sowie Ausbildungsstand der Untersuchungsteilnehmer; in der Gruppe der Angehörigen soll die Zeit seit Diagnosestellung ebenfalls als Kovariate beachtet werden. Gleichsam als „Kontrollgruppe" soll die Stichprobe der „Nichtbetroffenen" dienen. Daraus sollen auch Hinweise gewonnen werden, inwieweit sich sozial geteilte Vorstellungsbilder zu Krebserkrankungen nachweisen lassen oder inwieweit Krankheitsdeutungen mit dem Ausmaß der Betroffenheit und Vorerfahrung variieren.

Beschreibung der Merkmalsstichprobe und Erhebungsinstrumente

Der systematischen Beschreibung und Erfassung subjektiver Krankheitstheorien wird ein besonderes Gewicht zugewiesen, da bislang weitgehend unbekannt ist, welche inhaltlich-thematische Gestalt, welche strukturellen Merkmale und welche affektive Tönung diese Theorien aufweisen. Demgemäß werden unterschiedliche methodische Zugangswege beschritten, indem weitgehend unstrukturierte Erhebungsmethoden neben hoch standardisierten Verfahren zum Einsatz kommen sollen. Neben einem semistrukturierten Interview, das mit allen *Patienten* (sowie jeweils 20 Personen aus den anderen drei Gruppen) zur Erfassung subjektiver Krankheitstheorien durchgeführt wird, wird die Technik des semantischen Differentials (siehe Osgood et al. 1957) angewandt, um das Konzept „Krebskranker" von anderen Krankheitskonzepten (z. B. „Alkoholiker", „Aids-Patient") einer semantischen Analyse mittels bipolarer Eigenschaftsskalen unterziehen zu können.

Als weitere wesentliche Elemente subjektiver Krankheitstheorien sollen Ursachen- und Verantwortlichkeitszuschreibungen („self-blame", vgl. Bulman u. Wortman 1977); Janoff-Bulman 1979) gezielt erfaßt werden. Dies geschieht mit Hilfe einer Liste möglicher Krankheitsursachen, die die Probanden im Hinblick darauf zu beurteilen haben, wie stark sie vermutlich zu der Entstehung der (eigenen) Krebserkrankung beigetragen haben. Überzeugungen hinsichtlich der Kontrollierbarkeit des Erkrankungs*verlaufs* – als einer weiteren Facette subjektiver Krankheitstheorien – sollen mittels einer deutschsprachigen Version der Health-locus-of-control-Skala nach Wallston et al. (1976) erfaßt werden.

Als Korrelate von Elementen subjektiver Krankheitstheorien sollen insbesondere Formen und Güte der Auseinandersetzung mit der eigenen Tumorerkrankung auf seiten der Patienten erfaßt werden. Mit dem „Fragebogen zur Erfassung der Krankheitsbewältigung" (FEKB) liegt hierfür ein bereits erprobtes Erhebungsinstrument vor (Klauer u. Filipp 1987; Klauer et al. 1988).

Korrespondierend dazu wird den drei nicht erkrankten Personengruppen eine „normative" Version des FEKB vorgegeben, d. h. Angehörige, medizinisches Personal und Nichtbetroffene sollen die Bewältigungsreaktionen danach beurteilen, wie „angemessen" diese aus ihrer Sicht in der Auseinandersetzung mit Krebserkrankungen sind. Die so erfaßten *Erwartungen* an das Bewältigungsverhalten von

Krebspatienten können nicht nur (indirekte) Hinweise liefern, welchen Regulativen die soziale Interaktion mit Krebspatienten (u. U. als Funktion der emotionalen Nähe) unterliegt, sie sind auch in ihrer Beziehung zu den Elementen subjektiver Krankheitstheorien (z. B. Ursachenannahmen) von „Nichtbetroffenen" von höchstem Interesse.

Als weitere Korrelate subjektiver Krankheitstheorien sollen innerhalb der Patientengruppe Merkmale depressiver Symptomatik sowie die aktuelle emotionale Befindlichkeit erfaßt werden. Einzelne Items dieser Verfahren dienen darüber hinaus der Kontrolle von Verleugnungstendenzen, mittels derer Zusammenhänge zwischen „suppressiven" Bewältigungsstrategien und Merkmalen subjektiver Krankheitstheorien aufgedeckt werden können.

Schließlich werden bei den behandelnden Ärzten Indikatoren der „compliance" der Patienten sowie detaillierte medizinische Daten zu Tumorart, -stadium, Prognose und Behandlungsmethoden erfragt, deren Relation zu dem individuellen krankheitsbezogenen Wissens- und Überzeugungssystem der Patienten gleichfalls von großem Interesse ist.

Abschließende Bemerkungen

Ein Hauptanliegen dieses Forschungsvorhabens ist die Beschreibung subjektiver Krankheitstheorien im Umfeld von Krebserkrankungen. Bislang ist weitgehend unbekannt, in welcher Weise Annahmen über Ursachen und Entstehungsbedingungen in subjektiven Theorien repräsentiert sind, welche Möglichkeiten der Kontrolle über das Krankheitsgeschehen (durch den Betroffenen oder durch andere Personen) wahrgenommen werden, inwieweit die mit der Krankheit verknüpften Vorstellungen eher bildhaft oder eher abstrakt repräsentiert sind, inwieweit sich in subjektiven Krankheitstheorien sozial geteilte Deutungsmuster widerspiegeln – und vieles mehr. Angesichts der bisherigen spärlichen Befundlage wird man sich methodisch zwischen einem stark ideographisch orientierten, d. h. die individuellen Konstruktionen gebührend berücksichtigenden, Ansatz einerseits und einem deutlich nomothetischen Zugang andererseits, der interindividuelle Variabilität fokussiert und aufklärt, hin und her bewegen müssen. Mit der Entscheidung für einen multimethodalen Ansatz hoffen wir, beiden Aspekten gerecht werden zu können.

Zudem erscheint es uns außerordentlich bedeutsam, *spontan* genannte Elemente subjektiver Theorien zu registrieren und von jenen zu trennen, die erst durch gezielte Fragen aktualisiert werden. Gleichermaßen von Bedeutung ist die Frage nach der emotionalen Wertigkeit einzelner Elemente subjektiver Theorien, die aber auch außerordentlich große Erhebungs- und Interpretationsprobleme stellt. So weisen Verres et al. (1985) darauf hin, daß der emotionale Gehalt subjektiver Krankheitstheorien deren Kommunikation erschwert oder verzerrt. Um so mehr gilt es, durch entsprechende Verfahren die affektive Tönung einzelner Interviewpassagen und Gesprächsinhalte a posteriori zu erhellen.

Diese wenigen, knapp skizzierten Beispiele mögen methodische, insbesondere erhebungs- und auswertungstechnische Probleme der Erforschung subjektiver

Krankheitstheorien verdeutlichen. Der mit diesen Problemen verbundene erhebliche Aufwand, den eine Interviewstudie im Vergleich zu hoch standardisierten Datenerhebungen erfordert, erscheint dennoch lohnend angesichts der vielversprechenden Aussichten, aus dem Forschungsvorhaben Anregungen für die Rehabilitation krebskranker Menschen gewinnen und umsetzen zu können.

Literatur

Beck AT (1981) Kognitive Therapie der Depression. Urban & Schwarzenberg, München

Bulman RJ, Wortman CB (1977) Attribution of blame and coping in the „real world": Severe accident victims react to their lot. J Pers Soc Psychol 35:351–363

Derogatis LR, Abeloff MD, Melisaratis N (1979) Psychological coping mechanisms and survival time in metastatic breast cancer. JAMA 242:1504–1508

Dornheim J (1983) Kranksein im dörflichen Alltag. Soziokulturelle Aspekte des Umgangs mit Krebs. Tübinger Vereinigung für Volkskunde, Tübingen

Epstein S (1979) Entwurf einer integrativen Persönlichkeitstheorie. In: Filipp S-H (Hrsg) Selbstkonzeptforschung. Klett-Cotta, Stuttgart, S 15–45

Filipp S-H (1981) Selbstkonzept. In: Schiefele H, Krapp A (Hrsg) Handlexikon zur Pädagogischen Psychologie. Ehrenwirth, München, S 331–336

Filipp S-H (1985) Formen der Auseinandersetzung mit schweren körperlichen Erkrankungen: Illustrierung der Befundlage. Fachbereich I – Psychologie, Universität Trier (Forschungsberichte „Psychologie der Krankheitsbewältigung", Nr 2)

Filipp S-H, Aymanns P, Ferring D, Freudenberg E, Klauer T (1987) Elemente subjektiver Krankheitstheorien: Ihre Bedeutung für die Krankheitsbewältigung, soziale Interaktion und Rehabilitation von Krebskranken. Fachbereich I – Psychologie, Universität Trier (Forschungsberichte „Psychologie der Krankheitsbewältigung", Nr 15)

Gotay CC (1985) Why me? Attributions and adjustment by cancer patients and their mates at two stages in the disease process. Soc Sci Med 20:821–825

Green LW, Rimer B, Elwood TW (1981) Biobehavioral approaches to cancer prevention and detection. In: Weiss SM, Herd JA, Fox BH (eds) Perspectives on behavioral medicine. Academic Press, New York, pp 215–234

Groeben N, Scheele B (1977) Argumente für eine Psychologie des reflexiven Subjekts. Steinkopff, Darmstadt

Hamera EK, Shontz FC (1978) Perceived positive and negative effects of life-threatening illness. J Psychosom Res 22:419–424

Heckhausen H (1980) Motivation und Handeln. Springer, Berlin Heidelberg New York

Janoff-Bulman R (1979) Characterological versus behavioral self-blame. Inquiries into depression and rape. J Pers Soc Psychol 37:1798–1809

Klauer T, Filipp S-H (1987) Der Fragebogen zur Erfassung der Krankheitsbewältigung (FEKB): I. Kurzbeschreibung des Verfahrens. Fachbereich I – Psychologie, Universität Trier (Forschungsberichte „Psychologie der Krankheitsbewältigung", Nr 13)

Klauer T, Filipp S-H, Ferring D (1988) Der Fragebogen zur Erfassung der Krankheitsbewältigung (FEKB): II. Skalenkonstruktion und erste Befunde zu Reliabilität, Validität und Stabilität. Fachbereich I – Psychologie, Universität Trier (Forschungsberichte „Psychologie der Krankheitsbewältigung", Nr 19)

Köhle K, Simons C, Kubanek B (1986) Zum Umgang mit unheilbar Kranken. In: Uexküll T von (Hrsg) Psychosomatische Medizin, 3. Aufl. Urban & Schwarzenberg, München, S 1204–1251

Lerner MJ, Miller DT (1978) Just world research and the attribution process: Looking back and ahead. Psychol Bull 85:1030–1051

Leventhal H, Zimmermann R, Gutman M (1984) Compliance: A self-regulation perspective. In: Gentry WD (ed) Handbook of behavioral medicine. Guilford, New York, pp 369–436

Montada L (1986) Life stress, injustice, and the question „Who is responsible?" Fachbereich I – Psychologie, Universität Trier (Forschungsberichte „Verantwortung, Gerechtigkeit, Moral", Nr 38)

Nerenz DR, Leventhal H (1983) Self-regulation theory in chronic illness. In: Burish TG, Bradley LA (eds) Coping with chronic illness. Academic Press, New York, pp 13–37

Neumann G (1969) Das Problem der Krebserkrankung in der Vorstellung der Bevölkerung. Thieme, Stuttgart

Osgood CE, Suci GJ, Tannenbaum DH (1957) The measurement of meaning. Univ of Illinois Press, Urbana/Il

Perloff L (1987) Social comparison and illusions of invulnerability to negative life events. In: Snyder CR, Ford CE (eds) Coping with negative life events. Plenum, New York, pp 217–242

Rothbaum F, Weisz JR, Snyder SS (1982) Changing the world and changing the self: A two-process model of perceived control. J Pers Soc Psychol 42:5–37

Sontag S (1978) Illness as metaphor. Farrar, Strauss & Giroux, New York

Taylor SE (1983) Adjustment to threatening events. A theory of cognitive adaptation. Am Psychol 38:1161–1173

Taylor F, Lichtman RR, Wood JV (1984) Attributions, beliefs about control, and adjustment to breast cancer. J Pers Soc Psychol 46/3: 489–502

Verres R (1986) Krebs und Angst. Subjektive Theorien von Laien über Entstehung, Vorsorge, Früherkennung, Behandlung und die psychosozialen Folgen von Krebserkrankungen. Springer, Berlin Heidelberg New York Tokyo

Verres R, Faller H, Mechel U, Schilling S (1985) Subjektive Krankheitstheorien: Einige Möglichkeiten und einige Schwierigkeiten bei der Analyse gesundheitsbezogener Kognitionen und Emotionen. In: Fischer P (Hrsg) Therapiebezogene Diagnostik. Deutsche Gesellschaft für Verhaltenstherapie, Tübingen, S 11–23

Wallston BS, Wallston KA, Kaplan GD, Maides SA (1976) Development of the health locus of control scale. J Consult Clin Psychol 44:580–585

Weinstein ND (1984) Why it won't happen to me: Perceptions of risk factors and susceptibility. Health Psychol 3:431–457

Wortman CB, Dunkel-Schetter C (1979) Interpersonal relationships and cancer: A theoretical analysis. J Soc Issues 35:120–154

Affektive und kognitive Verarbeitung des Krankheitsgeschehens krebskranker Patienten

*Lutz H. Eckensberger, Renate Kreibich-Fischer, Gabriele Gaul und Marina Schnurre**

Projektziele

Aus anthropologischer Sicht gehört zu den Merkmalen, die den Menschen von allen anderen Arten unterscheiden, seine Fähigkeit, Erlebnisse zu deuten und ihnen Sinn zu verleihen, sowie sein Bemühen, sich – vor allem unerwartete – Ereignisse zu erklären, sie sinnvoll in seine Biographie einzuordnen und in seiner Lebensplanung zu berücksichtigen (z. B. Geertz 1973).

Der von der Krebsdiagnose betroffene Mensch befindet sich abrupt in einer veränderten Lebenssituation: Seine „normale" Gedanken- und Gefühlswelt wird plötzlich beherrscht von einer fast ausschließlichen Zentrierung auf die Krankheit und ihre möglichen Folgen; die „normale" Umgebung mit den vertrauten Personen, die Berufswelt mit den Arbeitskollegen, Freizeitaktivitäten usw. werden abgelöst durch die Welt des Krankenhauses mit dem Betreuungspersonal, den medizinischen Apparaten und der Krankenhausorganisation mit ihren Abläufen. Die „normalen" Wahrnehmungen werden durch die verzweifelte Hoffnung auf gute und die panische Furcht vor schlechten Nachrichten über die Krankheit oder den Krankheitsverlauf sowie durch das Hineinhorchen in den Körper überlagert. Ängste, Kämpfe um das Überleben, Schmerzen, Hoffnungen und Zweifel rücken allmählich die „Sinnfrage" in den Mittelpunkt des Lebens.

Erst nach Verlassen des Krankenhauses, wenn er vom passiven Status des Krankenhauspatienten wieder aktiv in seine früheren Rollen schlüpfen möchte, wird dem Erkrankten die ganze Reichweite und Unwiderruflichkeit des Geschehenen bewußt (vgl. Hahn 1981). Die Unsicherheiten hinsichtlich des Verlaufs der Krebserkrankung, das Erleben der z. T. aggressiven Therapien, deren Bedrohlichkeit hineinreicht bis in sprachliche Metaphern (Sontag 1978), machen die Patienten empfindlich gegenüber dem Wiederaufleben alter Konflikte und besonders aufgeschlossen für gedankliche Auseinandersetzungen mit der Krankheitsgenese, der eigenen Biographie und gesamten Lebenssituation. Diese Konflikte und Auseinandersetzungen, insbesondere aber auch Phantasien aufgrund der mit der Krankheit verbundenen Unsicherheiten können manchmal belastender sein als das Krankheitsgeschehen selbst (vgl. z. B. Tausch 1981; Blumenfield 1983; Muslin 1984), und

---

* Den Mitarbeiterinnen cand. phil. Katja Madert und cand. phil. Barbara Weiand danken wir für kritische Kommentare. Millard Waltz, der ursprünglich ebenfalls im Projekt mitarbeitete, ist in der Zwischenzeit ausgeschieden.

es scheint, als nähmen die Probleme der kognitiven und affektiven Bewältigung dieser außerordentlichen Situation bald die gesamte Leistungsfähigkeit des Patienten in Anspruch. Dieser schwierige Prozeß der Auseinandersetzung hängt auch von der Persönlichkeit des Patienten ab, seinem körperlichen Leiden und dem Verlauf der Erkrankung, und er beginnt mit der Frage „Warum?" oder „Warum gerade ich?".

Im Chinesischen bedeutet das Zeichen für Krise zweierlei: Bedrohung und Chance. Diese beiden Aspekte im Erleben der Krebskrankheit werden auch in der literarischen Verarbeitung autobiographischer Krankheitserfahrungen eindrucksvoll geschildert. Man begegnet Verzweiflung und externer Verantwortungsattribuierung für die Krankheit bei Fritz Zorn (1977), dagegen dem konstruktiven Versuch einer Umdeutung von Lebensbereichen und Wertvorstellungen, dem Glauben an Eigenverantwortung und dem Versuch, der Krankheit einen Sinn abzuringen, bei Christiane Lenker (1984).

Die Kenntnis des spezifischen Verlaufs von Verarbeitungsprozessen mit ihren Schwankungen sowie der Bedingungen, unter denen einmal die eine, einmal die andere Seite der Krisenverarbeitung überwiegt, ist von zentraler Bedeutung für jeden, der sich mit stützenden Maßnahmen für krebskranke Menschen befaßt. Akzeptiert man die Unausweichlichkeit, mit der Menschen versuchen (müssen), ihnen widerfahrenden Ereignissen „Sinn" zu verleihen, so erscheint es plausibel und richtig, sich bei einer solchen Arbeit vor allem darum zu bemühen, konstruktive sinnstiftende Prozesse beim Patienten zu erleichtern oder zu ermöglichen und sie nicht abreißen zu lassen, sobald sie einmal in Gang gekommen sind. Ziel einer psychologischen Betreuungsarbeit im Krankenhaus müßte deshalb sein, den Prozeß der Bedeutungsbildung im Krankheitsgeschehen therapeutisch zu unterstützen und aufrechtzuerhalten, womit die Hoffnung verknüpft wäre, das subjektive Wohlbefinden der Patienten, das heute vielfach unter dem Stichwort „Lebensqualität" zusammengefaßt wird, zumindest langfristig zu verbessern. Es wird angenommen, daß man diese Verbesserung über Hilfestellungen erreichen kann, die dem Patienten eine Weiterentwicklung seiner allgemeinen psychischen Kompetenz ermöglichen und ihn dadurch in die Lage versetzen, seine Krankheit grundsätzlich besser zu bewältigen.

In dem hier vorgestellten Projekt soll nun der Versuch unternommen werden, zum einen das Janusköpfige im Krankheitsverlauf, seine sinnzerstörenden Schrecken sowie seine sinnstiftende Kraft zu analysieren und zum anderen psychologische Betreuungsarbeit im Krankenhaus zu evaluieren. Mit der Psychosozialen Beratungsstelle im Krankenhaus Moabit in Berlin ist eine Institution gegeben, die genau die Veränderungen von Sinnstrukturen und Bewältigungshandlungen von Patienten im Hinblick auf die Krankheit wie auch auf verschiedene subjektiv bedeutsame Handlungsfelder (wichtige Beziehungen, Krankenhaus, Selbsthilfegruppe, Beruf usw.) in das Zentrum ihrer psychosozialen Betreuungsarbeit stellt.

Die Psychosoziale Beratungsstelle im Krankenhaus Moabit

Die Psychosoziale Beratungsstelle für Tumorpatienten im Krankenhaus Moabit in Berlin (West) existiert seit 1980. Sie wurde mit ärztlicher Hilfe durch die Initiative von zwei der Autorinnen (Marina Schnurre als einer betroffenen Therapeutin und Renate Kreibich-Fischer, einer Diplompsychologin) ins Leben gerufen. Im Zentrum dieser Einrichtung steht der Patient, der im Krankenhaus in allen Phasen der Krankheit psychologisch betreut wird und dem eine Weiterbetreuung außerhalb des Krankenhauses im Rahmen von Selbsthilfegruppen angeboten werden kann. Darüber hinaus bemüht sich die Beratungsstelle auch um die Einbeziehung wichtiger Bezugspersonen oder -gruppen (Familie, Ehepartner, Freunde usw.) und um eine Kooperation mit den Ärzten. Wichtige administrativ-organisatorische Voraussetzung für die Arbeit im Krankenhaus Moabit ist, daß sie aus der Hierarchie des Krankenhauses ausgegliedert und direkt dem Verwaltungsleiter unterstellt ist. Das bedeutet z. B., daß kein Chefarzt einer Abteilung weisungsbefugt ist und jede Arbeit zwischen Beratungsstelle und Ärzten nur im Konsens erfolgen kann.

Ausgangsfragen

Renate Kreibich-Fischer und Marina Schnurre arbeiten seit der Gründung intensiv in dieser Einrichtung. Obgleich sie kürzlich einen ersten illustrierenden Bericht ihrer Arbeit vorgelegt haben (Schnurre u. Kreibich-Fischer 1987), hat doch ihre unmittelbare Nähe zu den Betroffenen sowie die konkrete tägliche Arbeit bisher eine wissenschaftliche Analyse im engeren Sinn oder eine systematische Reflexion dieser Arbeit kaum zugelassen. Das Bedürfnis nach einer derartigen Analyse, das dem Wunsch nach Optimierung ihrer Arbeit entspringt, hat zur Kooperation mit der Saarbrücker Arbeitsgruppe geführt, die sich ihrerseits seit langem – wenn auch nicht im klinisch-medizinischen Bereich – mit der Analyse der Entstehung und Veränderung identitätsstiftender kognitiver Strukturen und ihrer Wechselbeziehung mit affektiven Prozessen befasst (Eckensberger u. Reinshagen 1980; Eckensberger u. Burgard 1986; Villenave-Cremer u. Eckensberger 1985).

Obgleich das Projekt also nicht von spezifischen, schon gar nicht theoretisch deduzierten Hypothesen ausgeht, gibt es aus der praktischen Arbeit der beiden Therapeutinnen doch eine Reihe von Beobachtungen, die in der Studie geprüft werden sollen:

1. Bei allen Patienten steht nach kurzer Betreuungszeit das Thema „Krebs" nicht mehr so stark im Vordergrund. Wenn die Krankengeschichte erzählt, die Therapievorschläge diskutiert, technische Probleme wie Kuren, Ausweis, Prothetik besprochen worden sind, wenden sich die Patienten (es sei denn, es ist gerade ein medizinisches Problem aktuell) ihrer Biographie und ihren Lebensumständen zu. Eine Rangfolge der angesprochenen Themen sieht dabei etwa folgendermaßen aus:
   - *soziale Probleme,* bei denen es sich v. a. um Beziehungsprobleme handelt, die immer im Rahmen einer mehr oder weniger „schlimmen" Biographie geschildert und nicht selten auf diese zurückgeführt werden; es können aber

auch allgemeinere Schwierigkeiten mit Freunden, Nachbarn usw. sein sowie eine allgemeine Unfähigkeit, auf Menschen zuzugehen;
- *materielle Probleme* (Versorgung, Arbeitsfähigkeit);
- *spezifische krankheitsbezogene Probleme,* die vor allem mit der Angst vor einem erneuten Aufflackern der Krankheit verknüpft sind.

2. Die Betroffenen schildern sich selbst in vielen Fällen als rigide, pflicht- und sauberkeitsversessen, abhängig von der Meinung anderer und körperfeindlich. Sie orientieren sich in der Regel an Partnern und der Familie, in Ausnahmefällen definieren sie sich über (berufliche) Handlungen (z. B. Leistung, Interesse). Das heißt, die Patienten orientieren sich durchweg an interpersonalen und institutionellen bzw. gesellschaftlichen Erwartungen, denen die Interpretation und Befriedigung eigener Bedürfnisse stets untergeordnet wird.

3. Alle Patienten sehen wesentliche Ursachen für ihre Erkrankung in ihrer Biographie und ihren sozialen Lebensbedingungen. Der Wunsch, dieses (subjektiv) „krankmachende" Leben zu verändern, rückt im Laufe der Gespräche immer mehr in den Mittelpunkt. Dieser Versuch der Veränderung ist vermutlich als eine wichtige Strategie zur Krankheitsbewältigung anzusehen. Es scheint auch so, daß Patienten, die möglicherweise bereits vor der Erkrankung psychopathologische Haltungen aufwiesen, sich plötzlich beinahe entlastet sehen, weil sie ihre Probleme endlich irgendwie benennen können, d. h. es ist denkbar, daß ihnen erst durch die Krankheit bestimmte Probleme klarer geworden sind.

4. Patienten beginnen im Laufe der vielfältigen Betreuungsgespräche trotz ihres schlechten gesundheitlichen Zustandes aktiv materielle Probleme zu lösen, ihr Verhalten und ihre Erwartungen gegenüber wichtigen Bezugspersonen (oft die Mutter) zu verändern, Gefühlen mehr Ausdruck zu geben, sich Wünsche zu gestatten und zu erfüllen, sich stärker durchzusetzen, also insgesamt an Autonomie zu gewinnen und ihre Wertmaßstäbe zu verändern.

5. Die Auseinandersetzung mit der eigenen Geschichte geht oft mit Resignation und Depression einher. Bewährte Vermeidungsstrategien werden brüchig und erlebte Sinnlosigkeit des Lebens wird als Schock empfunden. Dieser tiefste Punkt der Auseinandersetzung mit der eigenen Biographie ist jedoch auch meist der erste Schritt in Richtung auf eine positive Veränderung.

6. Patienten sind selbst in progredienten Krankheitsphasen willens und fähig, die einmal erworbenen Kompetenzen trotz erheblicher Belastungen (z. B. Schmerzen, Lähmung) beizubehalten und nicht in frühere Handlungsweisen zurückzufallen. Das heißt beispielsweise, Patienten setzen weiterhin ihre Bedürfnisse durch, schmieden Pläne, entwickeln Eigeninitiative, halten soziale Beziehungen mit großem Energieeinsatz „zusammen", egal wie lange das Leben noch dauert.

7. Soziale Unterstützung („social support") muß allem Anschein nach so verstanden werden, daß es den meisten Patienten nicht genügt, einfach Freunde zu haben, sondern ein wesentliches Bedürfnis ist die intime Beziehung zu einer Person. Entscheidend ist also die Qualität der Beziehung, nicht einfach die Tatsache, daß man genügend Menschen kennt. Die Patienten, die über kein adäquates System der sozialen Unterstützung verfügen, suchen diese vorübergehend in der Beziehung zur Therapeutin und/oder Selbsthilfegruppe. Ein „bißchen" Nähe scheint für diese Patienten nicht ausreichend zu sein. Das

bedeutet in der Praxis, daß das therapeutische Setting ergänzt werden muß durch engere persönliche Kontakte (Telefonate, gemeinsames Kaffeetrinken, Gespräche außerhalb der Therapiesituation), die, wenn es der physische und psychische Zustand des Patienten erfordert, teilweise sogar täglich stattfinden müssen.

Es sind also derartige ganz konkrete Fragen und Eindrücke, die im Projekt nicht nur präziser und systematischer geprüft und beantwortet, sondern zudem in einen größeren theoretischen Rahmen eingebunden werden sollen, aus dem vielleicht noch weitere fruchtbare Anregungen für die psychologische Betreuung der Patienten abgeleitet werden können.

Methodologische Aspekte

Nicht selten ist die Methodik psychoonkologischer Forschung – wie die der Forschung in den meisten psychologischen Teilgebieten – dadurch gekennzeichnet, daß der Untersuchende einen zeitlich nur begrenzten Kontakt zum „Forschungsgegenstand" aufnimmt, daß er von außen einen „Meßfühler" in ein System einbringt und sich dann zurückzieht. Zudem wird in der Regel vom Untersuchenden festgelegt, was an dem System interessant ist, und es wird ein weitgehend standardisiertes Meßinstrument entwickelt, das u. a. auch Meßwiederholungen oder andere spezielle Vergleiche erlaubt.

Die methodologische Orientierung des hier skizzierten Projektes ist von diesem Vorgehen deutlich unterschieden. Sie ist nämlich weitgehend naturalistisch im Sinne von Willems (1969), d. h. weder werden die Bedingungen, unter denen die „Daten" gewonnen werden, willkürlich hergestellt, noch wird von den Projektmitarbeitern bestimmt, welcher Aspekt am Krankheitsgeschehen im einzelnen Gespräch behandelt werden soll, also in diesem Sinne „relevant" ist. Im Gegenteil, die Thematik der Betreuungsgespräche wird v. a. durch die Patienten selbst bestimmt, wie auch Häufigkeit und Zeitpunkt der Kontakte. Benutzt man die v. a. von Barker (1968) getroffene Rollenunterscheidung des forschenden Psychologen in den „Operateur" und den „Übersetzer", so handelt es sich bei der Forschungsarbeit in diesem Projekt um eine interessante Mischung, bei der allerdings die Rolle des „Übersetzers" deutlich überwiegt.

Als „Operateur" gewinnt der Forscher seine Daten v. a. durch eine Einflußnahme auf die Realität (im Extremfall durch ein Experiment, aber auch durch eine gezielte Befragung, einen standardisierten Fragebogen usw.) und konfrontiert sie dann mit Theorien. Der Forscher dagegen, der sich nur als „Übersetzer" oder „Vermittler" zwischen Realität und Theorie versteht, beeinflußt die Realität möglichst wenig oder gar nicht (s. Abb. 1).

In der Beratungs- und Betreuungssituation in Berlin decken sich nur wenige Aspekte der Arbeit mit der Rolle des „Operateurs". Es sind vor allem die Situationen, in denen die Beraterinnen aktiv bestimmte Problembereiche ansprechen. Auf der anderen Seite sind sie immer dann „Übersetzerinnen", wenn sie das Ansprechen einer bestimmten Problematik ausschließlich den Patienten überlassen.

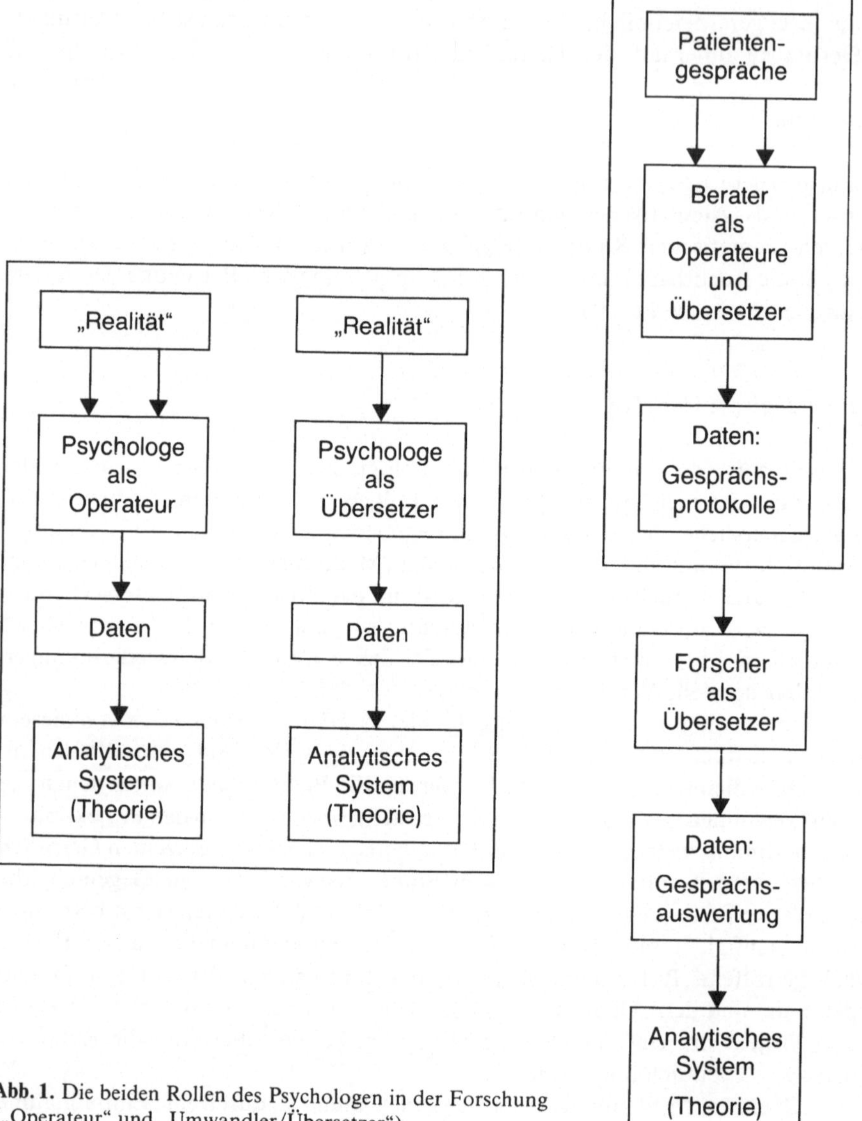

Abb. 1. Die beiden Rollen des Psychologen in der Forschung („Operateur" und „Umwandler/Übersetzer")

Die Rolle der Saarbrücker Mitarbeiterinnen dagegen ist weitgehend die von „Übersetzerinnen", d. h., es besteht heute, nach einigen anfänglich diskutierten Alternativen, Einigkeit darüber, daß während der Untersuchung so wenig wie möglich substantielle Rückmeldung an die Arbeit in Berlin gegeben wird, um das „Modell Moabit" durch die Analyse so wenig wie möglich zu verändern. Auf die Schwierigkeiten, die diese Entscheidung im Detail nach sich zieht, kommen wir weiter unten zu sprechen.

Methodische Voraussetzungen und Folgen

Der methodische Grundansatz besteht zunächst in einer möglichst detaillierten und zunächst beschreibenden Rekonstruktion der kognitiven und affektiven Verarbeitungsprozesse hinsichtlich der Krankheit, aber auch der allgemeineren Umorientierungen des Patienten in seiner neuen Situation. Dazu werden über jeweils längere Zeiträume möglichst alle mit den Patienten geführten Betreuungsgespräche am Krankenbett, im Therapiezimmer des Krankenhauses, manchmal auch beim Patienten zu Hause, aufgenommen, die dann in Saarbrücken transkribiert und ausgewertet werden (wir rechnen mit etwa 30 Gesprächen pro Patient). Sollte die physische und/oder psychische Verfassung Tonbandaufnahmen unmöglich machen, werden die Gespräche von den Therapeutinnen paraphrasiert. Diese Paraphrasen können allerdings weitgehend nur die Funktion haben, die Information über die allgemeine Veränderung der Patienten so kontinuierlich wie möglich festzuhalten. Für eine detailliertere Auswertung sind sie selten zu verwenden.

Parallel zu diesen Gesprächen werden „objektive Situationsdaten" erhoben. Das sind sowohl Daten zum Krankheits- und Therapieverlauf (wann wurde die Diagnose gestellt, welchen Therapien mußte sich der Patient unterziehen, wann hat eine Chemotherapie eingesetzt, wie hat der Patient sie – medizinisch – vertragen, wann fanden Bestrahlungen mit welchen objektiven Folgen statt usw.) als auch Daten aus dem sozialen Umfeld (Angehörige wie medizinisches Personal werden befragt, Informationen aus Selbsthilfegruppen werden analysiert). Ausgewertet wird also am Ende das Einzelgespräch in seiner Einbettung in einen objektiven Kontext.

Voraussetzung für dieses methodische Vorgehen ist natürlich, daß Patienten, Angehörige und medizinisches Personal überhaupt eine Aufnahme der Gespräche auf Tonband erlauben. Für die Patienten- und die Angehörigengruppe gab es diesbezüglich vor Projektbeginn erhebliche Bedenken, die sich allerdings für die Patientengruppe bisher nicht bestätigt haben. Die Erfassung der in den Selbsthilfegruppen ablaufenden Prozesse stellte sich dagegen technisch-methodisch als besonders schwierig heraus. Inzwischen haben wir hier den Kompromiß gefunden, nach den Gruppensitzungen mit einzelnen Teilnehmerinnen Gespräche über die vergangene Sitzung zu führen und diese zu dokumentieren.

Aus unserer methodischen Grundorientierung ergibt sich ein ernstes Problem für die Datenanalyse: Obgleich die skizzierte naturalistische Orientierung des Projektes zwar (bis auf wenige Ausnahmen) Datenvergleiche auf der Basis von Meßwiederholungen mit dem gleichen „Meßinstrument", also z. B. einer standardisierten Skala, ausschließt, streben wir natürlich dennoch Vergleiche an. Dazu schließen wir uns v. a. strukturalistischen Theorien aus dem Bereich der allgemeinen wie der klinisch orientierten Entwicklungspsychologie an – wir gehen darauf weiter unten ausführlicher ein. Wesentlich ist, daß diese Theorien im Prinzip eine relativ starke (hypothesenorientierte) Steuerung der Gesprächsführung (im Sinne des „klinischen Interviews" sensu Piaget, s. Vinh-Bang 1978) voraussetzen, eine Art Gesprächsführung also, die wesensmäßig gerade in einem inneren Widerspruch zu unserer methodologischen Orientierung steht. Wir sind also mit der schwierigen Aufgabe konfrontiert, zwar eine theorieorientierte Datenauswertung vornehmen zu wollen, aber keine theorieorientierte Datenaufnahme durchführen zu können.

Die Stichprobe

Wie bei jeder Untersuchung, die sich zugunsten einer aufwendigen Detailanalyse umfangreicher qualitativer Daten gegen eine primär quantitative Analyse vorstrukturierter Datensätze entschieden hat, stellt sich auch hier in besonderer Schärfe das Problem der Stichprobengröße und damit der Generalisierbarkeit der am Ende empirisch bestimmten Prozesse. Wichtig bei der Diskussion dieser Problematik erscheint uns zunächst, daß der Sozialwissenschaftler, wenn er an „Repräsentativität" denkt, meist „Repräsentativität einer Stichprobe von Personen für eine Grundgesamtheit von Personen" meint. Das ist aber keineswegs zwingend plausibel. Auch wenn natürlich die von uns untersuchten Prozesse der Krankheitsverarbeitung an konkreten Personen in ihrem konkreten Lebenskontext festgemacht sind, werden wir dennoch versuchen, weniger auf andere Personen als primär auf die Gesamtheit der zugrundeliegenden Prozesse zu generalisieren. Analyseeinheiten sind also nicht eigentlich die Probanden, sondern die Ereignisse oder Ereignisketten sowie deren Wirkungen und Verarbeitungen. Wir werden diese Verallgemeinerungen vorsichtig vornehmen, d. h. in den Grenzen der durch den Lebenskontext gegebenen Bedingungen und der Aspekte, die beim einzelnen Patienten zur Aufnahme in die Stichprobe führen.

Auch bei der Stichprobenzusammensetzung lassen wir uns nur in zweiter oder dritter Linie von „wissenschaftlichen" Kriterien leiten. Primat haben die Interessen der Patienten und das Selbstverständnis der Therapeutinnen von ihrer Aufgabe. Die Aufnahme eines Patienten in die Stichprobe ist v. a. von folgenden Kriterien abhängig:
- Bedürftigkeit,
- Zustimmung zur Teilnahme an der Studie und Erlaubnis zur Tonbandaufzeichnung,
- Ausschluß von Hirntumoren,
- kein absehbares terminales Stadium zum Zeitpunkt der Aufnahme in die Stichprobe.

Bisher wurden 13 Patienten in die Stichprobe aufgenommen. Es handelt sich um eine im Hinblick auf Alter (mittleres Lebensalter), Geschlecht (v. a. weiblich), Erkrankungsart (v. a. Mammakarzinom) und sozialen Status (Angestellte, drei Akademikerinnen) relativ homogene Gruppe. Hinsichtlich der Vorgeschichte der Erkrankung und der medizinischen Ereignisse zum Zeitpunkt der Aufnahme (Diagnose, Metastasierung, Operation usw.) ist die Stichprobe jedoch relativ heterogen. Die meisten Patienten bemühten sich selbst aktiv um Beratungsgespräche, für einige kam der Kontakt mit den Therapeutinnen durch ärztliche/ stationäre Vermittlung zustande. Es wird eine Stichprobe von 30 Patienten angestrebt.

Um bei unserer Patientenstichprobe die Verallgemeinerbarkeit der Ergebnisse dennoch vorsichtig abschätzen zu können, wählen wir folgende Vorgehensweise:
1. Wir analysieren die größere homogene Stichprobe (in unserem Fall die der Mammakarzinompatientinnen) und versuchen, etwaige existierende Regelhaftigkeiten im Krankheitsprozeß zu bestimmen. Deren „Verallgemeinerbarkeit"

prüfen wir dann vor allem durch den Vergleich mit den Krankheitsverläufen der „extrem anderen Fälle".

2. Zur präziseren Bestimmung einzelner interessanter Phänomene, die sich vielleicht im Verlauf der Untersuchung bei wenigen Patienten gezeigt haben, suchen wir gezielt weitere Patienten („theoretical sampling").

In jedem Fall ordnen wir das wissenschaftliche Erkenntnisinteresse dem Wohl und der Bedürftigkeit der Patienten unter.

Der Theorierahmen

Die „naturalistische Orientierung" des Projektes birgt natürlich die Gefahr in sich, im Sinne eines „naiven Empirismus" die Realität abbilden zu wollen und zu versuchen, von den Phänomenen aufsteigend, allgemeine Prinzipien oder Gesetzmäßigkeiten zu abstrahieren. Hier kann nicht der Ort sein, die wissenschaftstheoretische Diskussion nachzuzeichnen, die letztlich gezeigt hat, daß dieser Weg nicht möglich ist, sondern es mag genügen, festzustellen, daß auch eine naturalistische Methodologie natürlich nicht auf einen theoretischen Rahmen verzichten kann.

Die Komplexitat der Krisenerfahrung und Verarbeitung der Diagnose „Krebs" sowie des konkreten Krankheitsverlaufes setzt allerdings im Grunde einen theoretischen Rahmen mit crheblicher integrativer Kraft voraus. Gerade in diesem Bereich sind die beteiligten Aspekte und Prozesse besonders vielfältig. Es gibt für fast jede Einzelfrage partikularistische theoretische Konzepte oder „Theorien mittlerer Reichweite", jedoch fehlen Ansätze von übergreifender Integrationskraft.

Die „Theorievielfalt" in der Onkopsychologie gilt es zu überwinden. Es geht darum, einen Theorierahmen zu schaffen, in dem die bisherigen Konzepte heuristisch fruchtbar aufeinander bezogen werden können. Aus dem bisher Gesagten dürfte deutlich geworden sein, daß das hier dargestellte Projekt in ganz besonderer Weise dazu zwingt, einen solchen Rahmen zu entwickeln.

Die genaue und umfassende Darstellung unseres theoretischen Gerüsts würde weit über den hier gegebenen Rahmen hinausreichen. Es kann deshalb nur soweit skizziert werden, daß a) deutlich werden kann, wie wir selbst uns eine ansatzweise Integration verschiedener Theorien vorstellen, b) klarer wird, was wir unter dem bisher sehr allgemein verwendeten Konzept der „Sinnstrukturen" verstehen und c) nachvollziehbar wird, weshalb wir welche Auswertungsansätze verwenden.

Zunächst ist es vielleicht informativ, festzustellen, daß unser allgemeiner Rahmen seine Herkunft nicht der Analyse von Krankheitsverläufen und deren Verarbeitung verdankt, sondern einer allgemeinen Auseinandersetzung mit psychologischen Theorien und dem Bestreben, Psychologie zunehmend als „Kulturpsychologie" zu verstehen, in der a) konkrete Lebenskontexte und ihre je subjektiven Bedeutungen erhalten bleiben, b) die potentielle Selbstreflexivität des Subjektes einen wichtigen Stellenwert hat und schließlich c) individueller und sozialer/ kultureller Wandel aufeinander beziehbar sind (Eckensberger 1979, 1988). Wir glauben nun, daß bestimmte Varianten von Handlungstheorien (und deren Kombination) für die Systematisierung dieser Art Zielvorstellungen trotz vieler

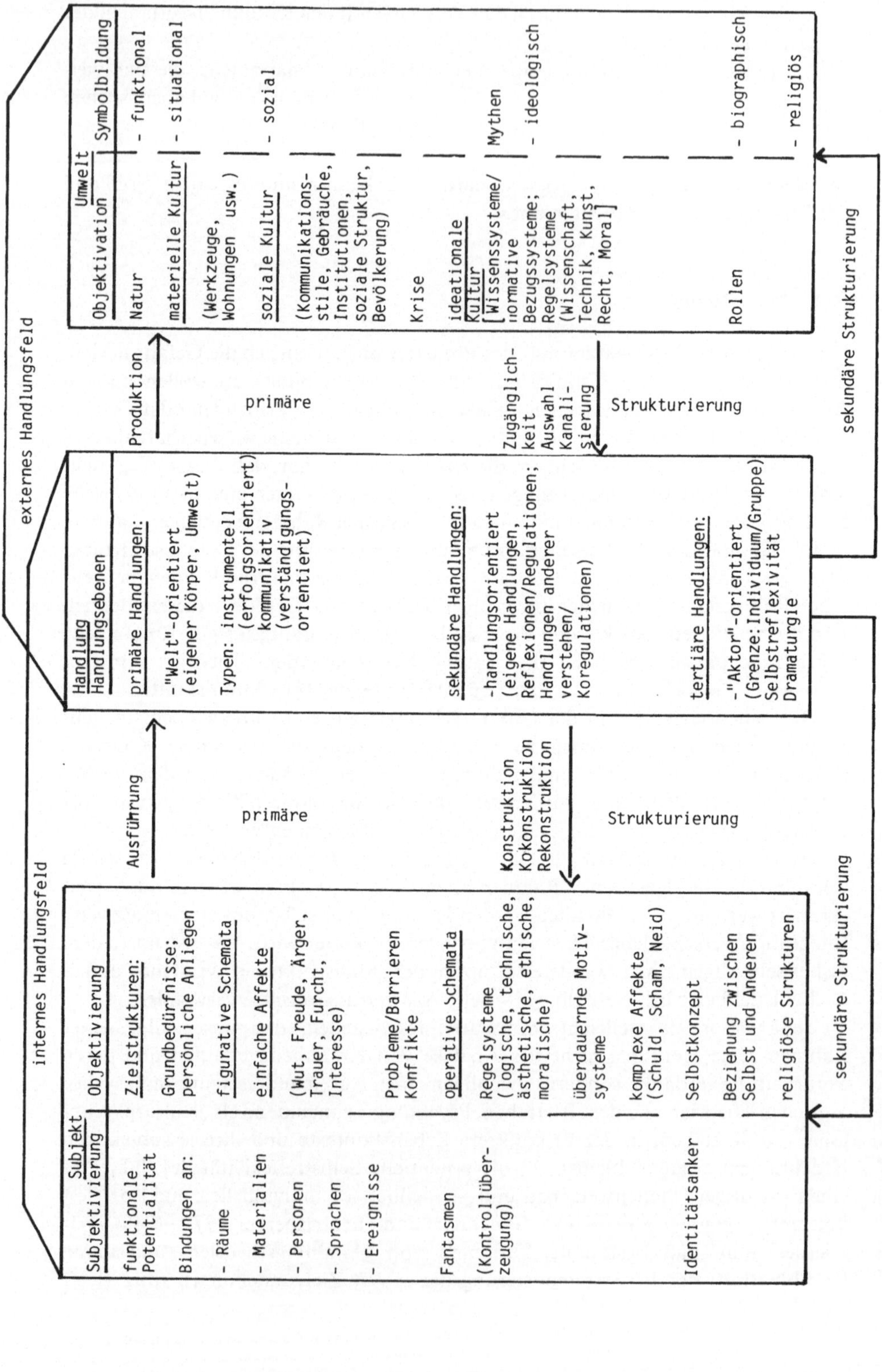

externes Handlungsfeld

Umwelt

Objektivation	Symbolbildung
Natur	– funktional
materielle Kultur	– situational
(Werkzeuge, Wohnungen usw.)	
soziale Kultur	– sozial
(Kommunikationsstile, Gebräuche, Institutionen, soziale Struktur, Bevölkerung)	
Krise	
ideationale Kultur [Wissenssysteme/normative Bezugssysteme; Regelsysteme (Wissenschaft, Technik, Kunst, Recht, Moral]	Mythen – ideologisch
Rollen	– biographisch
	– religiös

Produktion   primäre   Strukturierung   sekundäre Strukturierung

Handlung

Handlungsebenen

primäre Handlungen:

– "Welt"-orientiert (eigener Körper, Umwelt)

Typen: instrumentell (erfolgsorientiert) kommunikativ (verständigungsorientiert)

Zugänglichkeit Auswahl Kanalisierung

sekundäre Handlungen:

–handlungsorientiert (eigene Handlungen, Reflexionen/Regulationen; Handlungen anderer verstehen/Koregulationen)

tertiäre Handlungen:

–"Aktor"-orientiert (Grenze:Individuum/Gruppe) Selbstreflexivität Dramaturgie

Ausführung   primäre   Strukturierung

Konstruktion Kokonstruktion Rekonstruktion

internes Handlungsfeld

Subjekt

Subjektivierung	Objektivierung
funktionale Potentialität	Zielstrukturen:
Bindungen an:	Grundbedürfnisse; persönliche Anliegen
– Räume	figurative Schemata
– Materialien	einfache Affekte
– Personen	(Wut, Freude, Ärger, Trauer, Furcht, Interesse)
– Sprachen	Probleme/Barrieren Konflikte
– Ereignisse	operative Schemata
Fantasmen	Regelsysteme (logische, technische, ästhetische, ethische, moralische)
(Kontrollüberzeugung)	überdauernde Motivsysteme
	komplexe Affekte (Schuld, Scham, Neid)
	Selbstkonzept
Identitätsanker	Beziehung zwischen Selbst und Anderen
	religiöse Strukturen

sekundäre Strukturierung

Abb. 2. Überblick über handlungstheoretische Begriffe

methodischer Probleme eine besondere Attraktivität besitzen. In Abb. 2 geben wir einen zusammenfassenden Überblick über unsere diesbezüglichen Überlegungen.

Im Mittelpunkt unserer Theoriebildung stehen weder Individuum noch Merkmale der Situation, sondern die Handlung. Sie verknüpft Person und Situation und bildet deshalb den Bereich, in dem sich „internes" und „externes Handlungsfeld" überlappen. Die Handlung (einer Person in einer Situation) bildet damit die Analyseeinheit der Wahl.

Handlungen werden zur Erreichung bestimmter Ziele oder Bedürfnisse in einer Situation ausgeführt, wobei das Handlungsergebnis in zwei Richtungen weist. Zum einen modifiziert es die Handlungsvoraussetzungen im Subjekt, zum anderen verändert es die objektive Situation. Handlung wird nicht nur von der handelnden Person „in Gang gesetzt", sondern kann auch von der Umwelt erzwungen, gefordert, nahegelegt oder erwartet werden. Auch das Handlungsergebnis muß nicht vom einzelnen Handelnden allein herbeigeführt werden, sondern dies kann auch in Kooperation mit anderen geschehen.

Zentraler Parameter für die gesamte theoretische Orientierung ist das Konzept der Veränderung und Entwicklung: Zwar ist jeweils der Zustand eines bestimmten Individuums in einer bestimmten Situation die Voraussetzung für eine Handlung, beide (das Subjekt wie die Situation) werden aber durch die Handlung verändert und bilden so neue, andere Voraussetzungen für zukünftige Handlungen. Alle Theorieansätze, mit denen wir im Projekt arbeiten, sind deshalb im Kern entwicklungspsychologischer Herkunft.

Grundsätzlich differenzieren wir (analytisch) zwischen 2 zentralen Handlungstypen (-arten) und 3 Handlungsebenen (-niveaus).

1. Wir unterscheiden im Anschluß an Habermas (1981) zweckrationale oder erfolgsorientierte von kommunikativen oder verständigungsorientierten Handlungen. Erstere sind „angemessen" in bezug auf die physikalische und/oder materielle „Welt", letztere sind es in bezug auf die „soziale Welt". Da man psychologisch (in bestimmten Entwicklungszuständen oder auch in bestimmten Situationen) sehr wohl mit Teilen der physikalisch-materiellen Welt „verständigungsorientiert" umgehen, umgekehrt allerdings auch andere Personen erfolgsorientiert behandeln kann (Habermas spricht hier bekanntlich von „strategischem" Handeln), sind wir der Ansicht, daß erst die Anwendung eines der beiden Handlungstypen durch einen Handelnden auf die Welt diese für ihn zu einer sozialen oder zu einer materiellen Welt macht.

2. Im Anschluß an Janet (1926) unterscheiden wir je nach dem „Objekt" der Handlung drei Handlungsniveaus.

Das erste Niveau ist „weltorientiert" in dem Sinne, daß Zielsetzungen/Bedürfnisse in Handlung umgesetzt werden, die dann einerseits zu einer Veränderung der Situation und andererseits zu einer Erweiterung der Erfahrungen des Subjektes führt. Für die Rekonstruktion dieser Handlungen sind die Kenntnisse der individuellen Zielstrukturen, der relevanten Wissensstrukturen und der im Handlungsverlauf auftretenden Affekte (Wut, Zorn, Freude) notwendig. Zur „Situation" rechnen wir auf diesem Niveau einerseits den eigenen Körper, andererseits natürliche und materiell-kultürliche sowie soziale Voraussetzungen oder Rahmenbedingungen der Handlungen.

Das zweite Niveau ist „handlungsorientiert", d. h. nicht die „Welt", sondern die Handlung selbst wird zum Objekt gemacht, deshalb sprechen wir auch von einem „höheren" Handlungsniveau. Die Handlungen sind hier einerseits „Regulationen", andererseits „Reflexionen". In der Regel besteht die Voraussetzung für derartige Handlungen zweiter Ordnung in Konflikten (mit anderen Handlungen bzw. Handlungspartnern) oder in Problemen (bei erfolgsorientierten Handlungen). Diese Konflikte oder Probleme können in selbstinitiierten Handlungen auftreten oder im Rahmen von Krisenerfahrungen entstehen, die durch die Situation geschaffen werden, also dem Individuum „widerfahren". Solche Handlungsstörungen bewirken einerseits größere Bewußtheit, d. h. die Handlungen, ihre Voraussetzungen, Ziele, die Situation usw. werden „reflektiert", zum anderen führen sie zu „Regulationen" kognitiver, affektiver oder energetischer Art. Besondere Bedeutung erlangen hier dynamische Wechselwirkungsprozesse zwischen Kognitionen und Affekten (Abwehr- und Bewältigungsstrategien), aber auch Aspekten des Durchhaltevermögens (sthenische oder asthenische, depressive Reaktionen). Für unseren gesamten Theorierahmen ist besonders relevant, daß Handlungen auf sekundärem Niveau im Subjekt zu kognitiven, regulativ-normativen und ästhetischen Bezugssystemen führen, daß sie zu überdauernden Motivklassen beitragen und daß komplexere Emotionen (Neid, Eifersucht, Schuld, Scham usw.) lokalisierbar werden. Diese „psychologischen Kategorien" haben ihr Pendant in der Kultur oder der Gesellschaft, denn das, was man gemeinhin unter „ideationaler Kultur" versteht (Wissenschaft, Technik, Recht, Moral usw.), ist gerade das Ergebnis solcher Regulationen und Reflexionen.

Das dritte Niveau schließlich ist „aktororientiert". Hier lokalisieren wir zum einen die zentralen Prozesse der Selbstreflexion, also jede Selbstbezüglichkeit von Handlungen wie von Umweltaspekten, zum anderen aber auch alle „dramaturgischen Aspekte", also sowohl hysteroide Komponenten des Handelns als auch allgemeineres Rollenverhalten. Im Subjekt korrespondieren mit diesem Handlungsniveau die Bildung und Veränderung des Selbstkonzeptes, aber auch existentielle (z. B. religiöse) Grundüberzeugungen. Auf der Ebene der Gesellschaft oder Kultur finden sich hier die korrespondierenden Rollen, Rollenzwänge, Rollenerwartungen usw.

Alle bisher beschriebenen Prozesse und Aspekte können wir mit Boesch (1976) unter dem Konzept der „primären Strukturierung" subsumieren. Gerade der Aktorbezug (des tertiären Handlungsniveaus) führt aber zu einem Prozeß, den Boesch mit „sekundärer Strukturierung" umschreibt. Er enthält im Grunde alle idiosynkratischen Selbstbezüge der Handlungen, betrifft damit aber alle 3 Handlungsniveaus:

1. Die Selbstbezüglichkeit der primären Handlungsebene führt zu dem, was Boesch unter anderem die „funktionale Potentialität" des Subjektes nennt. Eine Handlung wird, wenn sie erfolgreich war, nicht nur zu einer Umstrukturierung der Situation und der Zielerreichung für das Subjekt führen, sondern gleichzeitig auch zu dem Gefühl oder der Erkenntnis, daß das Subjekt die Handlung erfolgreich durchgeführt hat. Dieses Gefühl, so ist die These, führt nicht nur zu einer höchst speziellen, individuellen Beziehung des Subjektes zu den konkreten Handlungskontexten, sondern die Handlungskontexte selbst symbolisieren für das Subjekt eben diese „funktionale Potentialität".

2. Auf der sekundären Handlungsebene entsteht durch die Selbstbezüglichkeit der normativen Bezugssysteme und überdauernden Motivsysteme das, was Boesch die „Fastasmen" nennt, übergeordnete ich-relevante Zielsysteme wie etwa Kontrollüberzeugungen.
3. Auf der dritten, der aktororientierten Ebene schließlich sorgt die Selbstbezüglichkeit der Selbststrukturen für deren Inhalt. Krewer et al. (1984) sprechen hier von „Identitätsankern", also konkreten Handlungsaspekten oder Erfahrungen, die eine biographische Symbolik haben und die das Subjekt geradezu für sein Identitätsverständnis braucht.

Konsequenzen für die Auswertung und die Wahl spezieller Konzepte

Zunächst liefert das Schema einen heuristisch fruchtbaren Rahmen, vor dessen Hintergrund der einzelne Patient zunehmend vollständig beschrieben werden kann: Die Handlungstypen und -ebenen bieten ein sinnvolles Suchraster für die wichtigsten Handlungsfelder des Patienten und ihre Bedeutung für ihn. So wird z. B. die Rolle des eigenen Körpers mit seinen Verletzungen analysierbar – Hinweise auf körperbewußte Handlungen (Sport) oder aber Gleichgültigkeit dem eigenen Körper gegenüber (primäre Handlungen) lassen sich ergänzen durch die symbolische Qualität einzelner Körperteile oder gar deren identitätsstiftender Bedeutung; subjektive Krankheitstheorien werden als „Fantasmen" systematisierbar und erlauben den Bezug zu allgemeineren Krankheitsmythen.

Einzelne „externe Handlungsfelder", das Krankenhaus, aber auch persönliche Bereiche (Beruf, Bezugsgruppen usw.) lassen sich strukturieren und aufeinander beziehen. Konzepte wie das „social support system" haben hier ihren Platz, werden jedoch differenzierter beschreibbar. Nicht nur das Vorhandensein oder Fehlen von wichtigen Vertrauenspersonen („Konfidanten") wird als wichtig gelten, sondern die Heuristik schärft das Auge für Zwänge und Erwartungen aus dem gesamten sozialen Umfeld (im Krankenhaus, in der Selbsthilfegruppe, im Privatbereich, für Nutzen und Kosten sozialer Kontexte, für dramaturgische oder gar hysterische Reaktionen der Beteiligten, für eine mögliche strategische Behandlung von Interaktionspartnern und den möglichen Wechsel strategischer und kommunikativer Handlungsstile während der Krankheit.

Die vorgeschlagene Systematik erweist sich besonders im Hinblick auf eine Spezifizierung dessen, was wir eingangs die „Sinnfrage" genannt haben, als fruchtbar: Menschen handeln v. a. auf der Basis ihrer Interpretation der Wirklichkeit, die sie einerseits in einem soziokulturellen Kontext erwerben, andererseits als Sinnstrukturen individuell konstruieren („personal sense"). Im Rahmen einer ontogenetischen Perspektive wird die Entwicklung und Veränderung dieser Bedeutungs- und Sinnstrukturen vor allem durch Widersprüche (in Informationen), kognitive oder soziale Konflikte oder gar Krisen provoziert bzw. gefördert. Deshalb ist es auch von einem theoretischen Gesichtspunkt aus sinnvoll und gerechtfertigt, die potentiellen „Chancen", die selbst in dem Krisenerlebnis „Krebskrankheit" enthalten sind, zu untersuchen.

Aus den bisherigen Erläuterungen des Forschungsprojektes wurde bereits deutlich, daß die Realitätsbereiche, also die Handlungsfelder, die wir analysieren wollen, folgende sind: a) die Krankheit selbst, b) die privaten sozialen Handlungsfelder (Familie, Bezugspersonen, Selbsthilfegruppe), c) die öffentlichen sozialen Handlungsfelder (Beruf, Rollen) und d) das Handlungsfeld Krankenhaus. Wichtig sind uns aber auch Wechselbeziehungen zwischen diesen Bereichen.

Die Art der Daten (Gesprächsverläufe) bringt es zunächst mit sich, daß wir uns weitgehend auf „höhere" Handlungsniveaus, konkret auf Reflexionen und Regulationen sowie aktorbezogene Handlungen beschränken müssen. Konkrete Handlungsverläufe (abgesehen von den Gesprächssituationen selbst) können nicht systematisch beobachtet werden.

Im Kontext des Projektes unterscheiden wir 5 Aspekte, unter denen der Patient Wirklichkeit interpretiert, ihr Bedeutung und Sinn verleiht. Es sind auch diese 5 Aspekte, hinsichtlich derer wir versuchen werden, Veränderungen der Handlungsfelder der Patienten über die Zeit hin genauer zu bestimmen, wobei wir keineswegs annehmen, daß diese Aspekte sich gegenseitig ausschließen; im Gegenteil, zwischen ihnen gibt es vielfältige Überlappungen und Querbezüge.

1. Interpretationen der Wirklichkeit haben immer einen (für das Subjekt) deskriptiv-sachlichen Gehalt (etwas ist nach Ansicht der Patienten so oder so). Unter diesem Gesichtspunkt werden wir versuchen, vor allem Wissensbestände sowie subjektive Rekonstruktionen des Zustandekommens der Krankheit aus den Texten zu rekonstruieren und werden uns damit z. B. an die Forschung zu „subjektiven Krankheitstheorien" (Schröder 1986) oder zu „images of illness" (Viney 1983) anschließen. In diesem Zusammenhang benutzen wir zumindest erhebungstechnisch auch den Ansatz von Gottschalk u. Gleser (s. dazu Schöfer 1980). Die Auswertung dieser Daten nehmen wir allerdings mit Hilfe anderer Kategorien vor. Ähnliche Analysen werden wir aber auch in bezug auf die anderen Handlungsfelder (subjektive Rekonstruktion eigener Beziehungen, der Situation im Krankenhaus usw.) durchführen.

2. Interpretationen der Wirklichkeit haben immer einen präskriptiv-normativen Gehalt (etwas sollte nach Ansicht der Patienten so oder so sein oder nicht sein). Diese Interpretation setzt in jedem Fall einen „wertenden Maßstab" auf seiten des Patienten voraus. Zur Analyse solcher Bewertungsfolien werden wir uns zwar an die Theorietradition anschließen, in der es um die Entwicklung der Strukturen moralischer (Kohlberg et al. 1983; Eckensberger u. Burgard 1986) und religiöser (Fowler 1980; Fetz u. Oser 1986) Urteile geht; im vorliegenden Kontext wird aber vor allem auch der Inhalt dieser normativen Urteile oder Bewertungen von zentraler Bedeutung sein. Das heißt, vor allem wird auch die Rolle wichtig werden, die die normativen Bewertungen in den auch deskriptiv unterscheidbaren Bereichen spielen. Die moralischen Kategorien werden deshalb sowohl in bezug auf die subjektiven Krankheitstheorien (z. B. Krankheit als Strafe für eine Schuld, Krankheit als Ungerechtigkeit) wie im Kontext der anderen Handlungsfelder (Beziehungen, Krankenhaus) untersucht werden. Methodisch treten hierbei – wie bereits angedeutet – allerdings gravierende Schwierigkeiten auf: Da keine standardisierten

Situationen (etwa moralische oder religiöse Dilemmata) vorgegeben werden, sind auch Auswertungsmanuale auf Textebene nicht zu erstellen oder aus der Grundlagenforschung zu übertragen. Hier müssen wir sozusagen „eine Ebene höher" nach äquivalenten Strukturen in den Texten suchen. Von besonderer methodischer Bedeutung werden deshalb Beurteilerübereinstimmungen sein.

3. Wirklichkeit hat unterschiedliche Valenzen (ist für den Patienten unterschiedlich bedrohlich oder attraktiv). Insbesondere im vorliegenden Kontext bedarf dieser Aspekt an sich keiner weiteren Begründung. Dennoch muß kurz erläutert werden, wie wir uns diesem Bereich inhaltlich-methodisch nähern werden. Im Kern versuchen wir, uns der Theorie Norma Haans (1977) anzuschließen, die im Prinzip den wichtigsten aus der Psychoanalyse bekannten Abwehrprozessen jeweils spezifische Bewältigungsmodi gegenüberstellt. Auch hier stehen wir durch unsere Datenlage speziellen methodischen Problemen gegenüber. Da Abwehrprozesse durch eine gewisse Deformation der Situationswahrnehmung, also eine Abweichung von einer adäquaten Situationsbewältigung, gekennzeichnet sind, müßte für die empirische Bestimmung des Vorliegens eines Abwehrprozesses die Situation selbst möglichst „genau" oder „objektiv" beschreibbar sein. Das ist aber gerade in den subjektiven Texten nicht gegeben. Aus diesem Grunde benutzen wir einerseits Beurteilungsskalen, die sich unmittelbar auf das Verhalten (und auf Affekte) in der Situation beziehen, andererseits richten wir unser Augenmerk auf vor allem dialogische Anteile an den Gesprächen, in denen trotz mehrfacher Ansprache einer Thematik seitens der Therapeutinnen bestimmte Aspekte vom Patienten nicht oder in sehr deformierter Form aufgenommen werden. Auch hier zwingt die spezifische Orientierung des Projektes also zu methodischen Neuentwicklungen.

4. Wirklichkeit hat für die Biographie (Vergangenheit, Gegenwart, Zukunft) *ein unterschiedliches Gewicht.* Auch die Bedeutung dieser Thematik ist im Kontext des Projektes unmittelbar evident. Ein interessantes Phänomen ist in diesem Zusammenhang das „ungelebte Leben" (Zacher 1985), das sozusagen die dialektische Ergänzung der Angst vor dem Tode darstellt. Zacher unterscheidet in diesem Zusammenhang unterschiedliche Komplexitätsebenen, auf denen diese Thematik von Patienten behandelt wird, die zumindest teilweise den von uns unterschiedenen Handlungsebenen entsprechen. Von zentraler Bedeutung ist jedoch für uns, daß durch die Einordnung der Krankheit in die Biographie einerseits, in die Lebensplanung andererseits die Bedeutung dieses Krisenereignisses besonders deutlich wird, und die Analyse der Bewältigung des Krankheitsgeschehens keineswegs auf die subjektive Bedeutung der Krankheit selbst (als Bedrohung, Strafe, Herausforderung) beschränkt sein kann, wie das nicht selten in der Onkopsychologie geschieht.

5. Wirklichkeit ist immer unterschiedlich „ich-relevant" (sie ist für den Patienten mehr oder weniger wichtig). Bereits aus dem „Aktorbezug" der tertiären Handlungsebene (s. oben) wird deutlich, daß dieser Aspekt in gewisser Weise einen „Metaaspekt" repräsentiert. „Ich-Relevanz" setzt nämlich konzeptuell eine Art übergeordnete, integrierende Instanz (eine Struktur oder einen Prozeß) voraus, den wir mit dem „Selbst", der „Identität" oder dem „Ich" umschreiben. Das

Konzept der „Ich-Relevanz" führt damit zu drei interessanten Interpretationsfolien für die Daten. Zunächst wird durch den Selbstbezug die Frage nach der *internen Konsistenz* einiger der bisher behandelten Aspekte (Deskriptionen, Präskriptionen, Bewertungen) aufgeworfen. Hier wird besonders zu prüfen sein, ob Konsistenz in verschiedenen Phasen der Krankheit unterschiedlich ist. Zum zweiten wird aber auch der Grad der *externen Konsistenz,* also der Koordination des Kranken mit seiner Umwelt (Abhängigkeiten, Durchsetzung, Autonomie), eine fruchtbare Analysekategorie werden. Schließlich wird auch die oben genannte zeitliche Kategorie in der *biographischen Kontinuität* eine weitere interessante Dimension sein.

Theoretisch schließen wir uns in diesem Bereich den Arbeiten von Blasi (1985), Kegan (1986) und Noam (im Druck) an, die alle in der Tradition organismischer Entwicklungstheorien stehen. Konkret folgt die qualitative Auswertung von Selbststrukturen aus den Gesprächstexten weitgehend der Methode von Blasi (1985). Ausgehend von der Identitätstheorie Eriksons (1973) versucht er, einen wesentlichen Teil der Identität, nämlich die typische Art, wie man sich zu Handlungen und Erlebnissen in Beziehung setzt, in einer Entwicklungsfolge zu analysieren. Diese allen Erfahrungen zugrundeliegende Perspektive des Selbst, die die Subjektivität einer Erfahrung charakterisiert, konstituiert sich nach Blasi durch vier empirisch gewonnene Dimensionen, die relativ gut mit den drei von uns unterschiedenen Leistungen des Selbst korrespondieren: Handlungskontrolle und Individualität/Abgrenzung (externe Konsistenz), Grad der Reflektiertheit, Fragmentierung (interne Konsistenz, biographische Kontinuität) des Subjekts. Aufgrund seiner empirischen Untersuchung unterscheidet Blasi mit Hilfe dieser drei Dimensionen drei Formen von Identität, die in einer Entwicklungssequenz aufeinanderfolgen (beobachtete Identität, verwaltete Identität und authentische Identität). Ohne hier eine genauere Beschreibung dieser Identitätstypen geben zu können, läßt sich doch soviel sagen, daß es eine sinnvolle Frage wäre, zu prüfen, a) ob die spezifische Identitätsstruktur bei Beginn der Krankheit bereits eine Rolle für deren Verarbeitung spielt, und b) ob und inwieweit identitätsverändernde Prozesse, die sich im Therapieverlauf bestimmen lassen, mit den bisher nur ontogenetisch festgestellten Transformationen korrespondieren.

Indem wir also eine Bestimmung der Unterschiede und Veränderungen in der Selbstkonstitution oder der Art des Selbsterlebens vornehmen, läßt sich nach unserer Annahme auch die Frage beantworten, welche typischen Gefährdungen/ Bedrohungen des Selbst ein Patient aufgrund seiner Erkrankung erlebt. Möglicherweise können wir so typische Unterschiede zwischen Patienten sowie Veränderungen dokumentieren, die mit bestimmten Konzeptualisierungen (z. B. Beruf, Tod) oder Normen und Werten (z. B. Lebenssinn), bestimmten Arten von Handlungen oder Abwehr- und Bewältigungsmechanismen sowie Veränderungen in diesen Bereichen in Verbindung stehen. Auch hier bleibt jedoch festzuhalten, daß die inhaltliche Dimension von Identität damit noch nicht erfaßt ist. Diese (wie auch ihre Gefährdungen) muß wieder über die verschiedenen Handlungsfelder (Körper, Beruf, Hobbies) erfaßt werden, wie die Patienten sie in den Gesprächen entfalten.

Praktische Implikation

Lassen sich Unterschiede in der Erfahrung und Bewältigung der Krankheit dokumentieren, ist auch der Schritt zur Übertragung auf die sozialen Unterstützungssysteme naheliegend und möglich. Die Aufgaben dieser Systeme sollten nämlich auf die Entwicklungszustände der Individuen bezogen sein. Diese „Passungen" sind in der Theorie von Kegan (1986) beschrieben, dessen Stufen der Selbstentwicklung denen nach Blasi (1985) ganz ähnlich sind. Die Arbeit der Therapeutinnen im Krankenhaus und in den Selbsthilfegruppen kann dann aus dieser Perspektive auch im Sinne der „einbindenden Kulturen" nach Kegan verstanden und interpretiert werden. Der therapeutische Prozeß wäre dann vorrangig als Entwicklungsprozeß zu verstehen, bei dem nicht die Beseitigung von Symptomen im Vordergrund steht, sondern bei dem es auf die Bedeutungsbildung und das gemeinsame Herausarbeiten befriedigender Antworten auf durch die Krankheit provozierte Fragen nach verändertem Lebenssinn, Lebensqualität und Lebensaufgaben ankommt.

Literatur

Baltrusch HJF, Seidel J, Stangel W, Waltz M (1988) Psychological stress, aging and cancer. In: Perpaoli W, Spector NH (eds) Neuroimmunomodulation, interventions in aging and cancer. (Proceedings of the Stromboli Conference on NIM and Cancer). Ann NY Acad Sci 521:1–15
Barker R (1968) Ecological psychology. Stanford Univ Press, Stanford
Blasi A (1985) Identity and the development of the self. (Paper presented at the Max Planck Institute for Psychology, Munich)
Blumenfield M (1983) Patient's fantasies about physical illness. Psychother Psychosom 39:171–179
Boesch EE (1976) Psychopathologie des Alltags. Huber, Bern
Eckensberger LH (1979) A metamethodological evaluation of psychological theories from a cross-cultural perspective. In: Eckensberger LH, Lonner WJ, Poortinga YH (eds) Cross-cultural contributions to psychology. Swets & Zeitlinger, Lisse, pp 255–276
Eckensberger LH (1988) From cross-cultural psychology to cultural psychology. (Invited paper, read at the IACCD-symposium "The contributions of cross-cultural psychology to mainstream psychological theory" at the XXIV. International Congress of Psychology, Sept. 2, Sydney, Australia)
Eckensberger LH, Burgard P (1986) Zur Beziehung zwischen Struktur und Inhalt in der Entwicklung des moralischen Urteils aus handlungstheoretischer Sicht. Universität des Saarlandes, Saarbrücken (Arbeiten der Fachrichtung Psychologie, Nr 77)
Eckensberger LH, Reinshagen H (1980) Kohlbergs Stufentheorie der Entwicklung des moralischen Urteils. Ein Versuch ihrer Reinterpretation im Bezugsrahmen handlungstheoretischer Konzepte. In: Eckensberger LH, Silbereisen RK (Hrsg) Entwicklung sozialer Kognitionen: Modelle, Theorien, Methoden, Anwendung. Klett-Cotta, Stuttgart, S 65–133
Erikson EH (1973) Identität und Lebenszyklus. Suhrkamp Taschenbuch, Frankfurt am Main
Fetz RC, Oser F (1986) Weltbildentwicklung, moralisches und religiöses Urteil. In: Edelstein W, Nunner-Winkler G (Hrsg) Zur Bestimmung der Moral. Philosophische und sozialwissenschaftliche Beiträge zur Moralforschung. Suhrkamp, Frankfurt am Main, S 442–469
Fowler J (1980) Moral stages and the development of faith. In: Munsey B (ed) Moral development, moral education, and Kohlberg. Religious Education Press, Birmingham/AL
Geertz C (1973) The interpretation of cultures. Basic Books, New York
Haan N (1977) Coping and defending. Processes of self-environment organization. Academic Press, New York

Habermas J (1981) Theorie des kommunikativen Handelns. Suhrkamp, Frankfurt am Main

Hahn M (1981) Lebenskrise Krebs. Schlüter, Hannover

Janet P ([1]1926, 1928) De l'angoisse à l'extase, vol. I et II. Alcan, Paris

Kegan R (1986) Die Entwicklungsstufen des Selbst. Fortschritte und Krisen im menschlichen Leben. Kindt, München

Kohlberg L, LeVine C, Hewer A (1983) Moral stages: A current formulation and a response to critics. Karger, Basel

Krewer B, Momper M, Eckensberger LH (1984) Das Saarland war zumeist Objekt der Geschichte. Der Bürger im Staat, 34. Jahrgang, 3

Lenker C (1984) Krebs kann auch eine Chance sein. Zwischenbilanz oder Antwort auf Fritz Zorn. Fischer Taschenbuch, Frankfurt am Main

Moos RH (ed) (1984) Coping with physical illness: New perspectives. Plenum, New York

Muslin HL (1984) Transformation of the self in cancer. Int J Psychiatry Med 14:109–121

Noam GG (in press) The structural theory of biography and transformation: Foundation for clinical-developmental therapy. In: Shirk S (ed) Cognitive development and child psychotherapy. Plenum, New York

Schnurre M, Kreibich-Fischer R (1987) Ich will fliegen, leben, tanzen. Zwei Frauen arbeiten mit Krebskranken. Herder, Freiburg im Breisgau

Schöfer G (Hrsg) (1980) Gottschalk-Gleser-Sprachinhaltsanalyse. Beltz, Weinheim Basel

Schröder A (1986) Subjektive Krankheitstheorien bei Brustkrebspatientinnen. (Vortrag auf dem Kongreß der GMP „Psychologie in der Medizin", FU Berlin)

Sontag S (1978) Krankheit als Metapher. Hauser, München

Tausch A-M (1981) Gespräche gegen die Angst. Rowohl Taschenbuch, Reinbek

Villenave-Cremer S, Eckensberger LH (1985) The role of affective processes in moral judgment performance. In: Berkowitz MW, Oser F (eds) Moral education: Theory and application. Erlbaum, Hillsdale/NJ, pp 175–197

Viney LL (1983) Image of illness. Krieger, Malabar/FLA

Vinh-Bang N (1978) Die klinische Methode und die Forschung in der Kinderpsychologie. In: Inhelder B, Chipman H (Hrsg) Von der Kinderwelt zur Erkenntnis der Welt. Akademische Verlagsgesellschaft, Wiesbaden, S 83–98

Willems EP (1969) Planning a rationale for naturalistic research. In: Willems EP, Rausch HL (eds) Naturalistic viewpoints in psychological research. Holt, New York, pp 44–71

Zacher A (1985) Die Krankengeschichte und das „ungelebte Leben". Z Klin Psychol Psychother 33/1:51–57

Zorn F (1977) Mars. Kindler, München

Krankheitsverarbeitung und Möglichkeiten psychosozialer Hilfen bei verschiedenen Gruppen erwachsener Krebskranker. Eine vergleichende Querschnitt- und Verlaufsuntersuchung

Fritz A. Muthny, Uwe Koch, Gunther Haag und *Reiner Stegie*

Zur Relevanz des Themas und zur Vorgeschichte des Projekts

Psychosoziale Belastungen im Zusammenhang mit einer Krebserkrankung werden von Laien und Experten gleichermaßen in hohem Maße eingeräumt. Dies hängt zum einen sicher mit der Bedeutungsverknüpfung dieser Erkrankung mit Leiden und Tod zusammen (Reimer u. Kurthen 1985), zum anderen aber auch mit den oft sehr einschneidenden Behandlungsmethoden („Stahl", „Strahl" und „Chemie") sowie der in vielen Fällen objektiv schlechten Prognose und großen Verlaufsunsicherheit (Beutel 1988). Belastungsspitzen für viele Patienten bedeuten vor allem die Diagnosemitteilung und die Frühphase der Primärtherapie mit oft starken Funktionseinschränkungen, Schmerzen und körperlichen und psychischen Beschwerden, später die Reaktion auf das Auftauchen von Rezidiven und in der terminalen Phase die Konfrontation mit massiven körperlichen Veränderungen und der Erwartung des Todes.

Wie Metaanalysen aufzeigen (Stegie u. Mödinger 1988), hat sich ein großer Teil psychosozialer Studien mit dieser Belastungsseite beschäftigt, und es waren auch mit unterschiedlicher Zielsetzung und Stringenz Bewältigungs- bzw. Adaptationsaspekte miteinbezogen. Dies erscheint von zentraler Bedeutung, da neben objektivierbaren Belastungsfaktoren (z. B. Tumorlokalisation und -größe, Art und Ausdehnung eines chirurgischen Eingriffs, Dauer und „Aggressivität" chemotherapeutischer Methoden) Belastungen vom Patienten naturgemäß subjektiv definiert werden. Wie die klinische Erfahrung zeigt, können unterschiedliche Bewertungs- und Verarbeitungsprozesse auch objektivierbaren Belastungsfaktoren letztlich sehr unterschiedlichen subjektiven Belastungscharakter verleihen. Bewertungsaspekten wird zudem in den wichtigsten aktuellen Copingtheorien ein zentraler Stellenwert eingeräumt (Lazarus u. Folkman 1984).

Daß sich Krebspatienten in vielfältiger Art und Weise mit den *Ursachen* ihrer Erkrankung beschäftigen und daß dabei auch psychosoziale Attributionen einen breiten Raum einnehmen, ist in vielen Untersuchungen festgestellt und bestätigt worden (Überblick bei Turnquist et al. 1988). Die Streßattribution (Streß als Ursache von Erkrankung bzw. sein Einfluß auf ihren ungünstigen Verlauf) nimmt dabei eine große Rolle ein (Taylor et al. 1984), wobei die Ergebnisse in Abhängigkeit von der verwendeten Fragetechnik (offene Fragen oder Vorgabe von Kategorien in Form von Ursachenlisten) außerordentlich unterschiedlich sein können (Muthny et al. 1986). Nur zum Teil bestätigen sich die in der Attributionsforschung hervorgehobenen Dimensionen der Internalität, Zufall/Schicksal und der

„Mächtigen Anderen" (Krampen 1989). Die klinische Relevanz der *erkrankungsbezogenen subjektiven Theorien,* die neben Kausal- und Kontrollattributionen auch kulturell generierte und tradierte Mythen und Fantasien einschließen (Verres 1986), ergibt sich vor allem aus der sinnstiftenden und damit u. U. belastungsreduzierenden Funktion für den Patienten. Sie läßt sich im attributionstheoretischen Rahmen als Bedürfnis bzw. Versuch beschreiben, nach einem Kontrollverlust, wie er durch Erkrankungen entstehen kann, nachträglich wieder zumindest kognitive Kontrolle zu erlangen. Subjektive Theorien schließen auch reale und irreale Behandlungserwartungen ein und können als subjektive Krankheitsmodelle mit den von den Behandlern angebotenen übereinstimmen oder zu diesen in Konkurrenz treten – was ihre Bedeutung auch für Arzt-Patienten-Beziehung und Compliance unterstreicht (Becker 1984). Als Erklärungsmodelle und sinnstiftende Systeme nehmen subjektive Theorien, die durch die Erkrankung generiert oder aktualisiert werden, unmittelbar Einfluß auf den Prozeß der Krankheitsverarbeitung bzw. sie sind selbst als ein kognitiver Teil desselben zu verstehen (Filipp et al. 1987; Hasenbring 1988).

Neuere Definitionen der *Krankheitsbewältigung* im Sinne von Coping betonen darüber hinaus sehr stark die reiche Dimensionalität des Verarbeitungsgeschehens auf den Ebenen der Kognition, Emotion und Handlung (Heim 1986). Das große Interesse an Prozessen der Krankheitsverarbeitung, das sich in der aktuellen Forschung zu chronischen körperlichen Erkrankungen niederschlägt, wird vor allem unter zwei Aspekten klinisch plausibel: zum einen haben Längsschnittstudien deutliche Hinweise darauf erbracht, daß unterschiedliche Krankheitsverarbeitung von Krebspatienten möglicherweise auch die Überlebenswahrscheinlichkeit beeinflußt, so beispielsweise eine kämpferische Einstellung in eher günstiger, Selbstaufgabe in eher ungünstiger Weise (Greer et al. 1979; Pettingale 1984). Zum anderen werden in jüngster Zeit neben dem Kriterium Überlebenszeit zunehmend auch Kriterien der Lebensqualität berücksichtigt, auf die Krankheitsverarbeitungsprozesse ebenfalls ausgeprägte Einflüsse haben dürften. Obwohl die Frage des „Nutzens" von Krankheitsverarbeitung im Hinblick auf Überleben und Lebensqualität aus vorhandenen Studien nur begrenzt beurteilbar erscheint (Heim 1988), so ist es doch allgemein akzeptiert, daß effektivere psychosoziale Hilfsmöglichkeiten für Krebspatienten ein besseres Wissen über Krankheitsverarbeitung voraussetzen. So kann sicher ein großer Teil des Interesses an der Krankheitsverarbeitung aus erlebten Defiziten in den Betreuungsmöglichkeiten von Krebspatienten bzw. aus der Hoffnung auf eine Erweiterung der therapeutischen Kompetenzen erklärt werden. Dabei kann Verarbeitung nicht nur als individueller Prozeß verstanden werden, vielmehr nehmen Partner und Familie und auch Personen des Behandlungsumfelds in vielfältiger Art und Weise daran teil. Wie beispielsweise von Buddeberg (1985) aufgezeigt, müssen dabei sowohl positive als auch negative Wirkungen sozialer Unterstützung mit in Betracht gezogen werden. Soziale Unterstützung kann sowohl als Teil der Krankheitsverarbeitung als auch als Teil des Ergebnisses dieser Prozesse, d. h. der psychosozialen Rehabilitation und Lebensqualität verstanden werden. Unter dem Ziel der Gewinnung besserer und gezielterer Hilfsmöglichkeiten für Patienten erscheint bereits die bessere *Deskription* von Prozessen der Krankheitsverarbeitung von Bedeutung, da sie eine wertvolle Sensibilisierung des Therapeuten zu leisten vermag. Von zentraler Bedeutung erscheinen jedoch Erkenntnisse zur *Adaptivitätsfrage,* d. h. zum „Nutzen" der Verarbeitung im Hinblick auf bestimmte Ziele, und im Zusammenhang damit auch zur *Spezifitätsfrage,* d. h. der Frage, ob Krankheitsverarbeitung eher problem-, erkrankungs- oder personenspezifisch zu verstehen sei. Gerade aus der Frage der Erkrankungsspezifität leiten sich Versorgungskonsequenzen im Sinne spezifischer Interventionen oder auch gemeinsamer psychosozialer Versorgungskonzepte bei unterschiedlichen Erkrankungen her.

Obgleich unter *Rehabilitation* primär ein Prozeß verstanden wird, unter *Lebensqualität* dagegen ein heterogenes Bündel von Ergebniskriterien, so meinen beide Begriffe doch sehr Ähnliches, wenn man den häufig verkürzten Gebrauch von Rehabilitation im Sinne eines Rehabilitationsergebnisses zugrunde legt. Kriterien der medizinischen und psychosozialen Rehabilitation beziehen sich auf ähnliche Lebensbereiche und -funktionen wie sie der neuere Begriff der Lebensqualität einschließt. Die Relevanz der Beforschung der psychosozialen Rehabilitation bzw. erreichter Lebensqualität ergibt sich bei Krebspatienten vor allem aus der durch neue Behandlungsverfahren gegebenen Situation, daß Therapieverfahren (vor allem Operation und Chemotherapie) u.U. eine mehr oder weniger deutliche Verbesserung der Überlebenszeiten erbringen, gleichzeitig aber Bereiche der Lebensqualität ungünstig beeinflussen können (z. B. Funktionseinschränkungen nach Operationen, beeinträchtigtes Wohlbefinden bei Chemotherapie). Auch ist Verbesserung der Lebensqualität ein neues Ziel der Krebsbehandlung geworden, nämlich dort, wo Überlebenszeiten therapeutisch nicht weiter erhöht werden können und nach Behandlungsmethoden gesucht wird, die die Lebensqualität weniger tangieren (Senn 1979). Diese allerdings nur z. T. krebsspezifischen therapeutischen Abwägungen erklären das auch in jüngsten Monographien zum Ausdruck kommende Interesse am Thema Lebensqualität (z. B. Aaronson u. Beckmann 1987). Eine wesentliche Kritik an bisherigen Untersuchungen muß jedoch in dem häufig stark eingeschränkten Verständnis dieses Begriffs gesehen werden, wie es z. B. in der Beschränkung auf einen Funktionsindex wie den Karnofsky-Index in vielen Studien zum Ausdruck kommt. Hier erscheint mit Bullinger u. Pöppel (1988) der Einschluß von körperlicher Verfassung, psychischem Befinden, Funktions- und Leistungsfähigkeit in verschiedenen Lebensbereichen sowie der Güte der Sozialbeziehungen gleichermaßen erforderlich. Neben der erwähnten eigenständigen Funktion der Lebensqualitätsforschung muß dieser auch im Hinblick auf die Beurteilung der Effektivität von Krankheitsverarbeitung zentrale Bedeutung zukommen; hier erscheint Lebensqualität in objektiven und subjektiven Anteilen als unverzichtbare Kriterienseite.

Zur Vorgeschichte des Projekts

Die Motivation für das in diesem Themenbereich angesiedelte Projekt gründet sich dabei auf frühere Versorgungserfahrungen, empirische Arbeiten mit chronisch Kranken und die in Literaturanalysen deutlich werdenden speziellen Informationsdefizite betreffs psychosozialer Aspekte der Krebserkrankungen:

Versorgungserfahrungen in der Betreuung chronisch körperlich Kranker (vor allem bei Patienten mit chronischem Nierenversagen und Multipler Sklerose) konnten in einem reichen Umfang gesammelt werden, sowohl im Bereich der Krisenintervention/Einzeltherapie (Muthny et al. 1987) als auch in der indirekten Versorgungsleistung über psychosoziale Fortbildung/Supervision (s. z. B. Koch u. Schmeling 1982; Broda u. Muthny 1990).

Empirische Arbeiten zu Belastungen und Krankheitsverarbeitung bei chronisch Kranken führten zu einer Weiterentwicklung der klinischen Meßverfahren, demonstrierten Möglichkeiten und Grenzen verschiedener Instrumentarien (v. a. Fragebogen- und Interviewverfahren), erbrachten erste Ergebnisse im Krebsbereich und hatten auch eine hypothesengenerierende Funktion (Muthny et al. 1986).

Literaturanalysen zu chronischen Erkrankungen (Beutel 1988) und zu den spezifischen Aspekten der Krebserkrankung (s. Koch u. Haag 1987; Stegie u. Mödinger 1988) zeigten im Vorfeld der Antragstellung Forschungsdefizite vor allem zum Prozeß der Krankheitsverarbeitung und zur Rehabilitation.

Aufbauend auf diesem Hintergrund wurde die vorliegende Untersuchung als *Vergleichsuntersuchung* konzipiert mit dem Ziel, Krebserkrankungen unterschiedlicher Diagnose unter psychosozialem Aspekt zu vergleichen. Die Diagnosegruppen wurden dabei nach den folgenden Kriterien ausgewählt:

- Vergleichsweise geringer bisheriger Beforschungsgrad im Hinblick auf psychosoziale Aspekte,
- Häufigkeit des Vorkommens und gute Zugänglichkeit,
- keine Geschlechtsgebundenheit der Krebsarten, um so auch übergreifend Geschlechtseffekte untersuchen zu können,
- bewußter Einbezug einer hochmalignen Krebsart mit schlechter Prognose und
- Einschluß von Krebsarten mit unterschiedlichen Therapiemöglichkeiten (operative und nichtoperative Therapie).

Diese Überlegungen führten zur Aufnahme der folgenden drei Diagnosegruppen in die Untersuchung: Leukämien bei erwachsenen Patienten, kolorektale Karzinome und operable Lungenkarzinome (nichtkleinzellig).

Ziele und Hauptfragestellungen des Projekts

Hauptziele des Projekts betreffen sowohl Forschungsfragestellungen als auch Versorgungsaufgaben und deren Evaluation. Die *Hauptfragestellungen der Forschung* richten sich vor allem auf die Bereiche der Belastungen, Verarbeitungsprozesse und Rehabilitation/Lebensqualität:
- Welche Belastungen und Veränderungen werden durch die Krebserkrankung und -behandlung im Sinne objektivierbarer Prozesse und im subjektiven Erleben der Patienten hervorgerufen?
- Welche Prozesse der Krankheitsverarbeitung treten auf?
- Welche Verarbeitungsmodi werden in Abhängigkeit von Erkrankung, betroffener Person und aktueller Belastungssituation eingesetzt?

- Wie ist der Adaptationserfolg mit Bezug auf ein breites Spektrum von Kriterien der psychosozialen Rehabilitation und Lebensqualität zu beurteilen?
- Welche Rehabilitationserfolge werden in verschiedenen Lebensbereichen erreicht?
- Welche Rehabilitations- bzw. Lebensqualitätsdefizite werden deutlich?
- Wieweit sind die vorliegenden Befunde spezifisch für eine bestimmte Krebsdiagnose, wieweit sind sie den untersuchten Krebsgruppen eher gemeinsam?
- Welche Möglichkeiten bestehen, durch psychosoziale Beratung/Psychotherapie den Verarbeitungsprozeß günstig zu beeinflussen?
- Wieweit sind Prädiktoren des Krankheitsverlaufs und der psychosozialen Adaptation und Rehabilitation feststellbar und welche Konsequenzen sind daraus betreffs der Gestaltung von Prävention und psychosozialer Nachsorge möglich?

Hauptziele der Versorgungsseite des Projekts richteten sich nach
- Bedarf und Inanspruchnahme psychosozialer Hilfsangebote in Form von Kriseninterventionen, Beratung und mittel-/langfristiger Psychotherapie;
- Möglichkeiten der psychosozialen Fortbildung und Supervision von Ärzten und medizinischem Personal, Fortbildungsbedarf, Akzeptanz von Angeboten, Entwicklung optimierter Durchführungsformen sowie
- Wirkung bzw. Nutzen der obigen Maßnahmen und ihre Weiterentwicklung im Hinblick auf die Qualität der Versorgung und optimale Organisationsformen.

Ergänzend zu den mehr inhaltlichen und versorgungsbezogenen Fragestelungen will die Studie auch einen Beitrag zur *Theorienbildung und Meßinstrumentenentwicklung* in den Themenbereichen Krankheitsverarbeitung und Rehabilitationserfolg leisten. Aus der Untersuchung werden Aussagen darüber erwartet, in welcher Weise die derzeitige medizinische, berufliche und psychosoziale Rehabilitation Krebskranker weiter verbessert werden kann. Dies schließt eine *Mängelanalyse* der bisherigen Rehabilitationsmaßnahmen ebenso ein wie die Ermittlung des tatsächlichen Bedarfs an psychologischen und sozialen Hilfen sowie die *Entwicklung und Erprobung psychologischer Interventionen* (einzel- und gruppentherapeutische Maßnahmen, Personalfortbildung).

Projektplan

Leitgedanken des eigenen Forschungsansatzes

Die Leitgedanken des eigenen Forschungsansatzes gründen sich vor allem auf
- *das Verständnis der Krankheitsverarbeitung und Rehabilitation als Prozeß* (dem wird vor allem durch die Längsschnittuntersuchung und das darin realisierte Prinzip einer sowohl zeitplan- als auch ereignisbezogenen Befragung Rechnung getragen);
- die Annahme eines breiten Spektrums möglicher *Wege der Krankheitsverarbeitung* und *Kriterien der Rehabilitation/Lebensqualität;*
- *die Notwendigkeit einer engen Verbindung von Forschung und Versorgung.*

Leistungen psychosozialer Versorgung haben im Projekt eine dreifache Funktion, nämlich

- die Gewährleistung der Versorgungsnähe (und -relevanz) der Forschung durch genaue Kenntnis der Problemlagen (betreffs Patienten und Betreuer),
- die Bahnung und Erleichterung von Forschungskooperation sowie
- die Gewinnung intensiver Informationen über den Verarbeitungsprozeß, die z. T. nur oder überwiegend im therapeutischen Kontext gewonnen werden können („Intensivlängsschnitt").

Forschungsmethodische Leitlinien, die für Planung und Durchführung des Projekts als verbindlich angesehen wurden, betreffen im wesentlichen die Kombination von Längs- und Querschnittuntersuchung, die optimale Ausschöpfung unterschiedlicher Informationsquellen in einem multimethodalen Ansatz, die Notwendigkeit der Nutzung unterschiedlicher forschungsmethodischer Zugänge sowie die explizite Einbeziehung von Kontrollen.

Kombination von Längs- und Querschnittuntersuchung

Eine solche Kombination leitet sich vor allem aus den besonderen inhaltlichen und methodischen Vorzügen der beiden Untersuchungsmethoden ab: Der *Längsschnitt* eröffnet die Möglichkeit der Untersuchung des Prozeßcharakters der Krankheitsverarbeitung und der Rehabilitation und gibt die Möglichkeit, besonders vulnerable, d. h. mit Interventionsbedarf verbundene Punkte im Krankheits- und Behandlungsverlauf zu identifizieren. Notwendigerweise sind aufgrund der aufwendigen Untersuchungen nur geringe Stichprobengrößen zu erwarten, und der Aspekt der Repräsentativität ist mit dieser Methode nicht erreichbar. Demgegenüber bietet die *Querschnitt*untersuchung mit ihren ökonomischeren Erhebungsmöglichkeiten Hoffnung, Annäherung an Repräsentativität zu erreichen. Sie eröffnet die Möglichkeit, mehrfaktorielle Analysen durchzuführen und damit Einflußfaktoren gegeneinander zu verrechnen, sowie die Möglichkeit von Subgruppenanalysen und die Identifikation behandlungsrelevanter Patientencluster. Auch hat die Querschnittuntersuchung aufgrund der großen Fallzahlen bessere Möglichkeiten, geeignete klinische Kontrollgruppen heranzuziehen und im Vergleich zu diesen auch erkrankungs- bzw. organspezifische Aspekte statistisch besser kontrollieren zu können.

Ausschöpfung verschiedener Informationsquellen

Aus Kenntnis der unterschiedlichen Betrachtungsweisen, beispielsweise von Patienten und ihren Betreuern, und der daraus abzuleitenden Belastungen für die Arzt-Patienten-Beziehung erscheint es sinnvoll, sowohl eine Selbst- als auch eine Fremdeinschätzung zu gewinnen (Befragen des Patienten und seines Partners, Einholung von Kurzeinschätzungen durch Ärzte, Personal und Untersucher). Um subjektive Belastungen in ihrer Relation zu objektivierbaren medizinischen Ereignissen und Funktionsparametern sehen zu können, erscheint es erforderlich, basale medizinische Daten zu Erkrankungs- und Behandlungsverlauf aus der Krankenakte hinzuzuziehen.

Prinzip der Methodenpluralität, Verwendung unterschiedlicher forschungsmethodischer Zugänge

Aus der Grundauffassung heraus, daß verschiedene forschungsmethodische Zugänge wie beispielsweise Fragebogen und Interview nur im Hinblick auf die jeweilige Fragestellung und das Forschungsziel in ihrer Angemessenheit eingeschätzt werden können, sollen verschiedene Meßverfahren/Forschungsmethoden in Abhängigkeit von den unterschiedlichen Forschungszielen verwendet werden: z. B. Interviews unterschiedlicher Strukturierungsgrade, anonyme Fragebogen für Patienten und Bezugspersonen, klinische Ratings für Fremdeinschätzer, Inhaltsanalysen freier Textpassagen, Verhaltensbeobachtung und qualitative Verfahren. Vorteile des höheren Standardisierungsgrades und der besseren Untersuchungsökonomie, die vor allem für die Fragebogenmethode gelten, sollen so mit den besseren Möglickheiten des Interviews gekoppelt werden, um auf die subjektive Sichtweise des einzelnen Patienten optimal eingehen und eine Vertiefung in Teilbereichen erzielen zu können.

In der Fragebogenuntersuchung sollen international standardisierte Methoden, standardisierte Eigenentwicklungen zur Krankheitsverarbeitung und zur Lebenszufriedenheit sowie „maßgeschneiderte" d. h. für die jeweilige Untersuchungsgruppe spezifische Instrumente eingesetzt werden. Als international eingesetztes Instrument wird das Brief Symptom Inventory (BSI) von Derogatis u. Spencer (1982) verwendet; unter den standardisierten Eigenentwicklungen sei der Freiburger Fragebogen zur Krankheitsverarbeitung (FKV; Muthny 1989a) sowie eine an Fahrenberg et al. (1986) angelehnte Skala zur Lebenszufriedenheit erwähnt. Neuentwicklungen im Rahmen der Projektziele wurden vor allem in den Bereichen Behandlungszufriedenheit, Partnerschaft und Familie sowie berufliche Rehabilitation vorgenommen.

Explizite Einbeziehung von Kontrollen

Kontrollen sind unter verschiedenen Aspekten vorgesehen: So werden die Gütekriterien der eingesetzten Meßinstrumente zu prüfen bzw. zu überprüfen sein. In der Fragebogenuntersuchung wird vor allem festzustellen sein, wieweit die interne Konsistenz der Skalen auch bei dieser Stichprobe den Anforderungen entspricht, in der Längsschnittuntersuchung werden Fragen der Retestreliabilität (und Änderungssensitivität) von Instrumenten zu beantworten sein sowie die Auswertungsobjektivität und Interraterübereinstimmung beim Interview.

Durch Vergleich mit der jeweiligen Grundgesamtheit (eines Zentrums oder auch größerer Einheiten) soll geklärt werden, wieweit die tatsächlich untersuchte Stichprobe eine Selektion unter medizinischen oder soziodemographischen Aspekten bedeutet. Kontrollgruppen werden systematisch aus anderen Bereichen chronischer Krankheit hinzugezogen, um auch organspezifische und erkrankungsspezifische Aspekte abschätzen zu können: So wird beispielsweise zur Kolonkarzinomgruppe eine organbezogene Vergleichsgruppe mit gutartigen Tumoren untersucht, zur Lungenkarzinomstichprobe evtl. eine Patientengruppe mit schweren chronischobstruktiven Lungenerkrankungen.

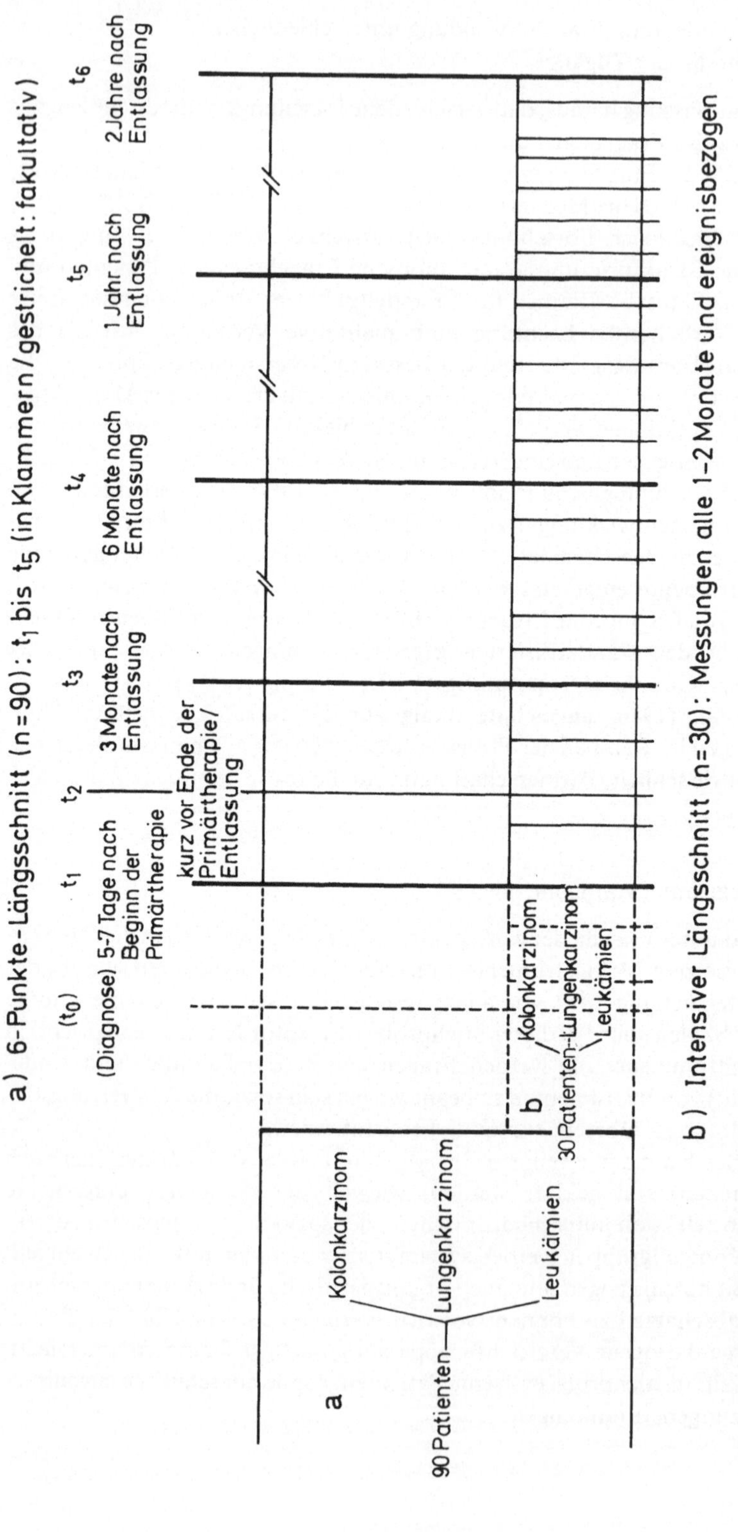

a) 6-Punkte-Längsschnitt (n=90): t_1 bis t_5 (in Klammern/gestrichelt: fakultativ)

b) Intensiver Längsschnitt (n=30): Messungen alle 1-2 Monate und ereignisbezogen

Abb. 1. Design der Längsschnittstudie

Notwendigkeit von medizinischem Grundwissen des psychosozialen Forschers
über Erkrankung und Behandlung

Dieses Wissen erscheint sowohl für ein Verständnis psychosomatischer bzw.
somatopsychischer Zusammenhänge als auch für die Kommunikation mit Ärzten
und Pflegepersonal notwendig (und darüber hinaus sicher auch günstig für den
Kontakt mit dem Patienten).

Ein entsprechendes *Seminar* für die Projektmitarbeiter vermittelt medizinisches
Grundwissen bezüglich der Krebserkrankung, aber auch medizinisch-diagnosti-
scher, klinischer und therapeutischer Aspekte der 3 Diagnosegruppen des Projekts.

Untersuchungsdesign und Stichproben

Grundlage des Forschungsplans ist eine *3jährige Verlaufsuntersuchung an neuerkrankten Krebspatienten,* ergänzt durch bzw. kombiniert mit einer umfangreichen
Untersuchung im Querschnitt an Patienten derselben Krebsformen.

Im *Längsschnitt* sollen ca. 90 Patienten der Krebsgruppen des *Kolonkarzinoms,
des Lungenkarzinoms und der Leukämien* (jeweils ca. 30 Patienten) an 5 Meßzeitpunkten untersucht werden (s. Abb. 1). Grundsätzlich sollen dabei alle Krank-
heitsstadien bei Diagnosestellung einbezogen werden; lediglich bei der Lungenkar-
zinomgruppe muß eine Beschränkung auf die operablen Fälle erfolgen, da sonst
aufgrund der besonders schlechten Prognose bei Nichtoperabilität keine vergleichbare Verlaufsuntersuchung möglich wäre. Darüber hinaus sollen an einer Stichprobe von ca. 30 Patienten, verteilt über alle 3 Krebsgruppen, in einem sogenann-
ten *Intensivlängsschnitt* in fixen Zeitabständen von 1 bis 2 Monaten sowie an
zusätzlichen ereignisbezogenen Terminen engmaschige Verlaufsdaten erhoben
werden.

An der *Querschnittuntersuchung* sollen ca. 450 Patienten teilnehmen, jeweils 150
der Kolonkarzinom-, Lungenkarzinom- und Leukämiegruppe mit jeweils unterschiedlich langer Krankheitsdauer. Die in der Übersicht (s. S. 184) angegebenen
Quoten stellen Richtwerte dar, die in Abhängigkeit von der Krebsart u. U.
unterschiedlich schwer zu erreichen sein werden (dies gilt v. a. für Patienten mit
Lungenkarzinom mit einer längeren Krankheitsdauer).

Operationalisierung und Untersuchungsverfahren

Zunächst sollen die zentralen Inhaltsbereiche des Projekts noch einmal kurz
benannt werden, wie sie im Prinzip Längsschnitt- und Querschnittuntersuchung
gleichermaßen betreffen: Psychosoziale Belastungen durch Erkrankung und Behandlung, körperliche und psychosomatische Beschwerden, emotionale Befindlichkeit, subjektive Krankheitstheorien, Krankheitsverarbeitung, medizinische und
psychosoziale Rehabilitation sowie Behandlungszufriedenheit. Die Operationalisierung der Hauptinhaltsbereiche und Fragestellungen wurde in möglichst enger
Verbindung mit theoretischen Modellen vorgenommen. So war für den Bereich der

Erhebungsplan für die Querschnittuntersuchung

I. Krebs-Untersuchungsgruppen

1. Kolonkarzinom (n = 150)   Angestrebte Zusammensetzung der Stichproben:
2. Lungenkarzinom (n = 150)   jeweils 50 Patienten jeder Diagnose zu den
3. Leukämien (n = 150)   folgenden Klassen nach Krankheitsdauer:
                               3–12 Monate, 1–3 Jahre und über 3 Jahre

II. Organspezifische Kontrollgruppen

1. Zum Kolonkarzinom: Gutartige Kolontumoren (n = 50)
2. Zum Lungenkarzinom: Chronisch-obstruktive Lungenerkrankungen (n = 50)

III. Kontrollgruppen aus verschiedenen Bereichen chronischer Erkrankungen

1. Chronisches Nierenversagen (n = 100)
2. Herzinfarkt (n = 100)
3. Multiple Sklerose (n = 100)

Krankheitsverarbeitung das transaktionelle Modell von Lazarus u. Folkman (1984), für den Bereich der sozialen Unterstützung die theoretische Grundlage von Sommer u. Fydrich (1988) Orientierung. Für den Bereich der emotionalen Befindlichkeit wurden klinische Operationalisierungen für Angst und Depression von Derogatis u. Spencer (1982) übernommen. Für körperliche und psychosomatische Beschwerden wurden in Zusammenarbeit mit Onkologen unter Berücksichtigung zentraler Symptome und Therapienebenwirkungen Selbsteinschätzungsskalen entwickelt. Die Operationalisierung der Rehabilitation und Lebenszufriedenheit erfolgte z. T. aus den Erfahrungen mit einer 1100 Patienten einschließenden Querschnittstudie mit chronisch niereninsuffizienten Patienten, z. T. aber auch als krebsspezifische Eigenentwicklung. Konkrete Meßverfahren wurden nach gründlicher Sichtung der Literatur ausgewählt. Dabei wurden sowohl Güterkriterien der Verfahren, Adaptation für den Bereich chronischer Krankheit als auch Aspekte der Vergleichbarkeit (im deutschen Sprachraum und auch international) zur Entscheidung herangezogen.

Für die *Längsschnitt*untersuchung wurde vorwiegend das *Interview* als Forschungszugang verwendet, prinzipiell in einer halbstrukturierten Form unter Einschluß narrativer Passagen. Im Anschluß an die Interviews erfolgt eine Protokollierung und werden klinische Ratings vorgenommen. Die weitere Auswertung erfolgt über Post-hoc-Kategorien und qualitativ. Das Interview wird ergänzt durch Patientenselbstschilderungen in *Fragebogen*form (v. a. Beschwerdelisten) sowie *Befragungen von Ärzten* zu medizinischen Aspekten, aber auch zur psychischen Befindlichkeit und Compliance des Patienten.

Die *Querschnittuntersuchung* basiert im wesentlichen auf dem Fragebogenansatz, wobei ergänzend medizinische Daten aus der Krankenakte erhoben werden und Interviews eine Vertiefung in einigen Inhaltsbereichen (vor allem Paarbeziehung und Rehabilitationsprozeß) leisten sollen.

Als wesentliche *Einflußgrößen (unabhängige Variable)* auf die obigen Inhalts-
bzw. Kriterienbereiche der Belastung, Krankheitsverarbeitung und Rehabilitation
sollen im Längsschnitt und Querschnitt untersucht werden:
- *erkrankungsbezogene* Einflüsse:
  Krebsart, Stadium und Prognose, Krankheitsdauer, aktueller Gesundheitszustand, evtl. Multimorbidität sowie medizinische Therapiemaßnahmen;
- *patientenbezogene* Einflüsse:
  Alter, Geschlecht, Familienstand, Bildung und sozioökonomischer Status,
  subjektive Krankheitstheorie, gesundheitsbezogene Einstellung, Kausal- und
  Kontrollattribution, biographische Daten und Lebenssituation vor der Erkrankung, frühere belastende Lebensereignisse, Dichte und Qualität der familiären
  und weiterer sozialer Beziehungen, Ausmaß und Art der erlebten Unterstützung
  durch professionelle Helfer sowie Kontakte zu Selbsthilfegruppen.

Implementierung von Forschung und Versorgung

Die erste Projektphase war im wesentlichen bestimmt durch die Entwicklung einer
Vielzahl von Untersuchungsverfahren, Anstrengungen, eine große Zahl von
Institutionen und Einzelpersonen für die Forschungskooperation zu gewinnen, und
die Etablierung von Versorgungsleistungen.

Der möglichst frühe Kontakt der Projektmitarbeiter mit dem Praxisfeld und
damit auch den Anforderungen an psychosoziale Versorgung erschien uns aus
verschiedenen Gründen unerläßlich, vor allem, um
- auch in der Phase der Entwicklung und Auswahl von Meßinstrumenten dies
  unter Sicht der Praxisbedingungen zu tun, d. h. so zum einen den Möglichkeiten
  dieses Feldes gerecht zu werden, zum anderen aber über diesen Kontakt auch
  von vornherein den Praxisbezug der Forschung sicherzustellen,
- sehr früh Erfahrungen mit Bedarf und Möglichkeiten verschiedener Organisationsformen der psychosozialen Versorgung zu machen
  und, zum Teil in engem Zusammenhang damit,
- über Engagement auf der Versorgungsseite auch Forschungskooperationen
  leichter gewinnen und halten zu können, vor allem im Hinblick auf die hohen
  Kooperationsanforderungen betreffs der Längsschnittuntersuchung.

Entsprechend wurden bereits in den ersten Monaten des Projekts parallel zur
Auswahl und Entwicklung der Meßinstrumente die folgenden Schritte unternommen:
- Einführung der Projektmitarbeiter in den medizinischen Behandlungsablauf
  über Teilnahme an Visiten und Übernahme von Patienten zur *Einzelbetreuung*
  (entsprechende Zuordnung je eines Mitarbeiters zu einer bestimmten onkologischen Station der Universitätsklinik, z. T. im Sinne eines Konsiliardienstes, z. T.
  auch im Sinne eines Liaisonservices) und
- Durchführung von psychosozialen *Personalfortbildungen* für onkologisches
  Personal, bezogen auf Stationsteams, aber auch im übergreifenden/überregiona-
  len Rahmen (Einbringen von entsprechenden Leistungen in Veranstaltungen

durch Tumorzentren und Kliniken, aber auch auf Initiative der Projektgruppe, die selbst Fortbildungsveranstaltungen anbot und dabei in Kooperation mit dem Tumorzentrum dessen Organisationsstruktur nutzen konnte).

Derzeitiger Stand des Projekts

Hier soll der Stand des Projekts betreffs Forschung und Versorgung kurz dargestellt werden, wie er sich eineinhalb Jahre nach Projektbeginn (5jährige Laufzeit) darstellt.

Querschnittstudie

In der Querschnittstudie ist die Entwicklung der Instrumente abgeschlossen und die Erhebung weit fortgeschritten.

Hier ging es in einem ersten Schritt vor allem darum, in den die zentralen Fragestellungen des Projekts berührenden Inhaltsbereichen den nationalen und internationalen Stand der Entwicklung von Verfahren zu sichten. Die Untersuchungsverfahren wurden nach Aspekten der inhaltlichen Relevanz, methodischen Adäquatheit und des Gütekriterienverfahrens ausgewählt. In defizitären Inhaltsbereichen wurden z. T. Adaptationen bestehender Verfahren für unseren Untersuchungszweck bzw. an die vorgesehene Untersuchungsgruppe vorgenommen bzw. Neuentwicklungen eingeleitet. Das vorläufige Instrumentarium wurde psychologischen und psychosomatischen Experten, Vertretern der medizinischen Versorgung und Patienten vorgelegt, und es wurden entsprechend dieser Rückmeldung Modifikationen vorgenommen. Ein jeweiliges medizinisches Datenblatt zu Diagnose, Erkrankungsverlauf und bisheriger Behandlung wurde in Zusammenarbeit mit Onkologen und Chirurgen für jede der 3 Diagnosegruppen entwickelt.

Der in der Querschnittuntersuchung eingesetzte Fragebogen umfaßte schließlich die folgenden Teile:
- kurze allgemeine *Erkrankungsanamnese,* ergänzt durch spezifische Aspekte der jeweiligen Diagnosegruppe,
- Liste der *Veränderungen durch die Erkrankung,* entwickelt in einer Querschnittstudie an über 1100 Patienten nach chronischem Nierenversagen,
- *Freiburger Fragebogen zur Krankheitsverarbeitung* (FKV), Kurzform mit 35 Items (Muthny 1989a),
- *Beschwerdeliste,* speziell für Krebspatienten, entwickelt in Kooperation mit Onkologen der Universität Freiburg,
- *Brief Symptom Inventory* (BSI) von Derogatis u. Spencer (1982), Skalen Angst und Depression,
- *Fragebogen zur sozialen Unterstützung* – Kurzform (SOZU-K-22) von Sommer und Fydrich (1988),

und Fragebogenteile zu
- *Partnerschaft und Familie* (Eigenentwicklung des Projekts),
- *beruflicher Rehabilitation* (Eigenentwicklung),
- *erkrankungsbezogenen Kontrollattributionen* (EKOA, Muthny 1989b),
- *Lebenszufriedenheit* (modifiziert nach Fahrenberg et al. 1986),
- *Behandlungszufriedenheit* und Wünsche an psychosoziale Versorgung (Eigenentwicklung),
- Erfahrungen mit und Einstellungen zu *alternativ-medizinischen* Maßnahmen (Eigenentwicklung) sowie
- *Sozialdaten.*

Um den Umfang des Fragebogens begrenzt zu halten, wurde ein *Kernteil* gebildet, den jeder Patient bekommt, und ein Ergänzungsteil für die drei Zusatzbereiche Partnerschaft und Familie, berufliche Rehabilitation sowie Alternativmedizin. Diesen ergänzenden bzw. vertiefenden Teil bekommt jeweils nur ein Drittel der Patienten (systematische Zuordnung in jeder Teilstichprobe). Der Gesamtfragebogen, der nach mehrmaliger Besprechung mit Psychologen und Ärzten in einem Probelauf an 40 Patienten eingesetzt und abschließend modifiziert wurde, umfaßt in der abschließenden mit Textverarbeitung erstellten Fassung 14 Seiten. Die durchschnittliche Bearbeitungszeit beträgt nach den bisherigen Erfahrungen ca. 1 bis 2 h.

Im Rahmen der multizentrischen Querschnittuntersuchung konnte inzwischen mit insgesamt 15 Zentren eine Kooperationsvereinbarung getroffen werden, in 7 Zentren hat die Erhebung begonnen. Für die Bronchialkarzinomgruppe konnte die Erhebung mit einem Rücklauf von über 300 auswertbaren Fragebogen (Rücklaufquote ca. 50%) bereits abgeschlossen werden.

Verlaufsstudie

Für die Längsschnittstudie konnten in den entscheidenden ambulanten und stationären Einrichtungen, die neuerkrankte Patienten der jeweiligen Diagnosegruppen betreuen, die Kooperation gesichert werden. Wesentlich mitbestimmend dürften dabei auch die Versorgungsangebote und klinischen Erfahrungen im Vorfeld gewesen sein. Thematische Vorbereitung und Instrumentenentwicklung orientierten sich zum einen an der bereits bei der Erstellung der Querschnittinstrumentarien vollzogenen Theoriediskussion, profitierten aber auch wesentlich von den oben erwähnten klinischen Erfahrungen. In weitgehender Übereinstimmung mit dem Projektantrag wurden für den „Regel"längsschnitt 5 obligate Meßzeitpunkte vorgesehen; ein weiterer früherer Meßzeitpunkt (Diagnosemitteilung bzw. Nachricht über die Notwendigkeit einer einschneidenden Primärtherapie) wird angestrebt, um in einem sehr frühen Stadium der Verarbeitung wichtige Prozeßinformationen zu bekommen (die auch eine wichtige Prädiktorenfunktion haben dürften). Dieser erste Meßzeitpunkt gründet im wesentlichen auf einer teilnehmenden Beobachtung (Teilnahme am Aufklärungsgespräch des Arztes). Um die Verknüpfung zur Querschnittuntersuchung zu erreichen, wird zu späteren Zeitpunkten zumindest ein Teil der im Querschnitt verwendeten Selbstschilderungsinstrumente auch in diesem Sinne eingesetzt (v. a. Krankheitsverarbeitung, Beschwerden, Lebens- und Behandlungszufriedenheit). Diese Selbstschilderung im Fragebogen wird – jeweils eingebettet in ein klinisches Interview – angeboten. Die halbstrukturierten Interviews enthalten narrative Passagen und Möglichkeiten, im Sinne einer Kombination mit Versorgungsleistungen auch auf aktuelle Anliegen des Patienten interventiv einzugehen (wobei letzteren vor allem im sog. „Intensivlängsschnitt" große Bedeutung zukommt). Jeder Patientenkontakt wird dokumentiert, zu festen Meßzeitpunkten folgt dem Gespräch ein ausführliches klinisches Rating. Die Meßinstrumente (Interviewleitfäden, Protokoll der teilnehmenden Beobachtung und Arztbefragung, medizinisches Datenblatt) wurden in Zusammenarbeit mit Onkologen und Chirurgen erstellt und anhand der Erprobungserfahrungen abschließend festgelegt. Die Erstgespräche mit Patienten der Diagnosegruppen kolorektale Karzinome und Leukämien/Lymphome haben begonnen.

Geleistete psychologische Versorgung

Entsprechend der dargelegten Grundkonzeption (s. Abschn. „Leitgedanken des eigenen Forschungsansatzes") wurde in den ersten eineinhalb Projektjahren von den Mitarbeitern des Krebsprojekts auf 4 Stationen des Freiburger Tumorzentrums kontinuierliche psychologische Betreuung von Patienten angeboten. Die Projektmitarbeiter bieten Beratung und Therapie zu festgelegten Zeiten auf Station an, z. T. nehmen sie auch regelmäßig an Visiten bzw. Übergabebesprechungen des Personals teil. Im Zeitraum eines Jahres wurden insgesamt 43 Patienten (28 Frauen, 15 Männer) in Einzel- oder Paargesprächen betreut. Pro Patient fanden dabei im Durchschnitt mehr als 3 Kontakte von einer Dauer zwischen 30 und 60 min statt (insgesamt 145 Gesprächskontakte). Das Spektrum der jeweiligen Probleme der Patienten und der Inhalte der Beratungsgespräche war äußerst breit und reichte von Ängsten, Schlafstörungen, Depressivität, familiären Belastungen über den Wunsch nach einem Gesprächspartner bis hin zur Bearbeitung akuter Krisen nach Diagnosemitteilung. Die therapeutischen Kontakte werden in einem Dokumentationsbogen festgehalten und dürften bei Projektabschluß einen wichtigen Fundus für eine Analyse der Möglichkeiten, Krebspatienten mit psychosozialen Interventionen zu helfen, darstellen.

Einen weiterer Schwerpunkt der klinischen Arbeit stellen psychosoziale Angebote für das medizinische Personal dar. Im ersten Projektjahr wurde an 10 Terminen eine meist 90minütige Personalfortbildung auf verschiedenen Stationen des Universitätsklinikums oder im Rahmen von Veranstaltungen des Tumorzentrums Freiburg durchgeführt. Außerdem fanden in 3 Tumorkliniken außerhalb Freiburgs ein- bis zweitägige Fortbildungen statt. Teilnehmer waren Schwestern und Pfleger, Ärztinnen und Ärzte onkologischer Stationen sowie Sozialarbeiter und Krankenhausseelsorger. Im Freiburger Klinikum waren es meist 5 bis 8 Teilnehmer, bei der externen Fortbildung 20 bis 30. Themen der Fortbildung waren: Gesprächsführung, Fallbesprechungen, Umgang mit Tod- und Schwerkranken, Umgang mit schwierigen Patienten etc. Bei der Durchführung kann auf Fortbildungskonzepten aufgebaut werden, die im Rahmen früherer Projekte der Abteilung Rehabilitationspsychologie entwickelt wurden (Broda u. Muthny 1990). Auch die Erfahrungen im Rahmen der Fortbildung werden systematisch dokumentiert.

Kritische Würdigung des bisherigen Projektverlaufs

Der bisherige Projektverlauf macht deutlich, daß wesentliche Untersuchungsziele auch den Kooperationspartnern gut vermittelt werden können. So wurden für die Querschnittuntersuchung 15 Zentren zur Kooperation gewonnen. Von diesen konnte in 7 bereits die Fragebogenuntersuchung durchgeführt werden. Die 3 zentralen Inhaltsbereiche (psychosoziale Belastungen, Krankheitsverarbeitung und Rehabilitation/Lebensqualität) wurden in den Vorstellungen des Projekts vor dem jeweiligen Behandlungsteam als klinisch relevant bestätigt, vor allem auch die Einbeziehung medizinischer Daten begrüßt und entsprechende Unterstützung bei der Auswahl relevanter Parameter und bei konkreten Datenzugängen geleistet.

Die im folgenden erläuterten *Schwierigkeiten* und Probleme im bisherigen Projektverlauf beziehen sich im wesentlichen auf testtheoretische Aspekte, Schwierigkeiten in der Vermittlung einiger Forschungsziele, Probleme aus Konflikten zwischen forscherischer und Versorgungstätigkeit sowie auf unzureichende oder schwer zugängliche Basisinformationen (Patientenstatistik) zur Einschätzung der jeweiligen Patientenzahlen und evtl. Selektionseffekte.

- Unter *testtheoretischen* Anforderungsaspekten erwies es sich als problematisch, daß für viele standardisierte Verfahren keine Normen für chronisch Kranke, eine entsprechende Altersgruppe oder gar speziell Krebspatienten vorliegen. Der Wert der Standardisierung/Normierung relativiert sich so u. U. sehr rasch. Leider waren gerade für die klinisch als besonders relevant eingeschätzten Bereiche (z. B. soziale Unterstützung, Krankheitsverarbeitung, Rehabilitation/ Lebensqualität) nur sehr begrenzt Meßverfahren „auf dem Markt". Eine Lösung dieser Problematik wurde auf verschiedenen Wegen versucht, wobei die Probleme von Neuentwicklungen in Kauf genommen werden mußten, vor allem Reliabilitätsprobleme und vorab nicht bekannte Validität. Dieser Weg eröffnete aber auch innovative Chancen, z. B. in der Entwicklung von klinischen Instrumenten für die Bereiche Paarbeziehung und berufliche Rehabilitation von Krebskranken.
- In der *Vermittlung der Forschungsziele und der Angemessenheit/Machbarkeit von Untersuchungen* konnten Bedenken der behandelnden Ärzte weitgehend ausgeräumt werden. Sie betrafen vor allem Befürchtungen einer zu starken Involvierung des somatischen Behandlungsablaufs, die Fähigkeit von Patienten, Fragebogen selbständig auszufüllen, die mangelnde Nachvollziehbarkeit theoriebezogener psychosozialer Forschungsfragestellungen usw. Trotz geduldiger Vermittlungs- und Überzeugungsarbeit ist es jedoch nicht immer möglich gewesen, Widerstände und Bedenken auszuräumen, vor allem dann, wenn ungünstige Einstellungen im Vorfeld ausführliche Kontakte bereits verhinderten.
- Eine gewisse *Ausweitung des Erhebungsumfangs* (inhaltlich und betreffs der Patientenzahlen/Diagnosegruppen) ergab sich durch zusätzliche Erhebungs-

wünsche bzw. eigene Zielsetzungen von Kooperationspartnern. Obwohl dem i. allg. in flexibler Art und Weise zum gegenseitigen Nutzen Rechnung getragen werden konnte, erhöhte sich doch der Arbeitsumfang damit.

Auch *forschungspraktische Probleme* einfacher Art traten in Erscheinung:
- So sind beispielsweise selbst einfache *Basisdokumentationszahlen* (Krankheitsdauer, Behandlungsregime, Nachsorgestatus) oft für das Gros der Patienten einer Diagnosegruppe nicht vollständig erhältlich. Eine Abschätzung der für die Untersuchung prinzipiell in Frage kommenden Patientenzahlen ist deshalb häufig nur schwer möglich. Auch Selektionseffekte sind so nur begrenzt beurteilbar. Als zusätzliches Problem erwiesen sich mangelnde Informationen von Nachsorgeeinrichtungen über das Überleben von Patienten.
- Auch sind die für die Auswahl von Patienten, aber auch für die Erhebung der somatischen Daten erforderlichen *medizinischen Daten* oft nur schwer zugänglich, trotz prinzipieller Einwilligung von ärztlichen Kooperationspartnern und Patienten. Dies erschwert die Beurteilung der Selektionsproblematik. Der Prozeß der Entnahme von Daten aus den Krankenakten ist häufig mühsam, das Ergebnis mitunter unvollständig. Ein Zugriff über entsprechende elektronische Dateien ist nur in den seltensten Fällen möglich bzw. zu erwarten.
- Im Längsschnitt zeigt sich, daß die tatsächliche Zahl der für die Studie in Frage kommenden Neuerkrankungen wesentlich niedriger als erwartet war. Dies liegt z. B. daran, daß ca. 1/3 der Patienten mit kolorektalen Karzinomen über der Altersgrenze von 70 Jahren lag.

Das Angebot von Versorgungsleistungen parallel zum Forschungsvorhaben hat intentionsgemäß sehr stark zur Akzeptanz des Projekts in der klinischen Kooperation beigetragen. Obwohl hier die intensivere und räumlich günstigere Kooperationssituation im Rahmen der Längsschnittuntersuchung mehr Leistungen vor allem in der Einzelbetreuung von Patienten zuließ (Erfahrungen, die auch wesentlich zur Weiterentwicklung des Forschungskonzepts dienten), so spielten doch auch Versorgungsleistungen im Rahmen der multizentrischen Querschnittuntersuchung eine gewisse Rolle. Sie bezogen sich hier allerdings sinnvollerweise ausschließlich auf psychosoziale Fortbildungsveranstaltungen für Personal und Ärzte. Hier ließen sich, einem konkreten Bedarf des Zentrums folgend, die Vermittlung psychosozialer Inhalte und das konkrete Forschungsanliegen besonders günstig verbinden.

Das Forschungsanliegen konnte auch den Patienten in der Regel gut vermittelt werden. Hier bewährte sich die Strategie, Ärzte für ein gemeinsames motivierendes Anschreiben an die Patienten (im Falle der Querschnittuntersuchung) bzw. eine mündliche Motivierung von Patienten zur Teilnahme an der Längsschnittuntersuchung zu gewinnen. Entsprechend lehnten nur wenige Patienten die Teilnahme an der Längsschnittuntersuchung ab, und die bisherige Rücklaufquote der anonym durchgeführten Querschnittuntersuchung liegt mit 50% in einem akzeptablen Bereich.

Die Autoren gehen davon aus, daß versorgungsnahe und -relevante Forschung in der Intention des Projekts mit dem entwickelten Ansatz realisiert werden kann.

Literatur

Aaronson NK, Beckmann JH (1987) The quality of life of cancer patients. Raven, New York

Becker H (1984) Die Bedeutung der subjektiven Krankheitstheorie des Patienten für die Arzt-Patienten-Beziehung. Psychother Med Psychol 34:313–321

Beutel M (1988) Bewältigungsprozesse bei chronischen Erkrankungen. VCH-edition medizin, Weinheim

Broda M, Muthny FA (1990) Umgang mit chronisch Kranken – Ein Lehr- und Handbuch der psychosozialen Fortbildung. Thieme, Stuttgart

Buddeberg C (1985) Ehen krebskranker Frauen. Eine prospektive Untersuchung über familiäre Auswirkungen eines Mammakarzinoms. Urban & Schwarzenberg, München

Bullinger M, Pöppel E (1988) Lebensqualität in der Medizin: Schlagwort oder Forschungsansatz. Dtsch Ärztebl 85:436–437

Derogatis LR, Spencer PM (1982) The Brief Symptom Inventory (BSI). Administration, scoring and procedures manual. Clinical psychometric Research, Baltimore

Fahrenberg J, Myrtek M, Kreutel K (1986) Multimodale Erfassung der Lebenszufriedenheit: Eine Untersuchung an Herz-Kreislauf-Patienten. Psychother Med Psychol 36:347–354

Filipp S-H, Aymanns P, Ferring D, Freudenberg E, Klauer T (1987) Elemente subjektiver Krankheitstheorien: Ihre Bedeutung für die Krankheitsbewältigung, soziale Interaktion und Rehabilitation von Krebskranken. Forschungsberichte aus dem Projekt „Psychologie der Krankheitsbewältigung" Nr 15. Fachbereich I Psychologie, Universität Trier

Greer S, Morris T, Pettingale KW (1979) Psychological response to breast cancer: Effect on outcome. Lancet, Oct. 13:785–787

Hasenbring M (1988) Krankheitsverarbeitung bei Krebs. In: Kächele H, Steffens W (Hrsg) Bewältigung und Abwehr. Beiträge zur Psychologie und Psychotherapie schwerer körperlicher Krankheiten. Springer, Berlin Heidelberg New York Tokyo, S 105–131

Heim E (1986) Die Krankheitsbewältigung. In: Heim E, Willi J (Hrsg) Psychosoziale Medizin, Bd 2. Springer, Berlin Heidelberg New York Tokyo, S 364–390

Heim E (1988) Coping und Adaptivität: Gibt es geeignetes oder ungeeignetes Coping? Psychother Med Psychol 38:8–18

Koch U, Haag G (1986) Bücher zum Thema „Psychoonkologie" (1975–85). Psychother Med Psychol 36:136–142

Koch U, Haag G (1987) Entwicklungen und Probleme psychoonkologischer Forschung. Psychol Rundsch 38:97–102

Koch U, Schmeling C (1982) Betreuung von Schwer- und Todkranken. Ausbildungskurs für Ärzte und Krankenpflegepersonal. Urban & Schwarzenberg, München

Krampen G (Hrsg) (1989) Diagnostik von Attributionen und Kontrollüberzeugungen. Hogrefe, Göttingen

Lazarus RS, Folkman S (1984) Stress, appraisal, and coping. Springer, New York

Muthny FA (1989a) Freiburger Fragebogen zur Krankheitsverarbeitung. Manual. Beltz Test, Weinheim

Muthny FA (1989b) Persönliche Ursachen und Gründe für die Erkrankung (PUK) und erkrankungsbezogene Kontrollattributionen (EKOA): Beltz Test, Weinheim

Muthny FA, Koch U, Spaete M (1986) Psychosoziale Auswirkungen der Mastektomie und Bedarf an psychosozialer Versorgung – eine empirische Untersuchung mit Mammakarzinompatientinnen. Psychother Med Psychol 36:240–249

Muthny FA, Beutel M, Broda M, Koch U (1987) Erfahrungen aus der Beratung und Psychotherapie mit chronisch niereninsuffizienten Patienten – Bedarf, Ziele und Wirkungen. In: Quint H, Janssen PL (Hrsg) Psychotherapie in der psychosomatischen Medizin. Erfahrungen, Konzepte, Ergebnisse. Springer, Berlin Heidelberg New York Tokyo, S 91–99

Pettingale KW (1984) Coping and cancer prognosis. J Psychosom Res 28:363–364

Reimer C, Kurthen B (1985) Zur Beziehungsproblematik zwischen Ärzten und Krebspatienten. Psychother Med Psychol 35:86–94

Senn HJ (1979) Führung und Betreuung des Krebskranken durch Hausarzt und Tumorzentrum. Z Allg Med 55:284

Sommer G, Fydrich T (1988) Soziale Unterstützung – Überblick über diagnostische Verfahren und Entwicklung eines Fragebogens. Fachbereich Psychologie, Universität Marburg (Bericht Nr 92)

Stegie R, Mödinger HJ (1988) Methodenkritische Analyse deutschsprachiger empirischer Forschungsarbeiten (1975–1985) zu psychosozialen Auswirkungen maligner Tumoren. In: Klapp BF, Dahme B (Hrsg) Jahrbuch der medizinischen Psychologie, Bd 1: Psychosoziale Kardiologie. Springer, Berlin Heidelberg New York Tokyo, S 205–243

Taylor SE, Lichtman RR, Wood JV (1984) Attributions, beliefs about control, and adjustment to breast cancer. J Pers Soc Psychol 46:489–502

Turnquist DC, Harvey JH, Andersen BL (1988) Attributions and adjustment to life-threatening illness. BR J Clin Psychol 27:55–65

Verres R (1986) Krebs und Angst. Subjektive Theorien von Laien über Entstehung, Vorsorge, Früherkennung, Behandlung und die psychosozialen Folgen von Krebserkrankungen. Springer, Berlin Heidelberg New York Tokyo

Belastungsverarbeitung bei Krebskranken in der Rezidiv- und Metastasierungsphase, ihre Bedeutung für Therapie und Nachsorge. Eine methodenintegrative Längsschnittstudie

*Hermann Faller, Armin Hartmann, Hermann Lang,
Wilfried Sachsenheimer* und *Stefan Schilling*

Einleitung

Unter Rehabilitation verstand man bisher meist die medizinische Wiederherstellung und die berufliche Wiedereingliederung Kranker oder Behinderter. Ein solches traditionelles Verständnis von Rehabilitation hat sich als zu einseitig herausgestellt. Bei vielen Kranken kann man nämlich eine Verbesserung der Lebensqualität erzielen, ohne daß eine volle medizinische Remission oder gar berufliche Wiedereingliederung erreicht wird, die ja manchmal gar nicht angestrebt werden kann. Dies gilt insbesondere für Krebskranke und hier für diejenigen Krankheitsgruppen, deren Prognose trotz des immensen Fortschritts der Medizin in der Tumorbehandlung weiterhin ungünstig ist.

Es erscheint deshalb sinnvoll und gerechtfertigt, den traditionellen Rehabilitationsbegriff zu erweitern. Wir wollen Rehabilitation auch als „Hilfe bei der Bewältigung einer Erkrankung" verstehen (Koch u. Haag 1986, 1988). Ein solches erweitertes Konzept einer „psychosozialen Rehabilitation" soll es ermöglichen, auch denjenigen Kranken rehabilitative Unterstützung zukommen zu lassen, denen nach der Diagnosestellung vermutlich nur noch eine kurze Lebenszeit verbleiben wird.

Das vorliegende Forschungsprojekt untersucht die gedankliche und gefühlsmäßige Verarbeitung wahrgenommener Belastungen von Krebskranken in der Rezidiv- und Metastasierungsphase. Es befaßt sich damit zum einen mit einer besonders belasteten Gruppe von Kranken in einer besonders belasteten Zeit, zum anderen wendet es sich der seelischen Krankheitsverarbeitung zu.

Theoretischer Hintergrund und Forschungsstand

Krankheitsbewältigung (Coping) ist zu einem zentralen Forschungsthema der medizinischen Psychologie geworden (Lang et al. 1989). Den theoretischen Hintergrund der Krankheitsverarbeitungsforschung bilden ganz unterschiedliche Theorieströmungen.

1. Die *psychoanalytische Abwehrtheorie.* Unter Abwehr versteht man die Gesamtheit der unbewußten Bestrebungen zur Verringerung von Angst, Schmerz, Scham, Schuld und Kränkung, Gefühlen, die das Selbstwertgefühl mindern, die eigene Identität bedrohen. Gerade bei Tumorkranken wird auf die große Bedeutung von Abwehrmechanismen, z. B. der Verleugnung, hingewiesen (vgl. Meerwein 1985; Meyerowitz et al. 1983). Manche Kranke, wenn sie zu abrupt

über die Natur ihrer Erkrankung aufgeklärt worden sind, leugnen beispielsweise vehement, daß ihnen überhaupt etwas über ihre Diagnose mitgeteilt worden sei. Viele pendeln zwischen „Wissen" und „Nichtwissen(wollen)" hin und her, je nach Situation, je nach momentaner Verarbeitungskapazität, je nach Gesprächspartner, der ihnen gegenübersitzt. Es scheint zu gelten, daß, je näher und vertrauensvoller die Beziehung zum anderen ist, desto weniger Abwehr notwendig und wirksam wird (Beutel 1988; Lang im Druck a).

2. Die *sozialpsychologischen Attributions- und Kontrolltheorien,* bei denen es um die Wahrnehmung von Kausalität und Beeinflußbarkeit geht, und die es vor allem ermöglichen, die für jeden Tumorkranken so überaus wichtigen Fragen nach Verantwortung und Schuld („Warum gerade ich?") zu thematisieren. Viele Kranke scheinen dazu zu neigen, ihren eigenen Einfluß auf die Entstehung der Erkrankung zu überschätzen, und sehen den Krebs beispielsweise als Strafe für eine schuldhafte Verfehlung an (Becker 1986).

   Die gedankliche Auseinandersetzung mit einer Erkrankung wird in jüngster Zeit unter dem Begriff der „subjektiven Krankheitstheorie" (Faller 1983, 1988a, 1989a; Becker 1984; Verres 1986) erforscht. Aus einer an der Abteilung für Psychotherapie und Medizinische Psychologie der Psychosomatischen Universitätsklinik Heidelberg durchgeführten empirischen Untersuchung zur subjektiven Krankheitstheorie über Krebserkrankungen geht die immense Bedeutung hervor, die im Alltagsbewußtsein verbreitete irrationale Vorstellungen über Krebserkrankungen für den Umgang mit Krebskranken haben. Die Krankheit „Krebs" löst im Denken der Menschen eine Fülle von metaphorischen Bedeutungen, von negativen Konnotationen und emotionalen Assoziationen aus, die eine den Krebskranken stigmatisierende Wirkung entfalten können. Es ist anzunehmen, daß Krebskranke diese Vorstellung teilen, so daß Selbststigmatisierungen, Angst, Scham und Rückzug die Folge sein können.

3. Schließlich spielt das *Streßbewältigungsmodell* von Lazarus und Mitarbeitern (z. B. Lazarus u. Folkman 1984) eine große Rolle. Hier wird die Situationsabhängigkeit und Kontextgebundenheit von Bewältigungsvorgängen betont und darauf hingewiesen, daß Krankheitsverarbeitung immer ein prozessuales Geschehen ist, das nur im Verlauf über die Zeit, im Längsschnitt also, verstanden werden kann.

Im Rahmen eines psychosozialen Rehabilitationskonzepts erscheint die seelische Krankheitsverarbeitung als legitimer Gegenstand der Rehabilitationsforschung. Ein eingehendes Studium der bisherigen Forschung auf dem Felde der Psychoonkologie macht nun deutlich, daß Patienten mit Bronchialkarzinom und Patienten mit Hirntumor zu den am wenigsten erforschten Krankengruppen gehören, was psychosoziale Fragestellungen angeht.

Stegie u. Mödinger (1988) konnten in ihrer Übersichtsarbeit über die deutschsprachige psychoonkologische Forschung im Zeitraum 1975–1985 keine Studie ausfindig machen, die Krankheitsbewältigung bei Lungenkrebskranken zum Gegenstand hat. Dieses Forschungsdefizit ist um so erstaunlicher, wenn man bedenkt, daß das Bronchialkarzinom der häufigste Krebs des Mannes ist; bei gleichbleibendem Trend in absehbarer Zeit gilt dies auch für Frauen.

In einigen Studien werden wohl auch Lungenkrebskranke erfaßt (z. B. Weisman u. Worden 1976/77). Die Gruppen sind jedoch meist eher klein, und die Ergebnisse lassen es oft nicht zu, von der Gesamtgruppe auf die Teilgruppe der Lungenkrebskranken zu schließen. Spezifische Untersuchungen zur Krankheitsverarbeitung bei Lungenkrebskranken liegen bisher nicht vor. Über erste Ansätze zur Erforschung der Kausalattribution bei Bronchialkarzinomkranken berichten Linn et al. (1982) und Hasenbring (1987, 1989). Die Lebensqualität bei Bronchialkarzinompatienten unter Chemo- und Radiotherapie haben Schuster et al. (1986) untersucht.

Noch schlechter ist die Befundlage bei Hirntumorkranken. Psychosoziale Behinderungen bei Hirntumorkranken hat Karbe (1983) beschrieben. Ein explorativer klinischer Bericht liegt von Frede (1985) vor. Paal (1981) berichtet über die Neigung von Hirntumorkranken, eher intrapsychische oder situative Faktoren als Ursache der körperlichen Symptomatik hervorzuheben, und über eine auffällige Kargheit der Schilderung, einen Mangel an Krankheitsgefühl und Ernstnehmen der Beschwerden.

Stichproben mit den ausgewählten Diagnosen „kleinzelliges Bronchialkarzinom" und „Hirntumor" sind also bisher wenig untersucht. Ein analoges Forschungsdefizit läßt sich ganz generell für die Erforschung der Rezidiv- und Metastasierungsphase konstatieren (vgl. Stegic u. Mödinger 1988).

Fragestellungen

Die bereits erwähnte an unserer Abteilung durchgeführte Untersuchung über das Bild des Krebskranken in der Bevölkerung hat gezeigt, daß Krebskranke häufig von ihren Mitmenschen gemieden werden (Verres 1986). Dornheim (1983), die den Umgang mit Krebskranken in einem Dorf untersucht hat, schreibt: „Es hat den Anschein, als sei heute jeder in der Lage, über Krebs zu sprechen – solange er nicht auf einen an Krebs Erkrankten zugehen und mit ihm sprechen muß." Auch Buddeberg (1985), der die Auswirkungen einer Brustkrebserkrankung auf die Paarbeziehung erforschte, kam zu dem Ergebnis, daß sich die Ehepartner häufig voneinander zurückziehen und Ängste, die auf beiden Seiten vorhanden sind, nicht miteinander besprechen (vgl. Wirsching 1988). Erfahrene Betreuer von Krebskranken betonen, daß viele Kranke mehr als den körperlichen den diesem oft vorausgehenden „sozialen Tod" fürchten (Köhle et al. 1986).

Man kann sich nun fragen, ob es mit der infausten Prognose bei kleinzelligem Bronchialkarzinom und malignen Hirntumoren zusammenhängt, daß sich die psychoonkologische Forschung bisher kaum an diese Krankheitsbilder „herangewagt" hat. Ist es die Gewißheit des Rückschlags im Verlauf der Erkrankung, die auch den Forscher zurückschrecken läßt? Oder scheint für die Entwicklung einer rehabilitativen Perspektive die verbleibende Lebenszeit zu kurz zu sein? Patienten mit malignen Gliomen wie auch Patienten mit kleinzelligem Bronchialkarzinom haben mittlere Überlebenszeiten von ungefähr einem Jahr. „Lohnt es sich denn dann überhaupt noch, Krankheitsverarbeitungsforschung zu betreiben?" wurden wir gefragt. Vielleicht kann unsere Untersuchung dazu beitragen, daß Patienten mit einer schlechten Prognose nicht auch von der psychoonkologischen Forschung sozusagen „vergessen" werden.

Psychosoziale Versorgung ist, wie v. Kerekjarto (1982) mit Recht betont, zu „drei wesentlichen Zeitpunkten" der Erkrankung gefordert: zum Zeitpunkt der Konfrontation mit der Diagnose, zum Zeitpunkt eines Rezidivs und zum Zeitpunkt der terminalen Erkrankung. Unsere Studie konzentriert sich gerade auf diese kritischen und besonders versorgungsrelevanten Zeitpunkte. Ihre Fragestellung lautet: Wie verändern sich wahrgenommene Belastungen und hierauf gerichtete Bewältigungsstrategien in Abhängigkeit von signifikanten Einschnitten des körperlichen Krankheitsverlaufs?

Im einzelnen wollen wir über die folgenden Punkte Näheres erfahren: Wie erlebt der Kranke die Vorgeschichte der Erkrankung? Was hat er zuerst bemerkt, und wie hat er darauf reagiert? Wie hat er die Aufklärung über die Tumordiagnose erlebt und verarbeitet? Was sind seine Vorstellungen über die Verursachung der Erkrankung und gegebenenfalls über seinen eigenen Beitrag dazu? Macht er sich Vorwürfe, etwas versäumt zu haben, hat er Schuldgefühle? In welchen Ausmaß glaubt er, selbst den weiteren Verlauf günstig beeinflussen zu können? Inwiefern schreibt er anderen, insbesondere den Ärzten, Einflußmöglichkeiten zu? Hat die Erkrankung Sinn und Bedeutung für sein Leben? Unter welchen Beschwerden leidet der Kranke? Wie sind seine Gefühle und Befindlichkeiten? Was hat sich in seinem Leben, seinem Selbstbild, seinen Beziehungen zu Angehörigen und Freunden, im beruflichen und sozialen Bereich geändert? Welche Belastungen, welche Beeinträchtigungen der Lebensqualität sind hier aufgetreten? Wie bewältigt er diese? Erfährt er Unterstützung von seinen Angehörigen? Wie erlebt er Diagnostik und Therapie, welche Erwartungen, welche Befürchtungen hat er für die Zukunft?

Der Entscheidung, gerade Patienten mit kleinzelligem Bronchialkarzinom und bösartigen Hirntumoren als Untersuchungsgruppen auszuwählen und Patienten mit gutartigen Hirntumoren als Kontrollgruppe heranzuziehen, lagen folgende Kriterien zugrunde:

- *Forschungsdefizite.* Im vorigen Abschnitt haben wir ausgeführt, daß die gewählten Krankheitsgruppen in der psychoonkologischen Forschung noch wenig untersucht wurden.
- *Unsere bisherigen Erfahrungen in der Krankenversorgung.* Die Abteilung für Psychotherapie und Medizinische Psychologie der Psychosomatischen Universitätsklinik Heidelberg verfügt über langjährige Erfahrung in der Betreuung von körperlich schwerkranken Patienten, u.a. von Pankreaskarzinomkranken (Lang et al. 1989). Überblicken wir diese Tätigkeit im Rahmen der von uns getragenen Konsil- und Liaisondienste, so sind es neben Patienten auf einer kardiologischen Intensivstation (Mecke 1988) vor allem onkologisch kranke Patienten, die mit der seelischen Verarbeitung ihrer Erkrankung häufig überfordert sind. Diese Einschätzung stimmt mit den Berichten anderer erfahrener Kliniker überein (v. Kerekjarto 1982; v. Kerekjarto u. Schug 1987; Köhle et al. 1986). Vor 3 Jahren wurde ein Liaisondienst zur Thoraxklinik Heidelberg-Rohrbach, insbesondere zur internistisch-onkologischen Abteilung (Prof. Dr. Drings), aufgenommen, die im Rahmen des Tumorzentrums Heidelberg-Mannheim schwerpunktmäßig Lungenkrebskranke betreut. Zum anderen bestehen mehrjährige

Erfahrungen in der Versorgung von Hirntumorkranken und der Aus- und Weiterbildung am Krankenbett (Neurochirurgische Klinik der Fakultät für Klinische Medizin Mannheim der Universität Heidelberg). In diesem Bereich konnte an Vorarbeiten der Autoren zur Erforschung der Lebensqualität nach einer Hirntumoroperation angeknüft werden (Sachsenheimer et al. 1981; Sellschopp 1984).

– *Vergleichbarkeit des körperlichen Verlaufs.* Beide malignen Krankheitsbilder haben eine vergleichbare Prognose mit sehr kurzer mittlerer Überlebenszeit. Der körperliche Krankheitsverlauf ähnelt sich in gewisser Weise noch in weiteren Merkmalen bei Patienten mit kleinzelligem Bronchialkarzinom und mit malignen Hirntumoren. Nach der Diagnosestellung wird in beiden Fällen in relativ kurzem zeitlichen Abstand eine eingreifende Therapieform empfohlen (Operation und eventuell Bestrahlung bei den malignen Hirntumoren; Chemotherapie und eventuell Bestrahlung beim kleinzelligen Bronchialkarzinom). Diese medizinischen Maßnahmen werden von Patienten häufig als bedrohlich erlebt und können mit belastenden Nebenwirkungen einhergehen. Im Regelfall tritt nach der Operation bzw. nach wenigen Zyklen der Chemotherapie eine Besserung des körperlichen Befindens ein. Nach dieser Remission kommt es jedoch in der großen Mehrzahl der Fälle in absehbarer Zeit zur Rezidivierung (im Falle des Bronchialkarzinoms u. U. zur Metastasierung) des Tumorleidens mit einer dann nur schwer zu beherrschenden oder auch nur zu mildernden Verschlechterung des körperlichen Zustandes. Die Krankheit schreitet in das Terminalstadium fort bis zum letalen Ausgang.

– *Vergleichbarkeit typischer Belastungssituationen für das Personal.* Dieser fast typische Verlauf bringt auch für das betreuende Personal erhebliche Belastungen mit sich. Zum Beispiel sehen sich Ärzte, die zunächst geneigt sind, der Hoffnung des Patienten Raum zu geben und eine optimistische, kämpferische Haltung zu unterstützen, nach dem Eintritt des Rezidivs mit der Enttäuschung dieser Hoffnung und emotionalen Reaktionen des Patienten wie Trauer, Verzweiflung, Wut und Aggressivität konfrontiert. Sie stehen vor der schwierigen Aufgabe, zwischen Resignation einerseits und einer illusionären Überschätzung der Heilungsaussichten andererseits einen gangbaren Weg aufzuzeigen.

– *Wechselseitige Kontrollmöglichkeiten.* Die Auswahl der Stichproben ermöglicht die Kontrolle wesentlicher Bedingungen der Krankheitsverarbeitung durch Gruppenvergleiche. Durch den Vergleich der Gruppe mit bösartigem Hirntumor mit der Gruppe mit gutartigem Hirntumor können Effekte der Dignität der Erkrankung (z. B. aus der Sicht des zukünftigen Verlaufes – so könnte sich ein Patient mit operiertem gutartigem Hirntumor eher als endgültig geheilt betrachten als ein Patient mit bösartigem Hirntumor) kontrolliert werden – bei vergleichbarer Lokalisation.

Der Vergleich von bösartigem Hirntumor mit dem Bronchialkarzinom ermöglicht die Kontrolle von Effekten der Lokalisation der Erkrankung (Lunge vs. Gehirn) bei vergleichbarer Dignität (Tumorerkrankungen mit kurzer Überlebenszeit). Da in einem Teil der Fälle mit Bronchialkarzinom mit einer Hirnmetastasierung zu rechnen ist, muß eine genaue medizinische Befunddokumentation eine Konfundierung dieser Merkmale zu verhindern suchen.

Der zuletzt genannte Vergleich soll auch Hinweise darauf geben, ob bestimmte Erlebens- und Verarbeitungsmodi eher im Sinne einer psychoreaktiven Bewältigung oder aber hirnorganisch, d. h. durch direkte Beeinträchtigung der Hirnfunktion durch den Tumor, zu erklären sind.

Noch nicht abzuschätzen ist allerdings, in welcher Häufigkeit Hirntumorkranke so stark psychoorganisch beeinträchtigt sind, daß sie durch ein Interview zur Krankheitsverarbeitung überfordert wären. Dies gilt insbesondere für Patienten mit Aphasie (Sprachstörung), Hemianopsie (Gesichtsfeldeinschränkung) oder Neglekt (Aufmerksamkeitsstörung in einer Raumhälfte) sowie schweren Störungen des Denkens, der Auffassung, der Konzentration etc. (organisches Psychosyndrom). Wahrscheinlich werden eher leichter erkrankte Hirntumorpatienten in unsere Studie Eingang finden, so daß „Selektionseffekte" zu erwarten sind.

Design

Die Studie ist als Mehrebenenlängsschnittuntersuchung mit 3 Vergleichsstichproben (kleinzelliges Bronchialkarzinom, n = 30, maligne Hirntumoren, n = 30, und als Kontrollgruppe benigne Hirntumoren, n = 30) angelegt. Das Design ist in Tabelle 1 dargestellt. Es werden 5 Erhebungsebenen (Patient, Interviewer, Angehörige, Ärzte, Stationspersonal, d. h. Schwestern und Pfleger) über 4 Meßzeitpunkte verfolgt. Für jeden Patienten wird also eine Selbstbeschreibung und je eine

Tabelle 1. Design der Mehrebenenlängsschnittuntersuchung

Ebene	Zeitpunkte[a]		
	t_1 (nach Diagnose)	t_2 (nach Therapie)	t_3 (nach Rezidiv)
Interviewer	Interviewerlisten 1–3 Patientenbegleitbogen Einverständniserklärung	Interviewerlisten 1–3 Patientenbegleitbogen	Interviewerlisten 1–3 Patientenbegleitbogen
Patient	Interview FKV-Lis[b] D-S[c] Patientenlisten 1–4 (Wochenbücher)	Interview FKV-Lis D-S Patientenlisten 1–4 (Wochenbücher)	Interview FKV-Lis D-S Patientenlisten 1–4 (Wochenbücher)
Angehörige	Interview FKV-Lis Angehörigenliste	FKV-Lis Angehörigenliste	FKV-Lis Angehörigenliste
Arzt	Arztliste	Arztliste	Arztliste
Station	Stationsliste	Stationsliste	Stationsliste

[a] Ohne Terminalphase.
[b] Freiburger Fragebogen zur Krankheitsverarbeitung (FKV-Lis; Muthny 1986).
[c] Depressivitätsskala (v. Zerssen 1976).

Beurteilung durch den Interviewer, einen Angehörigen (Ehepartner oder Kind), den behandelnden Arzt und eine Schwester oder einen Pfleger eingeholt. Die Untersuchungsteilnehmer sollen zu den Zeitpunkten befragt werden, die sich nach den im Krankheitsverlauf „natürlich" vorkommenden kritischen Einschnitten ergeben:

1. Nach der Diagnosestellung und vor Beginn der Therapie. In diesem Zeitabschnitt stellt sich für den Patienten die Aufgabe, die Mitteilung zu verarbeiten, daß er an einem bösartigen Tumor erkrankt ist. Die Todesdrohung, die in der Krebserkrankung beschlossen liegt, konfrontiert ihn in einer oft unerträglichen Intensität mit der Aufgabe, seine biographische Identität aufrechtzuerhalten oder neu zu konstruieren, indem eine Sinnkontinuität hergestellt wird. Diese Aufgabe muß er weitgehend ohne die sonst bereitliegenden sozialen Orientierungen und Interpretationsmöglichkeiten leisten. Die mit der Diagnosestellung aufkommende Frage „Warum gerade ich?" kann ihn in ohnmächtige Wut und Hader stürzen, oft fällt es schwer, aus dem zwanghaften Grübeln einen Ausweg zu finden.

2. Nach Therapie und Remission, d. h. ca. 14 Tage nach der Operation bzw. nach dem 4. Chemotherapiezyklus, wenn sich eine Aussage über die Wirksamkeit des eingesetzten Therapieschemas treffen läßt, soll ein zweiter Untersuchungszeitpunkt angesetzt werden. Nach unserer Erfahrung fassen viele Patienten die oft dramatische Besserung des körperlichen Befindens als Zeichen ihrer erfolgten Heilung auf. Sie weigern sich gewissermaßen, länger im Bewußtsein des bevorstehenden Todes zu leben, auch wenn ihre Ärzte warnen, daß die Gefahr eines Rückschlages weiterhin bestehe.

3. Eine dritte Untersuchung soll in der Phase von Rezidivierung/Metastasierung erfolgen. Nach Ablauf einer individuell unterschiedlich langen Zeit von ca. 6–9 Monaten nach der Diagnosestellung muß mit einer erneuten Verschlechterung des Befindens infolge Rezidivierung der Tumorerkrankung gerechnet werden. Zu diesem Zeitpunkt stellt sich dem Kranken erneut und mit aller Härte die Frage nach dem Sinn des Lebens wie auch nach dem Sinn der tödlichen Erkrankung und des Sterbenmüssens.

Ein zusätzlicher Untersuchungszeitpunkt soll die Terminalphase des Leidens erfassen. Erfahrungsgemäß ist jedoch einem großen Teil der Patienten in dieser Phase eine Erhebung nicht zumutbar, so daß die Untersuchung nicht im Regelfall durchgeführt werden kann. Eine kleine Gruppe besonders motivierter und weniger belasteter Patienten soll in eine durch häufige Messungen gekennzeichnete Einzelfallzeitreihenanalyse einbezogen werden (Wochenbücher).

Um das jeweils Spezifische der skizzierten Krankheitsphasen zu erfassen, ist der Vergleich mit dem jeweils vorausgegangenen Zeitabschnitt notwendig. Die geplante Untersuchung ist deshalb als Längsschnittstudie angelegt. Eine Längsschnittstudie ist unseres Erachtens unverzichtbare Voraussetzung, um den prozessualen Charakter der Krankheitsbewältigung im zeitlichen Verlauf der Erkrankung valide erfassen zu können.

Die Methodik integriert offene Erhebungsverfahren (teilstrukturiertes Interview mit inhaltsanalytischer Auswertung) und strukturierte Erfassungsinstrumente.

Das teilstrukturierte Interview mit anschließender inhaltsanalytischer Auswertung ist nach unserer bisherigen Erfahrung als „Königsweg" zur Erfassung von

Krankheitsverarbeitungsprozessen anzusehen (Verres 1986; Faller 1988a). Dies ist zwar eine äußerst aufwendige Methode, bei der die Verbaläußerungen der Befragten Satz für Satz nach ihrem Inhalt klassifiziert werden und für jede Inhaltskategorie Kodierregeln und Ankerbeispiele festgelegt werden; der Lohn des Aufwands ist aber eine transparente, nachvollziehbare Form der Auswertung, bei der das im Gespräch Thematisierte weitgehend ohne wesentlichen Verlust wiedergegeben werden kann. Wissenschaftliche Abstraktion und Quantifizierung müssen hier nicht unbedingt auf Kosten der Plastizität und Anschaulichkeit der Forschungsergebnisse gehen.

Der Interviewleitfaden zum Zeitpunkt t_1 umfaßt die folgenden Themenbereiche: Erleben der Vorgeschichte; subjektive Krankheitstheorie; Beschwerden und emotionale Befindlichkeit; Belastungen und Lebensqualität; Coping; Erleben der Therapie, Compliance; Erwartungen und Befürchtungen für die Zukunft. Um einen Eindruck für die Frageformulierung zu geben, wollen wir das Interviewkapitel „Subjektive Krankheitstheorie" (Kausalattribution, Auslösesituation, Kontrollüberzeugung, Schuldthematik, Sinngebung) herausgreifen.

Übersicht 1

Ausschnitt aus dem Interviewleitfaden zum Thema „subjektive Krankheitstheorie"

Haben Sie sich schon einmal Gedanken darüber gemacht, wie es zu dieser Erkrankung gekommen ist?
(Haben Sie eine Vermutung? Wie sind sie darauf gekommen?)

Haben Sie eine Vermutung, warum die Krankheit gerade jetzt zum Ausbruch kam?

Haben Sie schon einmal daran gedacht, daß Sie selbst etwas zu der Erkrankung beigetragen haben könnten?
(Jetzt im Nachhinein betrachtet, hätten Sie etwas tun können, die Erkrankung zu verhüten? Machen Sie sich Vorwürfe?)

Können Sie etwas tun, um den weiteren Verlauf günstig zu beeinflussen?

Können andere Menschen etwas tun?

Haben Sie sich schon einmal Gedanken darüber gemacht, welche Bedeutung die Erkrankung für Ihr Leben haben könnte?

Unter den strukturierten Instrumenten werden standardisierte Fragebögen wie der „Freiburger Fragebogen zur Krankheitsverarbeitung" in der Form der „Liste" (FKV-Lis; Muthny 1986), welche die 35 Items zur Krankheitsverarbeitung enthält, und die „Depressivitätsskala" (D-S; v. Zerssen 1976) eingesetzt. Hinzu kommen eigens entwickelte Selbst- und Fremdratingskalen (in Tabelle 1 „Listen" genannt) zu den Themen Beschwerden und Gefühle, Belastung und Unterstützung, Verarbeitungsstrategien und Abwehrprozesse, subjektive Krankheitstheorie, Wahrnehmung der Therapie, Erwartungen für die Zukunft u. a.

In Übersicht 1 hatten wir das Kapitel „subjektive Krankheitstheorie" des Interviewleitfadens, also der offenen Erhebungsmethode, dargestellt. In Übersicht 2 werden die analogen Selbstratingskalen zur Kausal- und Kontrollattribution wiedergegeben.

Übersicht 2

Ausschnitt aus den Selbstratingskalen zum Thema Kausalattribution und Kontrollüberzeugung

Die Krankheit ist mir unerklärlich.	[nicht] [wenig] [mittel] [ziemlich] [sehr]
Ich konnte die Erkrankung vorhersehen.	[nicht] [wenig] [mittel] [ziemlich] [sehr]
Ich hätte die Erkrankung verhindern können.	[nicht] [wenig] [mittel] [ziemlich] [sehr]
Ich habe zur Entstehung der Erkrankung selbst beigetragen.	[nicht] [wenig] [mittel] [ziemlich] [sehr]
Ich kann selbst etwas für einen günstigen Verlauf der Erkrankung tun.	[nicht] [wenig] [mittel] [ziemlich] [sehr]

Zusätzlich zu diesen Skalen, die der Patient auf 5 Stufen einschätzen soll, erhält er eine Liste potentieller Krebsursachen vorgelegt (Übersicht 3, S. 202).

Die Untersuchungsinstrumente sind so aufeinander abgestimmt, daß zu den zentral interessierenden Themen wie Belastungen, Gefühle und Krankheitsverarbeitung parallele Einschätzungen von Patient, Interviewer, Angehörigen, Ärzten und Schwestern gewonnen werden können. Dies ist eine Grundvoraussetzung des Mehrebenenansatzes. Mit Mehrebenenforschung ist gemeint, daß ein so komplexes Phänomen wie die Krankheitsverarbeitung nur dann einigermaßen angemessen erfaßt werden kann, wenn man Informationen aus unterschiedlichen Informationsquellen heranzieht. Als Informationsquellen kommen in Betracht: die Selbstbeschreibung des Kranken, die Beobachtung seines Verhaltens durch einen externen Beobachter, z. B. den Interviewer, Einschätzungen der Angehörigen, der Ärzte und des medizinischen Personals. Es ist z. B. bekannt, daß manche Kranke sich deutlich weniger belastet fühlen, als es die Umgebung von ihnen erwarten würde. Ob diese Diskrepanz dadurch zustande kommt, daß die externen Beobachter die Bewältigungskompetenz des Kranken unterschätzen oder ob auf seiten des Kranken Verleugnungsprozesse wirksam werden, ist noch offen. Über Verleugnungsmechanismen kann man jedoch nur Aussagen machen, wenn man die subjektive Sicht des Kranken mit einer anderen Sichtweise, z. B. der seiner Angehörigen oder der des Arztes, kontrastiert.

Es ist weiter offensichtlich, daß die Wahrnehmung der Situation mit ihren Anforderungen und Problemen durch den Kranken selbst, durch seine Lebenspartner und durch die Ärzte und Schwestern zusammenpassen muß, soll eine Verarbeitung gelingen. Deshalb erscheint eine Erhebung aus der Sicht der anderen am Rehabilitationsprozeß Beteiligten sinnvoll und notwendig. Eine Mehrebenenerhebung kann langfristig somit auch Auswirkungen auf die wichtigsten Bezugspartner des Kranken haben. Sie kann den Angehörigen helfen, den Kranken besser zu verstehen, und sie kann bei Ärzten und Schwestern eine Sensibilisierung für die Schwierigkeiten des Kranken bewirken.

Übersicht 3

Patientenliste 3

Bitte kreuzen Sie diejenigen Möglichkeiten an, die für Sie persönlich als Ursachen Ihrer Erkrankung in Frage kommen könnten!

☐ Veranlagung, Vererbung
☐ schwere Kindheit
☐ Mangel an Abwehrkräften
☐ Alkohol
☐ frühere Erkrankungen
☐ Verletzungen, Unfälle
☐ Erschöpfung
☐ falsche Ernährung
☐ hohe Ansprüche an mich selbst
☐ Belastung durch Probleme in Familie und Partnerschaft
☐ Überlastung am Arbeitsplatz
☐ mangelnde Anerkennung im Beruf
☐ ungesunder Arbeitsplatz
☐ Luftverschmutzung
☐ Gift in der Nahrung
☐ zu viel Unterdrückung von Gefühlen
☐ gerechte Strafe für falschen Lebenswandel
☐ göttliche Fügung
☐ Bewegungsmangel
☐ Nervosität
☐ Rauchen
☐ Ansteckung
☐ Streß und Hetze des täglichen Lebens
☐ Erdstrahlen oder Wasseradern
☐ Schicksal oder Vorbestimmung
☐ innere Ängste
☐ Zufall
☐ Verlust eines geliebten Menschen
☐ mangelndes Durchsetzungsvermögen bei Konflikten mit anderen Menschen
☐ zu viel gearbeitet, zu wenig Urlaub gemacht
☐ pessimistische Lebenseinstellung
☐ mangelnde Fähigkeit, mit Belastungen und Krisen umzugehen

Bitte schreiben Sie anschließend eine 1 vor die wichtigste Ursache, eine 2 vor die zweitwichtigste und eine 3 vor die drittwichtigste.

Mögliche Probleme bei der Durchführung der Untersuchung

Eine zentrale Schwierigkeit von Längsschnittstudien ist, daß von Zeitpunkt zu Zeitpunkt mehr Probanden ihre Teilnahme an der Untersuchung abbrechen. Dieses Problem wird um so größer, wenn es den Patienten schon aus Gründen der körperlichen Belastung schwerfällt, weiter in der Studie mitzuarbeiten. Auch technisch-organisatorische Bedingungen (z. B. Nachsorge in anderen Kliniken) können eine regelmäßige Nachbefragung erschweren. Es ist darüber hinaus bekannt, daß körperlich Kranke oft einer besonderen Motivation bedürfen, über ihr psychisches Befinden und Erleben zu sprechen (vgl. Faller 1988b, 1989b; Lang 1988; Schwarz in diesem Band). Hier ist im Einzelfall viel Motivationsarbeit durch den Interviewer nötig. Die beste Motivation ist jedoch der Aufbau einer Gesprächsbeziehung, die vom Patienten als hilfreich und vertrauensvoll erlebt wird (vgl. Lang, im Druck b). Unser Zugang zu den befragten Patienten mittels Interviews ist einer derartigen supportiven Beziehung förderlich. Im Interview kann der Kranke ausführlich mit seinen eigenen Gesprächsbedürfnissen, mit der von ihm selbst gewählten Thematik zu Wort kommen. Ein solches Gespräch dient nicht nur der Informationsgewinnung, seinem primären wissenschaftlichen Zweck, sondern auch therapeutischen Funktionen. Hieraus können allerdings auch Zielkonflikte resultieren, auf die abschließend näher eingegangen werden soll.

In der spezifischen Situation, Krebskranke, und im Fall der gewählten Krankheitsgruppen zumeist Todkranke, über längere Zeit in Gesprächen zu begleiten, kann es u. E. schwierig sein, den klassischen methodologischen Kanon empirisch-psychologischer Forschung zu erfüllen. Im klassischen Paradigma der Experimentalpsychologie wird der Einfluß des Versuchsleiters möglichst gering gehalten; in der klassischen Testtheorie gilt das Gütekriterium der Objektivität, d. h., daß Befragungsergebnisse vom Interviewer unabhängig sein sollten. Dies wurde oft durch ein betont neutrales, distanziertes, sachliches Verhalten angestrebt. Ein solches Vorgehen könnte vom befragten Patienten als wenig einfühlsam und kühl erlebt werden und ihn veranlassen, sich zurückzuziehen. Ein gelungenes Interview kann hingegen dem Kranken emotionale Entlastung bringen; andererseits können auch bisher abgewehrte Gefühle ins Bewußtsein kommen, die dann bewältigt werden müssen. Der Kranke kann dann externer Hilfe bedürfen, die nicht auf das betreuende medizinische Personal abgewälzt werden darf. In dieser Situation muß der Interviewer zur Verfügung stehen, den Kranken bei der Verarbeitung der Belastungen des Gesprächs zu unterstützen. Eine strikte Trennung von Forschung und Versorgung ist in dieser Situation weder praktisch möglich noch ethisch zu rechtfertigen.

Wir sind uns dessen bewußt, daß wir mit unserer Studie in mancherlei Hinsicht Neuland betreten. Es ist uns klar, daß trotz sorgfältiger Planung und eingehender Voruntersuchungen nicht alle Gefahren und Schwierigkeiten, die während der praktischen Durchführung auftreten können, vorhersehbar sind. Wir hoffen jedoch, daß unsere Studie neue Erkenntnisse in einem wenig bearbeiteten Forschungsfeld und mehr Verständnis für die schwierige Situation der Kranken erbringen wird.

Zusammenfassung

Das beschriebene Forschungsvorhaben hat das Ziel, die Verarbeitung krankheits- und therapiebedingter Belastungen bei Tumorkranken zu untersuchen. Im Rahmen eines psychosozialen Verständnisses von Rehabilitation bei Krebskranken stellt sich das Forschungsprojekt die Aufgabe, Grundlagen zur externen (institutionellen) Unterstützung der Krankheitsverarbeitung bei Nutzung und Stärkung vorhandener Bewältigungsressourcen zu erarbeiten.

Bei den Untersuchungsgruppen handelt es sich um Patienten mit kleinzelligem Bronchialkarzinom und malignen Hirntumoren, also um Tumorerkrankungen mit sehr schlechter Prognose, einer mittleren Überlebenszeit von ca. 1 Jahr, Erkrankungen, deren Verlauf den Betroffenen, den Angehörigen und dem medizinischen Personal hohe Anpassungsleistungen abverlangt.

Die Patienten werden im zeitlichen Längsschnitt von der Diagnosestellung und Therapie bis in die Rezidiv- und Metastasierungsphase begleitet. Als Untersuchungszeitpunkte werden die „natürlichen" Einschnitte des Krankheitsverlaufs gewählt:

1. nach Diagnosestellung und vor Beginn der Therapie,
2. nach passagerer Remission infolge therapeutischer Interventionen (Operation und Radiotherapie bei Hirntumorkranken, Chemotherapie und Radiotherapie bei Bronchialkarzinomkranken),
3. im Stadium der Rezidivierung/Metastasierung.

Die Forschungsmethodik integriert qualitative Verfahren (teilstrukturiertes Interview, inhaltsanalytische Auswertung) und quantifizierende Erhebungsinstrumente (Fragebögen, Ratingskalen).

Literatur

Becker H (1984) Die Bedeutung der subjektiven Krankheitstheorie des Patienten für die Arzt-Patient-Beziehung. Psychother Med Psychol 34:313–321
Becker H (1986) Psychoonkologie. Springer, Berlin Heidelberg New York Tokyo
Beutel M (1988) Bewältigungsprozesse bei chronischen Erkrankungen. VCH, Weinheim
Buddeberg C (1985) Ehen krebskranker Frauen. Urban & Schwarzenberg, München Wien Baltimore
Dornheim J (1983) Kranksein im dörflichen Alltag. Tübinger Vereinigung für Volkskunde, Tübingen
Faller H (1983) Subjektive Krankheitstheorien als Forschungsgegenstand von Volkskunde und medizinischer Psychologie. Curare 6:163–180
Faller H (1988a) Elemente subjektiver Theorien in der Angstbewältigung bei Herzinfarktpatienten. In: Klapp BF, Dahme B (Hrsg) Jahrbuch der medizinischen Psychologie, Bd 1: Psychosoziale Kardiologie. Springer, Berlin Heidelberg New York Tokyo, S 125–143
Faller H (1988b) Erwartungen an die Herzinfarktrehabilitation aus der Sicht der Patienten. Prax Klin Verhaltensmed Rehab 1:210–218
Faller H (1989a) Subjektive Krankheitstheorie des Herzinfarkts. In: Bischoff C, Zenz H (Hrsg) Patientenkonzepte von Körper und Krankheit. Huber, Bern Stuttgart Wien, S 49–59
Faller H (1989b) Emotionale Verarbeitung wahrgenommener Belastungen bei Herzinfarktrehabilitanden: eine sprachinhaltsanalytische Untersuchung der Affekte in narrativen Interviews. Psychother Med Psychol 39:151–160
Frede U (1985) Funktionen und Aufgaben der psychischen Rehabilitation von Patienten mit maligner Hirntumorerkrankung. Rehabilitation 24:180–186
Hasenbring M (1987) Zur Verarbeitung und Bewältigung einer Krebserkrankung: Theorie, empirische Ergebnisse und praktische Schlußfolgerungen. Verhaltensther Psychosoz Praxis 19:383–399
Hasenbring M (1989) Laienhafte Ursachenvorstellungen und Erwartungen zur Beeinflußbarkeit einer Krebserkrankung – erste Ergebnisse einer Studie an Krebspatienten. In: Bischoff C, Zenz H (Hrsg) Patientenkonzepte von Körper und Krankheit. Huber, Bern Stuttgart Wien, S 25–37

Heim E (1988) Coping und Adaptivität: Gibt es geeignetes oder ungeeignetes Coping? Psychother Med Psychol 38:8–18

Karbe H (1983) Probleme und Behinderungen als Folge von Tumoren des Zentralnervensystems. Rehabilitation 22:18–20

Kerekjarto M von (1982) Über die Notwendigkeit einer psychosozialen Versorgung onkologisch und hämatologisch Kranker im Krankenhaus. In: Beckmann D, Davies-Osterkamp S, Scheer JW (Hrsg) Medizinische Psychologie – Forschung für Klinik und Praxis. Springer, Berlin Heidelberg New York, S 337–353

Kerekjarto M von, Schug S (1987) Psychosoziale Betreuung von Tumorpatienten im ambulanten und stationären Bereich. Zuckschwerdt, München Bern Wien

Koch U, Haag G (1986) Rehabilitation chronisch Kranker. In: Gross RWJ (Hrsg) Wege der Gesundheitsforschung. Ergebnisse und Perspektiven der Forschung im Dienste der Gesundheit. Springer, Berlin Heidelberg New York Tokyo, S 269–287

Koch U, Haag G (1987) Entwicklungen und Probleme psychoonkologischer Forschung. Psychol Rundsch 38:97–102

Koch U, Haag G (1988) Rehabilitation als Hilfe zur Bewältigung einer Behinderung – eine Problemanalyse des Rehabilitationswesens am Beispiel eines Herzinfarktpatienten. Prax Klin Verhaltensmed Rehab 1:55–65

Köhle K, Simons C, Kubanek B (1986) Zum Umgang mit unheilbar Kranken. In: Uexküll T von (Hrsg) Psychosomatische Medizin, 3. Aufl. Urban & Schwarzenberg, München Wien Baltimore, S 1204–1251

Lang H (1988) L'angoisse et l'élaboration de l'angoisse dans la névrose, et dans les maladies psychosomatiques et organiques graves. Psychol Med 20:23–27

Lang H (im Druck a) Zur Dialektik der Abwehrvorgänge. In: Nagl L, Vetter H (Hrsg) Philosophie und Psychoanalyse. Oldenbourg, Wien München

Lang H (im Druck b) Beziehung und Gespräch als psychotherapeutische Wirkfaktoren. In: Lang H (Hrsg) Wirkfaktoren der Psychotherapie. Springer, Berlin Heidelberg New York Tokyo

Lang H, Faller H, Schilling S (1989) Krankheitsverarbeitung aus psychosomatisch-psychotherapeutischer Sicht am Beispiel pankreatektomierter Patienten. Psychother Med Psychol 39:239–247

Lazarus RS, Folkman S (1984) Stress, appraisal and coping. Springer, New York

Linn M, Linn B, Stein SR (1982) Beliefs about causes of cancer in cancer patients. Soc Sci med 16:835–839

Mecke U (1988) Zur Bedeutung von nahen Angehörigen schwerkranker Patienten – Beschreibung von unterstützenden vs. belastenden Momenten für Patienten und Behandlungsteam einer kardiologischen Intensivstation. In: Klapp BF, Dahme B (Hrsg) Jahrbuch der medizinischen Psychologie, Bd 1: Psychosoziale Kardiologie. Springer, Berlin Heidelberg New York Tokyo, S 112–124

Meerwein F (Hrsg) (1985) Einführung in die Psychoonkologie. Huber, Bern Stuttgart Wien

Meyerowitz BE, Heinrich RL, Schag CC (1983) A competency-based approach to coping with cancer. In: Burish TG, Bradley LA (eds) Coping with cancer. Academic Press, New York, pp 137–158

Muthny FA (1986) Vorläufiges Manual zum Freiburger Fragebogen zur Krankheitsverarbeitung (FKV). Rehabilitationspsychologie, Universität Freiburg (unveröffentlicht)

Paal G (1981) Zur Psychopathologie des Hirntumorkranken. Fortschr Neurol Psychiatr 49:265–274

Sachsenheimer W, Sellschopp A, Scherz C (1981) Probleme der Zusammenarbeit im Spannungsfeld von ambulanter und stationärer Versorgung. In: Krebsnachsorge für Ärzte in der Primärversorgung. Schriftenreihe des Hartmannbundes, S 133–137

Scherg H (1986) Zur Kausalitätsfrage in der psychosozialen Krebsforschung. Psychother Med Psychol 36:98–109

Schuster D, Heim ME, Andres R, Queißer W (1986) Lebensqualität von Karzinompatienten unter Chemo- und Radiotherapie. Onkologie 9:172–180

Schwarz R (1986) Persönlichkeitsmerkmale bei Krebskranken – Ursache der Folge? Z Klin Psychol Psychopathol Psychother 34:205–216

Sellschopp A (1984) Begriff der Lebensqualität am Beispiel von Patienten mit Hirntumoren. In: Rohde H, Troidl H (Hrsg) Das Magenkarzinom. Thieme, Stuttgart New York, S 92–96

Stegie R, Mödinger H-J (1988) Methodenkritische Analyse deutschsprachiger empirischer Forschungsarbeiten (1975–1985) zu psychosozialen Auswirkungen maligner Tumoren. In: Klapp BF, Dahme B (Hrsg) Jahrbuch der medizinischen Psychologie, Bd 1: Psychosoziale Kardiologie. Springer, Berlin Heidelberg New York Tokyo, S 205–243
Verres R (1986) Krebs und Angst. Subjektive Theorien über Entstehung, Vorbeugung, Früherkennung, Behandlung und die psychosozialen Folgen von Krebserkrankungen. Springer, Berlin Heidelberg New York Tokyo
Weisman AD, Worden JW (1976/77) The existential plight in cancer: Significance of the first 100 days. Int J Psychiatry Med 7/1:1–15
Wirsching M (1988) Krebs im Kontext. Klett-Cotta, Stuttgart
Zerssen D von (1976) Paranoid-Depressivitäts-Skala und Depressivitäts-Skala. Beltz, Weinheim

Rehabilitation von Patienten mit Non-Hodgkin-Lymphomen: Kontrollierbarkeit, Bewältigungsverhalten und Rehabilitationsergebnis

Jürgen Neuser

Klinisch-psychologischer Bezugsrahmen

Die psychosoziale Betreuung von Tumorpatienten entbehrt weitgehend einer wissenschaftlichen Begründung. Sie ist daher auf Anleihen bei den etablierten psychotherapeutischen Schulen oder auf unsystematische Begründungen aus vereinzelten empirischen Studien angewiesen. Eigenständige, aus der klinischen Arbeit mit Krebspatienten entwickelte Ansätze sind rar und wenig überzeugend. Wenngleich über die Ziele einer psychosozialen Betreuung von Krebskranken, nämlich Unterstüzung bei der Erhaltung des Lebens und Verbesserung der Lebensqualität, auf hohem Abstraktionsniveau Einigkeit zu erzielen ist, wird über den Weg zu diesen Zielen gestritten. Zwei prinzipielle Auffassungen können unterschieden werden:

Entweder wird angenommen, daß die Krebskrankheit eine Konsequenz einer psychischen Disposition darstelle; daraus wird eine Bearbeitung intrapsychischer Konflikte als notwendige Voraussetzung einer effizienten psychosozialen Betreuung Krebskranker abgeleitet. Diese impliziert, daß die Aufmerksamkeit des Krebskranken auf sich selbst und auf seinen emotionalen Zustand gelenkt wird. Es wird primär angestrebt, das emotionale Erleben zu verändern und daraus eine Befähigung zu adäquaterer Situationswahrnehmung und adäquaterem Handeln zu entwickeln (vgl. z. B. Goldberg 1981). Viele der auf diesem Ansatz beruhenden Interventionsstrategien halten auch eine direkte Beeinflussung des Tumorprozesses durch emotionale Zustände, vermittelt etwa durch immunologische Vorgänge, für möglich.

Oder es wird unterstellt, daß die psychosozialen Probleme Folge der Krebskrankheit seien; daraus ergibt sich eine Zentrierung psychosozialer Arbeit auf die aktuell entstehenden Probleme des Krebskranken. Die Aufgabenstellung wird problemorientiert, die Aufmerksamkeit wird auf die situativen Umstände gelenkt und es wird primär die Bewältigung dieser Problemsituationen angestrebt in der Erwartung, daß sich sekundär ein besseres Wohlbefinden ergibt (vgl. z. B. Cohen 1982).

Diese Kontroverse soll hier nicht ausdiskutiert werden (vgl. dazu etwa Fox 1983; Baltrusch 1984). Unser Ansatz unterstellt nicht eine bestimmte Persönlichkeitsdisposition von Krebskranken, sondern geht davon aus, daß die primäre Aufgabe psychosozialer Arbeit mit Krebskranken in der Hilfe bei der Bewältigung von Belastungssituationen besteht. Krebserkrankungen führen von der Wahrnehmung von Symptomen an über lange Zeit zu Belastungen und Bedrohungen in nahezu allen Lebensbereichen (Schag et al. 1983) bis hin zur Bedrohung der Existenz der Person. Meyerowitz et al. (1983) betonen: „People do not cope psychologically with the disease of cancer, but with the *impact* of cancer" (S. 142).

Unser Forschungsparadigma geht von drei Prämissen aus:

a) Der Ablauf von Bewältigungsvorgängen ist bei Krebspatienten identisch mit dem bei nicht an Krebs erkrankten Personen.

b) Bewältigung von Krebskrankheit besteht nicht in der Bewältigung einer abstrakten Bedrohung, sondern in der Bewältigung konkret im Zusammenhang mit der Erkrankung eintretender Problemsituationen.

c) Verschiedene Krebserkrankungen implizieren unterschiedliche Probleme, die entsprechend den Erkrankungsarten unterschiedliche Bewältigungsanstrengungen erfordern.

Das geplante Forschungsprojekt hat das Ziel, zu einer wissenschaftlichen Begründung einer psychosozialen Arbeit mit Krebskranken beizutragen. Es soll vor allem Aufschluß darüber geben, ob unterschiedliches Bewältigungsverhalten den Krankheitsverlauf beeinflußt und ggf. welches Bewältigungsverhalten sich günstig, welches sich ungünstig im Hinblick auf die Krankheitsfolge auswirkt. Die geplante Studie soll die Basis für geeignete Interventionsstrategien durch die Feststellung von unbeeinflußten (naiven) Bewältigungsmechanismen und von deren Effekten geben.

Theoretischer Bezugsrahmen

Obwohl die Theorie des Bewältigungsverhaltens sehr differenziert geworden ist, weist sie eine Reihe von terminologischen Problemen und Konfundierungen auf, die an dieser Stelle nicht diskutiert werden können (vgl. dazu Lazarus et al. 1974; Braukmann u. Filipp 1984). Schon die Definition dessen, worauf sich Bewältigungsverhalten bezieht, ist uneinheitlich. Vor allem werden zwei Standpunkte vertreten: Einerseits wird postuliert, daß Bewältigungsverhalten sich auf Situationen bezieht, die die Handlungsfähigkeit und psychische Integrität des Individuums bedrohen (z. B. Lazarus 1966; Braukmann u. Filipp 1984), andererseits wird davon ausgegangen, daß jede Lebenssituation Bewältigungsverhalten erfordert (z. B. Singer 1984).

Eine Eingrenzung von Bewältigungsverhalten auf bedrohliche oder belastende Situationen erscheint uns weder sinnvoll noch hilfreich. Dieser Ansatz impliziert, daß sich Bewältigungsverhalten in bedrohlichen Lebenssituationen von nicht bedrohlichen qualitativ unterscheide. Diese Annahme birgt eine Konfundierung in sich, wenn unterstellt wird, daß die antizipatorische Bewertung einer Situation von der Einschätzung der eigenen Ressourcen der Person zur Bewältigung der Situation abhinge. Eine Situation ist dann bedrohlich oder belastend, wenn ein Mißverhältnis zwischen den Anforderungen, die die Situation an Stabilität, Fähigkeiten und Fertigkeiten einer Person stellt, und der Selbsteinschätzung dieser Personmerkmale besteht. Die Bewertung einer Situation als bedrohlich impliziert demzufolge schon die Antizipation möglicher Bewältigungsvorgänge. Die Einschränkung von Bewältigungsverhalten auf bedrohliche Situationen würde zu dem Paradox führen, daß immer dann, wenn Situationen als bewältigbar eingeschätzt werden, das konkrete

Verhalten in der Situation nicht als Bewältigungsverhalten zu verstehen wäre. Dies gälte auch, wenn die Situation nicht als bedrohlich bewertet wird – etwa im Falle der Verleugnung der Bedrohung – und die Situation nicht adäquat gelöst wird; auch hier würde es sich nicht um Bewältigungsverhalten handeln.

Es erscheint demnach sinnvoller, Verhalten in jeder Lebenssituation als Bewältigungsverhalten zu verstehen. Wir können annehmen, daß eine Person auf der Basis ihrer persönlichen Erfahrungen, Fähigkeiten und Fertigkeiten sowie der Einschätzung ihrer Ressourcen Situationen auf einer kontinuierlichen Dimension hierarchisiert, die als Komplexität oder Schwierigkeit der Anforderungen zu kennzeichnen sein mag. Jede Lebenssituation erfordert Bewältigungsanstrengungen, die für Situationen am unteren Ende der Hierarchie aufgrund früherer Erfahrungen mit hoher Wahrscheinlichkeit gelingen, während die Wahrscheinlichkeit einer gelungenen Bewältigung mit steigender Einschätzung der Komplexität sinkt.

Ob nun Bewältigungsverhalten auf bedrohliche Situationen beschränkt wird oder als auf alle Lebenssituationen gerichtet gesehen wird, führt zu einer unterschiedlichen Akzentuierung von Forschungsansätzen: Im ersten Falle, in dem ja ein qualitativer Unterschied zwischen nicht belastenden und belastenden Situationen impliziert wird, liegt der Schwerpunkt auf der Frage, welche Bewältigungsmechanismen eingesetzt werden und zu welchen Ausgängen diese führen. Im letzteren Falle aber, da man ein Kontinuum der Komplexität von Situationen annimmt, gewinnt die Frage, wovon es abhängt, ob eine Situation als bedrohlich wahrgenommen wird, eine entscheidende Bedeutung. Werden Situationen als qualitativ unterschiedlich betrachtet, so stehen also zunächst die Konsequenzen im Vordergrund; bei der Auffassung, daß alle Lebenssituationen Bewältigungsverhalten erfordern, werden die Antezedentien der Einschätzung einer Situation als bedrohlich oder nicht bedrohlich stärker akzentuiert. Die weitgehende Festlegung bisheriger Forschung auf bedrohliche Ereignisse mag daher dazu beigetragen haben, daß zu der Frage, „warum unter den gegebenen situativen und personalen Ausgangsbedingungen eine spezifische Bewältigungsform wahrscheinlicher ist als eine andere, empirisches Material ziemlich dürftig ist" (Braukmann u. Filipp 1984, S. 74).

Unser Forschungsansatz akzentuiert also die Voraussetzungen für die Bewertung von Situationen als bedrohlich oder nicht bedrohlich. Gleichgültig auf welche Merkmale der Situation sich die Bewertung bezieht, immer ist ein Vergleich antizipierter situativer Anforderungen und persönlicher Bewältigungsmöglichkeiten eingeschlossen. Das Ergebnis dieses Vergleichs soll als subjektive Kontrollierbarkeit bezeichnet werden.

Nach Thompson (1981) wird Kontrollierbarkeit definiert als „the belief that one has at one's disposal a response that can influence the aversiveness of an event" (S. 89). Subjektive Kontrollierbarkeit ist demnach die Wahrscheinlichkeit, mit der ein Individuum davon ausgeht, daß es in der Lage sein wird, die antizipierten Anforderungen einer Situation so bewältigen zu können, daß seine psychische und physische Integrität nicht beeinträchtigt wird.

Die Forschungsergebnisse zum Einfluß von Kontrollierbarkeit auf die Bewältigung von Belastungssituationen haben relativ einheitlich zu der Aussage geführt, daß Kontrollierbarkeit die Bewältigung erleichtert (Averill 1973; Thompson 1981;

Langer 1983). Unklarer ist jedoch, auf welche Weise Kontrollierbarkeit die Bewältigung beeinflußt. Ein Erklärungsansatz geht davon aus, daß sich durch die Antizipation einer Situation eine Lenkung der Aufmerksamkeit auf die problematischen Aspekte der Situation ergibt, was sich als günstig für die Bewältigung erwiesen hat (Meichenbaum u. Turk 1982). Die Antizipation ermöglicht Probehandeln, das ebenfalls streßmindernd wirkt (Monat et al. 1972).

Die eingeschätzte Kontrollierbarkeit wird damit zu einer wesentlichen Voraussetzung für die Art und für die Effektivität spezifischen Bewältigungsverhaltens. Kontrollierbarkeit kann auch beinhalten, daß die Bewältigung günstigerweise auf als kompetent eingeschätzte Personen übertragen wird, auf persönliche Kontrolle kann dann verzichtet werden. Dabei ist relevant, ob über die Delegation Kontrolle indirekt beibehalten werden kann. Dieser Vorgang der delegierten Kontrolle erscheint gerade im Falle einer Bedrohung durch Krankheit bedeutsam.

Insofern ist davon auszugehen, daß die antizipierte Kontrollierbarkeit von Ereignissen sowohl Einfluß hat auf die Wahl des Bewältigungsverhaltens als auch auf seine Effektivität (Filipp et al. 1988).

Fragestellungen der geplanten Untersuchung

Das Forschungsprojekt bearbeitet Fragestellungen auf drei Ebenen:

a) Die Untersuchung ist in den Rahmen der Bewältigungsforschung einzuordnen. Sie soll sich der in dieser Forschungsrichtung bislang stark vernachlässigten Frage nach den Vorbedingungen für die Wahl eines spezifischen Bewältigungsverhaltens in realen Belastungs- und Bedrohungssituationen zuwenden. Dabei werden Merkmale der objektiven Gegebenheiten (etwa: Malignität des Tumors) und der personalen Voraussetzungen (z. B. Ängstlichkeit, Kontrollerwartungen) berücksichtigt. Wir erwarten, daß diese Merkmale die subjektive Einschätzung der Kontrollierbarkeit einer Belastungssituation determinieren. Da subjektive Kontrollierbarkeit als Ergebnis eines Vergleichs der eingeschätzten Situationsanforderungen mit den zur Verfügung stehenden Bewältigungsmöglichkeiten definiert ist, erwarten wir, daß die Einschätzung einer hohen Kontrollierbarkeit eher mit problemzentriertem, die einer niedrigen Kontrollierbarkeit eher mit emotionszentriertem Bewältigungsverhalten assoziiert ist.

b) Wir gehen davon aus, daß die Bewältigung einer Krebserkrankung ein prozessualer Vorgang ist. Die Art und Effektivität der Bewältigung einer Belastungssituation wird deshalb Auswirkungen auf die Bewältigung einer gleichartigen, zu einem späteren Zeitpunkt eintretenden Belastungssituation haben. Diese Fragestellung hat also die Entwicklung des Bewältigungsverhaltens über die Zeit zum Gegenstand. Sie ist vor allem relevant, um die Genese von psychischen Störungen, vor allem der Depression, besser nachvollziehen zu können.

c) Schließlich nehmen wir an, daß der Ausgang des Bewältigungsprozesses die Rehabilitation und Readaptation nach Abschluß der Primärbehandlung erheblich beeinflußt. Mißlungene Bewältigung der mit der Erkrankung verbundenen Belastungen kann Traumatisierungen und psychische Invalidisierung zur Folge haben und daher die Wiedereingliederung in die Familie, die sozialen Bezüge und den Arbeitsprozeß beeinträchtigen. Das Forschungsprojekt soll diesen postulierten Zusammenhang empirisch untersuchen und die psychologischen Vorbedingungen für Rehabilitationsdefizite aufklären.

Untersuchungsdesign

Die Untersuchung soll an Patienten mit Non-Hodgkin-Lymphomen durchgeführt werden. Diese Patientengruppe wurde ausgewählt, weil die Non-Hodgkin-Lymphome eine hohe sozioökonomische Relevanz haben, weil es sich um eine vergleichsweise heterogene Krankheitsentität handelt, die hinsichtlich der Prognose und der Bewältigungsanforderungen breite Varianz aufweist, und weil in den beiden kooperierenden Kliniken (Westdeutsches Tumorzentrum Essen und Evangelisches Krankenhaus Essen-Werden) eine große Zahl von Patienten mit Non-Hodgkin-Lymphomen behandelt wird.

Entsprechend der dargestellten Forschungskonzeption ist die Untersuchung als Verlaufsstudie angelegt. Die Patienten, die ihr Einverständnis zur Teilnahme an der Untersuchung geben, sollen möglichst bald nach der Diagnosestellung in die Untersuchungsstichprobe aufgenommen werden. Neben der Erhebung medizinischer, psychologischer und sozialer Basisdaten werden antizipierte, mit der Behandlung verbundene Belastungen festgestellt.

Welche Situationen als belastend antizipiert werden, soll mit Hilfe eines strukturierten Interviews herausgearbeitet werden (Welche Situation wird als belastend erlebt?). Das Interview dient außerdem dazu, die antizipierten Bewältigungsmöglichkeiten des Patienten zu erfragen (Erscheint die Bewältigung der Situation möglich, ggf. wie?). Tritt die konkrete Situation dann ein, wird das tatsächlich gezeigte Bewältigungsverhalten beobachtet (Welches Bewältigungsverhalten wird gezeigt?). Der Patient wird nach Ende der belastenden Situation befragt, wie effektiv er sein Bewältigungsverhalten einschätzt (Hatte das Verhalten den gewünschten Effekt?) und worauf er das Ergebnis zurückführt (Wer oder was war die Ursache für das Bewältigungsergebnis?). Außerdem werden Voraussetzungen (objektive Kontrollierbarkeit) und Ergebnis (Effektivität) des Bewältigungsverhaltens durch Expertenurteile eingeschätzt.

Im Verlauf der Behandlung sollen mehrere vergleichbare Situationen auf diese Weise untersucht werden, einige Zeit nach Abschluß der Behandlung werden dann das subjektive Wohlbefinden und die Readaptation in Familie, Beruf und Freizeit erfaßt. Unter Berücksichtigung persistierender Krankheitsfolgen können diese Merkmale als Maß für die Krankheitsbewältigung angesehen werden.

Als Meßinstrumente kommen Interviews, Selbst- und Fremdbeurteilungen zum Einsatz. Aus dem Untersuchungsdesign ergibt sich die Möglichkeit,
a) „Mikroanalysen" des Bewältigungsverhaltens in realen Belastungssituationen anhand der Befunde zur Bewältigung einzelner Situationen vorzunehmen,
b) den Prozeß des Bewältigungsverhaltens auf der Basis von Bewältigungsergebnissen zu einem früheren Zeitpunkt zu studieren und
c) die Effekte von Bewältigungsverhalten in der frühen Behandlungsphase auf die Readaptation nach Behandlungsabschluß zu untersuchen.

Ausblick

Das Forschungsprojekt soll Grundlagen für eine wissenschaftlich begründete, frühe psychologische Betreuung und Intervention bei Tumorkranken liefern. Es soll insbesondere Hilfestellung für die Frage geben, ob eine emotionszentrierte oder eine problemzentrierte Bewältigung der Tumorbehandlung das subjektive Wohlbefinden der Patienten und ihre Readaptation nach Behandlungsabschluß differentiell beeinflussen, ggf. welche Bewältigungsform günstiger ist. Damit wäre eine Leitlinie für die psychologische Betreuung von Tumorkranken erarbeitet, die als Basis für die Entwicklung spezifischer Betreuungs- und Interventionskonzepte dienen könnte.

Literatur

Averill JR (1973) Personal control over aversive stimuli and its relationship to stress. Psychol Bull 80:286–303

Baltrusch HJF (1984) Psychosozialer Streß, Krebs und Krebsbewältigung. GBK-Mitteilungsdienst 12/44:7–12

Braukmann W, Filipp S-H (1984) Strategien und Techniken der Lebensbewältigung. In: Baumann U, Berbalk H, Seidenstücker G (Hrsg) Klinische Psychologie – Trends in Forschung und Praxis, Bd 6. Huber, Bern, S 52–87

Cohen MM (1982) Psychosocial morbidity in cancer: a clinical perspective. In: Cohen J, Cullen JW, Martin LR (eds) Psychosocial aspects of cancer. Raven, New York, pp 117–128

Filipp S-H, Ferring D, Freudenberg E, Klauer T (1988) Affektiv-motivationale Korrelate von Formen der Krankheitsbewältigung – Erste Ergebnisse einer Längsschnittstudie mit Krebspatienten. Psychother Med Psychol 38:37–42

Fox BH (1983) Current theory of psychogenic effects on cancer incidence and prognosis. J Psychosoc Oncol 1:17–31

Goldberg JG (ed) (1981) Psychotherapeutic treatment of the cancer patient. Free Press, New York

Langer EJ (1983) The psychology of control. Sage, Beverly Hills

Lazarus RS (1966) Psychological stress and the coping process. McGraw-Hill, New York

Lazarus RS, Averill JR, Opton EM (1974) The psychology of coping: issues of research and assessment. In: Coelho GV, Hamburg DA, Adams JEC (eds) Coping and adaptation. Basic Books, New York, pp 249–315

Meichenbaum D, Turk D (1982) Stress, coping, and disease: a cognitive-behavioral perspective. In: Neufeld RWJ (ed) Psychological stress and psychopathology. McGraw-Hill, New York, pp 289–305

Meyerowitz BE, Heinrich RL, Schag CC (1983) A compentency-based approach to coping with cancer. In: Burish TG, Bradley LA (eds) Coping with chronic disease. Academic Press, New York, pp 137–158

Monat A, Averill JR, Lazarus RS (1972) Anticipatory stress and coping reactions under various conditions of uncertainty. J Pers Soc Psychol 24:237–253

Schag CC, Heinrich RL, Ganz P (1983) Cancer inventory of problem situations: an instrument for assessing cancer patient's rehabilitation needs. J Psychosoc Oncol 1:11–24

Singer JE (1984) Some issues in the study of coping. Cancer [Suppl 7A]53:2303–2315

Thompson SC (1981) Will it hurt less if I can control it? – A complex answer to a simple question. Psychol Bull 90:89–101

2.3 Vorhaben zu Belastungen bei in der Onkologie tätigen Berufsgruppen

In dieser Gruppe von Vorhaben finden sich die zwei vom Konzept her eng miteinander verknüpften Untersuchungen von Herschbach und Brandt. Auf der Grundlage einer gemeinsamen Forschungskonzeption wählen die beiden Arbeitsgruppen komplementäre Forschungsmethoden. Im Mittelpunkt des Forschungsinteresses stehen nicht wie bisher die Patienten und ihre Angehörigen, sondern das in der Onkologie tätige medizinische Personal. Es sollen Art und Ausmaß von Belastungen untersucht werden, wie sie von solchen Berufsgruppen, die im stationären Bereich vorwiegend mit Onkologiepatienten arbeiten, beschrieben werden. Diese sollen verglichen werden mit Erhebungsdaten an medizinischem Personal, das nicht mit Onkologiepatienten arbeitet. Der gegenwärtige Forschungsstand gibt zwar Auskunft über die Belastungen bei Krankenpflegekräften im Bereich der Intensivmedizin, vergleichbare Studien zur Situation von in der Onkologie tätigen Berufsgruppen liegen jedoch nicht vor. Während Herschbach ein stark strukturiertes Meßinstrument zur Selbsteinschätzung an einer möglichst großen Stichprobe von Ärztinnen und Ärzten sowie Krankenpflegekräften einsetzt, arbeitet Brandt an denselben Fragestellungen mit einem ausführlichen Interview. Beide Studien zielen darauf ab, praktisch durchführbare Veränderungen, die die beschriebenen Belastungen der Berufsgruppen reduzieren können, aufzuzeigen und so indirekt zu einer Verbesserung der Versorgung Krebskranker beizutragen.

Psychosoziale Belastungen bei Ärzten/Ärztinnen und Krankenpflegekräften im Krankenhaus

Peter Herschbach

Mein Interesse am Thema

Die Onkologie, insbesondere die Psychoonkologie, scheint, vielleicht mehr als andere Disziplinen, anfällig zu sein für Mythenbildungen. Dies gilt sowohl für die Bevölkerung im allgemeinen, also die potentiell Betroffenen, als auch für die Psychoonkologen (vgl. Herschbach 1983). Auch der Bereich dieser Thematik ist nicht frei geblieben. Eine wichtige Funktion bei der Mythenbildung und -verbreitung scheint die Erfindung neuer Syndrome zu haben, hier das „Helfersyndrom" (Schmidbauer 1977) und das „Burnout-Syndrom" (Freudenberger 1974). Die publizistische Verbreitung des Burnout-Syndroms begann 1974 im Rahmen medizinischer Berufe und dehnte sich bald auf andere Bereiche aus (vom Polizisten über den Lehrer bis hin zum Publizisten), wurde ab 1985 sogar von diesen übertroffen (vgl. Abb. 1).

Solcherart Mythenbildung entsteht häufig in frühen Phasen der wissenschaftlichen Beschäftigung mit einem Thema und hat sowohl negative als auch positive Konsequenzen.

Negative Konsequenzen sind die globale Etikettierung von Personengruppen und damit verbundene Pauschalisierungen und Vorurteilsbildungen sowie die Behinderung der Entwicklung von fundierten Behandlungsstrategien. Eine positive Konsequenz besteht darin, daß die zugrundeliegende Problematik in das Bewußtsein einer über die Fachwelt hinausgehenden Öffentlichkeit gerückt wird und durch die hierdurch möglich werdenden Forschungsprojekte Differenzierungen erlaubt. So wie die faszinierende Vorstellung einer „Krebspersönlichkeit" katalysatorische Wirkung für eine intensive psychoonkologische Forschung in diesem Lande hatte, so half auch das „Burnout-Syndrom" dabei, weitergehende Studien wie diese zu ermöglichen.

Eben diesen Prozeß spiegelt auch meine Beschäftigung mit dem Thema wider. Aufmerksam wurde ich durch die ständige Proklamation des Burnout-Syndroms; die intensivere Beschäftigung mit dem Thema, die kritische Würdigung der mir bis dato verfügbaren empirischen Informationsquellen führte zu einer kritischen Haltung bei der Verwendung des Begriffs und auch seiner speziellen Verknüpfung mit der Betreuung von Krebspatienten.

So wandelte sich der Titel meiner Untersuchung und das Ziel. Die mich gegenwärtig leitende Fragestellung lautet: „Welcher Art und welchen Umfangs sind die konkreten Belastungen am Arbeitsplatz von Ärzten/Ärztinnen und Schwestern im Krankenhaus und mit welchen personellen und institutionellen Bedingungen

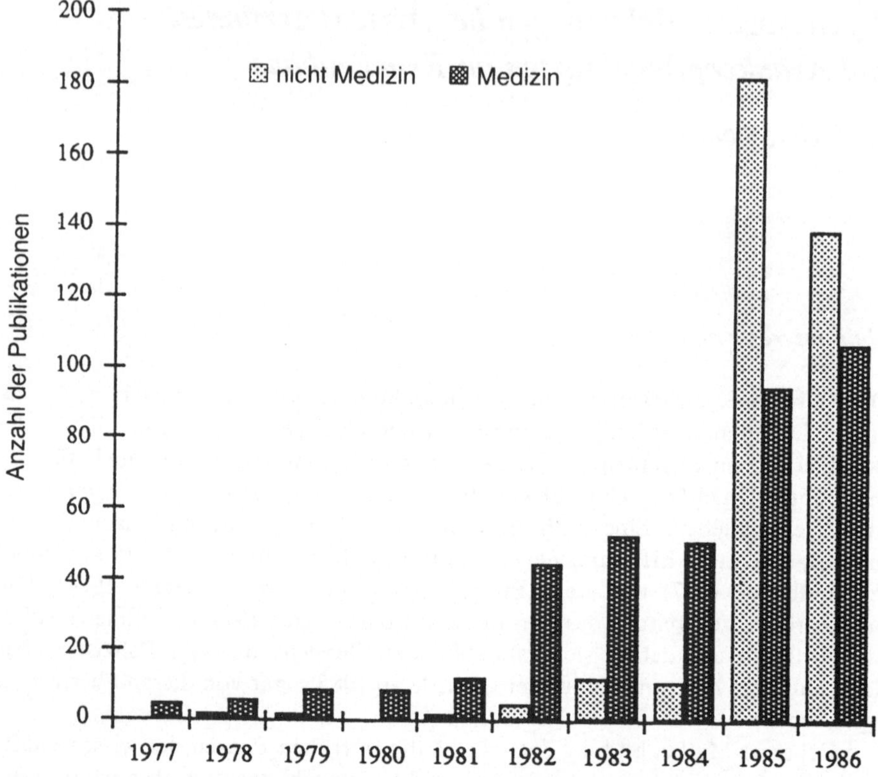

Abb. 1. Literaturrecherche „Bournout"

hängen sie zusammen?" Wichtig wurde mir, „Belastung" konkret und alltagsnah zu untersuchen, nicht nur, um Akzeptanz der Befragung bei den Probanden zu erreichen, sondern vor allem, weil ein Anliegen an diese Untersuchung die Praxisrelevanz ist, Praxisrelevanz in dem Sinne, daß aus den Ergebnissen direkte Empfehlungen bzw. Konzepte für Abhilfemaßnahmen abzuleiten sein sollen. Da diese potentiellen Abhilfemaßnahmen nicht unspezifisch für „die Schwestern und Pfleger" bzw. „die Ärzte und Ärztinnen" geplant werden sollen, sondern für spezielle Gruppen, die gefährdet bzw. in besonderer Weise belastet sind (differentielle Indikation), mußte u. a. nach personellen und institutionellen Arbeitsbedingungen differenziert werden. Eines unter anderen Differenzierungsmerkmalen ist das „Fach Onkologie", d. h. die Frage, welche Bedeutung für die Gesamtbelastung des Personals Einzelbelastungen haben, die aus der Begegnung mit dem Krebspatienten erwachsen. Insgesamt wurde für mich der Prozeß der Auseinandersetzung mit dem Thema zunehmend bestimmt durch das Bedürfnis, durch Daten, die Differenzierungen begründen, die hier vorhandenen Mythen als solche zu entlarven.

Begründung der Relevanz

Woher leitet sich nun die Relevanz des Themas ab, wie läßt sich der Erkenntnisbedarf begründen? Was hat das Thema mit der „Rehabilitation von Krebspatienten" zu tun? Die populäre Argumentation, die auch mich zu Beginn leitete, könnte man verkürzt wie folgt wiedergeben: „Die Betreuung von Tumorpatienten konfrontiert den Helfer in besonderer Weise mit eigenen verdrängten Todesängsten einerseits und mit der Begrenzung seiner Omnipotenz andererseits; über einen längeren Zeitraum führt dieser Prozeß zur Ausbildung eines Burnout-Syndroms oder zu vorzeitiger Kündigung. Letztlich leidet die Versorgung der Patienten unter abgestumpften und zynisch gewordenen Betreuern."

Gibt es nun Belege dafür, daß die Betreuung den Erwartungen der Patienten nicht gerecht wird? Welches sind überhaupt die Erwartungen der Patienten an den Betreuer?

Wichtige empirische Befunde zu diesen Fragen liefert nach wie vor die vom Bundesminister für Arbeit und Sozialordnung in Auftrag gegebene Infas-Studie zur „Humanität im Krankenhaus" von 1980, die Befragungen an repräsentativen Stichproben der Gesamtbevölkerung und Krankenhauspatienten beinhaltet. Danach beurteilen von den Krankenhauspatienten das Krankenpflegepersonal 85% als freundlich bzw. hilfsbereit (77%), nervös, gehetzt wirkt das Personal hingegen nur auf 11% der Probanden, abgestumpft gar auf 6%. „Nie unzufrieden" mit dem Pflegepersonal waren 75% der Patienten. Fragt man nach den Erwartungen, die Patienten an das Pflegepersonal stellen, so stehen Qualifikation und Gewissenhaftigkeit (je 41%) gleichberechtigt neben Menschlichkeit (40%) und Hilfsbereitschaft (47%).

Diese Beurteilung bleibt unter einer historischen Betrachtung konstant und wird bestätigt durch Repräsentativumfragen des Instituts für Demoskopie Allensbach aus den Jahren 1970, 1977 und 1987. So werden die Schwestern zu 68% (1970) bzw. zu 67% (1977) und zu 64% (1987) von Krankenhauspatienten als hilfsbereit erlebt; als „herzlos, abgebrüht" hingegen werden sie nur von 8% (1970 und 1977) bzw. 9% (1987) erlebt. Insgesamt hatten 1970 10% der Bevölkerung „keinen guten Eindruck" von den Krankenhäusern, 1977 waren es 11% und 1987 8%.

Diese Angaben lassen keine Spezifikation für den onkologischen Bereich zu. Andere Zahlen jedoch bestätigen diese Tendenz auch für Krebspatienten. Larson (1984) befragte Krebspatienten über die für sie wichtigsten bzw. unwichtigsten Aspekte des Pflegeverhaltens. 50 verschiedene Verhaltensweisen wurden vorgegeben. Die folgende Rangreihe gibt die 10 für die Krebspatienten wichtigsten Verhaltensweisen von Krankenpflegekräften wieder:

1. „weiß gut Bescheid über die Verabreichung von Injektionen, Infusionen und den Umgang mit den Geräten";
2. „weiß, wann der Arzt gerufen werden muß";
3. „reagiert schnell auf Patientenrufe";
4. „macht gute Körperpflege";
5. „verabreicht Behandlungen und Medikamente zum richtigen Zeitpunkt":
6. „stellt immer den Patienten in den Mittelpunkt";
7. „hört dem Patienten zu";
8. „spricht mit dem Patienten";

9. „schaut häufig nach dem Patienten";
10. „ist gut organisiert".

Auch an diesen Zahlen wird deutlich, daß für den Patienten die zuverlässige Kompetenz und Qualifikation im Vordergrund stehen, nicht die emotionale Zuwendung, mit der er im übrigen, wie obige Zahlen zeigen, nicht unzufrieden ist.

Die unbefriedigende Betreuung der Patienten ist also kein hinreichendes Argument. Hingegen gibt es eine Reihe von empirischen Belegen für die besondere Belastung von Krankenpflegekräften. Genannt seien an dieser Stelle lediglich einige Stichworte: hohe Inzidenz von Beschwerden, hohe Fluktuationsraten bzw. kurze Berufsverweildauer sowie generell hoher Arbeitsstreß. Eindeutige empirische Belege dafür, daß diese Merkmale in besonderer Weise auf Onkologiepersonal zutreffen, existieren nicht. Die vorliegende deutsche Literatur enthält eine Reihe sehr gründlicher arbeitsmedizinischer und medizinsoziologischer Studien, die jedoch keine onkologiespezifische Information enthalten. Psychologische Studien konzentrieren sich auf den Bereich der Intensivmedizin; auch hier besteht ein Nachholbedarf für die Onkologie.

Unerwartete Aktualität erfuhr die Thematik durch den im Sommer 1988 in der gesamten Bundesrepublik öffentlich proklamierten „Pflegenotstand" (vgl. Übersicht).

Pressespiegel zum Thema „Pflegenotstand"

Schlagzeilen

Prof. Georg Heberer: „Ich erkläre hiermit den Pflegekräftenotstand" (SZ 22. 07. 1988)
Dauerstress: Pflegepersonal geht auf die Barrikaden (MM 02. 10. 1987)
Traumberuf Krankenschwester: Tausende werfen ihren Job hin (SZ 11. 05. 1988)

Konsequenzen

München-Bogenhausen: 3 Operationssäle mußten geschlossen werden wegen
    Personalmangel
Uniklinik Hamburg hat 51 neue Stellen ausgeschrieben, bisher konnte keine einzige
    besetzt werden (Wochenspiegel 15. 08. 1988)
OP-Team kündigte im R. d. Isar, weil es Verantwortung nicht mehr tragen könne
Zentralklinikum Augsburg: Schließung einer ganzen Intensivstation
    (MM 23./24. 07. 1988)
Bis 14. 07. 1988 blieben wegen akuten Personalmangels zwei Operationsräume
    geschlossen, seit 14. 07. arbeiten 2 Soldaten im Klinikum Bogenhausen
    (AZ 15. 07. 1988)

Veränderungsvorschläge

- Betriebskindergärten aufstocken
- mehr ausgebildetes Personal
- längere Verweildauer im Beruf (3–4 Jahre)
- höhere Bezahlung
- Wohnheime für Schwestern schaffen
- Entlastung der Schwestern durch Sekretärin
- bessere Aufstiegsmöglichkeiten
- Halbtagsstellen schaffen

Unzufriedenheit mit den Arbeitsbedingungen im Krankenhaus, besondere Belastungen, die nicht moralisch oder finanziell honoriert werden, führten zu Nachwuchsproblemen von gefährlichem Ausmaß. Neben Befunden aus empirischen Studien wird dieses Phänomen als eine Begründung für die Relevanz des Themas angesehen.

Hauptprobleme

Welches sind die Hauptprobleme, wenn Forschungsergebnisse gefunden werden sollen, die sowohl praxisrelevant als auch allgemeingültig sind?

Sie liegen fraglos in der Operationalisierung von „Belastung". Belastung muß so operationalisiert werden, daß gefundene Ergebnisse Hinweise auf mögliche praktische Veränderungsmaßnahmen erkennen lassen. Außerdem müssen viele Personen untersucht werden, um generalisieren und verschiedene Bedingungsfaktoren prüfen zu können.

Der Belastungsbegriff

Der Begriff wird in allen Fachdisziplinen benutzt, die sich mit dem Thema „Arbeit" beschäftigen, in der Arbeitsmedizin, der Medizinsoziologie und der Organisationspsychologie beispielsweise. Trotz vieler sprachlicher Differenzen unterscheiden alle Disziplinen zwischen Einwirkung und Auswirkung, Innen und Außen, Reiz und Reaktion. Den Begriffen Streß, Stressor und Belastung stehen die Begriffe Strain, Streßreaktion oder Beanspruchung gegenüber. Während Belastung in der Arbeitsmedizin beispielsweise als „… alle äußeren Anforderungen einer Arbeit …, die sich ergeben aus dem spezifischen Arbeitsinhalt, der Art der Arbeitsausführung und der Arbeitsumgebung" (Rühmann u. Rupp 1981, zit. nach Hirsch 1983) umschrieben wird, meint Beanspruchung die Auswirkung der Belastung auf das Individuum. Der so verwendete Belastungsbegriff setzt also seine Bestimmbarkeit unabhängig von den Auswirkungen auf den betroffenen Menschen voraus. Dies mag bei physikalischen Belastungen durchweg möglich sein, wirft aber im psychosozialen Bereich Probleme auf. Hier soll daher Belastung definiert werden als Reiz oder Situation, die von einer damit konfrontierten Person als belastend bewertet wird. In diesem Sinne wird Schichtarbeit beispielsweise erst dadurch zu einer Belastung, daß sie durch einen Schichtarbeiter als belastend erlebt wird. Art und Ausmaß der Belastung, die einem Reiz zugeschrieben werden, können erheblich zwischen Individuen variieren. Eine Person wird also hier als belastet angesehen, wenn sie mit vielen Reizen oder Situationen konfrontiert wird, die sie als stark belastend bewertet. Eine solche Definition erlaubt Operationalisierungen, für die am ehesten praktische Veränderungsmaßnahmen vorstellbar sind. Außerdem ist es mit dieser Konzeption möglich, einen Fragebogen zu konstruieren, also eine Meßform zu finden, die die Untersuchung großer Kollektive erlaubt. Diese psychologische Studie unterscheidet sich u. a. hierin von arbeitsmedizinischen und soziologischen Studien, wie sie bereits zum Thema vorliegen.

Meßinstrument

Vor dem benannten Hintergrund war ein Fragebogen zu konstruieren. Es mußte ein Pool von Items gefunden werden, der alle Situationen aus dem Arbeitsalltag von Ärzten/Ärztinnen und Krankenpflegekräften im Krankenhaus umfaßt, die potentiell belastend sind. Die Situationen im einzelnen mußten „alltagsrelevant", d. h. konkret formuliert werden. Die Beantwortung der entsprechenden Fragen sollte für das Individuum eine Differenzierung nach Relevanz und Stärke der von der Situation ausgehenden Belastung ermöglichen. Abb. 2 gibt einige Musteritems wieder.

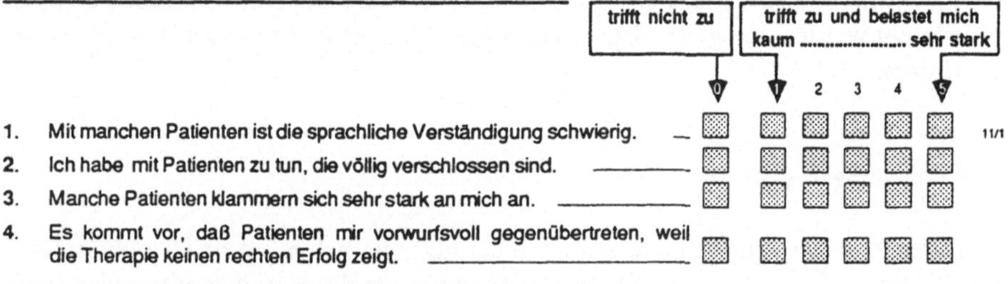

Abb. 2. Musteritems des Belastungsfragebogens

Die Entwicklung dieses Teils des endgültigen Fragebogens geschah über mehrere Jahre in 5 Stufen. Im Anschluß an Literaturrecherchen wurden die Hauptproblembereiche festgelegt. Diese dienten zur Strukturierung eines Interviewleitfadens für ein halbstandardisiertes Interview. Interviewt wurden 30 Ärzte/Ärztinnen und Krankenpflegekräfte; Ergebnis waren 156 Belastungssituationen. Eine entsprechende Liste wurde zur Kommentierung, Korrektur und Ergänzung an weitere 69 Personen versandt. Eine auf dieser Basis konzipierte erste Fragebogenversion wurde im Rahmen einer Pilotstudie bei 148 Probanden aus 13 Kliniken eingesetzt (vgl. Ullrich 1987). Die vorliegende Version basiert auf den Itemanalysen dieser Daten; sie enthält 64 Items, wovon 10 spezifisch für ärztliches bzw. pflegerisches Personal sind.

Das genannte Meßinstrument setzt sich zusätzlich zu diesem Teil aus Fragen zur Person, zur Institution und zu den Arbeitsbedingungen zusammen und enthält die Beschwerdenliste (B-L, v. Zerssen 1976), die Burnout-Skala nach Pines et al. 1985, eine Frage zur Arbeitszufriedenheit („Barometeritem") sowie eine offene Frage nach Veränderungswünschen durch die Betroffenen selbst.

Design

Da überprüft werden sollte, welchen Einfluß die Faktoren „Krankenhaustyp" und „Fachgebiet Onkologie" auf die Belastung der Probanden haben, mußte zunächst eine repräsentative Stichprobe von Krebsstationen bzw. nichtonkologischen Vergleichsstationen in verschiedenen Krankenhauskategorien gefunden werden. Als Krebsstation wurde eine solche definiert, auf der zum Zeitpunkt der Befragung mindestens 30% Krebspatienten liegen; die Vergleichsstationen durften nicht mit Krebspatienten belegt sein. Es wurden Kliniken in Bayern und Baden-Württemberg gesucht. Krankenhauskategorien sind Universitätskliniken bzw. Tumorzentren, Krankenhäuser der Versorgungsstufen I, II und III nach den Krankenhausbedarfsplänen der beiden Bundesländer und Krebsrehabilitationskliniken. Die Auswahl der anzuschreibenden Kliniken geschah per Zufall bzw. vollständig. Das Anschreiben beinhaltete Fragen nach der Existenz von „Krebs- bzw. Vergleichsstationen" und nach der Bereitwilligkeit, an der Studie teilzunehmen. Es wurden insgesamt 138 Institutionen angeschrieben, 132 antworteten, 82 sagten zu, 74 erfüllten die Designanforderungen und 55 nahmen letztendlich teil. Alle Kliniken der Kategorie I (kleinere Kreiskrankenhäuser) entfielen mangels „Krebsstationen".

Die prinzipielle Teilnahmebereitschaft des Chefarztes bzw. Abteilungsleiters war die Grundlage für überwiegend telefonische und schriftliche Kommunikation mit den Pflegedienstleitungen und delegierten Organisationshelfern; es mußte eruiert werden, wie viele Personen mitmachen, entsprechende Mengen von Fragebogen (4 Versionen) wurden versandt (ca. 2000 Stück), Informationsblätter und Motivationsaufrufe; Datenschutzprobleme und politische Relevanzen wurden diskutiert, verlorengegangene Fragebogenpakete ersetzt ... Ursprünglich hatte ich vorgesehen, alle Kliniken persönlich zu besuchen, um zu informieren und zu motivieren. Dies erwies sich als untaugliche Strategie, da ein zu großer (und störender) Organisationsaufwand hätte betrieben werden müssen, um viele Menschen erreichen zu können. So besuchte ich letztlich nur die Kliniken, die größere Motivierungsprobleme hatten – mit Erfolg.

Tabelle 1. Fragebogenrücklauf

	Onkologie		Non-Onkologie		
	Ä	P	Ä	P	
Universitätskliniken	104 48%	213 48%	24 63%	33 26%	374 45%
Kliniken VS III	56 78%	112 62%	6 26%	9 17%	183 56%
Kliniken VS II	35 67%	48 44%	36 64%	111 52%	230 53%
Rehabilitationskliniken	44 70%	78 68%			122 69%
	239 60%	452 53%	66 56%	153 39%	909 52%

Ä Ärzte, *P* Pflegekräfte, *VS* Versorgungsstufe

Insgesamt konnte eine Rücklaufquote von 52% erzielt werden; der Rücklauf erwies sich als unabhängig von der Belastung des Personals. Das Engagement der Chefärzte und die Plausibilität („face-validity") der Fragen für die Probanden waren die wichtigsten Motivatoren; Sorgen um die Anonymität und den Datenschutz (in der Zeit der Volkszählung) erwiesen sich als die größten Hindernisse.

Tabelle 1 gibt die Rücklaufquoten wieder; die absoluten Zahlen beziehen sich auf die zurückgekommenen Fragebogen, die Prozentangaben sind die entsprechenden Rücklaufquoten.

Da neben den subjektiven Belastungsmaßen objektive Parameter über Fluktuation und Arbeitsausfall erhoben werden sollten, wurden die Klinikverwaltungen entsprechend schriftlich befragt, 37 antworteten.

Ergebnisse

Über die Ergebnisse wird nach abgeschlossener Auswertung umfassend berichtet werden. An dieser Stelle sollen lediglich erste Hinweise gegeben werden.

Tabelle 2 gibt wesentliche Stichprobenmerkmale wieder.

Die 64 Einzelbelastungen des Hauptteils wurden zu homogenen Rationalskalen gruppiert. Die folgenden 5 Skalen gelten für alle Probanden, sowohl Ärzte/ Ärztinnen als auch Pflegepersonal:

Skala 1: „Strukturelle Bedingungen" ($\alpha = 0,85$),
Skala 2: „Mitleid" ($\alpha = 0,83$),
Skala 3: „Unbequeme Patienten" ($\alpha = 0,82$),
Skala 4: „Beruf/Privatleben" ($\alpha = 0,81$),
Skala 5: „Probleme mit Kollegen" ($\alpha = 0,63$).

Tabelle 2. Stichprobenbeschreibung

		Ärzte Ärztinnen (n = 299)	Krankenpfleger Krankenschwestern (n = 592)
Geschlecht [%]	weiblich	25,2	90,9
Familienstand [%]	ledig	21,1	44,6
	verheiratet/fester Partner	75,3	47,0
	geschieden/verwitwet	3,6	8,4
Alter	(Jahre, Mittelwert)	36	32
Fach [%]	Onkologie	78,3	74,3
Kliniktyp [%]	Universitätskliniken	33,2	66,8
	Kreiskrankenhaus VS III	34,5	65,5
	Kreiskrankenhaus VS II	30,1	69,9
	Rehabilitationskliniken	36,5	63,5
	Ambulanz	41,7	58,3

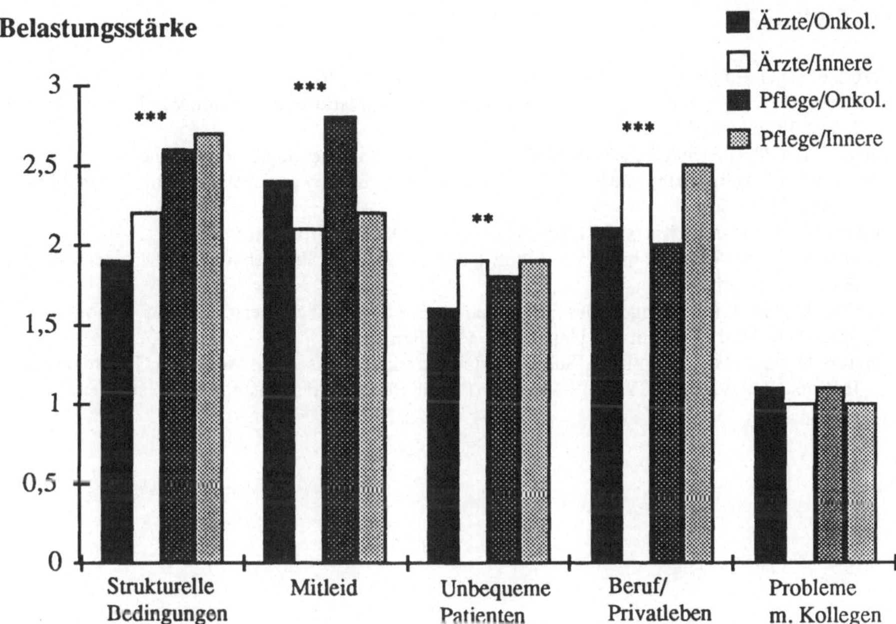

Abb. 3. Belastungsausprägungen in 5 Bereichen (n = 981 Ärzte/Pflegekräfte in Onkologie/Non-Onkologie). ** p < 0,01; *** p < 0,001

Zwei weitere Skalen („Spezifische Patientenprobleme" bzw. „Spezifische Probleme mit Mitarbeitern") gelten jeweils nur für Ärzte/Ärztinnen bzw. Krankenpflegekräfte.

Abbildung 3 gibt die mittleren Belastungswerte auf den 5 gemeinsamen Skalen, getrennt für Ärzte/Ärztinnen und Krankenpflegekräfte in onkologischen und nichtonkologischen Vergleichsstationen wieder.

Es zeigt sich,
– daß alle Krankenpflegekräfte stärker unter den strukturellen Arbeitsbedingungen leiden als die Ärzte,
– daß beide Onkologiegruppen stärker durch „Mitleid" belastet sind und
– daß sich die nichtonkologischen Gruppen stärker im Freizeitbereich gestreßt fühlen als die onkologisch tätigen Ärzte/Ärztinnen und Krankenpflegekräfte.

Diese Unterschiede lassen sich auf Itemniveau noch schärfer differenzieren. In den globalen Belastungsmaßen, dem Gesamtbelastungswert, dem Beschwerdensummenwert, dem Burnout-Wert und der Arbeitszufriedenheit gibt es weder für das ärztliche Personal noch für das Krankenpflegepersonal Unterschiede zwischen onkologisch tätigen Personen und den Vergleichsgruppen. Der Faktor „Onkologie" zählt somit nicht zu den bedeutenden Bedingungen der Belastung. Welche Bedingungen eine zentrale Rolle spielen oder, anders ausgedrückt, welche Personengruppen Risikogruppen sind, werden weitere Auswertungen zeigen.

Literatur

Freudenberger HJ (1974) Staff burnout. J Soc Issue 30:159–165
Herschbach P (1983) Einige Überlegungen zur psychosozialen Rehabilitation von Krebspatienten. Rehabilitation 22:33–35
Hirsch RD (1983) Arbeitsbelastung und deren Bewältigung. Leudemann, München
Larson PJ (1984) Important nurse caring behaviors perceived by patients with cancer. Oncol Nurs Forum 11:46–50
Pines AM, Aronson E, Kafry D (1985) Ausgebrannt. Klett-Cotta, Stuttgart
Schmidbauer W (1977) Die hilflosen Helfer. Über die seelische Problematik der helfenden Berufe. Rowohlt, Hamburg
Ullrich A (1987) Belastungen des ärztlichen und pflegerischen Personals auf onkologischen Stationen. Med Dissertation, Universität München
Zerssen D von (1976) Klinische Selbstbeurteilungsskalen aus dem Münchner Psychiatrischen Informationssystem (PSYCHIS München) – Die Beschwerden-Liste. Beltz Test, Weinheim

Belastungen und Belastungsverarbeitung bei onkologisch tätigen Ärzten und Pflegekräften

Ursula Brandt

Einleitung

Was erleben Menschen, deren Beruf und Berufung es ist, anderen zu helfen, sie zu heilen, wenn sie am Bett eines jungen Menschen stehen und nicht helfen können? Wie fühlen sich Menschen, die um der Gesundheit willen anderen schier unerträgliche Qualen zumuten müssen? Wie diejenigen, deren Berufseid es nicht zuläßt, aufzugeben und andere in Frieden sterben zu lassen? Welche Identifizierungsprozesse finden statt, wenn der (die) Kranke einem selbst oder einem Familienangehörigen ähnlich zu sein scheint? Und nicht zuletzt, wie gehen die Gesundheitshüter mit ihren eigenen Reaktionen um?

Beobachtungen während meiner regelmäßigen Mitarbeit über 2 Jahre auf einer onkologischen Station führten zum Interesse an diesen Fragen und der ersten Antragstellung. Ich war damals, bezogen auf das medizinische Versorgungsteam krebskranker Patienten, eine „neutrale Außenstehende", die aber Leiden und Schicksal der Patienten mit den Ärzten und Schwestern zusammen erlebte. Ich erlebte auch die Reaktionen dieser Ärzte und Pflegekräfte auf ihre Tätigkeit. Dabei fiel mir beispielsweise auf, daß einige Ärzte nicht mehr lachen konnten, daß sie immer in der gleichen monotonen Tonart sprachen, kaum je eine Miene verzogen, weit heruntergezogene Mundwinkel hatten und in ihrem Gesamthabitus ausgesprochen depressiv wirkten. Ich erlebte auch, daß einige Ärzte ihre Patienten nachts „mit in den Schlaf nahmen" und nicht zur Ruhe kommen und keinen Abstand gewinnen konnten. Oder daß Krankenschwestern Rat oder Therapie suchten, weil sie die körperliche Pflege bestimmter stark vom Krebs „zerfressener" Menschen nicht ertragen konnten oder der seelischen Belastung durch sterbende Menschen nicht gewachsen waren. Hilflos daneben stehen zu müssen, wenn junge gleichaltrige Menschen sich zu Tode quälen, war für sie besonders schlimm. Beim Pflegepersonal gab es viel Wechsel und Krankschreibungen. Viele gingen in andere Abteilungen, auch in andere Krankenhäuser oder in die freie Praxis.

Selten blieb eine Krankenschwester für längere Zeit in der Onkologie, was ich dahingehend deutete, daß ihre Entscheidung eher etwas mit der Art der Krankheit als mit der Leitung der Station oder Abteilung zu tun hätte. Ich fragte mich, wie Ärzte und Ärztinnen mit Schicksalen fertig werden, die ihnen besonders nahegehen. Eine Veränderung der Situation (z. B. Wechsel in einen anderen medizinischen Bereich) wird für sie umso schwieriger und aufwendiger, je mehr sie sich spezialisiert haben.

Forschungsstand

Die vorhandene Literatur über Belastungen von Krankenhauspersonal wird nach „objektiven" und psychischen Belastungskriterien aufgegliedert. Als „objektive", „harte" Kriterien für Belastungen können Fluktuationsraten und mittlere Berufsverweilzeiten, zumindest im Pflegebereich, herangezogen werden.

Die umfassendste und sorgfältigste Arbeit ist wohl die von Siegrist (1978), in der sowohl objektive (Arbeitsbedingungen, Fluktuationsraten etc.) als auch psychische Belastungen (z. B. Betreuung und Pflege von hoffnungslosen und sterbenden Patienten oder Umgang mit schwierigen Patienten) untersucht wurden. Siegrist fand signifikante Korrelationen zwischen Belastungskriterien und körperlichen Beschwerden beim Pflegepersonal.

Auch Pröll u. Streich (1984) berichten von körperlichen Beschwerden bei Ärzten und Pflegepersonal in ihrer Fragebogenuntersuchung über Arbeitszeitregelung und Arbeitsbedingungen im Krankenhaus. Der hohe Prozentsatz (68%) von Gelenk- und Bandscheibenerkrankungen scheint auf starke physische Belastungen hinzuweisen.

In den in der Literatur wiedergegebenen Arbeiten über psychische Belastungen, „Streß" und „burnout" fällt zunächst auf, daß die Mehrzahl der Artikel die Belastung des *Pflege*personals zum Thema haben; viele sind auch von Krankenschwestern geschrieben. Zu den Belastungen, die *Ärzte* erleben, und ihren Reaktionen gibt es kaum Hinweise. Es ist, als sei dieses Thema tabu. Nur Arana (1982), Arzt an einem der mit der Harvard Medical School verbundenen Krankenhäuser, weist auf die Problematik des „impaired physician" (beeinträchtigten Arztes) hin. Die American Medical Association schätzte, daß etwa 10% der amerikanischen Ärzte „impaired" seien. Dieses „impairment" reicht von Alkohol- und Drogenabhängigkeit über psychische und emotionale Krankheiten bis zum Selbstmord. Ärzte sind angeblich doppelt, Ärztinnen dreifach so suizidgefährdet wie die allgemeine Bevölkerung. Wenn diese Angaben auch aus dem Erfahrungsbereich von Psychiatern stammen und sich damit vorwiegend auf extreme Fälle beziehen, so ist doch zu vermuten, daß viele Ärzte unter Belastungen in ihrer Arbeit leiden, die Probleme aber unter der Oberfläche bleiben und nicht öffentlich bekannt werden.

Pflegekräfte, die emotional erschöpft sind, verlieren Motivation und echtes Interesse an ihren Patienten und werden apathisch, zynisch oder rigide. Sie sind emotional unbeteiligt und behandeln die Patienten mit weniger Respekt, gehen weniger auf sie ein, vernachlässigen sie und machen häufiger Fehler. Gefühle von Hilflosigkeit und Hoffnungslosigkeit setzen ein, die sich manchmal zu Depressionen entwickeln. Die Pflegekräfte entwickeln negative Einstellungen ihrer Arbeit gegenüber und fühlen sich „gefangen" in einer Situation, die sie nicht ändern können (Cronin-Stubbs u. Rooks 1985; McDermott 1984; Pines u. Kanner 1982). Frauen empfinden streßvolle Situationen stärker als Männer und neigen eher dazu, die oben beschriebenen Symptome zu zeigen (McDermott 1984).

In der amerikanischen Literatur wird in diesem Zusammenhang häufig vom „burnout" gesprochen, in dem psychische, geistige und seelische Erschöpfung zusammenkommen. Körperlich kommt die Erschöpfung in Gespanntsein, Irritierbarkeit, geringen Abwehrkräften gegenüber Krankheiten, chronischen Erkältungen, Ulcus, Gelenk- und Bandscheibenschmerzen und funktionellen Störungen zum Ausdruck (Cronin-Stubbs u. Rooks 1985; McDermott 1984; Stout u. Williams 1983).

Belastungsverarbeitung oder Coping ist zwar in den letzten 25 bis 30 Jahren häufig untersucht worden, aber selten bei medizinisch tätigem Personal. Für Ärzte, die chronisch Kranke oder todkranke Patienten behandeln, gibt es keinerlei Hinweise; die Fachzeitschriften bieten Krankenpflegepersonen konkrete Vorschläge an. Die Empfehlungen reichen von gymnastischen und Entspannungsübungen über Selbstverwöhnung („take time out"), Selbstanalyse der Streßfaktoren mit aktivem Umdenken („reframing") oder Verändern der Situation, Analyse der eigenen emotionalen Reaktionen, supportive Gruppen bis zu den verschiedenen Möglichkeiten, soziale Interaktionen mit Arbeitskollegen, Vorgesetzten und im privaten Bereich zu fördern und konstruktive Veränderungen am Arbeitsplatz zu entwickeln (s. besonders Schneiders 1982; Cronin-Stubbs 1983; Fawzy et al. 1983).

Fragestellungen der geplanten Untersuchung

Die hier vorgeschlagene Untersuchung wurde in enger Anlehnung an das Projekt „Erfassung und Analyse von Belastungen bei onkologisch tätigen Ärzten/Ärztinnen und Pflegekräften" von Peter Herschbach geplant. Ziel und theoretische Konzeption sind ähnlich, die Untersuchungsmethoden teilweise identisch. Beide Projekte bemühen sich um eine detaillierte Erfassung der *Belastungen,* denen onkologisch tätige Ärzte/Ärztinnen und Pflegekräfte ausgesetzt sind, mit dem Ziel, Vorschläge zur Verbesserung der entsprechenden Situation machen zu können. Beide Projekte bedienen sich dazu eines bereits vorher entwickelten Fragebogens, durch den Angaben zu Person, Arbeitsplatz und -tätigkeit, zu körperlichen Beschwerden, zum Konstrukt des „burnout", genereller Arbeitzufriedenheit und „Belastungssituationen" erfaßt werden sollen. Die hier vorgeschlagene Untersuchung geht in folgenden Punkten über die Herschbachsche Untersuchung hinaus oder weicht von ihr ab:
1. Es sollen neben den Belastungen auch die Bewältigungsstrategien eingehender untersucht werden.
2. Es sollen die durch den Fragebogen erhobenen Daten durch ein persönliches Interview erläutert und qualitativ ergänzt werden.
3. Die Auswahl der kooperierenden Kliniken für die Pilotstudie wird nicht mehr nach dem Zufallsprinzip erfolgen. Sie wird so getroffen, daß möglicherweise vorhandene Unterschiede in der Belastung zwischen „tumorzentrierten" und „nichttumorzentrierten" Abteilungen maximiert werden.

Die Untersuchung soll bereits vorhandene, wirksame Entlastungsbedingungen und -strategien aufzeigen, unwirksame Entlastungsbedingungen und -strategien identifizieren und zusätzlich „neue" Entlastungsstrategien entwickeln.

Design

In der geplanten Studie sollen zwei Gesichtspunkte besonders berücksichtigt werden, die in den vorliegenden Arbeiten kaum oder gar nicht erwähnt wurden:
1. Die Situation der *Ärzte und Ärztinnen* soll erfaßt werden (die bisher vorliegenden Untersuchungen richten ihr Augenmerk vorwiegend auf Pflegekräfte).
2. *Ergänzend* zu den Herschbachschen Fragebögen soll eine qualitative Methode benutzt werden.

Während Peter Herschbach in Süddeutschland ein repräsentatives Sample von onkologisch tätigen Ärzten und Ärztinnen und Pflegepersonen mit Hilfe eines ausführlichen Fragebogens hinsichtlich der von ihnen erlebten Belastungen untersucht hat, beabsichtige ich, meine Informationen durch Gespräche, halbstrukturierte Interviews, zu gewinnen. Eine Kombination beider Methoden bietet sich an. Die Teilnehmer an der von mir geplanten Untersuchung sollen gebeten werden, sowohl den kürzlich entwickelten Herschbachschen Kurzfragebogen auszufüllen als auch ein längeres Gespräch (1 h) mit mir zu führen. Die Interviewergebnisse können dann zur Validierung des Fragebogens beitragen. In dem Interview werden u. a. folgende Themenbereiche angesprochen werden:

Berufsausbildung, Wahl des Spezialgebiets (Warum Onkologie, was wäre als Alternative in Frage gekommen?); Beschreibung eines typischen Berufsalltags (Was wird als „positiv", „erfüllend" erlebt, was als belastend? Frustrationen und wie darauf reagiert wird); früher angewandte Coping-Strategien, heutige Reaktionen auf Belastungen; Veränderungen (des Selbstbildes als Arzt, der Bedeutung der Krankheit Krebs und ihrer Behandlung, der Einordnung von Leben und Tod, der Einstellung zur eigenen Arbeit); eigene Gesundheit (Medikamentenverbrauch, Schlafstörungen, körperliche Beschwerden); soziale Beziehungen und Unterstützung; Ausgleich, Gegengewicht und Hobbies; Zukunftserwartungen und Pläne; Vorschläge zur Belastungsverarbeitung.

Die Wahl eines Interviews als Untersuchungsmethode basiert u. a. auf der Annahme, daß Barrieren, die eigene Befindlichkeit zu reflektieren und darüber Aussagen zu machen, in einem Gespräch leichter zu überwinden sind als in einem Fragebogen. Das Image, das einen Arzt westlicher Gesellschaftsordnung umgibt, läßt es kaum zu, emotionale Belastungen zuzugeben und zu verbalisieren. Ich hoffe, daß es mir gelingt, in einem Gespräch einen Teil dieser Rollenerwartungen zu überwinden. Zumindest würde ein solches Gespräch eine feinere Differenzierung der Antworten und eine detaillierte Klärung der angesprochenen Themen ermöglichen; Mißverständnisse können leichter vermieden und korrigiert werden; Zusammenhänge werden durchsichtiger. Diese Methode ist allerdings auch zeit- und arbeitsaufwendiger und in der Auswertung komplizierter. Interviews lassen sich schlechter kodieren und statistisch analysieren als Fragebogendaten. Die Frage der Objektivität ist umstritten. Dafür sind die Aussagen oft eindeutiger und weniger interpretationsbedürftig.

Als Untersuchungsmethoden werden also ein kurzer Fragebogen und ein halbstrukturiertes Interview benutzt. Die Person des Interviewers bleibt konstant; alle Teilnehmer der Untersuchung werden von mir interviewt.

Abweichend von der Herschbachschen Untersuchung werden in dieser Studie nur onkologisch tätige Fachkräfte befragt; Kontrollgruppen werden nicht einbezogen. Hauptanliegen ist eine Bestandsaufnahme von „Belastungen" und „Verarbeitungsstrategien". Dabei soll „das Umfeld", in dem die Fachkräfte arbeiten, erfaßt und variiert werden. Wenn man einmal von der Annahme ausgeht, daß Stationen, die nur Tumorpatienten aufnehmen, als besonders belastend erlebt werden, selbst wenn die äußeren Arbeitsbedingungen u. U. durch die Zentrierung erleichtert werden, dann scheint es sinnvoll, tumorzentrierte Stationen (90–100% Tumorpatienten) und gemischt belegte Stationen (weniger als 50% Tumorpatienten) miteinander zu vergleichen. Möglicherweise werden gemischte Stationen, wie sie z. B. in allgemeinen Krankenhäusern zu finden sind, als weniger belastend empfunden. Das Gemeinschaftskrankenhaus Herdecke könnte den Unterschied zwischen tumorzentrierten und gemischten Stationen aufgrund seiner Lebensphilosophie noch deutlicher hervortreten lassen. Der Begriff „Belastung" wird in diesem Zusammenhang zunächst global für alles das, was als solche erlebt wird, verstanden.

Es ist geplant, mindestens jeweils 12 Ärzte/Ärztinnen und 18 Pflegekräfte von tumorzentrierten Stationen und die gleiche Anzahl von gemischten Stationen in die Untersuchung einzubeziehen. Die Auswahl ist durch die Bereitwilligkeit zur Mitarbeit bestimmt und kann Selektionsfehler enthalten.

Die Untersuchung ist als Pilotstudie geplant, in der u. a. die Durchführbarkeit einer solchen Untersuchung geprüft werden soll.

Methoden und organisatorische Schwierigkeiten

Generell sehe ich folgende Schwierigkeiten für die geplante Untersuchung.
1. Werde ich „ehrliche" Antworten bekommen? Das heißt werde ich die Barriere, von der ich vorhin sprach, überwinden können und wirklich erfahren, was Ärzte und Pflegekräfte im Umgang mit Krebspatienten empfinden? Und wenn ich es erfahre, kann ich die Aussagen objektivieren (z. B. wenn die vorgesehene Tonbandaufnahme abgelehnt wird)?
2. Werde ich meine eigenen systematischen Beobachtungsfehler erkennen und kontrollieren können? (Um die Interviewervariabilität niedrig zu halten, werden alle Interviews von mir durchgeführt.)
3. Werde ich die Identität der „Versuchspersonen" ausreichend schützen können? Dieses Problem wird besonders bei Ärzten/Ärztinnen in leitenden Positionen auftreten.
4. Werde ich u. U. durch meine Fragen gut funktionierende Abwehrmechanismen ins Bewußtsein rücken und die Befragten zusätzlich belasten?
5. Werden sich die Erfahrungen einzelner für andere nutzbar machen lassen? Soweit es sich um Arbeitsbedingungen wie z. B. Arbeitszeiteinteilung handelt, sind hilfreiche Veränderungen denkbar und möglich. Handelt es sich dagegen um persönliche Erfahrungen und Einstellungen, erscheint mir die Übertragbarkeit eher fraglich. Einstellungen lassen sich zwar ändern, aber nur schwer.

6. Logistische Probleme. Eine solche Untersuchung wird zeitaufwendig und bedarf großen differenzierten Einsatzes, um die nötige Kooperation zu gewinnen.

Dennoch halte ich die Fragestellung für wichtig und des Einsatzes wert. Wir wissen viel zu wenig über unsere Ärzte/Ärztinnen und Pflegekräfte. Die geplante Untersuchung soll dazu dienen, ein optimales Versorgungskonzept für die medizinischen Fachkräfte zu entwickeln, die sich täglich um todkranke und sterbende Patienten bemühen. Für die Rehabilitation krebskranker Menschen hat sie nur indirekt Bedeutung: Je ausgeglichener und zufriedener die Menschen sind, die die Kranken versorgen, desto besser werden sie auf diese eingehen können und desto eher werden sie in der Lage sein, ihre Patienten zu behandeln und zu pflegen und ihnen seelisch unterstützend beizustehen.

Literatur

Albrecht H, Engelke DR (1980) Der Arbeitsmarkt für Krankenpflegeberufe: Eine empirische Untersuchung über die Zugänge und Abgänge der Krankenhausbeschäftigten in Berlin-West für das Jahr 1979. Berlin (Basing-Papier, Nr G 75)

Arana GW (1982) The impaired physician. A medical and social dilemma. Gen Hosp Psychiatry 4/2:147–154

Cronin-Stubbs D (1983) Preventing burnout by adaptively managing stress: Biopsychosocial strategies. J Enterostom Ther 10:123–127

Cronin-Stubbs D, Rooks CA (1985) The stress, social support, and burnout of critical care nurses: The results of research. Heart & Lung 14/1:31–39

Fawzy FI, Wellisch DK, Pasnau RO, Leibowitz B (1983) Preventing nursing burnout: A challenge for liaison psychiatry. Gen Hosp Psychiatry 5:141–149

McDermott D (1984) Professional burnout and its relation to job characteristics, satisfaction, and control. J Hum Stress 10/2:79–85

Pines AM, Kanner AD (1982) Nurses burnout: Lack of positive conditions and presence of negative conditions as two independent sources of stress. J Psychosoc Nurs Ment Health Serv 20/8:30–35

Pröll K, Streich W (1984) Arbeitszeit und Arbeitsbedingungen im Krankenhaus. Hrsg. von der Bundesanstalt für Arbeitsschutz. Wirtschaftsverlag, Bremerhaven

Schneiders S (1982) Curing burnout while you work. Nurs Life 38–43

Siegrist J (1978) Arbeit und Interaktion im Krankenhaus. Enke, Stuttgart

Stout JK, Williams JM (1983) Comparison of two measures of burnout. Psychol Rep 53:283–289

2.4 Vorhaben zu Versorgungsmodellen und Versorgungsstrukturen

Die ersten 3 Projekte dieses Abschnitts sind zu einem Studienverbund zusammengeschlossen, dessen Ziel die Evaluation der psychosozialen Versorgung Krebskranker in unterschiedlichen Behandlungssettings ist. Es handelt sich dabei um ein stationäres Setting mit zytostatischer Erstbehandlung, um eine Tagesklinik mit teilstationärem Behandlungsangebot und um die ambulante Versorgung von Tumorpatienten im Rahmen einer onkologischen Schwerpunktpraxis. Infolge der jeweils unterschiedlichen Settings sind die in den einzelnen Teilprojekten des Studienverbundes verfolgten Fragestellungen sehr verschieden. Sie werden deshalb hier als selbständige Vorhaben dargestellt.

Im Rahmen der Evaluation des stationären Settings in der Projektgruppe von Köhle und Thomas (s. Beitrag Thomas et al.) sollen zunächst die Implementationsprozesse eines psychosozialen Liaisondienstes dokumentiert werden. Außerdem werden die auftretenden psychosozialen Probleme während des gesamten Behandlungsverlaufs stationärer primärer Zytostatikatherapie erfaßt und entsprechend der Behandlungsbedarf abgeleitet. Gleichzeitig sollen die Effekte der psychotherapeutischen Interventionen geprüft werden, die in diesem Forschungsprojekt als Versorgungsleistungen mit enthalten sind. Schließlich soll der psychosoziale Liaisondienst mit einem seit langem in die Akutversorgung integrierten psychosozialen Betreuungsmodell bezüglich seiner Leistungsfähigkeit verglichen werden.

Die Studie zum teilstationären Setting von Sellschopp und Beutel (s. Beitrag Henrich et al.) erweitert die Fragestellung zum Bedarf an psychosozialer Rehabilitation um die Perspektive des sozialen Umfeldes der Krebspatienten. Die Verlagerung der chemotherapeutischen Tumorbehandlung in den ambulanten Bereich führt zwangsläufig zu vermehrter Konfrontation der Partner und der Familien mit der Erkrankung. Deshalb sollen in der Untersuchung zusätzlich zur Feststellung des Bedarfs von psychosozialer Unterstützung der Krebspatienten auch die Belastungen der Angehörigen erfaßt werden. Basierend auf diesen Daten sollen Indikationskriterien für psychosoziale Interventionen entwickelt werden. Hauptanliegen der Studie ist die Entwicklung und Erprobung von psychosozialen Interventionen, die die Beziehung zwischen den Krebskranken und dem sozialen Umfeld günstig beeinflussen können. Zusätzlich soll die Wirksamkeit des in die medizinische Behandlung integrierten psychosozialen Betreuungsangebots geprüft werden.

Das Modell der ausschließlich ambulanten Versorgung von Krebspatienten wird in der Studie von v. Kerekjarto (s. Beitrag Schulz et al.) untersucht. Hier liegt der Schwerpunkt in der detaillierten Erfassung der Belastungen, die sich durch die häusliche Pflege und die dauerhafte Konfrontation mit der Erkrankung bei den

Partnern und Kindern der Krebskranken ergeben. Eng verknüpft sind damit auch hier die Fragen nach effektiven entlastenden Interventionen und ihren Indikationskriterien. Gleichzeitig sollen familiäre Konstellationen identifiziert werden, in denen die häusliche Pflege der Krebskranken mit so hohen Belastungen verbunden ist, daß die ambulante Versorgung entweder massiv professionell unterstützt werden muß oder von einer ambulanten Versorgung grundsätzlich abzuraten ist.

Alle 3 Studien des Forschungsverbundes arbeiten mit Längsschnittdesigns, um den Krankheitsverlauf mit seinen phasenspezifischen Veränderungen im Hinblick auf Belastung und Bedarf an Unterstützung abbilden zu können.

In dem Projekt von Friedrich und Held (s. Beitrag Schwibbe et al.) sollen die Effekte von stationären Nachsorgemaßnahmen bei Patientinnen mit Mammakarzinom und bei Patienten mit kolorektalem Karzinom evaluiert werden. Zur Prüfung der Wirkung der Rehabilitationsmaßnahmen werden in einem Kontrollgruppendesign Patienten, die stationäre Nachsorgemaßnahmen in Anspruch nehmen, mit Nichtinanspruchnehmern verglichen. Solche Ansätze werfen zwangsläufig schwierige Fragen nach der Operationalisierung der Zielvariablen und deren Bewertung auf. Der Schwerpunkt dieses Projekts liegt in einer sorgfältigen Zielanalyse rehabilitativer stationärer Maßnahmen und in der Entwicklung geeigneter Untersuchungsinstrumente.

Während in dem beschriebenen Projekt die Gruppe derjenigen Patienten, die nicht an einer stationären Nachsorgemaßnahme teilgenommen haben, die Funktion einer Vergleichsgruppe hat, bilden diejenigen Patientinnen, die nach erfolgter Primärtherapie *keine* Nachbetreuungsmaßnahmen in Anspruch nehmen, die Zielgruppe des Vorhabens von Brusis (s. Beitrag Brusis et al.). Es soll untersucht werden, welche Gründe Patientinnen mit Brustkrebs daran hindern, die verschiedenen für diese Tumorerkrankung besonders gut und dicht ausgebauten Betreuungsangebote in Anspruch zu nehmen. Da nur eine Teilgruppe der betroffenen Frauen die Angebote wahrnimmt, ist davon auszugehen, daß ein erheblicher Anteil von nachbetreuungsbedürftigen Frauen nach Brustoperationen nicht die notwendige rehabilitative Unterstützung erhält. Das Vorhaben beschäftigt sich zum einen mit der Feststellung des tatsächlichen Versorgungsdefizits, zum anderen mit seinen möglichen Gründen.

Einen deutlich anderen Schwerpunkt im Themenbereich der Verarbeitung und Bewältigung der Krebserkrankung setzen Weber und Rachel (Institut für Kooperatives Lernen IKOL, München), die sich mit der spezifischen Situation krebskranker Personen in ländlichen Regionen beschäftigen und dabei die Auswirkung der Krebserkrankungen auf die Familienstruktur miteinbeziehen. In einem ersten Schritt wird die Infrastruktur der medizinischen und psychosozialen Versorgung im stationären und ambulanten Bereich sowie das informelle System der sozialen Unterstützung analysiert. Im zweiten Schritt soll festgestellt werden, ob es im Erleben und Verhalten der Patienten und Familien typische Reaktionen und Verlaufsformen der Krebserkrankung gibt, die in deutlichem Zusammenhang zur ländlichen Infrastruktur der Versorgung und zu dem dort identifizierten sozialen Netzwerk stehen. Letztlich zielen diese Analysen zum einen auf die Identifikation von für die erfolgreiche Rehabilitation Krebskranker förderlichen und hinderlichen Einstellungsmustern bei den Patienten und ihrem sozialen Umfeld, zum anderen auf eine Analyse der infrastrukturellen Bedingungen selbst. Hier stellt sich insbesondere die Frage, wie solche Angebote im Hinblick auf die unterschiedlichen Zielgruppen zu differenzieren sind und der Erforschung zugänglich gemacht werden können.

Im Kontrast zu allen bisher referierten Vorhaben, die die medizinischen und psychologischen sowie die sozialen Aspekte der Krebserkrankung und deren Behandlung in den Mittelpunkt ihres Forschungsinteresses stellen, beschäftigt sich das Vorhaben von Schneider (s. Beitrag Biene u. Schneider) mit den ökonomischen Gesichtspunkten der Rehabilitation von Krebspatienten. Notwendigerweise unterscheidet sich der theoretische Zugang dieses Projekts von dem der anderen Vorhaben und hat in diesem Abschnitt eine Sonderstellung. Es sollen Konzepte entwickelt werden, die den materiellen Aufwand von Rehabilitation (d. h. ihre Kosten) in Bezug zu wirtschaftlichem Gewinn (d. h. zum Nutzen in Form von erhaltener Erwerbsfähigkeit und reduzierten Fehlzeiten am Arbeitsplatz), aber auch zum subjektiven Gewinn (d. h. zur Wirksamkeit in Form von verbessertem physischem und psychischem Befinden) setzen. Langfristig geht es hier um die Erarbeitung der Möglichkeit, verschiedene Rehabilitationsmaßnahmen hinsichtlich Aufwand und Nutzen miteinander zu vergleichen. Es sollen kostengünstige und zugleich effiziente Maßnahmen identifiziert werden. Ziel solcher Studien kann und soll es selbstverständlich nicht sein, den Sinn des Einsatzes bestimmter Maßnahmen zu beurteilen.

Evaluation eines psychosozialen Versorgungsmodells im Rahmen der stationären internistischen Akutversorgung onkologischer Patienten

Walter Thomas, Christine Muck-Weich, Karl Köhle und *Roland Rudolph*

Einleitung

In den letzten 2 Jahrzehnten führten die Fortschritte in der onkologischen Therapie zu einer Vergrößerung der Heilungschancen bzw. einer Verlängerung der Überlebenszeit für viele Malignomkranke. Im Zusammenhang mit den intensiven Bemühungen um diese Fortschritte wuchs aber auch das Bewußtsein für die Grenzen kurativer Möglichkeiten in der Onkologie. Beide Entwicklungen führten zu einer Neubewertung der therapeutischen Zielsetzungen und der Weiterentwicklung der Organisationsformen onkologischer Krankenversorgung. Bei Therapieplanung und -bewertung wird heute neben der Überlebenszeit zunehmend auch die Lebensqualität des Patienten berücksichtigt. Damit muß die Onkologie ihren wissenschaftlich-medizinischen Ansatz erweitern: Die subjektiven Bewertungen und Gefühle des Krebspatienten werden zum Gegenstand systematischer wissenschaftlicher Betrachtung.

Im folgenden wird das Forschungskonzept eines von 3 Forschungsprojekten eines Studienverbundes vorgestellt, deren Ziel es ist, psychosomatische Rehabilitationsmodelle für Tumorpatienten, die mit Chemotherapie behandelt werden, zu evaluieren. Die folgenden Institutionen arbeiten im Rahmen dieses Forschungsverbundes zusammen:

- Institut für Psychosomatische Medizin und Psychotherapie an den Universitätskliniken Köln,
- Institut und Poliklinik für Psychosomatische Medizin, Psychotherapie und Medizinische Psychologie an der Technischen Universität München,
- Abteilung für Medizinische Psychologie der Medizinischen Klinik II des Universitätskrankenhauses Hamburg-Eppendorf.

Jedes Forschungsprojekt arbeitet mit einer oder mehreren onkologischen Kliniken oder Praxen zusammen, in denen psychosoziale Betreuung der Tumorpatienten ein integraler Bestandteil der Behandlung ist. In Hamburg existiert eine bekannte onkologische Praxis, in der eine patientenzentrierte Behandlung seit Jahren praktiziert wird (Kleeberg 1981). An den Universitätskliniken Köln und an der Tagesklinik der Technischen Universität München wird die psychosoziale Versorgung durch Projekte, die durch die Robert-Bosch-Stiftung gefördert werden, sichergestellt. Auf diese Weise sind alle Projekte in der Lage, Adaptationsprozesse an die Krankheit unter den Bedingungen modellhafter psychosozialer Versorgung zu untersuchen. Da jedes Zentrum eine andere Organisationsform medizinischer

Krankenversorgung repräsentiert, wird es möglich, verschiedene Phasen der onkologischen Behandlung zu analysieren:
- die Phase der immer stationären Erstbehandlung (Köln),
- die Phase der zunehmend ambulanten und semi-stationären Weiterbehandlung (München),
- die Phase der hausärztlichen Weiterbehandlung und Nachsorge sowie die Betreuung Sterbender (Hamburg).

Aufgrund der Gemeinsamkeiten, die durch die Einbindung in die klinischen Versorgungsstrukturen gegeben sind, sowie vergleichbarer therapeutischer Zielvorstellungen und einander ergänzender klinischer Arbeitsbereiche beschlossen diese 3 Projekte, in einem Forschungsverbund zu kooperieren.

Bei der Planung unseres Forschungsverbundes gingen wir davon aus, daß sich das erforderliche Wissen rascher und auf breiterer Basis gewinnen läßt, wenn an die Stelle der bisher vereinzelt tätigen psychoonkologischen Forscher eine Kooperation von Forschergruppen tritt, die unter ähnlichen Zielvorstellungen in konzeptionell aufeinander abgestimmten Projekten in sich ergänzenden klinischen Arbeitsbereichen tätig werden. Ziel unserer Untersuchungen ist es vor allem, den phasenhaften Krankheitsverlauf verschiedener Patientengruppen unter medizinischen und psychosozialen Gesichtspunkten differenziert zu beschreiben und den Bedarf an psychotherapeutischer Intervention und sozialarbeiterischen Maßnahmen unter den Bedingungen der modellhaften Versorgungsansätze zu erfassen. Wir streben auch an, soweit wie möglich die Wirkung der Intervention bzw. die Wertigkeit der jeweiligen Arbeitsansätze insgesamt zu evaluieren.

Im Laufe einer durch die Gesellschaft für Strahlen- und Umweltforschung geförderten eineinhalbjährigen Planungsphase wurde eine gemeinsame Forschungsstrategie entwickelt. Dazu war es notwendig, Arbeitsschwerpunkte herauszuarbeiten und Ähnlichkeiten, aber auch Unterschiede, bedingt durch die verschiedenen institutionellen und klinischen Gegebenheiten, zu klären. Angemessene Erhebungsinstrumente mußten ausgewählt werden, die den spezifischen Bedingungen jedes einzelnen Projektes Rechnung tragen. Als Ergebnis dieser Planungsphase wurde ein Studienhandbuch (Muck et al. 1988) erstellt, in dem die klinischen Settings, Fragestellungen der Teilprojekte, die gemeinsame Untersuchungsmethodik sowie die Untersuchungsinstrumente detailliert dargestellt wurden. In der Durchführungsphase sollen alle Befunde so erhoben und ausgewertet werden, daß sie auch zwischen den Teilprojekten in Beziehung gesetzt werden können. Die weiteren Ausführungen beschreiben das Kölner Teilvorhaben.

Psychosoziale Versorgung in Köln

Zunächst ist festzustellen, daß im Rahmen der onkologischen Akutversorgung psychosoziale Interventionen in der Regel unsystematisch und zu spät erfolgen. Nach unserem Verständnis sollten bei der Behandlung von Krebspatienten vom Tag der Diagnosemitteilung an psychosoziale Aspekte systematisch im Behandlungsplan berücksichtigt werden. In Köln erfolgt die psychosoziale Versorgung nach dem

Prinzip des Liaisondienstes. Eine Psychologin und zwei Sozialarbeiterinnen, die aus Mitteln der Robert-Bosch-Stiftung bezahlt werden, arbeiten ganztags auf 3 Stationen mit je 18 Betten der Medizinischen Klinik I (Ärztlicher Direktor: Prof. Dr. V. Diehl). Sie betreuen vor allem Patienten mit hämatologisch-onkologischen Erkrankungen. Durch ein systematisches Erstgespräch mit jedem Patient, die Teilnahme an Visiten, Stationskonferenzen und Schichtübergaben wird es möglich, psychosoziale Probleme frühzeitig zu erkennen und zu behandeln. Psychosoziale Interventionen, die dem Patienten angeboten werden, sind:

- Informationsvermittlung,
- Beratung,
- soziale Rehabilitationsmaßnahmen,
- Krisenintervention,
- supportive Therapie,
- Betreuung sterbender Patienten,
- Organisation von Patientenaktivitäten.

Dabei ist das globale Ziel dieser Interventionen, die krankheits- und behandlungsbedingten Einschränkungen der persönlichen, sozialen und beruflichen Situation des Patienten soweit wie möglich zu reduzieren. Ein weiterer Aspekt der Tätigkeit, der als sehr bedeutsam erachtet wird, ist die Kooperation mit der Ambulanz oder den Hausärzten im Falle, daß ein Patient aus dem Krankenhaus entlassen wird.

Forschungsprobleme

An dieser Stelle soll auf 2 das Kölner Projekt erschwerende Probleme eingegangen werden. Dabei handelt es sich zum einen um die Schwierigkeiten, Verlaufsuntersuchungen bei onkologischen Patienten durchzuführen, und zum anderen um das Kontrollgruppenproblem.

Verlaufsuntersuchungen

Nach Durchsicht der vorhandenen Literatur zu empirischen deutschsprachigen Arbeiten durch Stegie u. Mödinger (1986) zeigte sich, daß bisherige Forschungsergebnisse im Bereich psychoonkologischer Forschung bis auf wenige Ausnahmen inhaltlich und methodisch nicht befriedigen. Vor allem mangelt es an ausreichenden Längsschnittuntersuchungen, in der Regel werden die Auswirkungen der Krankheit retrospektiv erfaßt. Das vorliegende Projekt versucht hier klärend zu wirken, indem es bei allen Patienten kontinuierlich von Diagnosestellung an Rehabilitationsbedarf, Krankheitsverarbeitung und Lebensqualität über die einzelnen Krankheits- und Behandlungsstadien untersucht.

Dieser Untersuchungsansatz bringt erhebliche Schwierigkeiten mit sich: Infolge krankheits- oder behandlungsbedingter Ereignisse können Patienten nicht immer an geplanten Untersuchungen teilnehmen. Bekanntlich hat aber jede Lücke in einer Untersuchungsreihe u. U. zur Konsequenz, daß sämtliche Untersuchungen eines

Patienten in der statistischen Analyse nicht berücksichtigt werden können. Wie unsere Erfahrungen zeigen, nehmen fast alle Patienten die psychosozialen Versorgungsangebote an, ein erheblicher Prozentsatz (ca. 30%) ist jedoch nicht bereit, zusätzlich dazu irgendwelche Erhebungsinstrumente auszufüllen. Diese Patienten lassen entweder keinen Bedarf nach psychosozialen Interventionen erkennen oder lehnen eine Betreuung ab. Viele dieser Kranken erreichen nach Diagnosemitteilung und Initialbehandlung ein relatives Gleichgewicht, indem sie die Krankheit bagatellisieren oder andere Abwehrmechanismen einsetzen. Die Konfrontation mit Fragen nach Angst, Stimmung oder Zukunftsperspektiven kann dieses Gleichgewicht gefährden und die Patienten ängstigen. Ein rigides Beharren darauf, die Selbsteinschätzungsbögen auszufüllen, hätte in diesem Fall zur Folge, daß bei diesen Patienten gerade das Gegenteil der gewünschten Rehabilitation eintreten würde. Andererseits führt der Ausfall dieser Patienten aus der Erhebung zu einem erheblichen Stichprobenfehler mit entsprechenden Auswirkungen bei der Interpretation der Ergebnisse.

Zur Lösung dieses Problems haben wir uns entschlossen, im Rahmen des Kölner Projekts, den größten Teil der Erhebungen als Fremdeinschätzungen durch die psychosozialen Betreuer durchführen zu lassen. Da diese Mitarbeiter in der internistischen Akutversorgung mitarbeiten, können die weitreichenden Erfahrungen jener Personen, die mit der psychosozialen Versorgung der Patienten beauftragt sind, für die Forschung genutzt werden. Dies hat Vorteile: Die Belastung der Patienten durch Fragebögen wird möglichst gering gehalten, was bedeutsam erscheint, wenn mehrere Meßinstrumente wiederholt in relativ kurzen Abständen eingesetzt werden sollen. Weiterhin erhält man wichtige Informationen über den Krankheitsverlauf unter psychosozialen Gesichtspunkten bei denjenigen Patienten, die eine aktive Teilnahme an psychologischen Untersuchungen ablehnen und die daher in den üblichen Studien nicht auftauchen. Darüberhinaus führt dieses Vorgehen zu einer Systematisierung der klinischen Erfahrung und wirkt sich damit fruchtbar auf die psychosoziale Versorgung der Patienten aus.

Kontrollgruppen

Die Abhängigkeit des Kölner Projekts von Fremdbeurteilungen verstärkt das Kontrollgruppenproblem. Da es aus ethischen und praktischen Gründen nicht möglich ist, den Bedarf jedes einzelnen Patienten zu erfassen, ohne zu intervenieren, gibt es keine „unbehandelten" Patienten, die mit psychosozial betreuten Patienten verglichen werden können. Zur Lösung dieses Problems haben wir uns entschlossen, die Untersuchungen gleichzeitig an zwei Kliniken durchzuführen, die sich vor allem hinsichtlich der Art der psychosozialen Betreuung unterscheiden. In der zurückliegenden Planungsphase des Studienverbundes hat sich das Kölner Projekt bemüht, einen Kooperationspartner für die stationäre Akutversorgung zu gewinnen. Dabei hat sich die Zusammenarbeit mit dem evangelischen Krankenhaus Essen-Werden (Ärztl. Direktor: PD Dr. Heydt) als besonders aussichtsreich herausgestellt. Während in Köln die Psychosomatik einen Liaisondienst für die Medizinische Klinik I zur Betreuung onkologischer Patienten eingerichtet hat, wird in Essen seit langem durch Ärzte und Pflegepersonal selbst eine patientenzentrierte Versorgung bei gleichzeitig hohem medizinischen Standard durchgeführt. Sowohl in Köln als auch in Essen werden Patienten vergleichbarer Diagnosen mit standardisierten Therapien behandelt. Weiterhin sind die Kliniken hinsichtlich Bettenzahl und Personalschlüssel vergleichbar.

Projektziele

Schon bei der Projektplanung war es klar, daß Forschung im Rahmen der Psychoonkologie nur dann zu vertreten ist, wenn die Ergebnisse zu Konsequenzen auf der Versorgungsseite oder zu strukturellen Verbesserungen beitragen können. Das Kölner Projekt bemüht sich, durch seinen Untersuchungsansatz folgende Fragen zu untersuchen:
- Wie groß ist der Rehabilitationsbedarf?
- Welche psychosozialen Probleme treten im Krankheitsverlauf auf?
- Welchen Effekt haben die Interventionen?

Durch Vergleich der Kölner mit der Essener Studie soll darüber hinaus für die drei Fragestellungen geprüft werden, ob sich bei den beiden psychosozialen Versorgungsansätzen unterschiedliche Effekte nachweisen lassen. Beim Vergleich von Liaisondienst und integriertem Modell ist zu erwarten, daß zahlreiche Aufgaben, die in Köln von den Mitarbeitern der psychosozialen Versorgung übernommen werden, in Essen bereits im Vorfeld von Ärzten und Schwestern bearbeitet werden. Ein Ziel der Studie ist es daher zu prüfen, inwieweit ein integrierter Arbeitsansatz sich sowohl günstiger auswirkt auf subjektive Parameter wie Stimmung oder Lebenszufriedenheit als auch auf objektive Parameter, wie Art, Anzahl und Dauer psychosozialer Interventionen.

Systematische Erfassung und Beschreibung des Rehabilitationsbedarfs

Bisher gibt es keine verläßlichen Zahlenangaben, mit denen sich die benötigte Personalkapazität zu einer adäquaten psychosozialen Versorgung belegen läßt. Zur Dokumentation der Gespräche und Interventionen wurde ein Erhebungsinstrument entwickelt, mit dem sich Art, Dauer und Inhalt jedes patientenbezogenen Gesprächs ohne großen Zeitaufwand erfassen lassen. Am Ende der Studie kann dann beschrieben werden, welcher Rehabilitationsbedarf bei der Grundgesamtheit und bei Teilstichproben besteht, und welcher Arbeitsaufwand nötig ist, um entsprechende Interventionen durchzuführen. Durch einen Vergleich der Kölner und Essener Einrichtungen, die unterschiedliche psychosoziale Versorgungsmodelle implementiert haben, soll geprüft werden, ob der Bedarf an fachspezifischen Interventionen vom Versorgungsmodell abhängig ist. Bei einem integrierten Modell, wie es in Essen realisiert ist, können sehr wahrscheinlich zahlreiche Probleme so frühzeitig durch Ärzte und Pflegepersonal bearbeitet werden, ehe die Schwierigkeiten so gravierend werden, daß sie an Spezialisten delegiert werden müssen.

Beschreibung des Krankheits- und Rehabilitationsverlaufs von Diagnosestellung an unter psychosozialen Aspekten

Da auch heute noch ein großes Informationsdefizit vorliegt, welche psychosozialen Probleme im Verlauf einer malignen Erkrankung auftreten, soll der Krankheits- bzw. Rehabilitationsverlauf unter medizinischen und psychosozialen Aspekten detailliert beschrieben und dokumentiert werden. Dabei soll untersucht werden, wie Patienten die Bedrohungen und Veränderungen infolge einer Tumorerkrankung bewältigen, und welche verhaltensmäßigen oder situativen Faktoren die Anpassung und eventuell auch den Verlauf der Krebserkrankung beeinflussen.

Evaluation der Effektivität der Interventionen

In der Regel kommen bei den in Köln und Essen behandelten Patienten auf Grund des Krankheitsbildes objektive Maße der Rehabilitation, wie z. B. die Wiederherstellung der Erwerbsfähigkeit, nicht in Frage. Die psychosozialen Rehabilitationsmaßnahmen haben daher allgemeinere Ziele, die von der Informationsvermittlung zu Krankheit und Behandlung, Unterstützung bei der Krankheitsverarbeitung, Hilfen bei Problemen mit Arbeitgebern, Maßnahmen zur Verbesserung der finanziellen oder Wohnsituation, Unterstützung bei familiären Problemen bis hin zur Sterbebegleitung reichen. Eine Einschätzung der Effektivität dieser Interventionen ist nicht leicht. Zum einen stehen keine unbehandelten Kontrollgruppen zur Verfügung, zum anderen kann der Krankheitsverlauf ständig zu neuen unerwarteten Problemen führen.

Durch Vergleich unterschiedlich betreuter Teilstichproben hinsichtlich der Ergebnisvariablen läßt sich die Effektivität der Interventionen abschätzen. Voraussetzung hierzu sind allerdings größere Stichproben, da die Patienten bezüglich der Basisdaten und intervenierender Variablen vergleichbar sein sollten. Infolge der Zusammenarbeit mit der Essener Klinik vergrößert sich nicht nur die Stichprobe, der Nachweis der Wirksamkeit der Interventionen bekommt eine größere Wahrscheinlichkeit, wenn an unterschiedlichen Kliniken gleichsinnige Effekte gefunden werden.

Untersuchungsdesign

Stichprobe

In die Studie eingeschlossen werden diejenigen Patienten, bei denen:
- eine Tumorkrankheit erstmals diagnostiziert wurde;
- die primäre Therapiemodalität Chemotherapie ist;
- die Therapie überwiegend unter stationären Bedingungen stattfindet.

Die Selektion ist demnach unabhängig vom Bedarf nach psychosozialen Interventionen, von der tatsächlichen Unterstützung durch die Mitarbeiter der psychosozialen Versorgung und der Bereitschaft der Patienten, Selbsteinschätzungsbögen auszufüllen.

Erhebungsmethodik

Im Rahmen der Planungsphase wurden Dokumentationsinstrumente entwickelt, die sich durch folgende Merkmale auszeichnen:
- Die meisten Dokumentationsinstrumente werden wiederholt in relativ kurzen Abständen eingesetzt.
- Die Dokumentation wird überwiegend von den Mitarbeitern der psychosozialen Versorgung durchgeführt, um die Belastung der Patienten möglichst gering zu halten.

Im folgenden soll das Zeitraster dargestellt werden, in dem die im Studienhandbuch ausführlich beschriebenen Untersuchungsinstrumente eingesetzt werden.

Meßzeitpunkte und Instrumente der Fremdeinschätzungen

Eingangsuntersuchung
Zu Beginn der Behandlung werden für jeden Patienten soziodemographische Variable sowie der medizinische und psychosoziale Status erhoben. Mit dem Kölner halbstrukturierten Leitfaden zur Durchführung eines Erstinterviews bei onkologischen Patienten der Akutversorgung wurde ein Instrument entwickelt, das auch ungeübte Interviewer in die Lage versetzt, ein Gespräch zu führen, das einen guten Kontakt zum Patienten herstellt, durch das sich der Patient in seinen Problemen verstanden fühlt, und das den Interviewer zu einem fundierten Kenntnisstand über verschiedenste für onkologische Patienten wichtige Aspekte verhilft. Inhaltlich wurde der Leitfaden so konzipiert, daß thematisch ein Bogen gespannt wird von der Wahrnehmung erster Krankheitsanzeichen über die Umstände und das Erleben der Diagnosemitteilung bis hin zu Erwartungen an die bevorstehende Therapie und den subjektiven Krankheitsvorstellungen des Patienten. In einem zweiten Teil wird das Gespräch dann auf die soziale Situation und im weiteren auf die dem Patienten zur Verfügung stehende soziale Unterstützung gelenkt. Die krankheitsinduzierte Belastung der Familie bzw. krankheitsbedingte Veränderungen im Bereich der Partnerschaft und Familie ergibt sich als weiteres Thema. Anschließend werden die berufliche Situation und mögliche Auswirkungen der Krankheit, auch im Hinblick auf finanzielle Veränderungen, angesprochen. Eine Zusammenstellung der Lebensveränderungen, die im Zuge einer schweren körperlichen Erkrankung potentiell auftreten können, und über Zukunftsperspektiven schließt das Erstgespräch ab. Die Dokumentation erfolgt überwiegend durch das Ankreuzen vorgegebener Antwortkategorien. In den Fällen, in denen eine Vorstrukturierung nicht sinnvoll erschien, ist eine freie Dokumentation vorgesehen.

Regelmäßige 14tägige Patientenbeurteilung
Alle Patienten werden in 14tägigen Abständen durch die Mitarbeiter der psychosozialen Versorgung hinsichtlich psychischem und körperlichem Befinden sowie Strategien der Krankheitsverarbeitung eingeschätzt. Zu Zwecken einer Erhebung des Bedarfs nach psychosozialen Rehabilitationsmaßnahmen wird das aktuelle Ausmaß der Probleme des Patienten in verschiedenen Lebensbereichen und auch sein Bedarf nach spezifischen Interventionsmaßnahmen beurteilt. Ferner werden die Lebensbereiche angegeben, auf deren Verbesserung zwischenzeitlich erfolgte Interventionen abzielten, und die Qualität der Beziehung zwischen Patient und Betreuer eingeschätzt.

Ausführliche Fremdbeurteilung in 2monatigen Abständen
Innerhalb einer Therapie, die im Durchschnitt etwa 8 Monate dauert, sollen möglichst alle Patienten insgesamt 4mal ausführlich befragt werden. Leider ist es nicht möglich, dazu ein festes Zeitraster von zwei Monaten vorzugeben. Zum Untersuchungszeitpunkt sollen nämlich alle Patienten in einer vergleichbaren Behandlungssituation sein. Ursprünglich war geplant, die Untersuchungen zu den Restaging-Zeitpunkten durchzuführen. Wir haben davon abgesehen, da die Patienten vor dieser Kontrolluntersuchung häufig sehr beunruhigt sind. Im Anschluß daran verlassen sie nicht selten sehr rasch die Klinik und stehen daher nicht mehr zur Verfügung. Als Untersuchungszeitpunkt haben wir statt dessen das Ende der ersten Behandlungswoche eines Therapiezyklus gewählt, da zu diesem Zeitpunkt einerseits eine Adaptation an die Therapie stattgefunden hat und sich andererseits die Chemotherapie körperlich noch nicht gravierend auswirkt. Das Zeitraster ist abhängig davon, welches Therapieschema eingesetzt wird. Daher müssen die Untersuchungszeitpunkte für jeden Patienten individuell festgelegt werden.

Zu diesen Zeitpunkten erfolgen die medizinische Dokumentation des Therapieverlaufs, die Beurteilung der aktuellen sozioökonomischen Situation und wichtiger lebensverändernder Ereignisse sowie eine Einschätzung der Krankheitsbewältigung nach einem ausführlichen Copinginterview nach Heim et al. (1985).

Systematische Beurteilung jedes patientenbezogenen Gesprächs
Ziel der Gesprächsdokumentation ist neben der Erfassung der äußeren Rahmenbedingungen, unter denen der Patientenkontakt stattfand, die Erfassung von inhaltlichen Aspekten des Gesprächs. Zudem werden die Gesprächsdauer, erfolgte Vor- oder Nachbesprechungen sowie das psychische und körperliche Befinden des Patienten zum Zeitpunkt des Kontakts dokumentiert.

Meßzeitpunkte und Instrumente der Selbstbeurteilung

Wöchentliche Selbsteinschätzung
Ziel des Fragebogens zum Befinden ist es, in Ergänzung zur 14tägigen Fremdbeurteilung der Patientenbetreuung, wesentliche Dimensionen des körperlichen und psychischen Zustandes des Patienten, das Ausmaß sozialer Unterstützung sowie eine globale Beurteilung der Lebensqualität in kürzeren, wöchenlichen Abständen

per Selbsteinschätzung zu erheben. Als zeitökonomisches Verfahren bot sich eine Messung mittels linearer Analogskalen an, die sich zur Erfassung verschiedenster Aspekte der Lebensqualität onkologischer Patienten bewährt haben.

Ausführliche Selbstbeurteilung in 2monatigen Abständen
Nach Diagnosestellung und Erstkontakt sowie zu den oben dargestellten Zeitpunkten der ausführlichen Fremdbeurteilung füllen die Patienten, die dazu bereit sind, eine Beschwerdenliste nach v. Zerssen (1976) und den Quality of Life Kernfragebogen der EORTC (Aaronson 1986) aus. Weiterhin werden eine Kurzskala zur Erfassung der sozialen Situation (UCLA-Loneliness Scale nach Russel et al. 1980) und die Fragen zur Lebenszufriedenheit FLZ nach Henrich et al. (1987, unveröffentlicht) eingesetzt.

Auswertungsstrategie

Die Vielzahl der verwendeten Erhebungsinstrumente, die zum größten Teil wiederholt eingesetzt werden, erfordert von vornherein ein flexibles Datenbankprogramm, um die Daten zu speichern und mit Hilfe geeigneter Retrievalprozeduren für Statistikprogramme wie SPSS oder BMDP zusammenzustellen. In zurückliegenden Forschungsprojekten haben wir dabei gute Erfahrungen mit dem Scientific-Information-Retrieval-System SIR gemacht. Für die vorliegende Studie wurde eine fallweise organisierte Datenbank definiert, in der die einzelnen Untersuchungs- und Dokumentationsinstrumente Records bilden. Dies sei am Beispiel der Gesprächsdokumentation verdeutlicht, da hierbei die bei weitem meisten Erhebungsbögen anfallen, für die es zudem keine festen Erhebungszeitpunkte gibt: Jedes patientenbezogene Gespräch wird hinsichtlich Gesprächspartnern, Gesprächsdauer, Dauer der Vor- und Nachgespräche, Gesprächsinhalt sowie Art der Interventionen von den psychosozialen Betreuern dokumentiert. Innerhalb des Datenbankprogramms werden diese Informationen nach Patientennummer, Woche und Tag nach Diagnosestellung sortiert abgelegt. Für die anschließenden Auswertungsschritte lassen sich aus diesen Informationen sehr leicht aggregierte Variable bilden, wie z. B. Anzahl der Gespräche pro Behandlungsmonat, Art der Interventionen zu Diagnosestellung und während der weiteren Behandlungszyklen, wöchenliche Patientenbeurteilungen oder Betreuungsbedarf während unterschiedlicher Krisen im Behandlungsverlauf. Diese aggregierten Variablen können zusammen mit weiteren Variablen aus den anderen Erhebungsinstrumenten zu Selbst- und Fremdeinschätzungen oder Merkmalen der medizinischen Verlaufsdokumentation zusammengestellt werden und unmittelbar als Systemdateien den Statistikprogrammen zur weiteren Auswertung übergeben werden. Der weitere Vorteil dieses Datenbankprogramms besteht darin, daß es in gleichwertigen Versionen auf unterschiedlichsten Rechnern und Betriebssystemen verfügbar ist und somit der Datenaustausch mit anderen Projekten sichergestellt werden kann.

Da relativ viele Messungen anfallen, die zudem durch krankheits- und behandlungsbedingte Umstände unvorhersehbar unterbrochen sein können, ergeben sich besondere Anforderungen an das Auswertungsdesign. Vor einer endgültigen

Festlegung des Auswertungsdesigns sollen die Befunde zunächst in Tabellen bzw. Graphiken (Verlaufskurvenscharen) dargestellt werden. Anhand dieser deskriptiven Analysen können dann die Voraussetzungen für Datenreduktionen, Parametrisierungen und vergleichende Statistiken geprüft werden.

Literatur

Aaronson NK (1986) Development of a core quality of life questionaire for use in cancer clinical trials. EORTC-study group on Quality of life. Protocol 15861. Approved by PRC

Heim E, Augustiny KF, Bürfki C, Schaffner L, Valach L (1985) Manual zur Erfassung der Krankheitsbewältigung: Berner Bewältigungsformen. Psychiatrische Universitätsklinik, Bern

Kleeberg UR (1981) Probleme bei der onkologischen Krankenversorgung durch den niedergelassenen Arzt. Hamburger Ärztebl 10

Muck C, Thomas W, Rudolph R et al. (1988) Implementierung und Evaluation von psychosomatischen Rehabilitationsmodellen im Rahmen der internistischen Akutversorgung von Krebskranken. Studienhandbuch zur Pilotphase

Russel D, Peplau LA, Cutrona CE (1980) The revised UCLA-loneliness scale: Concurrent and discriminant validity evidence. J Pers Soc Psychol 39:472–480

Stegie R, Mödinger H-J (1986) Methodenkritische Analyse deutschsprachiger empirischer Forschungsarbeiten (1975–1985) zu psychosozialen Auswirkungen maligner Tumoren. Psychologisches Institut Freiburg in Breisgau (Forschungsbericht, Nr. 34)

Zerssen D von (1976) Die Beschwerdenliste – Manual. Beltz, Weinheim

Verknüpfung von ambulanter und stationärer Behandlung durch Förderung der Beziehung zwischen Krebskranken und sozialem Umfeld im Rahmen einer onkologischen Tagesklinik

Gerhard Henrich, Almuth Sellschopp und *Manfred Beutel*

Einleitung

Die Entwicklung von neuen Behandlungsverfahren in der Onkologie hat dazu geführt, daß Krebserkrankungen heute vorwiegend chronisch verlaufen. Die Verlängerung der Lebenszeit der Patienten und die z. T. erheblichen Belastungen durch diese neue Verfahren (vor allem im Bereich der Strahlen- und Chemotherapie) haben das Interesse an der Rehabilitation Krebskranker in den vergangenen Jahren verstärkt und auf den Nachsorgebereich ausgedehnt. Dabei spielten auch die zunehmenden Erkenntnisse über die – selbst bei günstigem Krankheitsverlauf – langfristig anhaltenden psychischen Belastungen der Patienten, aber auch nahestehender Bezugspersonen eine Rolle.

Forschungsgegenstand des Münchner Teilprojekts im Rahmen des Studienverbunds mit einem stationären (Köln) und einem ambulanten Setting (Hamburg) ist die psychosoziale Versorgung von Krebspatienten in einem halbstationären Setting, in dem Zytostatikatherapien durchgeführt werden. Bei diesem Setting handelt es sich um die Münchner Interdisziplinäre Tumorpoliklinik („Tagesklinik"). Sie ist eine medizinische Modelleinrichtung der Hämatologisch-Onkologischen Abteilung der 1. Medizinischen Klinik des Klinikums rechts der Isar, verbunden mit einem psychoonkologischen Modellprojekt, das von der Robert-Bosch-Stiftung finanziert wird und der Poliklinik für Psychosomatische Medizin, Psychotherapie und Medizinische Psychologie angegliedert ist. Beide Institutionen wiederum gehören organisatorisch zur Technischen Universität München.

Die Tagesklinik mit ihrer räumlichen und personellen Anbindung an das Klinikum versucht, die Vorteile eines stationären und eines ambulanten Settings zu verbinden und die jeweiligen Nachteile zu vermeiden bzw. zu reduzieren:
- Kostenreduktion durch ambulante Behandlung,
- Verfügbarkeit eines Notfallabors und Möglichkeit der unmittelbaren stationären Aufnahme der Patienten,
- personelle Kontinuität im Übergang zwischen stationärer und ambulanter Behandlung,
- Vermeidung der Trennung von Patient und Angehörigen als Folge des stationären Aufenthalts,
- Unterstützung bei der häuslichen Pflege durch eine Onkologieschwester (geplant).

Wesentliches Merkmal der Tagesklinik ist die interdisziplinäre Zusammenarbeit eines onkologischen und eines psychosomatischen Teams mit gemeinsamer Visite, klinischer Fallkonferenz, Balintgruppe und Supervision.

Da die Idee für das Münchner Tagesklinikmodell auf ein ähnliches Projekt am Memorial Sloan-Kettering Cancer Center (MSKCC) in New York zurückgeht, sollen kurz einige relevante Ergebnisse aus dem Abschlußbericht dieses Projekts (Mor et al. 1988) referiert werden.

In einer 12-Betten–Modellstation am MSKCC (Adult Day Hospital) wurden sechs Typen von z. T. hochtoxischen, chemo- und immuntherapeutischen Behandlungen ambulant mit einer Dauer von 4–8 h durchgeführt. Ein wichtiges Zugangskriterium für Patienten war die Verfügbarkeit einer Bezugsperson, die den Betroffenen in der häuslichen Versorgung unterstützen konnte. Die medizinische Behandlung wurde durch eine spezifische individuelle Beratung im Hinblick auf die Selbstversorgung und den Umgang mit den häufig erst zu Hause auftretenden Nebenwirkungen ergänzt.

442 Krebskranke wurden zufällig der Tagesklinik oder einer stationären Behandlung zugewiesen. Wie vorhergesagt gab es keine Unterschiede zwischen ambulanter und stationärer Behandlung im medizinischen Verlauf. Darüber hinaus waren auch, z. T. konträr zu den Hypothesen, keine Unterschiede hinsichtlich Nebenwirkungen, Lebensqualität und familiärer Belastung festzustellen. Es zeigte sich aber eine durchgängig höhere Behandlungszufriedenheit in der Tagesklinik und eine gute Akzeptanz der Einrichtung unter den Onkologen des Cancer Centers. Als Hauptergebnis benennen die Autoren erheblich niedrigere Kosten (25–30%) bei der ambulanten Behandlung.

Den Hauptanstoß für die amerikanische Studie hatten Kostenüberlegungen gegeben, insbesondere die Verpflichtung der Klinik zur Kostenreduktion, und es ging daher darum, die Gleichwertigkeit und Verträglichkeit der chemotherapeutischen Behandlung in einem Tagesklinik-Setting nachzuweisen.

Im folgenden sollen Fragestellung unseres Projekts, das Setting der Tagesklinik und das psychosoziale Versorgungskonzept, das Studiendesign und die mit dem Forschungsthema verbundenen Probleme dargestellt werden.

Fragestellungen

Ein wesentlicher Grund für die Verlagerung der onkologischen Behandlung von einem stationären in ein ambulantes Setting ist die Vermeidung der psychosozialen Belastungen, die infolge einer längeren Hospitalisierung des Patienten und damit der Trennung von den Angehörigen entstehen können. Die Beziehung zwischen Patient und sozialem Umfeld, die während der stationären Behandlung häufig weitgehend ausgeklammert wird, gerät im ambulanten Setting stärker in das Blickfeld.

Aus einer Reihe von Studien sind inzwischen wichtige Belastungsbereiche für das soziale Umfeld Krebskranker bekannt:
- Bei den sozialen Bezugspersonen des Patienten werden Depressionen, Ängste und psychosomatische Beschwerden beschrieben, die nahezu das gleiche Ausmaß wie beim Patienten annehmen (z. B. Cassileth et al. 1985; Baider u. Sarell 1984). Dies betrifft auch die Kinder Krebskranker.
- Beschrieben werden auch z. T. erhebliche Probleme und Defizite in der Kommunikation, v. a. in der Rezidiv- und Terminalphase (Krant u. Johnston

1977/78). Als besonders problematisch für den Umgang mit Belastungen erweisen sich eine verminderte Konfliktverarbeitungsfähigkeit innerhalb der Familie, ausgeprägte Verleugnungstendenzen und mangelnde Offenheit in der Kommunikation (Buddeberg 1985; Spiegel et al. 1983).
- Die häusliche Pflege Schwerkranker kann erhebliche Belastungen aufwerfen (Hinds 1985; Wellisch et al. 1983).
- In den Beziehungen zum weiteren sozialen Umfeld treten erhebliche Belastungen und Verunsicherungen auf (Cooper 1984; Krant u. Johnston 1977/78).

Daraus resultiert die Forderung nach psychologischen Betreuungskonzepten, die sich stärker an den Bedürfnissen der Familien Krebskranker orientieren. Das Schwergewicht unseres psychosomatischen Modells liegt daher auf der Entwicklung und Erprobung von Interventionen, die die Beziehung zwischen Krebskranken und ihrem sozialen Umfeld fördern.
Daher stehen folgende Aufgaben im Vordergrund:
- Feststellung des Bedarfs an spezifischer psychosozialer Unterstützung,
- Beschreibung der Belastungen der Patienten und ihrer Angehörigen als Grundlage für die Entwicklung von Indikationskriterien für psychosoziale Interventionen,
- Bewertung der Wirksamkeit des Settings „Tagesklinik" und der angebotenen Maßnahmen.

Setting der Tagesklinik und psychosoziale Versorgung[1]

Abbildung 1 gibt einen Überblick über die organisatorische Einbindung der Tagesklinik in das Klinikum rechts der Isar München.
Die Tagesklinik ist Teil des Klinikums, das 14 Kliniken bzw. Abteilungen, 52 Stationen und ca. 1200 Betten umfaßt. Die Patienten werden vorwiegend aus den hämatologischen, chirurgischen, gynäkologischen und radiologischen Abteilungen zugewiesen und zeigen ein breites Spektrum an Diagnosen. In der Tagesklinik sind auf der medizinischen Seite zwei Assistenzärzte und zwei Schwestern mit langjähriger Erfahrung auf onkologischen Stationen ganztags tätig. Der psychosoziale Bereich wird vertreten von einer Ärztin in psychotherapeutischer Zusatzausbildung und einer Sozialarbeiterin mit gesprächstherapeutischer Ausbildung.
Die Aufnahme eines Patienten in die Tagesklinik setzt einen für die ambulante Chemotherapie ausreichenden Allgemeinzustand und die erforderliche Kooperationsbereitschaft voraus. Von den 93 Patienten der ersten 10 Monate waren 58% Frauen und 42% Männer, das Durchschnittsalter betrug bei den Frauen 51, bei den Männern 59 Jahre. Ein sehr hoher Prozentsatz der Patienten befand sich in einem fortgeschrittenen Krankheitsstadium, über 90% der Patienten mit soliden Tumoren wiesen Metastasen auf.
Jeder Patient wird unmittelbar im Anschluß an das Aufnahmegespräch mit dem Onkologen von einem Mitarbeiter des psychosozialen Teams zu einem Erstgespräch

---

[1] Unter Mitarbeit von Dr. med. K. Schanzer und A. Hefele, Sozialarbeiterin.

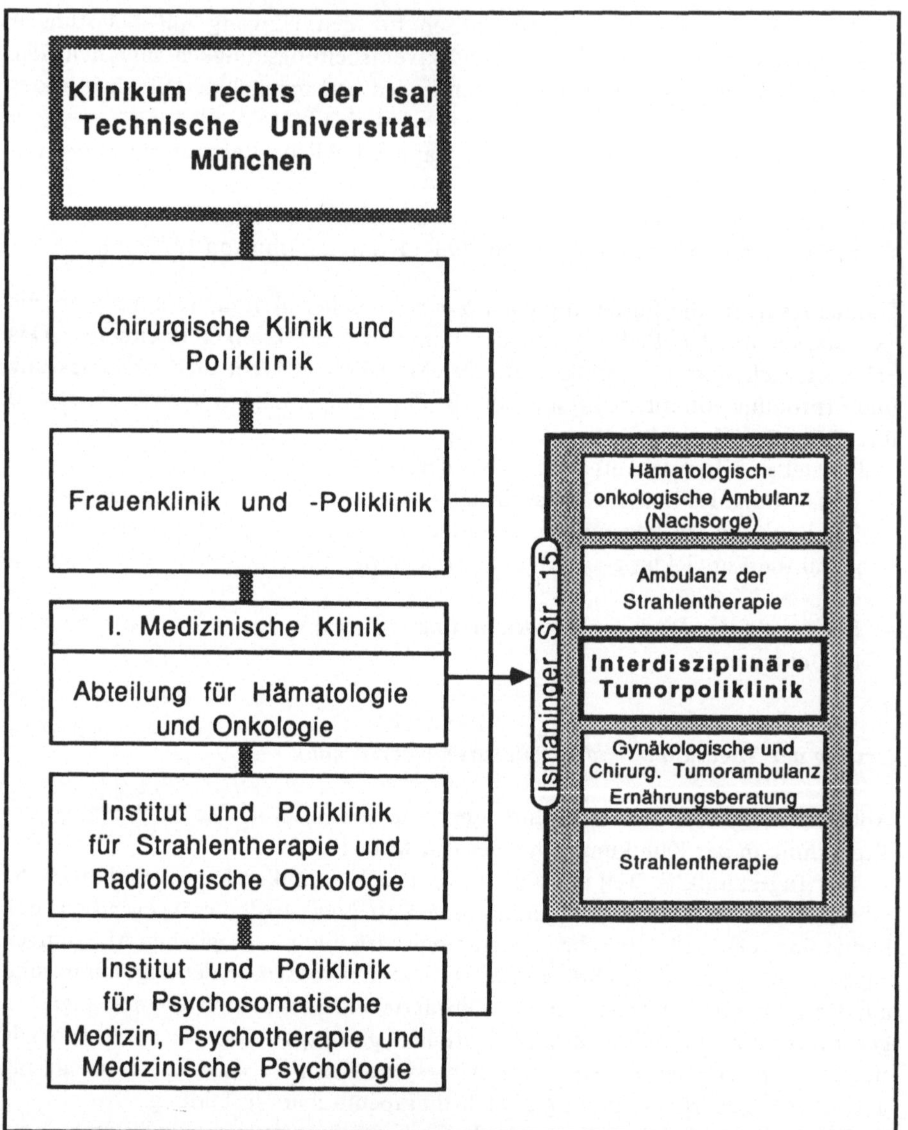

Abb. 1. Einbindung der Tagesklinik in das Klinikum rechts der Isar

eingeladen, das neben dem gegenseitigen Kennenlernen und der Vorstellung unseres Versorgungskonzepts der ersten Datenerhebung dient. Am Ende des Gesprächs wird versucht, einen Termin für ein Paar- und Familiengespräch zu vereinbaren, was in etwa der Hälfte der Fälle möglich ist. Ärztin und Sozialarbeiterin stehen dann im Verlauf der Behandlung in der Tagesklinik jedem Patienten und Angehörigen für weitere Gespräche nach eigener Initiative zur Verfügung (als Krisenintervention, supportive Therapie, Kurzpsychotherapie oder psychologische Beratung). Hieraus ergeben sich fakultativ Langzeitbetreuungen, die auch als Sterbebegleitung und Hinterbliebenenbetreuung fortgesetzt werden können. Dabei wird immer angestrebt, auch die Kinder der Patienten mit einzubeziehen, was viel Motivationsarbeit erfordert und bis jetzt nur in wenigen Fällen gelingt. Ein Schwerpunkt der Arbeit ist die sozialrechtliche Beratung und Hilfestellung, die von vielen Patienten in Anspruch genommen wird. Großes Interesse besteht außerdem an den regelmäßigen Gesprächsgruppen (insbesondere bei Frauen), den Entspannungsgruppen und den in halbjährigem Abstand stattfindenden Familien- bzw. Paarwochenenden.

Studiendesign

Ein experimentelles Design zur Beantwortung der Fragestellung ist aus vielen Gründen praktischer und ethischer Art nicht denkbar. Bei der Entwicklung des Designs und der Meßverfahren traten einige Probleme und Besonderheiten auf, die im folgenden zusammen mit den von uns gewählten Lösungen dargestellt werden.

Zielpopulation

Da die Zuweisung der Patienten aus verschiedenen Abteilungen des Klinikums erfolgt, ist die Zielpopulation der Studie nicht auf eine oder einige wenige Tumorarten beschränkt, sondern die typische Klientel dieses halbstationären Settings. Andere als medizinische Ausschlußkriterien werden aus praktischen Überlegungen (Erreichen einer ausreichend großen Fallzahl) und ethischen Gründen (Angebot für alle Patienten) nicht angewendet. In der Tagesklinik werden zur Zeit 100–120 Patienten im Jahr neu aufgenommen, so daß wir über die 3 Jahre der Datenerfassung mit einer Stichprobengröße von etwa 300 rechnen.

Meßzeitpunkte

Im Vergleich zu den klassischen Studiendesigns der Therapieforschung mit Prä-, Post- und Follow-up-Messungen in Abhängigkeit von der durchgeführten Therapie war die Festlegung der Meßzeitpunkte bei der geplanten Studie schwierig, weil die therapeutischen Maßnahmen in den seltensten Fällen (nur bei ca. 10% der Patienten) kurativ indiziert sind und daher ein „Post"zeitpunkt nicht definiert ist.

Hinzu kommt, daß die verschiedenen Krebsdiagnosen in der Tagesklinik unterschiedliche Chemotherapieprotokolle erfordern, die sich über unterschiedliche Zeiträume erstrecken. Feste Meßtermine (etwa in monatlichen Abständen) hätten zur Folge, daß die Datenerhebung bei verschiedenen Patienten zu verschiedenen Zeitpunkten vor, während und nach der Chemotherapie erfolgt, was eine Vergleichbarkeit der Daten und Interpretation der Ergebnisse unmöglich macht.

Auch die Orientierung der Meßzeitpunkte an den Zyklen der Chemotherapie (jeweils im freien Intervall zwischen zwei Zyklen) erwies sich wegen der zu großen Variation der Zyklusdauer als nicht durchführbar. Aus diesem Grund wurde festgelegt, die Zeitpunkte für die medizinische und die psychosoziale Datenerhebung mit den Zwischen- oder Abschlußuntersuchungen („stagings") der Chemotherapie zu koppeln, die etwa alle zwei oder drei Monate während bzw. nach Beendigung der Therapie durchgeführt werden. Diese Termine werden bereits zu Beginn der Chemotherapie festgelegt; eventuelle Änderungen des Zeitplans und die Gründe dafür werden erfaßt.

Kontrollgruppen

In Therapiestudien ist die Kernfrage, welche Maßnahme bei welchen Patienten welche Wirkung hat. Die Beantwortung dieser Frage erfordert einen experimentellen Versuchsplan mit randomisierter Zuweisung der Patienten zu verschieden Maßnahmen(kombinationen) bzw. zu unbehandelten Kontrollgruppen. In dem Setting der Tagesklinik ist ein solches Vorgehen aus praktischen und ethischen Gründen nicht möglich. Zudem darf das Setting insgesamt als Wirkfaktor nicht vernachlässigt werden, der nur über externe Kontrollgruppen zu kontrollieren ist.

Diese externen Stichproben werden „vor Ort" in den zuweisenden Abteilungen rekrutiert, wobei für bestimmte Diagnosegruppen und unter Berücksichtigung der medizinischen Erfordernisse die Möglichkeit einer Randomisierung der Zuweisung zur Tagesklinik oder stationären Therpie überprüft wird, um einen „bias" durch die zuweisenden Ärzte zu vermeiden. Erweist sich eine Randomisierung als nicht möglich, sollen die Stichproben bei der Auswertung nach Alter, Geschlecht, Diagnose, Krankheitsstadium und Prognose parallelisiert werden. Kriterium für die Aufnahme eines stationären Patienten in die Kontrollgruppe (bzw. in die Randomisierung) ist ein Karnofsky-Index von 60% oder höher.

Für die Überprüfung der Wirksamkeit einzelner psychosozialer Maßnahmen sollen Unterstichproben der Tagesklinikpatienten gebildet werden, die die angebotenen Maßnahmen in unterschiedlichem Ausmaß in Anspruch nehmen. Die Vergleichbarkeit dieser Stichproben (hinsichtlich der Eingangsmessungen) muß kontrolliert werden.

Meßverfahren

Die im Rahmen der Studie erfaßten Meßgrößen werden im folgenden in Bedingungs-, intervenierende und Kriteriumsvariablen unterteilt.

Bedingungsvariablen
Unter Bedingungsvariablen werden Meßgrößen verstanden, die einen Patient bzw. dessen Angehörigen zu Beginn des Untersuchungszeitraums kennzeichnen (soziodemographische Angaben, medizinischer und psychosozialer Status). Sie dienen einerseits zur Beschreibung der Stichproben, andererseits wird im Rahmen der Fragestellung ihre Eignung als Prognosevariable für den Krankheitsverlauf überprüft.

Intervenierende Variablen

Als „Störvariable" im Rahmen der Studie werden Variablen bezeichnet, die neben den in Frage stehenden Merkmalen des Settings und den psychosozialen Maßnahmen einen Einfluß auf den Krankheitsverlauf haben. Dazu zählen z. B. Lebensereignisse, zusätzliche Krankheiten oder – wenn der Effekt der psychosozialen Maßnahmen allein untersucht werden soll – die Variation der medizinischen Therapie.

Unter intervenierenden Variablen im engeren Sinn sind einmal die Merkmale des Settings zu verstehen, die auf alle Patienten der Tagesklinik gleichermaßen „einwirken", andererseits die spezifischen psychosozialen Maßnahmen, die zwar allen Patienten angeboten werden, die aber von seiten der Patienten in unterschiedlichem Ausmaß in Anspruch genommen werden.

Kriteriums- oder Zielvariablen

Die Kriteriums- oder Zielvariablen werden eingesetzt, um einerseits den Einfluß des Settings „Tagesklinik" auf den Krankheitsverlauf und andererseits die Effekte der psychosozialen Interventionen innerhalb der Tagesklinik zu bewerten. Globales Ziel des ambulanten Settings und der angebotenen rehabilitativen Maßnahmen ist es, kurz- und langfristig Beeinträchtigungen des Patienten durch die Erkrankung (und die Zytostatikatherapie) zu vermeiden bzw. zu minimieren. Da die möglichen Beeinträchtigungen sowohl körperlicher als auch seelischer Natur sind und sich auf verschiedene Lebensbereiche erstrecken (wie z. B. Beruf, Haushalt, Freizeit, Partnerschaft oder Familie), ist es notwendig, die Zielerreichung mit verschiedenen Meßverfahren und auf verschiedenen Meßebenen zu überprüfen.

In unserem Projekt werden sowohl objektive wie subjektive Parameter des körperlichen und psychischen Zustands des Patienten und seines Partners erfaßt, und es werden Selbst- und Fremdratings eingesetzt. Zu den objektiven Variablen gehören z. B. die Laborwerte der medizinischen Dokumentation oder die Erwerbsfähigkeit des Patienten zum letzten Meßzeitpunkt, zu den subjektiven die Veränderungen der Beziehungen in der Familie und im weiteren sozialen Umfeld. Die erfaßten Inhalte umfassen außerdem die Wirkung und Nebenwirkung der Chemotherapie, die Belastung durch Erkrankung und Behandlung, das psychische Befinden, Beschwerden und Medikamentenkonsum, die körperliche und geistige Funktionsfähigkeit und die Zufriedenheit in verschiedenen Lebensbereichen.

Die eingeschränkte Belastbarkeit der Patienten in dem fortgeschrittenen Krankheitsstadium unmittelbar vor oder während der Chemotherapie auf der einen Seite und die Vielzahl der interessierenden Meßinhalte auf der anderen Seite hat es erforderlich gemacht, auf den Einsatz von „fertigen", meist umfangreichen Fragebogen weitgehend zu verzichten und spezifische Meßinstrumente zu entwickeln. Die Datenerhebung erfolgt in Form von Interviews, die ein klinisches Fremdrating der Belastung, der Problembereiche und der Krankheitsverarbeitung einschließen, und von Fragbogen für die Patienten und deren Partner.

Tabelle 1 gibt einen Überblick über die Inhalte, die zu Beginn, im Verlauf und am Ende des Meßzeitraums erfaßt werden, Tabelle 2 zeigt die Form ihrer Operationalisierung und die Art der Datenerhebung als Selbst- oder Fremdrating.

Tabelle 1. Inhalte der Datenerhebung

	Aufnahme	Verlauf	Ende
Arzt	Diagnose Klassifikation Krankheitsstadium Vorbehandlung Prognose körperlicher Zustand Therapieplanung	Therapiemaßnahmen Therapieerfolg Nebenwirkungen Verlaufsbeurteilung körperlicher Zustand Therapieplanung	Therapiemaßnahmen Therapieerfolg Nebenwirkungen Verlaufsbeurteilung körperlicher Zustand
Psycho- soziales Team	Sozialanamnese Diagnose, Beschwerden, Vorbehandlung Veränderungen im Leben subjektive Kranheits- ursachen Krankheitsbewältigung Probleme mit – Familie, Partner- schaft – Freizeit, Freunden – Beruf, Arbeit usw. Zukunftsperspektiven Therapiebedarf und -motivation psychisches Befinden	Interventionen nach – Teilnehmer – Initiative – Ort – Form, Art – Inhalt Rating des – psychischen Befindens – körperlichen Zustands	Kranheitsbewältigung Veränderungen in den Problembereichen psychisches Befinden
Patient	soziodemographische Daten Erkrankung, Vorbehand- lung, Belastung psychisches Befinden körperliche Verfassung Veränderungen im Leben Belastung von Partner und Familie soziale Unterstützung Erwartungen an die Behandlung Lebenszufriedenheit Krankheitsverarbeitung Beschwerden, Medika- mentenkonsum	Nebenwirkungen der Chemotherapie Belastung Umgang mit den Beschwerden psychisches Befinden körperliche Verfassung Veränderungen im Leben soziale Unterstützung Lebenszufriedenheit	psychisches Befinden körperliche Verfassung Veränderungen im Leben soziale Unterstützung Lebenszufriedenheit Krankheitsverarbeitung Beschwerden, Medika- mentenkonsum Beurteilung der Tagesklinik
Partner (Familie)	soziodemographische Daten Veränderungen im Alltag eigene Belastung, Belastung der Kinder soziale Unterstützung Lebenszufriedenheit Verarbeitung d. Belastung Beschwerden, Medika- mentenkonsum	Belastung der Familie durch Krankheit und Therapie soziale Unterstützung Lebenszufriedenheit	Veränderung im Alltag Belastung der Familie soziale Unterstützung Lebenszufriedenheit Verarbeitung der Belastung Beschwerden, Medika- mentenkonsum Beurteilung der Tagesklinik

Tabelle 2. Übersicht über die Erhebungsinstrumente und die Form des Einsatzes (Selbst- bzw. Fremdrating)

	Selbstrating		Fremdrating
	Patient	Partner	
1. „Karteikarte"			X
2. Gesprächsdokumentation			X
3. Medizinische Dokumentation			X
4. Erstgespräch und Ratings			X
5. Ratings zum Paar-/Familiengespräch			X
6. Fragebogen für den Patienten	X		
7. Fragebogen für den Partner		X	
8. Beschwerdenliste	X	X	
9. Fragen zur Krankheitsverarbeitung	X	X	
10. Fragen zur Lebenszufriedenheit	X	X	

Ein Problem, das sich während der Planungsphase ergab und die Durchführbarkeit des Projekts in Frage stellte, war die chronische Überlastung der onkologischen Ärzte, was die Erfassung der medizinischen Daten der Patienten (Diagnose, Krankheitsstadium, Prognose, körperlicher Zustand, Beschwerden, Nebenwirkungen der Chemotherapie) in der erforderlichen Form unmöglich machte. Aus diesem Grund wurde für die Hauptphase des Projekts eine zusätzliche halbe Stelle für einen Arzt mit onkologischer Erfahrung beantragt, der für die medizinische Dokumentation der Patienten der Tagesklinik und der Kontrollgruppe verantwortlich ist.

Zusammenfassend ist die Studie als prospektive, nicht- oder teilrandomisierte Beobachtungsstudie zu beschreiben, die durch die Kontrolle der Eingangs- und der intervenierenden Variablen und durch Veränderungsmessungen gekennzeichnet ist. Die Probleme, die sich im Verlauf der Planungsphase gezeigt haben und wohl typisch für Forschungsvorhaben im Rahmen der klinischen Versorgung sind, erfordern auch in der geplanten Studie Kompromisse zwischen den Zielvorstellungen der Forschung und klinischen Versorgungsgesichtspunkten.

Die Erfahrungen aus der Planungsphase zeigen auch, daß es eine Lücke zwischen dem (fremdeingeschätzten) Bedarf an psychosozialer Hilfe und der Inanspruchnahme der entsprechenden Angebote durch Patienten und Angehörige gibt. Die Frage, wie die als „bedürftig" eingeschätzten Patienten zur Annahme der Hilfe motiviert werden können und ob sie dann auch tatsächlich von den Maßnahmen profitieren, ist ein Thema der Studie. Ein weiteres Ziel ist es, diejenigen Variablen bei Patienten oder Angehörigen zu identifizieren, die eine eher ungünstige Krankheits- bzw. Belastungsverarbeitung vorhersagen. Diese Indikationskriterien für psychosoziale Unterstützung können sowohl Merkmale der Person (wie Einstellung zur Erkrankung oder eingesetzte Bewältigungsstrategien) als auch Variable des Umfelds sein (wie Verfügbarkeit von sozialen und anderen Ressourcen).

Bezüglich der Bewertung des Settings „Tagesklinik" im Vergleich zur stationären Behandlung wird der Nachweis angestrebt, daß die ambulante Behandlung und die psychosozialen Angebote sich günstig auf die Krankheitsbewältigung und die Verträglichkeit der Chemotherapie auswirken. Wir erwarten, daß die Patienten der Tagesklinik z. B. weniger durch Nebenwirkungen und Beschwerden belastet sind, ein besseres psychisches Befinden zeigen und zufriedener mit Aspekten des sozialen Umfelds sind. Bei dem Vergleich der Patienten bzw. Angehörigen mit und ohne psychosoziale Betreuung innerhalb der Tagesklinik wird ein positiver Effekt der Maßnahmen ebenfalls auf die subjektiven Parameter der Krankheits- und Belastungsverarbeitung und des Wohlbefindens erwartet.

Literatur

Baider L, Sarell M (1984) Couples in crisis: Patient-spouse differences in perception of interaction patterns and the illness situation. Fam Ther 11:115–122

Buddeberg C (1985) Ehen krebskranker Frauen. Urban & Schwarzenberg, München

Cassileth BR, Lusk EJ, Strouse TB, Miller DS, Brown L, Cross PA (1985) A psychological analysis of cancer patients and their next-of-kin. Cancer 55:72–76

Cooper ET (1984) A pilot study on the effects of the diagnosis of lung cancer on family relationships. Cancer Nurs 7:301–308

Hinds C (1985) The needs of families who care for patients with cancer at home: Are we meeting them? J Adv Nurs 10:575–581

Krant MJ, Johnston L (1977/78) Family members' perception of communications in late stage cancer. Int J Psychiatry Med 8:203–216

Mor V, Stalker MZ, Gralla R et al. (1988) Day hospital as a alternative to inpatient care for cancer patients: A random assignment trial. J Clin Epidemiol 41:771–785

Spiegel D, Bloom JR, Gottheil E (1983) Family environment as a predictor of adjustment to metastatic breast carcinoma. J Psychosoc Oncol 1:33–44

Wellisch DK, Fawzy FI, Landsverk J, Pasman RO, Wolcott DL (1983) Evaluation of psychosocial problems of the home-bound cancer patient: The relationship of disease variables of patients to family problems. J Psychosoc Oncol 1:1–15

Der Krebskranke in seiner Familie: wechselseitige Belastung und Unterstützung. Psychosoziale Bedingungen und Auswirkungen ambulanter Tumortherapie

Karl-Heinz Schulz, Margit von Kerekjarto, Holger Schulz, Ottmar Schulz und *Gabriele Kastner*

Einleitung

Forschungsgegenstand des Hamburger Teilprojekts im Rahmen des Studienverbunds mit einem stationären (Köln) und einem teilstationären Setting (München) ist die psychosoziale Situation ambulant behandelter Tumorpatienten und ihrer Familien.

Durch die Ausweitung der onkologischen Behandlungsindikationen, die Zunahme der Behandlungsdauer und die Verbesserung von Überlebensrate und Überlebensdauer und auch durch die Zunahme der Älteren in der Altersstruktur der Bevölkerung nimmt die Zahl der behandlungsbedürftigen Tumorpatienten ständig zu (Kleeberg 1981).

Die skizzierte Entwicklung führte zur Ausweitung des Bedarfs an onkologischen Versorgungseinrichtungen und weiteren onkologischen Spezialleistungen sowie zur Ausweitung des Pflegepotentials und Pflegebedarfs für Tumorpatienten.

Demgemäß forderte Gallmeier (1978) die Schaffung bürgernaher Therapieeinrichtungen, da die Einrichtung weniger großer Tumorzentren an Universitäten zwar für Forschung und Lehre notwendig, aber für die Versorgung der Gesamtbevölkerung ungeeignet sei. Dieser Entwicklung wurde mit der Einführung von onkologischen Schwerpunktpraxen begegnet.

Dies hatte verschiedene positive Aspekte für die Patienten, denn nach Senn (1983) möchte ein Großteil der Tumorpatienten möglichst ambulant betreut werden bzw. zu Hause bleiben können und den Hausarzt nicht wechseln müssen. Durch die ambulante onkologische Therapie hält sich die Dauer der durch Diagnostik und Intensivtherapie bedingten Trennung von der Familie in Grenzen. Damit wird dem Wunsch der meisten Tumorpatienten entsprochen und einem ihrer zentralen Probleme entgegengewirkt: der sozialen Isolierung (Verres 1986), die durch wiederholte langfristige Klinik- und Kuraufenthalte gebahnt wird. Durch die frühzeitige Wiedereingliederung des Patienten in Familie und Arbeitswelt werden die sozialen Beziehungen des Patienten zu Familie, Freundeskreis und Arbeitskollegen weniger stark beeinträchtigt und können leichter und länger erhalten bleiben. Der Diskussion um eine höhere Lebensqualität angesichts einer unheilbaren Krankheit und über humaneres Sterben, dem Wunsch nach einem würdevollen Tod im Kreise der Familie wird durch die Etablierung onkologischer Schwerpunktpraxen entsprochen.

Diese Form der Versorgung onkologischer Patienten kommt den Überlegungen zu einer Verlagerung kostspieliger Pflegeleistungen öffentlicher Einrichtungen zurück in die Familie entgegen. Nach einer 5jährigen Statistik der „Hämatologisch-Onkologischen Praxis Hamburg-Altona" (HOPA, Prof. Kleeberg, Dr. Erdmann) betragen die Kosten für die ambulante Versorgung pro Patient einschließlich Infusionen, Transfusionen, Medikamenten und Transporten 900 DM pro Quartal. Demgegenüber betragen die Kosten für die stationäre Betreuung etwa 300 DM pro Tag. Der Vorstand der „Arbeitsgemeinschaft internistische Onkologie"(AIO) resümiert 1985: „Die Einbeziehung der Onkologie in die kommunalen Aufgaben der Ärzteschaft trägt nicht nur zu einer Humanisierung der Krankenversorgung bei, sondern ist bereits jetzt, 9 Jahre nach Gründung der ersten onkologischen Schwerpunktpraxis, zu einem wesentlichen Faktor der Kostendämpfung geworden." (Illiger et al. 1985, S. 69)

Der volkswirtschaftlichen Kostendämpfung gegenüber steht jedoch die durch die Umverteilung der Aufgaben zunehmend mehr geforderte Familie des Tumorpatienten. Der monetären Kostendämpfung korrespondiert also eine „psychosoziale Kostensteigerung" in den betroffenen Familien, deren zu erbringende Leistungen heute weder systematisch erforscht sind noch unterstützt werden. Nach Litman (1974) werden durch chronische Krankheiten in den Familien sowohl Prozesse, die diese fester zusammenschließen, initiiert, wie auch solche Prozesse, die zur Auflösung der Familien führen. Welche Bedingungen für die eine oder andere Entwicklung jedoch verantwortlich sind, anhand welcher Kriterien diese Familien zu charakterisieren sind und welche Interventionen ggf. hilfreich wären, ist bisher wenig bekannt. Empirische Studien (Stam et al. 1986; Heinrich et al. 1984; Kaplan et al. 1976) belegen, daß von den Tumorpatienten am häufigsten familiäre Probleme genannt werden.

Diese Studie soll einen Beitrag leisten, die „Kostenseite" der Ausdehnung der ambulanten Tumortherapie auf seiten des Patienten und seiner Familie zu beschreiben und notwendige Hilfestellungen zu ermitteln. Die ambulante Tumortherapie wird dabei als Fortschritt gegenüber der onkologischen Therapie im Krankenhaus verstanden. Es ergeben sich gegenüber der stationären Therapie dabei jedoch andere, neue Probleme (Wagner-Bastmeyer 1987; Kaden 1987; Kur 1986; Lehmann 1986; v. Kerekjarto u. Schug 1987; Föll 1987).

Stand der Forschungsarbeiten

Die oben genannten, an unserer Abteilung bereits durchgeführten Studien (Wagner-Bastmeyer 1987; Kaden 1987; Kur 1986; Lehmann 1986) zu diesem Problembereich sollen kurz umrissen werden:

In Familien (n = 50) von ambulant behandelten, terminal kranken Tumorpatienten wurden halbstrukturierte Interviews mit dem Patienten und seinem Betreuer (bei 71% der Patienten war dies der Partner, bei 14% erwachsene Kinder) zur selben Zeit in getrennten Räumen durchgeführt. Es sollte die durch die Pflege entstehende Belastung der Beteiligten ermittelt werden. Die Mehrheit der Betreuer (61%) empfand es als angenehm, den Patienten zu versorgen, so wie auch 50% der Patienten es als angenehm empfanden, von dem Betreuer versorgt zu werden. 3/4 der Betreuer, die die Betreuung des Patienten als angenehm empfanden, besprachen auch alle Themen mit dem Patienten. Wie der Betreuer die Versorgung des Patienten empfand, war nicht abhängig vom Karnofsky-Index. Über die Hälfte der Betreuer (56%) und Patienten (67%) fühlten sich seelisch stark oder sehr stark belastet, wobei die angegebene seelische Belastung des Betreuers nicht in signifikantem Zusammenhang zu jener des Patienten stand.

Auf die Frage nach den Einschränkungen seit der Übernahme der Betreuung des Patienten zu Hause wurden am häufigsten „Freundeskreis" (52%), „Kinder" (36%) und „Hobby" (30%) genannt. Einschränkungen im Beruf waren dagegen mit 15% relativ selten. Als größte Einschränkung wurde das Gefühl, angebunden und in den eigenen Interessen eingeengt zu sein, angegeben. Dies beeinflußte die Lebenszufriedenheit und die Freizeitgestaltung des Betreuers negativ. Bei einer verschlechterten Freizeitgestaltung wurde auch die Betreuung des Patienten eher als unangenehm empfunden und die Berufstätigkeit auch eher als nicht mit der Betreuung vereinbar bezeichnet. Die Hälfte der Betreuer, für die niemand einsprang, wenn sie einmal für mehrere Stunden ausgingen (18%), bezeichnete die Betreuungssituation als unangenehm. Besonders bei günstigen finanziellen Verhältnissen und einer für die Betreuung günstigen Wohnsituation wird offenbar häufig der Entschluß zur häuslichen Betreuung eines terminal Kranken gefaßt, so daß die ermittelten Ergebnisse eher die Erfassung eines günstigen Szenarios wiedergeben.

Darüber hinaus wurden Hinterbliebene von Tumorpatienten ($n = 59$) 4–12 Wochen nach dem Tode des Patienten zur Hauspflege und den Problemen, die dabei aufgetreten waren, befragt. Der Betreuungszeitraum betrug im Durchschnitt 3 Jahre, die Zeit der völligen Bettpflege dauerte durchschnittlich 16 Tage. Bei 85% der Betreuer handelte es sich um Ehepartner des verstorbenen Patienten (andere Betreuer: Kinder 7%, Mütter 3%, Geschwister 2%, Freunde des Verstorbenen 2%).

Die psychische Belastung (Ohnmacht gegenüber der Erkrankung, Nichthelfenkönnen, Mitansehenmüssen der Schmerzen) stand für 70% der Betreuer im Vordergrund, obwohl die Betreuung sehr zeit- und arbeitsintensiv war. Die Essenszubereitung und die Körperpflege wurden als zweit- und drittwichtigste Probleme genannt. Über geeignete Hilfsmittel für die Pflege waren 46% der Befragten nicht informiert.

Von den Befragten übten während des Betreuungszeitraumes 46% weiterhin ihren Beruf aus. Dies wurde durch günstige Arbeitsbedingungen ermöglicht: Sie konnten ihre Arbeitszeit selbst einteilen, hatten einen verständnisvollen Arbeitgeber oder waren selbständig. Andere wohnten so nahe am Arbeitsplatz, daß sie zwischendurch nach Hause gehen konnten. 22% der Befragten opferten ihren gesamten Urlaub für die Betreuung und nur 11% bezeichneten Beruf und Betreuung als gut miteinander vereinbar. Nur 7% gaben ihren Beruf wegen der Betreuung auf.

Als Ausgleich für ihre Betreuungsarbeit erhält die Betreuungsperson auch „Gratifikation" (Bruder et al. 1981) für ihre Hilfe. So gaben 94% der Befragten an, daß der Patient ihnen gegenüber dankbar gewesen sei, zu Hause bleiben zu können. Zur Gratifikation trägt nach dem Tode des Patienten auch das Gefühl der Zufriedenheit bei, die schwere Aufgabe der terminalen Pflege bewältigt zu haben. Auf die Frage „Wird Ihre jetzige Situation dadurch erleichtert, daß sie … zu Hause betreut haben?" antworteten bis auf eine Ausnahme alle Befragten mit „ja".

Rückblickend sprachen sich 76% der Betreuungspersonen dafür aus, auch aus heutiger Sicht die häusliche Versorgung des Patienten wieder zu übernehmen. 17% waren sich unsicher, äußerten Zweifel und knüpften Bedingungen an eine nochmalige Hauspflege. 7% lehnten zum Befragungszeitpunkt eine Wiederholung ab. Ein anderes Bild entsteht bei den Antworten auf die Frage, ob die Betreuer auch sich selbst zu Hause pflegen lassen würden: Nur 34% bejahten diese Frage, 22% äußerten Bedenken, 29% konnten es nicht einschätzen, und 15% wollten sich nicht zu Hause pflegen lassen.

Diese kurz umrissenen Studien stellen den Ausgangspunkt für eine Bedarfsanalyse notwendiger Hilfestellungen für die Familien der Tumorpatienten in ambulanter Behandlung dar. Weiterhin soll mit Hilfe familiendiagnostischer Kriterien die Entscheidungsfindung zur Durchführung der häuslichen Pflege des Tumorpatienten unterstützt werden. Die besondere Problematik der Kinder der zu Hause gepflegten Patienten ist ein Schwerpunkt dieses Projekts, da diese Fragestellung bisher nicht untersucht worden ist.

Fragestellungen

Onkologische Patienten der Hämatologisch-Onkologischen Praxis Hamburg-Altona (HOPA) leben im Kreise ihrer Familie bis zum Tode und werden mit Hilfe von Onkologieschwestern und dem Hausarzt in der Terminalphase in häuslicher Umgebung behandelt und gepflegt. Diese Behandlungsform beansprucht die familiäre Unterstützung in hohem Maße. Sie bietet damit in dieser Akzentuierung die besondere Möglichkeit, wechselseitige Belastung und Unterstützung der Familienmitglieder zu untersuchen. Der Fokus dieser Untersuchung besteht in folgenden Fragestellungen:

Fragenkomplex 1: Belastungen
Welche Belastungen entstehen durch die Tumorerkrankung und deren Folgen für die Patienten, deren Lebenspartner und deren Kinder? Einbezogen werden nur die mit dem jeweiligen Patienten zusammenlebenden Familienmitglieder, insbesondere auch Kinder des Patienten. Ein Schwerpunkt des Projekts soll demgemäß also die Erfassung der Belastung der Kinder durch die Krebskrankheit der Mutter oder des Vaters sein. Aufgrund der Vorstudien für dieses Projekt erwarten wir, daß in 30% der Familien der Tumorpatienten noch Kinder zum Haushalt gehören. Studien, die die Belastung von Familien mit krebskranken Kindern untersuchen, liegen vor (Spinetta u. Deasy-Spinetta 1981; Morrow et al. 1981), doch die Auswirkungen einer Krebserkrankung eines der Eltern auf noch im Haushalt lebende Kinder sind wenig erforscht (Wellisch 1984). Verändern sich die Belastungen in der Familie im Laufe der ambulanten Therapie? Findet eine Anpassung der Familienmitglieder an die ständig präsente Krankheitssituation statt? Verändert sich die Lebenszufriedenheit der Familienmitglieder synchron zueinander?

Fragenkomplex 2: Entlastung
Wodurch kann die Familie den Patienten entlasten? Kann auch der Patient seine Familie entlasten? Benötigen die Familien Entlastung durch professionelle Helfer?

Welche pflegerischen und/oder psychosozialen Hilfen benötigen demnach diese Familien?

Gibt es Charakteristika von Familien, in denen der Krebskranke zufriedener ist? Wie können diese Familien beschrieben werden? In welchen Familien sollte die ambulante Therapie und Pflege des Patienten zu Hause nicht durchgeführt werden?

Design

Die Grundgesamtheit für diese Studie bilden die onkologischen Patienten der Hämatologisch-Onkologischen Praxis Hamburg-Altona (HOPA). Eine Zufallsauswahl der in der Schwerpunktpraxis behandelten onkologischen Patienten und deren Familien wird mit dem in dem Forschungsverbund entwickelten diagnostischen Inventar in vierteljährlichen Abständen innerhalb eines Jahres (t_1 bis t_4) befragt und eingeschätzt, und zwar sowohl solche, die bereits in Behandlung sind, wie auch solche, die die Behandlung neu beginnen. Alle Patienten der HOPA, die während der Datenerhebungsphase des Projekts mit eigenen Kindern in einem Haushalt leben (angestrebtes $n_{t_4} = 50$), werden in die Studie miteinbezogen.

Das Inventar enthält neben ausgewählten Familiendiagnostika halbstrukturierte Interviews für die Patienten und deren Angehörige sowie Fragebögen zur Lebensqualität, zu Beschwerden, Krankheitsbewältigung und sozialer Unterstützung sowie Fremdeinschätzungen zu diesen Bereichen.

In Quer- und Längsschnittvergleichen sollen beschrieben werden:
- Familien mit Kindern im Haushalt ($n_{t_1} = 120$; angestrebtes $n_{t_4} = 50$)
  gegenüber
  Ehepaaren, die allein im Haushalt leben ($n_{t_1} = 100$; angestrebtes $n_{t_4} = 50$; hier nicht als „Familie" definiert);
- Familien/Ehepaare mit hohem Distreß (gemäß Belastungsgefühl, Beschwerden, Fremdeinschätzung)
  gegenüber
  Familien/Ehepaaren mit geringem Distreß (Gruppenbildung durch Medianhalbierung);
- Familien mit Norm- bzw. mittleren Werten in den Variablen zur Familiendiagnostik
  gegenüber
  Familien/Ehepaaren mit Extremwerten in diesen Variablen (Gruppenbildung durch Medianhalbierung).

In Familien mit Kindern im Haushalt, die sich dazu bereit erklären, soll über den Zeitraum eines Jahres mit Hilfe von Wochenprotokollen eine Längsschnittstudie durchgeführt werden. Dieser Teilstudie liegen positive Erfahrungen mit dieser Methode in einer Studie mit Herzinfarktrehabilitanden und Melanompatienten zugrunde. In 25 Familien sollen die Variablen: Beschwerden, Befindlichkeit, Lebenszufriedenheit, Belastung und soziale Unterstützung in wöchentlichen Abständen über ein Jahr erhoben werden (52 Meßzeitpunkte: t_1 bis t_{52}).

In der zu untersuchenden Stichprobe werden intervenierende Größen wie Tumordiagnose, Tumorstadium, Erkrankungsdauer, Alter und Geschlecht bei der Auswertung zur Subgruppenbildung verwendet, stellen jedoch nicht Selektionskriterien für die Auswahl der Patienten dar.

Meßinstrumente

In diesem Projekt wird ein multimethodaler Ansatz verfolgt. Das psychodiagnostische Instrumentarium setzt sich zusammen aus Verfahren zur Selbst- und Fremdeinschätzung sowie halbstandardisierten Interviews für die Befragung des Patienten, dessen Lebenspartner sowie deren Kinder. Mit Hilfe der Selbst- und Fremdeinschätzungverfahren werden folgende Variablengruppen erfaßt: Beschwerden, Krankheitsverarbeitung, Lebensqualität und Lebenszufriedenheit, soziale Unterstützung und Familienbeziehungen. Die Interviews enthalten Fragen zu den Bereichen Diagnose und Therapie der Tumorerkrankung, subjektive Krankheitstheorien, familiäre Beziehungen, soziale Unterstützung, Freizeitgestaltung, Beruf und Zukunfsperspektiven. Darüber hinaus werden soziodemographische und medizinische Daten erhoben.

Da ein Schwerpunkt des Hamburger Teilprojektes die Familiendiagnostik ist, wird im folgenden dieser inhaltliche Teilbereich methodenübergreifend dargestellt.

Die Auswahl der Familiendiagnostika (McCubbin et al. 1982; Filsinger 1983; Cierpka 1988a, b) geschah hinsichtlich der Kriterien: Anwendbarkeit in dem gegebenen klinischen Setting und Durchführbarkeit von nicht familientherapeutisch Ausgebildeten.

Diese anwendungsorientierte Entscheidung ist dem pragmatischen Ziel dieser Studie angemessen, erleichtert auch ggf. die Anwendung in größerem Rahmen und eine mögliche Umsetzung der Ergebnisse in der klinischen Routine. Weiterhin haben wir uns für die Berücksichtigung sowohl der „insider-" wie der „outsider-Perspektive" und sowohl für die Anwendung von standardisierten und erprobten Meßinstrumenten wie auch für die Entwicklung bzw. die Adaptation von Meßinstrumenten an die gegebene Fragestellung entschieden.

Nach Wirsching (1987) sind Variablen, die mit dem von uns ausgewählten Familienfragebogen (deutsche Version der „Family Adaptability und Cohesion Evaluation Scale", FACES III; Olson et al. 1979, 1985) erfaßt werden sollen, bedeutsam in der Anpassung von Familien bei der Auseinandersetzung mit der Krebserkrankung. Der Familienfragebogen erfaßt die Dimensionen „Kohäsion" und „Adaptabilität" (oder „Anpassungsfähigkeit" bzw. nach Wirsching 1987: „Flexibilität"). Die Dimension „Kohäsion" bezieht sich auf die emotionalen Bindungen der Familienmitglieder untereinander und auf das Ausmaß persönlicher Autonomie in der Familie, die Dimension „Flexibilität" auf das Ausmaß, in dem die Familie konstruktiv auf situative und Entwicklungsaufgaben mit einer Veränderung ihrer Rollenstruktur reagieren kann. Beide Konzepte sind weiter in Subkonzepte untergliedert und ergeben zusammengenommen das sog. „Circumplexmodell" (vgl. Abb. 1 und Olson et al. 1979, 1983, 1985; Olson u. Killorin 1985; Olson 1986; Thomas 1988)

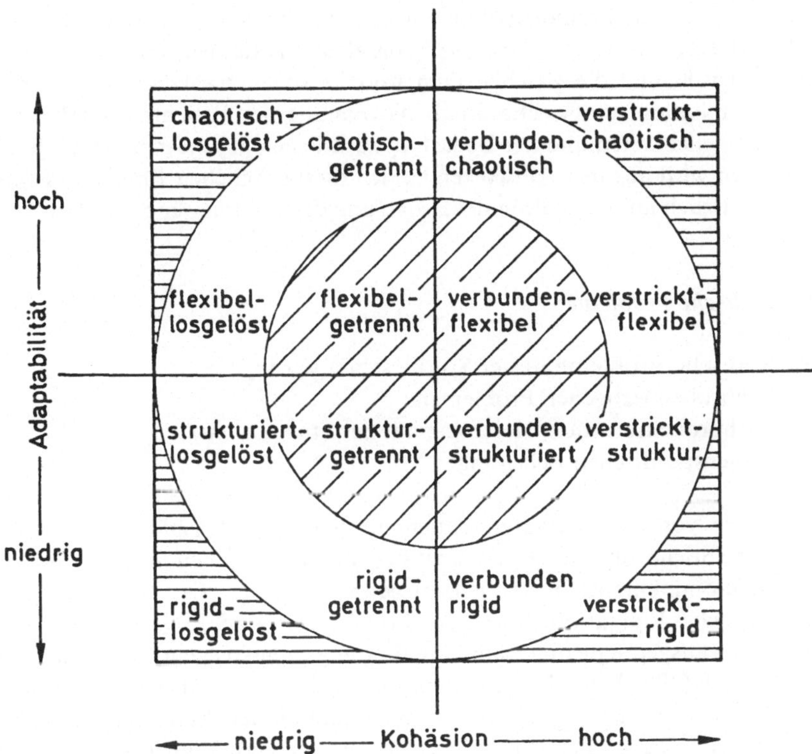

Abb. 1. Faces III: Zweidimensionales Zirkumplexmodell: Dimension I = Kohäsion, Dimension II = Adaptabilität. (Aus Schubert 1987)

Extreme Ausprägungen in beiden Dimensionen werden als pathologisch angesehen. Die im Zentrum des Modells liegenden Typen repräsentieren nach Olson optimale Systeme. Die Kohäsion und die Flexibilität verändern sich adaptiv im Laufe der natürlichen Familienentwicklung (z. B. nach der Geburt des ersten Kindes) und ebenso nach Ereignissen, die die Familie als Ganzes betreffen, wie eine chronische Erkrankung eines der Familienmitglieder (Combrinck–Graham 1985; Rolland 1987). Die Skala hat befriedigende statistische Kennwerte und unterscheidet in einer Vielzahl von Studien Problemfamilien und Familien ohne klinische Symptomatik; in einigen, insbesondere deutschen Studien (vgl. v. Schlippe u. Schweitzer 1988) gelang jedoch diese Diskrimination nicht.

Die durch uns übersetzte und adaptierte Fassung der „Dyadic Adjustment Scale" (DAS; Spanier 1976) enthält 17 Fragen, die den drei Dimensionen „Dyadischer Konsensus", „Gefühlsausdruck" und „Dyadische Zufriedenheit" entstammen (Spanier u. Thompson 1982). Nach Spanier u. Filsinger (1983) kann die DAS verwendet werden, um die individuelle Anpassung an die Ehe oder den Grad des Distreß in Beziehungen zu diagnostizieren.

Wesentliche Grundlage der Familiendiagnostik sind die Interviews mit dem Patienten, dem Lebenspartner und deren Kindern. Diese Interviews bilden auch die

Grundlage für die Fremdeinschätzung der Familien mit Hilfe der „Clinical Rating Scale" (CRS) (Olson u. Killorin 1985), die ebenfalls auf dem Circumplexmodell von Olson beruht und die gleichen Dimensionen sowie zusätzlich die innerfamiliäre Kommunikation erfaßt. Die durch die Familie des Patienten gegebenen Entlastungsmöglichkeiten und der Bedarf an zusätlichen psychosozialen Hilfen für den Patienten wird aus den Antworten zu den diesbezüglichen Fragen des Interviews und zusätzlich aus einer Fremdeinschätzung der Interviewer abgeleitet.

Methodische Probleme

Methodische Probleme dieser Studie sehen wir in
1. stichprobenbezogenen Problemen
   (Stichprobenselektion/Heterogenität der Stichproben),
2. Studienspezifischen Belastungen.

ad 1.: Die von uns befragten Patienten stellen in verschiedener Hinsicht eine selegierte Stichprobe dar: Es ist nicht bekannt, aus welchen Gründen im Einzelfall jeweils die ambulante Therapieform gewählt wurde. Dies muß nicht allein auf medizinische Indikationen zurückführbar sein, sondern kann auch z. B. eine besonders ausgeprägte innerfamiliäre Bindung widerspiegeln. Weiterhin weisen die Ärzte der HOPA nicht alle Patienten, welche die Auswahlkriterien der Stichprobe erfüllen (Chemotherapie, Kinder in der Familie), der Studie zu (Befürchtung zu starker zusätzlicher Belastung durch die Befragung). Eine zusätzliche Selektion ergibt sich aus der fehlenden Bereitschaft einiger Familien zur Teilnahme an der Untersuchung (nach bisherigen Erfahrungen ist hier mit einer Quote von 15% zu rechnen). Darüber hinaus erwarten wir aufgrund der durchgeführten Vorstudien einen hohen Anteil von Frauen mit der Diagnose „Brustkrebs" in der Stichprobe.

ad 2.: Die besondere Situation von Familien ambulant behandelter Patienten in der terminalen Phase führt zu studienspezifischen Belastungssituationen.
Schwierigkeiten bei der Befragung ambulant behandelter Patienten in der Wohnung der Familie ergeben sich auch daraus, daß die Familie es zulassen muß, daß Fremde (Interviewer) den Patienten in der häuslichen Sphäre erleben. Die Häuslichkeit/Intimität vorübergehend aufzugeben ist der berichteten Tendenz von Familien mit Krebspatienten, sich sozial zurückzuziehen (bzw. sozial isoliert zu werden; Verres 1986), entgegengesetzt. Besonders in der terminalen Phase können sich die obengenannten Aspekte sowie das naheliegende Bestreben der Angehörigen, den Patienten vor zusätzlicher Belastung abzuschirmen, als Schwierigkeit bei der Vereinbarung von Interviews wie auch bei deren Durchführung (z. B. auch Zumutbarkeit einzelner Fragen betreffend) erweisen.
Ein weiterer Aspekt betrifft die Belastung der Interviewer: Sie sind schon zum Zeitpunkt t_2 durch das vorangegangene Gespräch in die in den jeweiligen Familien durch die Pflege- und Betreuungssituation erwartungsgemäß auftretenden Belastungen eingeweiht. Diese emotionale Beteiligung kann sich insbesondere auf die Durchführung der Interviews verzerrend auswirken.

Den aufgeführten Problemen soll durch folgende Maßnahmen Rechnung getragen werden:

Die Kriterien für die Auswahl der ambulanten Therapieform in der HOPA werden sowohl durch Befragung der Patienten und deren Familien wie auch der behandelnden Ärzte erfaßt. Aus den bisherigen Erfahrungen ist ein wesentlicher Beweggrund darin zu sehen, daß besondere, an anderen Kliniken nicht verfügbare Zytostatika in der HOPA zur Verfügung stehen.

Um den in der kooperierenden Praxis arbeitenden Mitarbeitern den Ablauf des Projekts vollständig transparent zu machen, stellen sich die Mitarbeiter in einem Informationsgespräch den Ärzten und Schwestern vor und beantworten das Projekt betreffende Fragen.

Diese eingehenden Projektdarstellungen in der HOPA sollen u. a. auch die Ärzte motivieren, bei der Zuweisung der Patienten für die Studie sich eines möglicherweise negativen Auswahlkriteriums (zusätzliche Belastung durch die Befragung) bewußt zu sein, jedoch ebenso unsere Erfahrung zu berücksichtigen, daß die umfangreiche Befragung der Patienten und ihrer Familien zumeist eher als hilfreich und entlastend erlebt wird.

Um die Bereitschaft der Patienten und ihrer Familien zur Teilnahme an der Studie zu wecken bzw. aufrechtzuerhalten, werden die Patienten und ihre Lebenspartner bei ihren Besuchen in der Praxis von den betreuenden Ärzten persönlich über die Bedeutung und die Ziele dieser Studie informiert. Die jeweiligen Interviewer sind hierbei ebenfalls anwesend und stehen bei Rückfragen von seiten der Familie jederzeit zur Verfügung.

Für diese Studie erwarten wir eine Drop-out-Quote von insgesamt 50% (von t_1 nach t_4). Darin sind enthalten Familien, die sich für eine weitere Befragung nicht mehr zur Verfügung stellen, sowie Familien, in denen der Patient während des Befragungszeitraumes gestorben ist. In den Fällen, in denen die Erkrankung so weit fortgeschritten ist, daß eine Befragung des Patienten nicht mehr durchgeführt werden kann, sollen allein die Familienmitglieder interviewt werden.

Um die Bereitschaft zur weiteren Teilnahme aufrechtzuerhalten, wird neben der oben angegebenen ausführlichen und persönlichen Information in der Praxis auch bei den weiteren Gesprächen die Bedeutung der weiteren Teilnahme erläutert sowie ein Folgetermin vereinbart. Eine besondere Flexibilität der Interviewer bei der Vereinbarung von Terminen (z. B. auch spätabends und an Wochenenden) sowie die Bereitschaft der Interviewer für nicht zeitlich begrenzte Interviews erleichtern den Familien die weitere Teilnahme. Familien, in denen der Patient verstorben ist, wird die Möglichkeit zu einem ausführlichen Gespräch angeboten.

Die Gründe für die Nichtteilnahme einzelner Familienmitglieder an den Interviews oder für den Abbruch der weiteren Teilnahme an der Studie werden erfaßt, wobei hier die Angaben der übrigen Familienmitglieder bzw. eine Selbstauskunft zugrunde gelegt werden.

Entgegen ersten Erwartungen bzw. Befürchtungen wurden die Interviews von den Familien nicht als zusätzliche Belastung, sondern eher als Möglichkeit, eigene Gedanken zur Krankheit, dem Umgang mit der Krankheit sowie zur familiären Situation zu formulieren, empfunden. Weiterführende Gespräche mit dem jeweiligen Interviewer werden darüber hinaus durch die Einrichtung eines wöchentlichen Termins in der HOPA ermöglicht.

Dem Problem möglicher systematischer Verzerrung durch eine zu starke emotionale Involvierung der Interviewer kann durch einen Wechsel der Interviewer zu den einzelnen Erhebungszeitpunkten im Sinne einer Variation der Perspektiven begegnet werden. Dem steht entgegen, daß eine Vertrautheit von Interviewer und Gesprächspartner förderlich für die Beziehung der Interviewpartner und den Gesprächsverlauf ist. Um jedoch nicht auf die jeweilige Perspektive einer festen Interviewer-Gesprächspartner-Konstellation für alle Interviewzeitpunkte beschränkt zu bleiben, wird nach jeweils 2 Interviews der Gesprächspartner für die Befragung gewechselt.

Grundsätzlich sind eine gegenseitige Wertschätzung, die sich durch langjährige bewährte Zusammenarbeit mit der HOPA entwickelt hat, und das psychosoziale Engagement der beteiligten Onkologen eine wichtige Voraussetzung für die Durchführung dieses Projektes.

Literatur

Bruder J, Klusmann D, Lauter H, Lüders I (1981) Beziehungen zwischen Patienten und ihren Familienangehörigen bei chronischen Erkrankungen des höheren Lebensalters. Bericht an die Deutsche Forschungsgemeinschaft aus dem SFB 115, Hamburg

Cierpka M (Hrsg) (1988a) Familiendiagnostik. Springer, Berlin Heidelberg New York Tokyo

Cierpka M (1988b) Überblick über familiendiagnostische Fragebogeninventare. In: Cierpka M (Hrsg) Familiendiagnostik. Springer, Berlin Heidelberg New York Tokyo, S 215–231

Combrinck-Graham L (1985) A developmental model for family systems. Fam Proc 24:139–150

Filsinger EE (ed) (1983) Marriage and family assessment. Sage, Beverly Hills

Föll E (1987) Die psychosoziale Problematik Angehöriger von unheilbar an Krebs Erkrankten. Eine empirische Untersuchung unter dem Aspekt der terminalen Pflege und des Todes im Krankenhaus. Med. Dissertation, Universität Hamburg

Gallmeier WM (1978) Plädoyer für die Krebstherapie am Heimatort. MMW 120:232–233

Heinrich RL, Schag CC, Ganz PA (1984) Living with cancer: The cancer inventory of problem situations. J Clin Psychol 40:972–980

Illiger J, Kleeberg UR, Nagel G, Schreml W, Seeber S (1985) Zur Rolle des niedergelassenen Onkologen bei der ambulanten Versorgung Krebskranker. Onkologie 8:68–70

Kaden H (1987) Retrospektive Studie über die häusliche Betreuung ambulant behandelter, terminalkranker Tumorpatienten unter besonderer Berücksichtigung der von den Betreuern geleisteten Pflegearbeit und der ärztlichen Versorgung. Eine empirische Untersuchung. Med. Dissertation, Universität Hamburg

Kaplan DM, Grobstein R, Smith A (1976) Predicting the impact of severe illness in families. Health Soc Work 1:71–82

Kerekjarto M von, Schug S (1987) Psychosoziale Betreuung von Tumorpatienten im ambulanten und stationären Bereich. Bilanz eines 5–jährigen Modellversuchs im Universitäts-Krankenhaus Hamburg-Eppendorf. Zuckschwerdt, München

Kleeberg UR (1981) Probleme bei der onkologischen Krankenversorgung durch den niedergelassenen Arzt. Hamburger Ärztebl 10

Kur A (1986) Empirische Feldstudie zur psychosozialen Situation von zu Hause betreuten terminal Krebskranken. Med. Dissertation, Universität Hamburg

Lehmann G (1986) Betreuung terminaler Krebskranker zu Hause. Eine empirische Studie zur psychosozialen Situation des Betreuers. Med. Dissertation, Universität Hamburg

Litman TJ (1974) The family as a basic unit in health and medical care: A social behavioral overview. Soc Sci Med 8:495–519

McCubbin HI, Cauble AE, Patterson JM (eds) (1982) Family stress, coping and social support. Thomas, Springfield/IL

Morrow GR, Hoagland A, Carnrike CL (1981) Social support and parental adjustment to pediatric cancer. J Consult Clin Psychol 49:763–765

Olson DH (1986) Circumplex model VII: Validation studies and FACES III. Fam Proc 25:337–351

Olson DH, Killorin E (1985) Clinical rating scale for the circumplex model of marital and family systems. Family Social Science, Univ of Minnesota

Olson DH, Sprenkle DH, Russell CS (1979) Circumplex model of marital and family systems: I. Cohesion and adaptability dimensions, family types and clinical applications. Fam Proc 18:3–27

Olson DH, Russell CS, Sprenkle DH (1983) Circumplex model of marital and family systems VI; Theoretical update. Fam Proc 22:69–83

Olson DH, Portner J, Lavee Y (1985) FACES III – Family adaptability and cohesion evaluation scales. Family Social Science, Univ of Minnesota

Rolland JS (1987) Chronic illness and life cycle: A conceptual framework. Fam Proc 26:203–221

Schlippe A von, Schweitzer J (1988) Familienforschung per Fragebogen – Eine epistemologische Kritik am Circumplex-Modell und an den „Family Adaptability and Cohesion Evaluation Scales" (FACES II). Syst Fam 1:124–136

Schubert MT (1987) System Familie und geistige Behinderung. Springer, Wien

Senn HJ (1983) Psychosoziale Aspekte in der Betreuung Krebskranker. Schweiz Rundsch Med 72:1397–1399

Spanier GB (1976) Measuring dyadic adjustment: New scales for assessing the quality of marriage and similar dyads. J Marr Fam 38:15–30

Spanier GB, Filsinger EE (1983) The dyadic adjustment scale. In: Filsinger EE (ed) Marriage and family assessment. Sage, Beverly Hills

Spanier GB, Thompson L (1982) A confirmatory analysis of the dyadic adjustment scale. J Marr Fam 44:731–738

Spinetta JJ (1984a) Measurement of family function, communication and cultural effects. Cancer [Suppl]53:2330–2337

Spinetta JJ (1984b) Development of psychometric assessment methods by life cycle stages. Cancer [Suppl]53:2222–2225

Spinetta JJ, Deasy-Spinetta P (eds) (1981) Living with childhood cancer. Mosby, St. Louis

Stam HJ, Bultz BD, Pittmann CA (1986) Psychosocial problems and interventions in a referred sample of cancer patients. Psychosom Med 48:539–548

Thomas V (1988) Das „Circumplex-Modell" und der FACES. In: Cierpka M (Hrsg) Familiendiagnostik. Springer, Berlin Heidelberg New York Tokyo, S 256–281

Verres R (1986) Krebs und Angst. Subjektive Theorien von Laien über Entstehung, Vorsorge, Früherkennung, Behandlung und die psychosozialen Folgen von Krebserkrankungen. Springer, Berlin Heidelberg New York Tokyo

Wagner-Bastmeyer R (1987) Retrospektive Studie über die Betreuung ambulant behandelter Karzinompatienten unter besonderer Berücksichtigung der psychosozialen Situation der Betreuerperson. Med. Dissertation, Universität Hamburg

Wellisch DK (1984) Work, social recreation, family and physical status. Cancer [Suppl]53:2290–2299

Wirsching M (1987) Familiäres Coping bei lebensbedrohender Krankheit. In: Lamprecht F (Hrsg) Spezialisierung und Integration in Psychosomatik und Psychotherapie. Springer, Berlin Heidelberg New York Tokyo, S 95–101

Evaluation von Rehabilitationsmaßnahmen bei Krebspatienten. Zentrale Fragen und erste Ergebnisse eines Forschungsprojekts

Gudrun Schwibbe, Hannes Friedrich und *Klaus Held*

Zur Ausgangslage

Die Situation der Rehabilitation von Krebspatienten weist nach einem von der Gesellschaft für Strahlen- und Umweltforschung (GSF) in Auftrag gegebenen Gutachten gegenwärtig 4 Hauptdefizite auf: Es fehlen
1. eine konsensfähige Theorie,
2. spezifische Ziele,
3. ein eingeführtes Standardprogramm von Maßnahmen in der Krebsrehabilitation. Schließlich ist
4. die Wirksamkeit der durchgeführten Maßnahmen nicht wissenschaftlich gesichert.
Die in den einzelnen Kurkliniken durchgeführten Rehabilitationsmaßnahmen hängen also weitgehend von der jeweiligen Ausstattung und den örtlichen Gegebenheiten sowie vom Engagement und der Erfahrung der Leiter und Mitarbeiter ab (Fliedner u. Gerdes 1983, S. 7). Vor dem Hintergrund einer zunehmend angespannten finanziellen Situation im Gesundheitswesen gerät jedoch die „idyllische Insel" des Rehabilitationswesens, das sich „im wesentlichen außerhalb der Universität, außerhalb des ... Lehr- und Forschungsbetriebs" (Paeslack 1979) entwickelt hat, unter einen wachsenden Legitimationszwang. Im Rahmen einer neuen Grundorientierung des Rehabilitationswesens müssen laut Fliedner u. Gerdes (1983, S. 6) die „Maßnahmen zur Rehabilitation" deshalb künftig „spezifischer auf die eigentlichen Ziele der Rehabilitation – nämlich die Wiederherstellung der Funktionsfähigkeit der Patienten – bezogen werden, gezielter definierten Gruppen rehabilitationsbedürftiger und -fähiger Patienten angeboten werden, individueller auf den besonderen Bedarf einzelner Patienten und definierter Gruppen von Patienten zugeschnitten werden und schließlich detaillierter in ihrer Wirksamkeit überprüft werden." Dieser Katalog von Forderungen erscheint sowohl unter dem Aspekt der Kostendämpfung als auch aus dem Interesse des individuellen Patienten heraus plausibel und berechtigt.

Probleme bei der Evaluation im Bereich der Rehabilitation von Krebskranken

Wirksamkeitsuntersuchungen sind allerdings mit einer Reihe von Problemen behaftet, von denen hier 2 generelle Fragen kurz diskutiert werden sollen, nämlich
1. Welche Zielsetzung hat die Rehabilitation von Krebskranken? und
2. Auf welche Weise können mögliche Effekte von Nachsorgemaßnahmen nachgewiesen werden?

Darüber hinaus stößt die Konzeption derartiger Evaluationsstudien auf eine Reihe von methodologischen Problemen wie z. B. beim Erzielen ausreichender Fallzahlen, beim Aufstellen von Kriterien für die Bildung von Kontrollgruppen, beim Umgang mit Versuchspersonenausfällen im Verlauf von Längsschnittuntersuchungen, bei der Messung von Veränderungen des Verhaltens und/oder Erlebens der Patienten etc.

Die Frage nach den Zielsetzungen stationärer Rehabilitation

In die Durchführung von Rehabilitationsmaßnahmen sind mehrere „Handlungsträger" mit z. T. unterschiedlichen Zielsetzungen involviert: So ist das Hauptziel der Kranken- und Rentenversicherungsträger die Sicherung der Arbeits- und Erwerbsfähigkeit der Patienten. Ärzte und therapeutisches Personal der Rehabilitationskliniken stellen vor allem medizinische Zielsetzungen wie Verbesserung von Organfunktionen, Schmerzlinderung, Verbesserung des Allgemeinbefindens, aber auch Streßbewältigung, Änderung von Risikoverhalten etc. in den Vordergrund. Für die Klinikträger sind hauptsächlich Kosten-Nutzen-Erwägungen im Sinne einer „Ertragsoptimierung" relevant. Und für die Patienten schließlich sind so unterschiedliche Zielsetzungen denkbar wie die Wiederherstellung der Arbeits- bzw. Erwerbsfähigkeit, „Ausspannen" oder sogar den Nachweis zu erbringen, daß sie nicht wieder arbeiten können (vgl. Gerdes 1984). In bisherigen Evaluationsstudien wurden üblicherweise die Zielsetzungen der Versicherungsträger überprüft. Nimmt man das gesetzlich fixierte Ziel der Sicherung (= Erhaltung, Besserung oder Wiederherstellung) der Erwerbsfähigkeit als Grundlage für die Erfolgsbeurteilung von Rehabilitationsmaßnahmen, so stellt sich die Notwendigkeit, dieses Ziel zunächst mit Hilfe bestimmter Parameter, die als Indikatoren der Erwerbsfähigkeit betrachtet werden, zu operationalisieren. Um hierbei der Komplexität des Zielsystems rehabilitativer Maßnahmen gerecht zu werden, schlagen Schuntermann u. Koch (1987) eine Differenzierung von Erfolgskriterien für medizinische Rehabilitationsmaßnahmen vor und entwerfen ein 4-Ebenen-Modell, das unterschiedliche, aufeinander aufbauende Betrachtungsweisen vereinigt, nämlich
1. den rehabilitationsmedizinischen Ansatz,
2. den Ansatz der sozialmedizinischen Leistungsbeurteilung,
3. den versicherungsrechtlichen Ansatz (Erwerbsfähigkeitskonzept) und
4. den sozialepidemiologischen Ansatz (vgl. Schuntermann u. Koch 1987, S. 138).

Im Rahmen der rehabilitationsmedizinischen Betrachtungsweise unterscheiden die Autoren zwischen
- „Verlusten oder Anomalien geistiger, seelischer oder körperlicher (insbesondere physiologischer, anatomischer) Strukturen und Funktionen aufgrund von Krankheiten, angeborenen Leiden oder äußeren Schädigungen, welche *Schäden* (impairments) genannt werden", und
- „der Einbuße an Fähigkeiten und Fertigkeiten, die durch die Schäden bedingt sind und *Behinderungen* genannt werden" (Schuntermann u. Koch 1987, S. 138).

Den zweiten Bereich der Behinderungen unterteilen die Autoren in folgende 2 Gruppen:

1. „Einbuße an Fähigkeiten auf der Personenebene (z. B. im Hinblick auf Bewegung, persönliche Versorgung, manuelle Geschicklichkeit), welche *funktionelle Einschränkungen* im täglichen Leben (disabilities) genannt werden", und

2. „Einbuße an Fähigkeiten auf der sozialen und Umweltebene (z. B. im Hinblick auf physische Unabhängigkeit, Orientierung in der Umgebung sowie Wahrnehmung und Reaktion auf Vorgänge in ihr, Erfüllung der beruflichen Anforderungen, Teilnahme am sozialen Leben, den wirtschaftlichen Versorgungsgrad), welche *soziale Beeinträchtigungen* in Arbeit, Beruf, Gesellschaft und Umwelt (Handicaps) genannt werden" (Schuntermann u. Koch 1987, S. 138).

Diese Funktionsstörungen, Einschränkungen und Beeinträchtigungen betreffen den medizinischen, funktionalen und psychosozialen Status eines Patienten (s. dazu Gerdes 1984).

Wie das in Abb. 1 dargestellte Strukturmodell des Untersuchungsgegenstandes verdeutlicht, zielen demnach Rehabilitationsmaßnahmen auf

1. „Begrenzung bzw. Verringerung des Schadens und der Funktionsstörungen (sofern reversibel)",

2. „Beseitigung oder Verringerung der funktionalen Einschränkungen",

3. „Beseitigung oder Verringerung der sozialen Beeinträchtigung, sofern dies rehabilitationsmedizinisch möglich ist", und

4. „Verbesserung der Fähigkeit und des Grades zur Bewältigung der Belastung durch chronische Krankheit und Behinderung" (Schuntermann u. Koch 1987, S. 139).

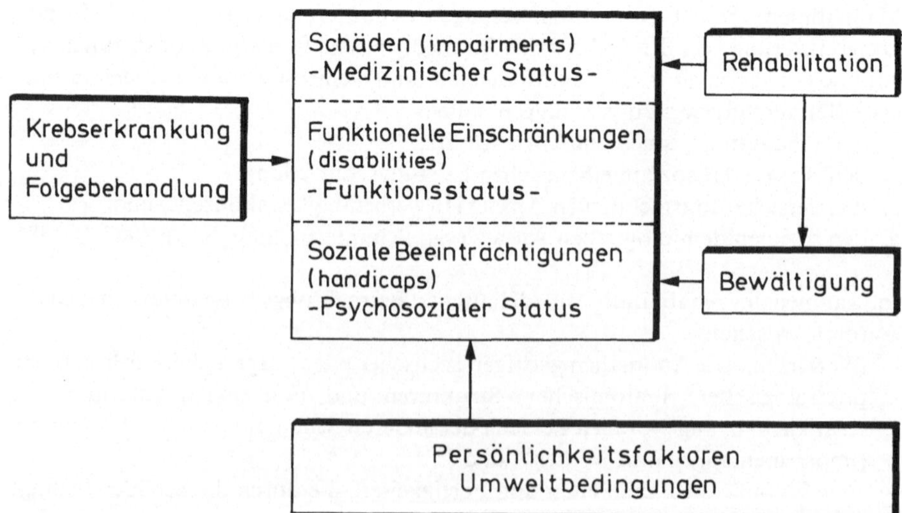

Abb. 1. Strukturmodell des Untersuchungsgegenstands

Die Frage nach der Evaluation von Rehabilitationsmaßnahmen

Die grundsätzliche Frage, ob und ggf. wie Veränderungen in den Zielvariablen kausal auf die Wirksamkeit der Rehabilitationsmaßnahmen zurückgeführt werden können, wird von Gerdes (1984) kritisch diskutiert. Der Autor kommt zu dem Schluß, daß es keine Evaluationsstudien gibt und auch in Zukunft nicht geben wird, die in der Lage wären, die Effektivität und Effizienz von Rehabilitationsmaßnahmen zu *beweisen*. Der Beweis der Wirksamkeit von Rehabilitation ist nämlich nur dann stichhaltig, wenn ausgeschlossen werden kann, daß die Veränderungen der abhängigen Variablen (Zielgrößen) tatsächlich auf die Wirkung der durchgeführten Maßnahmen und nicht etwa auf Einflüsse von „Störgrößen" zurückzuführen sind. Wegen der enormen Fülle solcher möglicher Störvariablen können diese Einflüsse im Rahmen eines Designs für eine Evaluationsstudie nicht durch Kontrolle, sondern nur durch Randomisierung ausgeschlossen werden. Randomisierte Kontrollgruppenvergleiche, in denen Patienten nach dem Zufallsprinzip den beiden Bedingungen mit vs. ohne Rehabilitationsmaßnahme zugeordnet werden, sind jedoch aus ethischen und juristischen Gründen prinzipiell nicht durchführbar. Statt des nicht zu leistenden „Beweiskalküls" spricht sich Gerdes für ein „Plausibilitätskalkül" aus. Erbracht werden sollen danach wissenschaftliche Belege, die zur „Erhöhung der Plausibilität" eines bestimmten Zusammenhangs beitragen (Gerdes 1984, S. 10). Die Wirksamkeitsanalyse rehabilitativer Maßnahmen kann dabei im Prinzip auf zwei unterschiedliche Ansätze zurückgreifen:
- die Zielevaluation und
- die Kontrollgruppenevaluation.

Beide Ansätze sind jedoch mit spezifischen Problemen verbunden.

Zielevaluation

Bei der Zielevaluation werden vor Beginn jeder Rehabilitationsmaßnahme für den individuellen Patienten spezielle Ziele festgelegt; nach Abschluß der Maßnahme wird überprüft, inwieweit diese angestrebten Ziele erreicht wurden. Ausgehend von diesem im Prinzip auf ein Individuum bezogenen Ansatz läßt sich auch bestimmen, wie hoch der Anteil von Patienten eines bestimmten Kollektivs ist, deren Beschwerden durch die eingesetzte Maßnahme (oder ein Maßnahmenbündel) gebessert werden konnten.

Die derzeitige Situation der Rehabilitation von Krebspatienten ist nun allerdings dadurch gekennzeichnet, daß bislang lediglich Globalziele der Rehabilitation definiert sind. Eine Festlegung und Überprüfung von für den individuellen Patienten spezifischen Zielen durch die am Rehabilitationsprozeß beteiligten Ärzte und Therapeuten findet jedoch nicht statt. Eine Zielevaluation in diesem Sinne wäre also nur unter der Voraussetzung eines gravierenden Eingriffs in das derzeitige Rehabilitationsverfahren für Krebspatienten möglich. Außerdem würde sich als Folgeproblem die Frage erheben, wer für die Festlegung und Überprüfung der Ziele zuständig sein soll (Arzt/Therapeut in der Klinik vs. Mitarbeiter des Forschungsteams).

Kontrollgruppenevaluation

Bei der Kontrollgruppenevaluation werden zentrale durch die Rehabilitation zu beeinflussende Variablen bei einer Fallgruppe von Patienten jeweils zu Beginn (prä) und zum Abschluß (post) der Nachsorgekur erhoben sowie – im selben zeitlichen Abstand – bei einer Kontrollgruppe von Patienten, die nicht an einer stationären Nachsorgemaßnahme teilgenommen haben. Lassen sich für die Fallgruppe Prä-post-Differenzen der untersuchten Variablen nachweisen, so kann ein Vergleich mit den entsprechenden Differenzwerten aus der Kontrollgruppe Aufschluß darüber geben, ob diese Unterschiede auf den Einfluß der Kur zurückzuführen sind oder als Schwankungen im „natürlichen" Krankheitsverlauf interpretiert werden müssen. Darüber hinaus lassen sich in Form einer Einzelfalldiagnostik Abweichungen vom Gruppenverhalten sowie auffällige Verläufe einzelner Patienten charakterisieren. Dies kann für die Gewinnung neuer Hypothesen sowie für die Modifikation des Verfahrens genutzt werden.

Zu klären ist dabei, ob und wie eine solche Kontrollgruppe rekrutiert werden kann. Denn Patienten, die nicht an stationären Nachsorgemaßnahmen teilnehmen, können dafür sehr unterschiedliche Gründe haben wie z. B. fehlende Kenntnis über die Möglichkeit, eine solche Kur in Anspruch zu nehmen, familiäre oder berufliche Hinderungsgründe (Pflege eines kranken Angehörigen, Angst um den Arbeitsplatz etc.), Angst, etwas ohne den Ehepartner zu unternehmen, oder auch den Wunsch, sich nicht mehr mit der Krebserkrankung auseinandersetzen zu müssen, so weiterzuleben wie bisher. Genaue Kenntnisse über diese Gründe für Nichtteilnahme liegen bisher nicht vor. Die Kenntnis des Inanspruchnahmeverhaltens bildet jedoch die Voraussetzung für die Entscheidung darüber, ob eine echte Kontrollgruppe rekrutiert werden kann und wie diese zusammengesetzt sein sollte.

Die Frage, ob und wie die Wirksamkeit stationärer Nachsorgemaßnahmen für Krebspatienten nachgewiesen werden kann, ist also derzeit noch offen. Wir hoffen, im Verlauf unseres Projekts einer Lösung dieses wichtigen Problems näher zu kommen.

Eigener Forschungsansatz

In einer halbjährigen Planungsphase wurde zunächst ein modellhaftes Studiendesign für eine multizentrische prospektive Untersuchung der Wirksamkeit von stationären Nachsorgekuren für Patienten der Indikationen Mammakarzinom und kolorektale Karzinome entwickelt (vgl. Keute 1987).

Hauptziel der sich anschließenden – inzwischen abgeschlossenen – einjährigen Pilotphase, über die hier ausführlicher berichtet werden soll, war die Entwicklung und Validierung eines geeigneten Testinstruments.

Beschreibung des Testinstruments

Ausgehend von den oben beschriebenen theoretischen Vorüberlegungen wurde ein Testinstrument entwickelt, das die in Abb. 1 dargestellten Bereiche erfaßt:

1. Medizinischer Status
Krankheitsbild, Tumorstatus, Art der Operation, Krankheitsfolgen, Metastasen/
Rezidive, Laborwerte, Zeit nach der ersten Operation, Beschwerden (Fremdeinschätzung durch den Arzt und Selbsteinschätzung – Beschwerdenliste, v. Zerssen
1976 b).

2. Funktionaler Status
Selbsteinschätzung von Behinderungen bei der Körperpflege, leichter/schwerer
Hausarbeit, in Beruf, Freizeit, Hobby etc. und Ausmaß der Belastung. Auf
Fremdeinschätzungen des funktionalen Status der Patienten (Karnofsky-Index)
wurde verzichtet, da die Bestimmung dieses Index in den an der Untersuchung
beteiligten Kliniken nicht üblich war.

3. Psychosozialer Status
Selbsteinschätzungen verschiedener psychischer Beeinträchtigungen (State-Trait-
Angst-Inventar, STAI – Laux et al. 1981, Depression – v. Zerssen 1976d,
Befindlichkeit – v. Zerssen 1976c), spezielle Belastungen durch z. B. Veränderungen
des Körperbilds, Angst vor der Zukunft, vor dem Tod etc., Veränderungen des
Erlebens und Verhaltens unter Einfluß der Kur (modifizierte Form des Verände-
rungsfragebogens des Erlebens und Verhaltens, VEV – Zielke u. Kopf-Mehnert
1978), Zufriedenheit mit verschiedenen Lebensbereichen und speziell mit verschiedenen Aspekten von Gesundheit. (Wir haben hier eine modifizierte Form der
Fragen nach Lebenszufriedenheit, FLZ, von Herschbach et al. verwendet.)

4. Krankheitsbewältigung
Die Patienten sollten für eine Reihe von verschiedenen Formen des Umgangs mit
der Krebserkrankung angeben, ob diese Umgangsform für sie zutrifft und ob sie sie
für hilfreich und/oder belastend halten. Die Itemsammlung orientierte sich an den
Arbeiten von Herschbach et al. (München), Gerdes (ISR Schloß Reisensburg) und
Filipp et al. (Trier – vgl. Klauer u. Filipp 1987).

5. Persönlichkeitsfaktoren/Umweltbedingungen
Soziodemographische Variablen, Formen der sozialen Unterstützung (Häufigkeit
von Kontakten/Zufriedenheit), Gesundheitsverhalten (Bewegung, Ernährung,
Rauchen, Alkohol), Erwartungen, Befürchtungen, Erfahrungen im Hinblick auf die
Kur.

6. Rehabilitation
Teilnahme an verschiedenen Rehabilitationsmaßnahmen (erhoben über die Bade-
karte und über Angaben der Patienten), Zufriedenheit, Wünsche, Kritik.

Dieses Testinstrument kann natürlich nur einen Ausschnitt aus der Vielzahl
möglicher, diese Bereiche operationalisierender Variablen erfassen.

Durchführung und Ergebnisse der Validierungsuntersuchung

Das Testinstrument wurde n = 98 Brust- und Darmkrebspatienten aus 3 Nachsorgekliniken sowie n = 98 hinsichtlich Alter, Geschlecht und sozialem Status parallelisierten gesunden Personen je zweimal im Abstand von 4 bis 6 Wochen vorgelegt (s. Tabelle 1).

Im Vergleich zur Stichprobe der gesunden Versuchspersonen (Vpn), für die sich keine signifikanten Unterschiede zwischen den beiden Untersuchungen nachweisen ließen, zeigt die Patientenstichprobe eine statistisch bedeutsame Abnahme körperlicher Beschwerden, eine Verringerung von Angst und Depression sowie eine Verbesserung der allgemeinen Befindlichkeit. Dabei wird am Ende der Kur z. T. sogar das signifikant niedrigere Niveau der Vergleichsstichprobe gesunder Personen erreicht. Die Patienten weisen bei der zweiten Untersuchung höhere Werte der Zufriedenheit mit verschiedenen Aspekten ihrer Gesundheit auf (z. B. körperliche Leistungsfähigkeit, Beschwerdefreiheit) als die gesunden Vpn. Im Hinblick auf die Krankheitsbewältigung werden von den Patienten am Ende der Kur vermehrt Formen der aktiv-konfrontierenden Auseinandersetzung favorisiert.

Diese Differenzen zwischen Patienten und Gesunden sowie die hohen Prä-post-Unterschiede innerhalb des Patientenkollektivs in Verbindung mit insignifikanten

Tabelle 1. Übersicht über die Durchführung der Validierungsuntersuchung (+ Erhebung). *Stichprobe:* Patienten n = 98/Gesunde n = 98; parallelisiert nach Geschlecht, Alter, Schul-/Berufsausbildung. *Untersuchungsdesign:* Patienten: prä (Kurbeginn) – 4–6 Wochen – post (Kurende); Gesunde: prä – 4–6 Wochen – post

Fragebogen/Variablen	Patienten		Gesunde	
	prä	post	prä	post
Soziodemographische Variablen	+		+	
Medizinischer Status				
Krankheitsbild, Tumorstatus, Art der Operation, Krankheitsfolgen, Metastasen/Rezidive, Laborwerte etc.	+	+		
Beschwerdenliste (Zerssen)	+	+	+	+
Funktionaler Status				
Behinderungen	+	+		
Psychosozialer Status				
Belastungen	+	+		
Befindlichkeitsskala (Zerssen)	+	+	+	+
State-Trait-Anxiety-Inventar (Laux et al.)	+	+	+	+
Depressionsskala (Zerssen)	+	+	+	+
Veränderungen des Erlebens und Verhaltens (Zielke u. Kopf-Mehnert)		+		
Zufriedenheit mit verschiedenen Lebensbereichen		+		+
Zufriedenheit mit verschiedenen Gesundheitsbereichen		+		+
Krankheitsbewältigungsverhalten	+	+		

Differenzen für das Kollektiv der gesunden Vergleichspersonen belegen eindrucksvoll die Kriteriumsvalidität der eingesetzten Verfahren. Die testtheoretischen Qualitäten unseres Erhebungsinstruments sind zufriedenstellend und genügen den methodologischen Anforderungen.

Die Korrelationen zwischen den einzelnen Variablenbereichen sind substantiell und entsprechen ihrer Richtung nach den theoretischen Erwartungen. Beispielhaft seien hier für die Patientenstichprobe die Zusammenhänge zwischen Prä-Post-Veränderungen verschiedener Parameter des medizinischen, funktionalen und psychosozialen Status dargestellt (Summenscores der Beschwerdenliste, der Behinderungen im täglichen Leben, der speziellen Belastungen durch die Krebserkrankung und ihre Folgen, der Befindlichkeitsskala, der Angstskala und der Depressionsskala).

Wie die Ergebnisse in Tabelle 2 ausweisen, korreliert eine Abnahme des Gesamtscores der körperlichen Beschwerden signifikant mit einer Verringerung spezieller psychosozialer Belastungen, mit einer Verbesserung der psychischen Befindlichkeit sowie mit einer Verringerung der Angst- und Depressionsscores.

Tabelle 2. Zusammenhänge zwischen den Prä-post-Differenzwerten (medizinischer, funktionaler, psychosozialer Status)

Fragebogen/Variablen		Patienten	
		prä	post
Medizinischer Status	B-L	*	*
Funktionaler Status	Behinderungen	*	*
Psychosozialer Status	Belastungen	*	*
	Bf-S	*	*
	STAI	*	*
	D-S	*	*

Bildung von Differenzwerten [(Σ prä) – (Σ post)]
Analyse der Zusammenhänge

	B-L	Behinde-rungen	Belastun-gen	Bf-S	STAI
Behinderungen	0,09				
Belastungen	0,39**	0,19			
Bf-S	0,31**	0,17	0,22*		
STAI	0,59**	0,12	0,41**	0,65**	
D-S'	0,50**	0,15	0,35**	0,52**	0,58**

*p < 0,05
**p < 0,01

B-L Beschwerdenliste, *Bf-S* Befindlichkeitsskala, *STAI* State-Trait-Angst-Inventar (nur State-Skala), *D-S'* Depressionsskala.

Innerhalb des Untersuchungszeitraums von 4–6 Wochen waren nur geringfügige Veränderungen im Bereich des funktionalen Status zu registrieren. Entsprechender-geben sich hier auch keine signifikanten Zusammenhänge zwischen den Prä-post-Differenzwerten des Summenscores „Behinderungen" und Differenzwerten der anderen Skalen. Verbesserungen im Bereich des psychosozialen Status lassen sich – wie die hohen Interkorrelationen ausweisen – plausibel und konstruktvalide durch eine Abnahme spezieller Belastungen bzw. durch eine Verringerung der Gesamt-scores der Skalen „Befindlichkeit", „Zustandsangst" und „Depression" beschreiben.

Schließlich zeigen sich hohe und plausible Zusammenhänge zwischen den Ergebnissen der standardisierten Befragung und den kategorisierten Informationen aus halbstandardisierten Interviews, ein Befund, der einerseits die Methodenunab-hängigkeit der Ergebnisse und andererseits die Validität des Verfahrens belegt.

Zum weiteren Vorgehen

Durch die Entwicklung eines validen, die relevanten Variablenbereiche abdecken-den Testinstruments haben wir uns unserem Ziel, mögliche Effekte rehabilitativer Maßnahmen zu evaluieren, in einem ersten Schritt angenähert. Im Rahmen einer weiteren 2jährigen Projektphase soll nun den Fragen nachgegangen werden, wie eine Zielevaluation und wie eine Kontrollgruppenevaluation rehabilitativer Maß-nahmen in der stationären Nachsorge von Krebspatienten erreicht werden kann. Dazu sollen Stichproben von Patienten aus mehreren Nachsorgekliniken sowie Patienten, die keine Nachsorgekur in Anspruch nehmen, wiederholt mit Hilfe von Fragebogen sowie Interviews befragt werden. Zentrale Fragestellungen sind dabei:
1. welche Zielsetzungen bei den in den Rehabilitationseinrichtungen tätigen Gruppen (Ärzte, paramedizinisches Personal, Administration u. a.) darüber entwickelt werden, welche Wirkungen die Nachsorgekur anstrebt und ob und wie sie überprüfen, ob die angestrebte Wirkung eingetreten ist,
2. ob die Patienten selbst Zielvorstellungen darüber entwickeln, was die Nachsor-gekur bei ihnen bewirken soll und ob und wie sie überprüfen, ob diese erwünschte Wirkung eingetreten ist, und
3. aus welchen Gründen sich Patienten gegen die Teilnahme an stationären Nachsorgemaßnahmen entscheiden bzw. welche Zugangsbarrieren vorliegen und ob und welche Alternativen statt dessen wahrgenommen werden.

Literatur

Fliedner TM, Gerdes K (1983) Entwicklungstendenzen des Rehabilitationswesens und ihre Konsequenzen für die Rehabilitationsforschung. Institut Schloß Reisensburg, unveröffentlicht
Gerdes K (1984) Text der Erläuterungen zur öffentlichen Bekanntmachung zum Förderschwer-punkt des Bundesministers für Forschung und Technologie „Rehabilitation von Krebskran-ken". Projektträger: Gesellschaft für Strahlen- und Umweltforschung, München
Keute H (1987) Entwicklung eines modellhaften Studien-Designs zur Evaluation von Rehabilita-tionsmaßnahmen bei Krebspatienten, 2. Aufl. BPT-Bericht, München

Klauer T, Filipp S-H (1987) Der „Fragebogen zur Erfassung von Formen der Krankheitsbewältigung" (FEKB): I. Kurzbeschreibung des Verfahrens. Fachbereichs I Psychologie, Universität Trier (Forschungsbericht, Nr 13)

Laux L, Glanzhammer P, Schaffner P, Spielberger CD (1981) Das State-Trait-Angst-Inventar. Beltz, Weinheim

Paeslack V (1979) Aufgaben und Grenzen der Rehabilitation. In: Scholz JF (Hrsg) Rehabilitation als Schlüssel zum Dauerarbeitsplatz. Springer, Berlin Heidelberg New York, S 17–26

Schuntermann MF, Koch U (1987) Erfolgsparameter medizinischer Rehabilitationsmaßnahmen. Öff Gesundheitswes 49:136–141

Zerssen D von (1976a) Klinische Selbstbeurteilungsskalen (KSb-S) aus dem Münchner Psychiatrischen Informations-System (PSYCHIS München), Allgemeiner Teil. Beltz, Weinheim

Zerssen D von (1976b) Die Beschwerdenliste. Beltz, Weinheim

Zerssen D von (1976c) Die Befindlichkeits-Skala. Beltz, Weinheim

Zerssen D von (1976d) Depressivitäts-Skala. Beltz, Weinheim

Zielke M, Kopf-Mehnert C (1978) Veränderungsfragebogen des Erlebens und Verhaltens. Beltz, Weinheim

Inanspruchnahme von Nachbetreuungsmaßnahmen für Brustkrebspatientinnen

Jutta Brusis, Beatrix Vogel und *Norbert Mai*

Ziele des Forschungsvorhabens

In welchem Ausmaß Rehabilitationsmaßnahmen von Patienten, die von diesen Maßnahmen profitieren könnten, auch tatsächlich genutzt werden, ist ein generelles Problem des medizinischen Versorgungssystems. Dabei ist es weniger bedeutsam, daß gelegentlich Patienten an Rehabilitationsmaßnahmen teilnehmen, die diese nicht benötigen. Das gravierendere Problem liegt darin, daß bei weitem nicht alle Patienten, die dringend Hilfe brauchen, den Weg zu den vorhandenen Hilfeangeboten finden.

Für Brustkrebspatientinnen gibt es im Vergleich zu anderen Tumorerkrankungen verhältnismäßig umfangreiche Angebote zur Nachbetreuung. Daß Tumorkranken stationäre Nachsorgemaßnahmen (medizinische Rehabilitationsmaßnahmen) zustehen, ist seit langem geregelt, und es stehen auch ausreichend viele Behandlungsplätze zur Verfügung. Zusätzlich existieren zahlreiche Angebote zur ambulanten psychosozialen Nachbetreuung. Dazu gehören Beratungsstellen verschiedener Träger, Selbsthilfegruppen und psychotherapeutische Behandlungsmöglichkeiten. Es wird geschätzt, daß höchstens 40% der Brustkrebspatientinnen diese Angebote in Anspruch nehmen. In der großen Gruppe von Nichtteilnehmerinnen sind vermutlich auch Frauen, die nach der Primärbehandlung keine psychosoziale Betreuung benötigen. Aber es muß auch vermutet werden, daß unter den Nichtteilnehmerinnen Frauen sind, die dringend psychosoziale Hilfe brauchen, jedoch keines der Angebote wahrnehmen. Zu den Gründen zählen externe Bedingungen wie die Verfügbarkeit von Angeboten, aber auch subjektive Hinderungsgründe, die von einem Informationsdefizit bis zu Vorurteilen gegenüber psychosozialen Maßnahmen reichen können. Würde es gelingen, diese Zugangsbarrieren abzubauen, könnte die Effektivität des Versorgungssystems erheblich gesteigert werden.

Jede Planung von Maßnahmen zum Abbau der Zugangsbarrieren erfordert präzisere Informationen. Derzeit kann der Anteil der betroffenen Frauen, die psychosoziale Maßnahmen nicht in Anspruch nehmen, nur grob geschätzt werden. Die geschätzte Inzidenz von Brustkrebserkrankungen liegt bei 30000 pro Jahr (Hoffmeister 1987). Auf Anfrage hat der Verband Deutscher Rentenversicherungsträger mitgeteilt, daß 8755 Patientinnen mit der Erstdiagnose Brustkrebs 1987 erstmals an einer stationären Heilmaßnahme teilgenommen haben. Bezieht man diese Zahl auf die jeweils Neuerkrankten, kann in erster Annäherung geschätzt werden, daß nur ungefähr 30% der Patientinnen an einer medizinischen

Rehabilitationsmaßnahme teilnehmen. Für die ambulante Krebsnachbetreuung gibt es bestenfalls interne Statistiken einzelner Träger und Institutionen, aber kein überregionales Datenmaterial. Da selbst einfache quantitative Angaben über die Nichtteilnahme fehlen, ist es nicht verwunderlich, daß über die Betreuungsbedürftigkeit von Patientinnen und mögliche Hinderungsgründe noch weniger bekannt ist. Betreuungsbedürftigkeit kann nur in extremen Fällen auch von außen leicht diagnostiziert werden. In der Regel ist die Selbsteinschätzung der Patientinnen die entscheidende Variable. Wenn aber eine Patientin aussprechen kann, daß sie Hilfe benötigt, sind möglicherweise schon einige der wichtigsten Hürden überwunden.

Ein genaueres Wissen über die Häufigkeit der Ablehnungsgründe ist eine grundlegende Voraussetzung zur Planung zusätzlicher Maßnahmen. Sollte sich herausstellen, daß die häufigsten Hinderungsgründe in der Erreichbarkeit von Angeboten liegen, müßten sich Maßnahmen auf den Ausbau einer flächendeckenden Versorgung ausrichten. Völlig andere Maßnahmen wären anzustreben, wenn der Schwerpunkt der Hinderungsgründe in einem Informationsdefizit der Patientinnen liegt. Besonders schwierig wären zusätzliche Maßnahmen, wenn die Zugangsbarrieren hauptsächlich durch Vorurteile gegenüber psychosozialen Themen bedingt wären.

Pilotstudie

Zielsetzungen

Das Gesamtvorhaben hat zum Ziel, die Nachbetreuungssituation von Brustkrebspatientinnen zu verbessern. Diese Verbesserung soll nach Möglichkeit nicht durch die Schaffung neuer Nachbetreuungsmaßnahmen, sondern durch eine gezieltere Nutzung bereits bestehender Versorgungsangebote erreicht werden. Anstatt direkt mit der Analyse und Bewertung von Maßnahmen zu beginnen, wurde ein stufenweises Vorgehen geplant. Eine Pilotstudie sollte zunächst die Durchführbarkeit der Hauptstudie prüfen. Zusätzlich sollte die Pilotstudie als in sich abgeschlossene Untersuchung erste Aufschlüsse über die Gründe der Annahme oder Ablehnung von Nachbetreuungsangeboten durch (Brust)krebspatientinnen liefern, die Rückschlüsse auf den Bedarf und auf inhaltliche Schwerpunkte aus der Sicht betroffener Frauen erlauben.

Die Pilotuntersuchung hatte folgende Ziele:
- Es sollten gut funktionierende Kontakte zu primärbehandelnden Kliniken und zu den behandelnden Ärzten aufgebaut werden. Eine beständige Kooperationsbeziehung zu onkologisch tätigen Ärzten bildete die entscheidende Voraussetzung für die Durchführung des gesamten Vorhabens.
- Es sollten Möglichkeiten geprüft werden, ob unter Berücksichtigung der Datenschutzgesetze Daten direkt von Patientinnen erhalten werden können.
- Entsprechend den Definitionskriterien für die Population der Erhebung sollten primärbehandelte Brustkrebspatientinnen (Mastektomien und Teilresektionen), die nicht älter als 70 Jahre sind und deren Operation 6 Monate bis 3 Jahren

zurückliegt, befragt werden. Es wurde angestrebt, aus dieser Population eine repräsentative Stichprobe zu gewinnen.

– Es sollten Gründe der Nichtinanspruchnahme psychosozialer Nachbetreuungsangebote durch Brustkrebspatientinnen analysiert werden. Die Informationssammlung sollte sich besonders auf Frauen konzentrieren, die trotz Nachbetreuungsbedürftigkeit keine externe psychosoziale Hilfestellung in Anspruch genommen haben („nachbetreuungsbedürftige Nichtteilnehmerinnen").

Als Ergebnis der Pilotstudie sollten die Entscheidungen über die Inhalte der Hauptuntersuchung getroffen und eine detaillierte Konzeption für die Durchführung des Vorhabens sowie ein Auswertungsplan erarbeitet werden.

Die Pilotuntersuchung ist noch nicht abgeschlossen. Trotzdem lassen sich bereits einige Aspekte herauskristallisieren und erste Aussagen über die individuell sehr differenzierten Probleme der betroffenen Frauen mit dem für sie meist unüberschaubar komplexen Versorgungssystem machen. Außerdem wird von vielen Patientinnen darüber geklagt, daß sie trotz eines starken während der Primärtherapie und auch direkt danach noch nicht artikulierbaren Bedürfnisses nach Informationen über psychosoziale Hilfen entweder gar keine oder höchstens für sie unverständliche Informationen erhalten haben.

Durchführung

Erhebungsinstrumente

Für die Durchführung der Pilotstudie war die Konstruktion von Erhebungsinstrumenten (Fragebogen, Interviewleitfaden) erforderlich, um das Teilnahmeverhalten der Patientinnen zu erfassen. Durch einen „Fragebogen zur Erfassung der medizinischen Nachsorge und der psychosozialen Nachbetreuung" wurde mit ärztlicher Hilfe der erste Kontakt zu operierten Brustkrebspatientinnen hergestellt. Um Interviewpartnerinnen für weiterführende Gespräche zu finden, enthält der Fragebogen auf der letzten Seite ein Angebot für persönliche Gespräche.

Inhalt des Fragebogens
Nach Angaben zur Person und zur Krankheit wurden Fragen zur medizinischen Nachsorge und zur Teilnahme an stationären Heilbehandlungen gestellt. Bei den Fragen zur psychosozialen Nachbetreuung wurde nach dem Informationsstand über soziale Hilfen und Sachmittel (z. B. prothetische Versorgung, Schwerbehindertenausweis) sowie nach den Informanten (Ärzte, Kliniksozialdienst, Mitpatientinnen usw.) gefragt. Die Fragen nach dem Nutzungsverhalten gegenüber Nachbetreuungsangeboten (Beratung, Selbsthilfegruppen, psychotherapeutische Behandlung) waren so gehalten, daß sie von allen Patientinnen – ob Teilnehmerin oder Nichtteilnehmerin – beantwortet werden konnten. Abschließend wurde nach Hilfen bei der Bewältigung der Krankheit, nach Veränderungen in der Partnerbeziehung durch die Krebserkrankung sowie nach krankheitsbedingten (positiven) Lebensveränderungen gefragt.

Interview

Die Vorgaben für den Interviewleitfaden galten analog zum Fragebogen für Patientinnen beider Teilnahmekategorien. Im Mittelpunkt der Gespräche standen Versuche, die Betreuungsbedürftigkeit einzuschätzen und Gründe für die Nichtinanspruchnahme psychosozialer Hilfen genauer zu eruieren. Ein wichtiges Thema waren außerdem Informations- und Kommunikationsprobleme mit den Klinik- und den nachbehandelnden Ärzten über medizinische Krankheitsfragen sowie die ärztliche Einstellung gegenüber psychosozialen Krankheitsproblemen. Zur Auswertung der Gespräche wurden Protokolle entsprechend dem Interviewleitfaden angefertigt und zusätzlich ein „Fremdrating zu den Interviews über die Nutzung von Nachbetreuungsmaßnahmen" vorgenommen, um vor allem das Teilnahmeverhalten in den einzelnen Nachbetreuungsbereichen kategorisieren zu können, aber auch, um den Informationsstand, Vorurteile als Verhinderungsgründe sowie die Erfahrungen mit dem Versorgungssystem und die Realisierungsmöglichkeiten von Verbesserungsvorschlägen zu beurteilen.

Stichprobengewinnung

Die erste Kontaktaufnahme zu Primärkliniken in Bayern erfolgte durch eine Erhebung über die Anzahl der im Jahr 1986 durchgeführten Brustkrebsoperationen (Mastektomien und Teilresektionen), wobei ungefähr die Hälfte der angeschriebenen Kliniken antwortete. Unter dem Aspekt des „Spezialisierungsgrades" einer Klinik, d. h. der Anzahl der vorgenommenen Brustamputationen pro Jahr, zeigte sich, daß 2/3 der operierenden Kliniken im Durchschnitt nicht mehr als 2 bis 3 Mastektomien im Monat durchführen. Das bedeutet für die an Brustkrebs operierten Patientinnen, daß die Mehrzahl der Frauen in Kliniken operiert wird, die aufgrund ihrer den gesamten chirurgischen Bereich abdeckenden Aktivitäten nicht auf Brustkrebsoperationen spezialisiert sein können.

Unter Berücksichtigung des unterschiedlichen „Spezialisierungsgrades" wurde versucht, den Kontakt zu 25 bayerischen Primärkliniken zu vertiefen und diese als Kooperationspartner für die Pilotuntersuchung zu gewinnen. Im Verlauf von in einigen Fällen bis zu einem halben Jahr dauernden Verhandlungen waren 12 Kliniken (ca. 50%) zu einer Kooperation bereit. Über die Chefärzte dieser Kliniken bzw. andere vom Chefarzt benannte ärztliche Kooperationspartner sollte der Kontakt zu primäroperierten Brustkrebspatientinnen aufgenommen werden, um diese für eine Beteiligung an der Pilotstudie zu motivieren, da aus Datenschutzgründen der Zugang zu Patientinnen nur über die behandelnden Ärzte erfolgen kann.

Der behandelnde Arzt darf unter keinen Umständen, auch wenn er das Forschungsvorhaben aus ethischen Gründen befürwortet, die Adressen der Patientinnen an ein Forschungsinstitut weitergeben. Die Datenschutzbestimmungen schreiben zwingend vor, daß Patientinnen *zuvor* um ihre Einwilligung gebeten werden. Die Erklärung der Bereitschaft zur Teilnahme an einer Erhebung setzt voraus, daß die Patientinnen über die Ziele der Untersuchung aufgeklärt werden und ihnen die Wahlmöglichkeit bezüglich ihrer Beteiligung überlassen wird. Dazu muß ausdrücklich erklärt werden, daß aus einer Ablehnung der Teilnahme an einer Studie keinerlei Nachteile für die weitere Behandlung entstehen.

Von 12 kooperationsbereiten Klinikchefärzten verblieben letztendlich 6 (50%), über die durch den Versand des Fragebogens Patientinnen erreicht und um Auskunft über ihre Gründe für die Annahme bzw. Nichtinanspruchnahme von psychosozialen Nachbetreuungsangeboten gebeten werden konnten. Aufgrund der sehr langen Zeitspanne zwischen dem Kooperationsbeginn und den ersten Antworten der Patientinnen, die in Einzelfällen bis zu einem halben Jahr betrug, wurden andere Wege gesucht, um Informationen über Gründe der Nichtteilnahme an Nachbetreuungsmaßnahmen zu erhalten. Zwei onkologische Nachsorgepraxen waren bereit, bei Nachkontrollen Fragebogen an ihre Patientinnen direkt zu verteilen. Außerdem konnten durch eine Tageszeitungsanzeige einige betroffene Frauen zur Anforderung und Beantwortung des Fragebogens motiviert werden.

Erste Ergebnisse

Fragebogenrücklauf

Die Rücklaufquote der mit ärztlicher Hilfe an die Patientinnen verteilten Fragebogen war bisher recht unterschiedlich: Sie betrug von 0 bis maximal 25%. Von den Patientinnen, die sich aufgrund einer Tageszeitungsanzeige gemeldet hatten, haben dagegen fast alle den Fragebogen zurückgeschickt. Die Art der Übermittlung der Fragebogen an die Patientinnen scheint nach den bisherigen Ergebnissen auch einen gewissen Einfluß zu haben: Bei den direkt von den Ärzten übergebenen Fragebogen war der Fragebogenrücklauf äußerst gering. Diejenigen Patientinnen, die durch einen Brief ihres Arztes, der eine Anforderungskarte für den Fragebogen enthielt, angesprochen werden konnten, waren mit einer Antwortquote von 15% i. allg. eher bereit, sich zu beteiligen.

Daten zur Nachbetreuungssituation

Die Durchsicht der Fragebogen zeigte, daß fast alle Patientinnen – entgegen den Befürchtungen mancher Ärzte – Fragen, die die Krankheit betrafen (z. B. Lymphknotenbefall, Metastasen, Rezidiv), verstanden und auch beantwortet haben. Die meisten der betroffenen Frauen gaben an, daß sie durch Eigenverdacht bzw. Selbstdiagnose auf ihre Krankheit aufmerksam wurden.

Als Beschwerden nach der Operation bzw. der Nachbehandlung wurden, abgesehen von Schmerzen und Bewegungseinschränkungen im Arm-, Schulter- und Brustbereich, vor allem Depressionen genannt. Des öfteren gab es Probleme mit der Chemo- und der Strahlentherapie, die in einigen Fällen zum Abbruch der Therapie führten. Als Strahlenschäden wurden zum Teil schwere Verbrennungen angegeben. Gelegentlich entstanden auch Probleme mit der Wiederaufbauplastik, wobei bei einigen Frauen das Implantat wieder entfernt werden mußte. Außerdem klagten einige Frauen über Lymphödeme.

Etwa die Hälfte der Patientinnen hatte einen Nachsorgepaß bzw. -plan erhalten. Üblicherweise erfolgten 4 Nachkontrollen im ersten postoperativen Jahr, in Einzelfällen jedoch auch keinerlei medizinische Nachsorge.

Ungefähr die Hälfte der befragten Patientinnen erhielt in der Primärklinik keine Beratung über Sachmittel und soziale Hilfen (prothetische Versorgung, Schwerbehindertenausweis, Krebsnachsorgekuren usw.) und auch keinerlei Hinweise auf psychosoziale Nachbetreuungsmöglichkeiten. Die informierten Patientinnen bezogen ihr Wissen zu gleichen Teilen vom Kliniksozialdienst und von Ärzten. Aber auch die Familie und Freunde sowie Mitpatientinnen waren wichtige Informationsquellen.

Der am häufigsten genannte Grund, warum keines der drei Nachbetreuungsangebote (Beratung, Selbsthilfegruppe, Psychotherapie) in Anspruch genommen wurde, lautete: „Belastet mich nur". Angst vor der Konfrontation mit einer Verschlechterung der Krankheit bei anderen ist vor allem ein Grund, die Teilnahme an Selbsthilfegruppen abzulehnen. Viele wollen aber auch nicht andauernd mit anderen Betroffenen („Nichtgesunden") über die Krebserkrankung sprechen: „Ich wollte nicht die Probleme der Erkrankung ständig vor Augen haben, ich wollte so leben wie vorher und in dem Bekanntenkreis wie vorher, als wenn nichts gewesen wäre."

Der Wunsch, „wie zuvor leben" und „nichts mehr von der Krankheit wissen wollen", wurde des öfteren von den Nichtteilnehmerinnen geäußert, für die kein Nachbetreuungsbedarf angenommen wurde. Als charakteristische Merkmale für diese Patientinnengruppe zeichnete sich v. a. ein stabiles, gut funktionierendes soziales Umfeld ab, in einigen Fällen auch ein tiefer religiöser Rückhalt. Diese Patientinnen begründeten ihre Nichtteilnahme häufig mit den Antworten: „Brauche ich nicht" und „Hielt es nicht für nötig".

Daneben äußerten einige Nichtteilnehmerinnen Vorbehalte gegenüber den angebotenen Nachbetreuungsmaßnahmen: „Eine psychotherapeutische Behandlung besteht lediglich aus Gesprächen, die nichts mehr helfen können und die all das Geschehene wieder vergegenwärtigen." – „Selbsthilfegruppen würden mich mehr belasten, als sie mir geholfen hätten". Oder: „Von den Personen und Institutionen, von denen ich Hilfe und Hinweise erwartet hätte, fühlte ich mich im Stich gelassen … Über die haarsträubenden Fehlleistungen in psychologischen Dingen wäre ein eigener Bericht nötig. Vorteil: Man wird hart im Nehmen."

Die Antwort, nichts von Nachbetreuungsmöglichkeiten gewußt zu haben, stammte häufig von denjenigen Nichtteilnehmerinnen, die zu erkennen gaben, daß sie gern mit jemand über ihre Probleme gesprochen und Hilfe von außen gebraucht hätten: "Ich war nicht informiert. Keiner der Ärzte hat mir in irgendeiner Form Hilfe angeboten … Mein Gesundheitszustand ist außerordentlich schlecht. Ich habe keine Lebenslust mehr. Aber mein Mann braucht mich … Ich möchte einerseits Kontakt, bin aber dann wieder voller Hemmungen." Eine andere Patientin äußerte: „Meine Familie hat mich verstoßen, da ich teils von der Sozialhilfe lebe, und das ist ein Verbrechen in meiner Familie. Die schämen sich deshalb wegen mir. Sonst habe ich niemand. Ich muß alleine damit fertig werden."

Eine Einstufung von Patientinnen als „nachbetreuungsbedürftig" (Zielgruppe der Untersuchung) war in vielen Fällen erst im Verlauf der persönlichen Gespräche möglich. Zu einem Interview hatten sich 2/3 der Frauen, die den Fragebogen beantwortet hatten, bereit erklärt. Aus den bisher durchgeführten 29 Interviews ergibt sich: Ungefähr 2/3 der Interviewten hatten nicht an Nachbetreuungsmaßnahmen teilgenommen. Von diesen Nichtteilnehmerinnen wurde mehr als die Hälfte als „nachbetreuungsbedürftig" eingestuft.

Eindrücke aus den Interviews

Generell ergaben die Gespräche, daß Patientinnen überwiegend wegen mangelnder Information Nachbetreuungsangebote nicht wahrnehmen. Es zeigte sich, daß die Zugangswege zu den Betreuungsangeboten von Fall zu Fall stark variieren. Informationen über die ihnen zustehenden sozialen und sachlichen Hilfen erhalten Patientinnen auffallend häufig nicht über offizielle Stellen, z. B. über behandelnde Ärzte oder Kliniksozialdienste, sondern über informelle Kanäle. Eine Patientin berichtete beispielsweise im Frisiersalon über ihr Leiden, und die dort tätige Friseuse aktivierte einen ihr bekannten, sehr entfernt tätigen Chefarzt, der einen dringend nötigen Kuraufenthalt binnen drei Tagen vermitteln konnte.

Trotzdem entstand der Eindruck, daß die Weichenstellung für eine Teilnahme an Nachbetreuungsmaßnahmen in der primärbehandelnden Klinik stattfindet. Die Vermittlung von Nachbetreuungsangeboten variiert von Klinik zu Klinik erheblich. Aus Berichten von Patientinnen, welche Angebote sie kennen, war häufig zu schließen, in welcher Klinik sie behandelt wurden: Üblicherweise scheint es einen Klinikstil zu geben. Darüber hinaus scheinen die Ärzte je nach ihrer persönlichen Einschätzung von Patientinnen bestimmte Informationen zu geben oder zurückzuhalten. Je nachdem gehen sie auf Fragen oder Bitten, die die Patientinnen vorbringen, ein – oder auch nicht.

Offenbar wird aber auch das Verhalten eines Arztes durch das Verhalten der Patientinnen bestimmt. Von ein und demselben Arzt erhielten einige Patientinnen angeblich überhaupt keine Informationen oder weiterführende Hilfen. Andere Frauen dagegen fanden sich äußerst zufriedenstellend informiert und in allen wesentlichen Belangen unterstützt.

Erfahrungen und Probleme

Die Bestimmungen des Datenschutzgesetzes schließen aus, daß für ein Forschungsvorhaben direkt mit Patientinnen Kontakt aufgenommen wird. Die erforderliche Einwilligung zur Teilnahme durch die Patientinnen macht alle Standardverfahren zur Ziehung von repräsentativen Stichproben unmöglich. Damit ist es nicht möglich, eine unverzerrte Schätzung des Anteils von Brustkrebspatientinnen, die nicht an Nachbetreuungsmaßnahmen teilgenommen haben, zu erhalten. Außerdem werden alle Prozentangaben durch Effekte der Selbstselektion der Patientinnen relativiert. Beispielweise kann sich der prozentuale Anteil der Nichtteilnehmerinnen bzw. der Teilnehmerinnen ändern, wenn sich hauptsächlich Patientinnen mit einer höheren sozialen Kompetenz zur Teilnahme an wissenschaftlichen Untersuchungen bereit erklären.

Wenn auch kein genauer Prozentsatz von Patientinnen, die den Definitionskriterien entsprechen, zu bestimmen ist, darf diese methodisch-statistische Einschränkung nicht dazu führen, daß die Verbesserung der Nachbetreuungssituation von Brustkrebspatientinnen nicht weiterverfolgt wird. Nur der Zugang zur Rekrutierung von Patientinnen ist für ein Forschungsvorhaben zwingend über die behandelnden Ärzte vorgegeben.

Die für die Datenermittlung von primärtherapierten Brustkrebspatientinnen erforderliche Kontaktaufnahme zu Akutkliniken und der Aufbau von Kooperationsbeziehungen zu einzelnen Ärzten erwies sich als schwierig und in den meisten Fällen auch als sehr zeitaufwendig. Wegen der bei Ärzten üblichen großen Zeitnot und einer oftmals zurückhaltend skeptischen bis ablehnenden Haltung der chirurgischen Chefärzte gegenüber psychosozialen Problemen war ein großer Arbeits- und Zeitaufwand erforderlich, um überhaupt einen ersten Gesprächstermin zur Vorstellung des Forschungsvorhabens zu erhalten. Bei einer positiven Einschätzung des psychosozialen Forschungsanliegens durch den Chefarzt war dann nochmals ein sehr arbeits- und zeitintensiver Einsatz für den Aufbau einer gut funktionierenden Kooperationsbeziehung nötig.

Weitere nicht vorherzusehende Probleme lagen darin, daß wegen der zum Teil mangelhaften Dokumentation der Krankenunterlagen in den Primärkliniken die Angaben über die Anzahl der für das Forschungsvorhaben in Frage kommenden Patientinnen vielfach nur grobe Schätzwerte waren und die tatsächliche Patientinnengruppe wesentlich kleiner war. Zudem wurden die Stichprobenkriterien in der Hektik des chirurgischen Alltags gelegentlich nicht beachtet. Deswegen mußten weitere Klinikkontakte aufgenommen und neue Kooperationsbeziehungen aufgebaut werden, die zum Teil analog den bereits geschilderten Problemen abliefen.

Ausblick

Die Pilotstudie wird fortgesetzt, um die Datenbasis für das gesamte Forschungsvorhaben zu erweitern und um weiteres Material über die Informationsdefizite der Patientinnen und die Kommunikationsprobleme vieler an Brustkrebs operierter Frauen mit dem medizinischen sowie dem psychosozialen Versorgungssystem zu sammeln. Die Interviewprotokolle machen deutlich, daß die Kommunikation verbessert werden muß. Das Hilfeangebot sollte eine Fülle an Alternativen aufzeigen und den Patientinnen das Gefühl vermitteln, daß neue Wege immer offenstehen. Die Patientinnen sollten ermutigt werden, Selbsthilfefunktionen zu entwickeln und sich für ihre Behandlung selbst einzusetzen, und lernen, verschiedene Maßnahmen auszuprobieren.

Sollte sich der Eindruck verstärken, daß vor allem durch das medizinische System verursachte Informationsmängel und Kommunikationsprobleme die Inanspruchnahme von psychosozialen Nachbetreuungsmaßnahmen durch besonders „nachbetreuungsbedürftige" Patientinnen verhindern, müßten die Prioritäten für weitere Schritte überlegt werden: Sollen die Verfahren verfeinert werden, um „nachbetreuungsbedürftige Nichtteilnehmerinnen" zu identifizieren, damit diese bereits in der Akutklinik für eine Beteiligung an psychosozialen Nachbetreuungsmaßnahmen motiviert werden können? Oder sollte auf direktem Weg versucht werden, erkannte Mißstände, z. B. fehlende oder unzureichende Informationen über Maßnahmen, gezielt abzubauen? Wir hoffen, diese Fragen nach Abschluß der Pilotstudie besser beantworten zu können.

Literatur

Hoffmeister H (Hrsg) (1987) Bevölkerungsbezogene Krebsregister in der Bundesrepublik Deutschland. Medizin Verlag, München (BGA-Schriften 2/87, S 178)

Kosten-Wirksamkeits-Analyse der Rehabilitation Krebskranker. Einige Anmerkungen zur Effizienzmesseung

Peter Biene und *Markus Schneider*

Einleitung

Die Rehabilitation Krebskranker umfaßt medizinische und berufsfördernde Maßnahmen sowie Maßnahmen zur Unterstützung der sozialen Eingliederung (Bundesarbeitsgemeinschaft für Rehabilitation 1984). Die gegenwärtigen Schwerpunkte der Krebsforschung sind in den medizinischen Bereichen der Ursachenforschung, Früherkennung, Diagnose und Behandlung angesiedelt. Es liegen zahlreiche medizinische Studien zur Wirkung unterschiedlicher Therapieformen und -verfahren auf den Verlauf von Krebserkrankungen vor. Erheblich geringer ist dagegen die Anzahl von Studien, die neben der medizinischen Effektivität gesundheitlicher Maßnahmen auch ihre ökonomische Effizienz untersuchen. Im Bereich der Krebsfrüherkennung, -diagnose und -therapie wurden einige derartige Untersuchungen durchgeführt (Douwes et al. 1984; Goitin 1980).

Das Gebiet der Krebsnachsorge wird in der Krebsforschung vor allem von seiten der medizinischen und psychosozialen Indikation betrachtet. Kostengesichtspunkte finden hierbei kaum Eingang oder werden nur relativ allgemein behandelt (Bappert 1984). Veröffentlichungen klinischer Studien, die sowohl die Wirksamkeiten als auch die Kosten medizinischer Krebsnachsorgemaßnahmen erfassen und einander gegenüberstellen, sind vergleichsweise selten (Wolfslast 1968; Ilgenfritz u. Wilmerstadt 1979). Die Effektivität der Rehabilitation wurde von Kaufmann (1976), Wannenwetsch (1965, 1975), die von Nachsorgemaßnahmen bestimmter Indikationsstellungen ohne bösartige Neuerkrankungen von Beck et al. (1984), Schwarze (1977) und die von Nachsorgemaßnahmen bei Krebserkrankungen von Heyde (1983), Trüb (1971, 1972) untersucht. Effizienzgesichtspunkte wurden bei Schwarze (1977) und Wannenwetsch (1975) einbezogen.

Die Notwendigkeit der Gegenüberstellung von Effektivität und Effizienz des Rehabilitationswesens wird zwar seit langem betont und gefordert, doch Schwerpunkte der Forschung zu Effektivitäts- und Effizienzuntersuchungen bildeten in der Vergangenheit Indikationsstellungen wie Herz-Kreislauf-Erkrankungen, Bluthochdruck und degenerative Erkrankungen des rheumatischen Formenkreises.

Methodik der Kosten-Wirksamkeits-Analyse

Die Kosten-Wirksamkeits-Analyse ist ein Verfahren, um staatliche Maßnahmen und Programme unter ökonomischen Gesichtspunkten zu bewerten. Hinter diesem

Ziel steht das Bemühen, im öffentlichen Sektor, und damit auch im Gesundheitswesen, zu ökonomisch rationalen Entscheidungen zu gelangen.

Rehabilitationsmaßnahmen für Krebspatienten sollen zu einer besseren Bewältigung des täglichen Lebens führen und die Erwerbsunfähigkeit vermeiden helfen. Hiervon wird, in der Terminologie der Ökonomen gesprochen, eine Erhöhung der Nutzenniveaus der betreffenden Patientengruppe erwartet. Ein Problem der Kosten-Wirksamkeits-Analysen besteht somit darin, herauszufinden, welchen Nutzen die Patienten durch die Rehabilitationsmaßnahmen haben.

In einer Welt der Ressourcen-Knappheit werden durch jede gesundheitspolitische Maßnahme finanzielle Mittel gebunden. Hierdurch werden an anderer Stelle die Konsum- und Investitionsmöglichkeiten eingeschränkt. Aus der Durchführung von Rehabilitationsmaßnahmen resultieren also Opportunitätskosten. Es werden beispielsweise die finanziellen Möglichkeiten der öffentlichen Hand verringert, im Umweltsektor verstärkt tätig zu werden.

Aus diesem Grunde versuchen Kosten-Wirksamkeits-Analysen, neben Aussagen über die Nutzenseite auch Aussagen über die Kostenseite von Maßnahmen zu treffen und diese miteinander zu vergleichen. Aus diesem Vergleich lassen sich Hinweise darüber entnehmen, ob die Durchführung eines Vorhabens unter ökonomischen Aspekten sinnvoll bzw. sinnvoller als ein anderes Vorhaben ist.

Hinsichtlich der Kosten betrachtet die Kosten-Wirksamkeits-Analyse jene Inputfaktoren, die zur Planung, Erstellung und zum Unterhalt der Einrichtungen und Leistungen notwendig sind. Diese werden mit ihren jeweiligen Marktpreisen gewichtet und bilden so den Wert, der einer Gesellschaft durch das betrachtete Angebot verlorengeht. Im Gesundheitsbereich sind dies etwa die Ausgaben für medizinisches Personal, für Medikamente und für den Unterhalt von Räumlichkeiten. Diese lassen sich in ein monetäres Gerüst überführen.

Auf der Wirksamkeitsseite haben Rehabilitationsmaßnahmen für Krebspatienten äußerst vielfältige Effekte. Diese bestehen aus:
- ökonomischen Wirkungen, wie einer Reduzierung der Kosten aus Arbeitsunfähigkeit und einer zeitlichen Verzögerung der Verrentung, sowie
- psychosozialen Wirkungen, wie einer Verbesserung der Möglichkeit, ein normales Leben zu führen.

Ökonomische Wirkungen lassen sich monetär erfassen und quantifizieren. Ebenso ist die Aggregation zu einer eindimensionalen Wirksamkeitsgröße, die mit den Kosten verrechnet werden kann, unproblematisch, da diese Wirksamkeitsdimension gerade in der Einsparung ansonsten anfallender Kosten besteht. Psychosoziale Wirkungen sind hingegen nicht monetär bewertbar. Man kann zwar versuchen, diese beispielsweise durch Befragungen quantitativ zu erfassen, doch fehlt es an Marktpreisen, mit denen eine Bewertung vorgenommen werden kann.

Beschränkt man sich auf die Analyse der ökonomischen Effekte, so liegt das Hauptaugenmerk bei Rehabilitationsmaßnahmen für Krebskranke auf der Verlängerung der Zeit der Erwerbstätigkeit. Hierzu muß eine Gegenüberstellung der monetären „Aufwendungen" und „Erträge" durchgeführt werden. Verkürzt besteht der Nettonutzen (N) von Rehabilitationsmaßnahmen für Krebskranke aus den Komponenten Ertrag und Aufwand.

$N = $ Kosteneinsparungen aus einer Reduktion der Arbeitsunfähigkeitszeiten
und einer zeitlichen Verzögerung der Verrentung
$-$ Kosten der Rehabilitationsmaßnahmen.

Aus der Berechnung des Nettonutzens von Rehabilitationsmaßnahmen für Personen im erwerbsfähigen Alter, bei denen eine Veränderung der Erwerbszeit eintreten kann, lassen sich Aussagen über die Effektivität und Effizienz der eingesetzten Maßnahmen ableiten. Ist der Ertrag größer als der Aufwand (positiver Nettonutzen), so sind die durchgeführten Rehabilitationsmaßnahmen ökonomisch sinnvoll. Bei einer Beschränkung auf ökonomische Wirkungsdimensionen ist also die Durchführung einer Kosten-Nutzen-Analyse möglich, bei der die Effekte sowohl auf der Wirksamkeits- als auch auf der Kostenseite in monetärer Form vorliegen.

Wird die Wirksamkeitsmessung auf der Ebene der psychosozialen Effekte durchgeführt, so stehen den Kosten die Wirksamkeiten $W_i (i = 1 \ldots n)$ gegenüber, die sich als Veränderungen des psychosozialen Zustands ergeben. In diesem Falle verzichtet man darauf, alle Projektwirkungen unter einem Ziel zu analysieren. Dieses wird vielmehr ersetzt durch ein projektspezifisches Zielbündel. Die Bewertung einer Maßnahme erfolgt sodann auf der Grundlage dieser Zielkriterien. Diese Kriterien geben so die Grundlage der Wirksamkeitsmaße ab. Der Grad, in dem die zu evaluierende Maßnahme auf ein Zielkriterium einwirkt, bildet die Wirksamkeit im Hinblick auf das spezielle Teilziel des gesamten Zielbündels. Wesentlich ist somit, daß in einer Kosten-Wirksamkeits-Analyse psychische Wirksamkeiten nicht mehr monetarisiert werden müssen. Den psychischen Wirksamkeiten stehen somit die Kosten der Rehabilitationsmaßnahmen gegenüber.

Es ist unmittelbar einleuchtend, daß sich bei dieser Vorgehensweise die Aussagekraft der Kosten-Wirksamkeits-Analyse im Vergleich zur Kosten-Nutzen-Analyse reduziert. Es können nur noch Einzelmaßnahmen bewertet werden oder solche Vorhaben miteinander verglichen werden, die den gleichen Zielen dienen. Außerdem ist es nicht mehr möglich, eine Aussage darüber zu treffen, ob die Maßnahme volkswirtschaftlich sinnvoll ist oder nicht (Griffiths 1988).

Abschließend ist festzuhalten, daß die endgültige Entscheidung darüber, ob eine Maßnahme zu akzeptieren ist, nicht allein unter ökonomischen Aspekten getroffen werden kann. Weitere Elemente des staatlichen Zielspektrums, wie etwa die Sicherung einer gleichen Gesundheitsversorgung unabhängig vom Einkommen, sind in die Entscheidung einzubeziehen. Nutzen-Kosten-Untersuchungen sind also nicht die einzigen Kriterien für die Beurteilung eines Vorhabens. Sie sollen jedoch dazu beitragen, durch die Vermittlung sachgerechter und objektiver Informationen den Kenntnisstand der Entscheidungsträger zu verbessern.

Struktur der Rehabilitanden

Rehabilitationsmaßnahmen im Bereich der bösartigen Tumorneubildungen werden durch die Rentenversicherung in folgenden Fällen gewährt:
1. für Versicherte, bei denen die Erwerbsfähigkeit wegen Krankheit oder körperlicher, geistiger oder seelischer Behinderungen erheblich gefährdet ist,

für Versicherte, deren Erwerbsfähigkeit bereits gemindert ist und bei denen die
Erwerbsfähigkeit durch Rehabilitationsmaßnahmen wesentlich gebessert oder
wiederhergestellt werden kann, und
für Versicherte, deren Erwerbsfähigkeit bereits gemindert ist und bei denen der
Eintritt einer Berufs- oder Erwerbsunfähigkeit abgewendet werden kann
(§ 1236 RVO);
2. für Versicherte und mitversicherte Angehörige, um bei Krebserkrankungen die
gesundheitlichen Verhältnisse zu heben, eine erhebliche Gefährdung der Gesundheit zu beseitigen oder eine bereits beeinträchtigte Gesundheit wesentlich zu
bessern (§ 1305 RVO).

Während der § 1236 RVO allein auf die Erwerbsfähigkeit der Versicherten abstellt,
hat der § 1305 RVO die Verbesserung der allgemeinen Gesundheit zum Ziel. Gerade
Tumorpatienten haben die Möglichkeit, in den drei auf die Erstbehandlung
folgenden Jahren je eine vierwöchige Heilbehandlung in Anspruch zu nehmen,
unabhängig davon, ob sie noch im Berufsleben stehen oder ob eine Besserung der
Erwerbsfähigkeit in Aussicht steht.

In der Praxis haben sich damit zwei grundsätzlich verschiedene Zielgruppen für
Rehabilitationsmaßnahmen herausgebildet. Zum einen Personen, bei denen die
Erhaltung oder Verbesserung der Erwerbsfähigkeit im Vordergrund steht, und zum
anderen weite Kreise der Bevölkerung, bei denen allein gesundheitliche Kriterien für
die Gewährung von Rehabilitationsmaßnahmen ausschlaggebend sind. Der Umfang
beider Gruppen bei den Rehabilitationsmaßnahmen insgesamt sowie im Bereich der
bösartigen Neubildungen läßt sich in etwa an der Erwerbstätigkeit der Rehabilitanden zum Zeitpunkt der Antragstellung ablesen. Diese ist in Tabelle 1 dargestellt.

Während bei den Rehabilitationsmaßnahmen insgesamt 394738 auf Männer
und 284390 auf Frauen entfallen, stehen im Bereich der bösartigen Neubildungen
15698 Rehabilitationen für Männer 33243 Rehabilitationen für Frauen gegenüber.
Damit liegt der Anteil der Frauen bei den Rehabilitationsmaßnahmen insgesamt bei
41,8% und im Bereich der bösartigen Neubildungen bei 67,9%.

Tabelle 1. Prozentuale Verteilung der Erwerbstätigkeit bei Antragstellung auf Rehabilitationsmaßnahmen insgesamt und mit bösartigen Neubildungen im Jahre 1986. (Aus Verband Deutscher
Rentenversicherungsträger 1987 und eigenen Berechnungen)

Erwerbstätigkeit bei Antragstellung	Antragsteller insgesamt		Antragsteller mit bösartigen Neubildungen	
	Männer (n = 394738)	Frauen (n = 284390)	Männer (n = 15698)	Frauen (n = 33243)
Nicht erwerbstätig [%]	5,4	10,6	38,7	47,0
Arbeitslos [%]	5,3	4,3	2,6	1,5
Ganztags- oder Teilzeitarbeit [%]	89,2	76,4	58,3	32,9
Hausfrauentätigkeit [%]	0,1	8,3	0,4	18,6

Auch bezüglich der Erwerbsstätigkeit bei Antragstellung sind signifikante Unterschiede zu finden. Bezieht man die Arbeitslosen als potentielle Erwerbstätige (Erwerbspersonenkonzept) ein, so sind im Bereich der bösartigen Neubildung von den Männern bei Antragstellung 60,9% zu den Erwerbspersonen zu rechnen. Von den Frauen, die immerhin 2/3 der Krebsrehabilitanden ausmachen, sind dies jedoch nur 34,4%. Die entsprechenden Zahlen für die Rehabilitationsmaßnahmen insgesamt liegen jedoch bei 94,5% für Männer und 80,7% für Frauen.

Diese Zahlen sind allerdings nur eine grobe Orientierung, da ein explizit ausgesprochenes Ziel der Rehabilitationsmaßnahmen darin besteht, eine bestehende Berufs- oder Erwerbsunfähigkeit aufzuheben. Diese Personengruppe ist definitionsgemäß bei Antragstellung nicht erwerbstätig, das Ziel ist jedoch auf die Besserung der Erwerbsfähigkeit ausgerichtet. Ebenso sind unter denjenigen, die zum Zeitpunkt der Antragstellung erwerbstätig waren, auch jene Rehabilitanden enthalten, die einen Antrag auf Berufs- oder Erwerbsunfähigkeit gestellt hatten und die zur Begutachtung in einer Rehabilitationseinrichtung eingewiesen wurden.

Ein ähnliches Bild bietet sich, wenn man die Altersverteilung der Krebsrehabilitanden betrachtet. Diese ist in Tabelle 2 wiedergegeben.

Tabelle 2 macht deutlich, daß im Bereich der bösartigen Neubildungen bei den Frauen nahezu die Hälfte aller Rehabilitationsmaßnahmen für die Gruppe jener erbracht wurde, die 60 Jahre und älter sind. Bei den Männern zeigt sich hier immerhin noch ein Prozentsatz von 35,9%. Auch hier liegt somit im Vergleich zu den Rehabilitationsmaßnahmen insgesamt eine andere Altersverteilung vor, da dort die entsprechenden Prozentzahlen 9,9% für Männer und 12,3% für Frauen lauten.

Damit kann festgehalten werden, daß der häufigste Krebsrehabilitand eine Frau ist, die älter als 60 Jahre ist und nicht bzw. nicht mehr im Erwerbsleben steht. Weiterhin ergibt sich, daß der § 1305 RVO bei Krebspatienten gegenüber dem § 1236 RVO ein deutliches Übergewicht erhalten hat. Insofern ist zu dem Schlagwort „Reha vor Rente" als weiteres Ziel „Reha vor Pflege" (so der Titel eines Aufsatzes von Fuhrmann 1987) hinzugetreten. Bei den Rehabilitationsmaßnahmen insgesamt überwiegen jedoch Maßnahmen, die für erwerbstätige Männer und Frauen im Alter von 50 bis 60 Jahren gewährt werden.

Tabelle 2. Prozentuale Altersverteilung der Rehabilitanden bei Rehabilitationsmaßnahmen insgesamt und bei bösartigen Neubildungen im Jahre 1986. (Aus Verband Deutscher Rentenversicherungsträger 1987 und eigenen Berechnungen)

Alter in Jahren	Rehabilitation insgesamt		bösartige Neubildungen	
	Männer (n = 394738)	Frauen (n = 284390)	Männer (n = 15698)	Frauen (n = 33243)
unter 30	4,6	5,7	3,0	1,2
30–39	11,6	11,4	5,7	4,4
40–49	28,9	29,9	18,2	18,6
50–59	45,2	40,7	37,2	28,6
60 und mehr	9,9	12,3	35,9	47,1

Dieser Umstand hat wesentliche Auswirkungen auf die Durchführung einer Kosten-Wirksamkeits-Analyse, da im Bereich der bösartigen Neubildungen bei mehr als der Hälfte der Rehabilitanden allein gesundheitliche Gründe für die Gewährung einer Rehabilitationsmaßnahme und nicht die Wiedereingliederung ins Erwerbsleben beziehungsweise der Eingliederungserhalt im Erwerbsleben ausschlaggebend sind. Entsprechend kann die Erfolgsbeurteilung nicht allein auf ökonomischen Kriterien basieren. Sie muß vielmehr auf einer anderen Ebene ansetzen, indem auf die Änderung des gesundheitlichen Zustands abgestellt wird.

Für die Personengruppe nach § 1236 RVO besteht jedoch nach wie vor das Ziel in der Erhaltung der Erwerbsfähigkeit beziehungsweise in der Wiedereingliederung in das Erwerbsleben. Damit ist hier das Ziel allein auf der ökonomischen Ebene angesiedelt.

Hieraus ergeben sich für die Kosten-Wirksamkeits-Analyse der Rehabilitationsmaßnahmen für Krebskranke 2 Konsequenzen:

1. Wegen der unterschiedlichen Personengruppen und Zieldimensionen kann keine einheitliche Wirksamkeitsdefinition erfolgen. Es muß vielmehr für jede Gruppe getrennt nach geeigneten Operationalisierungen der Ziele gesucht werden.
2. Das methodische Vorgehen bei der empirischen Umsetzung einer Kosten-Wirksamkeits-Analyse hängt zum entscheidenden Teil davon ab, welche Zielgruppe der Untersuchung zugrunde gelegt wird. Die Aussage, zu der eine Kosten-Wirksamkeits-Analyse gelangt, gilt nur für die Personengruppe, die untersucht worden ist.

Von daher sind aufgrund der unterschiedlichen Zieldefinitionen nach § 1236 und § 1305 RVO 2 in ihrer Wirksamkeitsmessung getrennte Kosten-Wirksamkeits-Analysen notwendig.

Messung des Rehabilitationserfolgs

Im Hinblick auf Definition der Wirksamkeiten wird man danach unterscheiden müssen, ob die Patienten nach § 1236 oder nach § 1305 RVO an einem stationären Heilverfahren teilgenommen haben. Für beide Gruppen muß sodann eine unterschiedliche Konzeption der Kosten-Wirksamkeits-Analyse erstellt werden.

Rehabilitation nach § 1236 RVO

Für jene Patienten, deren Maßnahme der § 1236 RVO zugrunde liegt, ist das Kriterium des Rehabilitationserfolgs die Verlängerung der Erwerbstätigkeitsphase, und zwar sowohl durch eine zeitliche Verzögerung der Berentung als auch durch eine Reduzierung der Arbeitsunfähigkeitszeiten nach der Primärbehandlung sowie im weiteren Krankheitsverlauf.

Die Rehabilitationsverfahren sind dann volkswirtschaftlich effizient, wenn die monetären „Aufwendungen" der Rehabilitation kleiner als die „Erträge" der

Rehabilitation sind. Es gilt die Bedingung

$$N > K. \tag{1}$$

Ein finanzieller Vorteil für die Volkswirtschaft ist dann gegeben, wenn es gelingt, die Erwerbsphase der Krebspatienten soweit zu verlängern, daß die zusätzlichen Einkommen aus der Erwerbstätigkeit N die Rehabilitationskosten K übertreffen.

Die Bedingung (Gl. 1) läßt sich durch die Gesamtheit aller Krebsrehabilitanden dividieren.

Man erhält so

$$n > k, \tag{2}$$

mit n als dem durchschnittlichen Produktionsgewinnen pro Rehabilitand und k als den durchschnittlichen Rehabilitationskosten. Es bezeichne e das durchschnittliche Einkommen der Rehabilitanden pro Monat und m die Verlängerung der Erwerbstätigkeit in Monaten. Verzichtet man auf eine zeitliche Diskontierung der Nutzen und Kosten, so gilt;

$$me > k \tag{3}$$

oder

$$(m_r - m_n)e > k. \tag{4}$$

Dabei ist die Differenz $m_r - m_n$ die gewonnene Zeit der Erwerbstätigkeit pro Krebsrehabilitand, gemessen als Differenz zwischen den durchschnittlichen Erwerbsmonaten, die sie tatsächlich aufweisen (r), und jenen, die sie ohne Rehabilitationsmaßnahmen hypothetisch hätten (n). Die letztere Größe läßt sich durch die durchschnittliche Zeit der Erwerbstätigkeit jener approximieren, die an Krebs erkrankt sind, jedoch keine Rehabilitationsmaßnahme in Anspruch nehmen.

Die Bedingung (4) gibt die Anzahl der gewonnen Erwerbsmonate an, die mindestens erforderlich sind, damit sich ein volkswirtschaftlicher Vorteil aus der Rehabilitation ergibt. Belaufen sich die durchschnittlichen Kosten der Rehabilitation auf 6000 DM und die monatlichen Produktionsgewinne auf 3000 DM, dann folgt aus der Bedingung (4) ein finanzieller Erfolg der Rehabilitationsmaßnahmen, wenn durch die Rehabilitation eine weitere Erwerbstätigkeit von durchschnittlich mindestens 2 Monaten ermöglicht wird.

Die durch eine zeitliche Verzögerung der Verrentung gewonnenen Erwerbsmonate lassen sich empirisch ermitteln durch die Differenz der Erwerbstätigkeitszeiten jener, die an Krebs erkrankt sind und die mindestens eine bzw. keine Rehabilitationsmaßnahme in Anspruch genommen haben.

Die Kosteneinsparungen durch eine Reduzierung der Arbeitsunfähigkeitstage sind jene Größe, die am häufigsten zur Effektivitätsuntersuchung von Rehabilitationsmaßnahmen genutzt wurde. Es wurden hierbei die Arbeitsunfähigkeiten in einem längeren Zeitraum vor und nach der Rehabilitationsmaßnahme miteinander verglichen. Die Untersuchungen kommen übereinstimmend zu dem Ergebnis, daß in einem Zeitraum von 2–5 Jahren nach einer stationären Heilbehandlung die Arbeitsunfähigkeiten gegenüber dem gleichen Zeitraum vor der Maßnahme um 30–60% zurückgingen (Beck et al. 1984; Kaufmann 1976; Kulpe 1980; Matzdorff 1979; Weber u. Müller 1977).

Die Bewertung der gewonnenen Erwerbszeit erfolgt mit dem Bruttoeinkommen der Patienten. Hinter diesem Vorgehen steht der Gedanke des Opportunitätskostenkonzepts, indem gefragt wird, was der jeweilige Patient zur Produktion beigetragen hätte, wäre er nicht krank gewesen. Zur Messung der Opportunitätskosten wird das Markteinkommen herangezogen, das der Erwerbstätige in der betreffenden Zeit erzielt. Diese Operationalisierung beruht auf der Vorstellung, der Marktpreis bilde die Produktivkraft des einzelnen in zutreffender Weise ab. Mit dieser Annahme ist es möglich, das Markteinkommen mit dem krankheitsbedingten Ressourcenverlust zu identifizieren.

Indem die gewonnene Erwerbszeit mit dem Einkommen bewertet werden kann, liegt ein eindimensionales monetäres Maß für die Wirksamkeit der Maßnahmen vor. Dieses läßt sich unmittelbar zu den Kosten in Verbindung setzen. Auf dieser Ebene ist also die Durchführung einer Kosten-Nutzen-Analyse möglich.

Rehabilitation nach § 1305 RVO

Für jene Patienten, bei denen der § 1305 RVO für die Leistungsgewährung den Ausschlag gab, ist das Kriterium der Verlängerung der Erwerbsphase nicht zur Messung des Rehabilitationserfolgs geeignet. Vielmehr bildet hier die Verbesserung der Lebensqualität bei Krebspatienten eine hinreichende sozialstaatliche Legitimation.

In Kosten-Wirksamkeits-Analysen wird neuerdings versucht, diesen Aspekt zu berücksichtigen, indem qualitätsbereinigte Lebensjahre (Quality Adjusted Life Years) berechnet werden (Torrance 1986; Buxton u. Ashby 1988; Williams 1988). Solche Verfahren wurden beispielsweise eingesetzt bei der Bewertung von Bypass-Operationen (Weinstein 1981; Williams 1986), der Behandlung von Bluthochdruck (Stason u. Weinstein 1977) oder dem Vergleich von alternativen Dialyseverfahren und einer Nierentransplantation (Pedersen 1984; Churchill et al. 1984). Die Qualitätsbereinigung geschieht dabei unter der Verwendung geeigneter Skalen. Bei Krebspatienten sind solche beispielsweise der Karnofsky-Index (Evans et al. 1984) oder mehrdimensionale Qualitätsskalen.

Ein geeignetes Kriterium bilden somit die gewonnenen qualitätsbereinigten Lebensjahre (x^*). Hieraus ergibt sich die Formulierung:

$$x^* : k, \qquad (5)$$

mit k als den durchschnittlichen Kosten der Rehabilitationsmaßnahmen. Der Ausdruck (5) besagt, wieviele qualitätsbereinigte Lebensjahre mit einer DM, die in Rehabilitationsmaßnahmen fließt, gewonnen werden können.

Es läßt sich auch der Kehrwert des Ausdrucks (Gl. 5) bilden,

$$k : x^*, \tag{6}$$

der besagt, welche Kosten durch Rehabilitationsmaßnahmen erforderlich sind, um ein qualitätsbereinigtes Lebensjahr, d. h. ein zusätzliches Jahr in voller Gesundheit, zu erreichen.

Um die qualitätsbereinigten Lebensjahre zu messen, bedarf es sowohl einer Messung der Anzahl der Lebensjahre als auch einer Bewertung dieser Zeit, und zwar im Vergleich zu jenen Krebspatienten, die keine Rehabilitationsmaßnahme in Anspruch genommen haben. Bezeichnet t_r bzw. t_n die Lebenszeit der Krebspatienten mit (r) bzw. ohne (n) Rehabilitation und q_r bzw. q_n die entsprechenden Gewichtungen für die Lebensqualität, so läßt sich der Quotient (6) umformulieren zu

$$k : (q_r t_r - q_n t_n). \tag{7}$$

Geht man davon aus, daß von Rehabilitationsmaßnahmen kein Einfluß auf die durchschnittliche Lebenserwartung der Krebspatienten ausgeht ($t_r = t_n = t$), dann besteht die wesentliche Aufgabe darin, die Gewichtung für die Qualität des Lebens in dem Zeitraum t zu bestimmen. Diese soll in möglichst umfassender Weise den Gesundheitszustand des Patienten beschreiben. Hierzu gehören bei Krebspatienten die Bereiche medizinischer Status, funktionaler Status sowie psychosozialer Status (Gerdes 1985; Schipper u. Clinch 1988).

Der medizinische Status dient dazu, die organischen Schäden bei den Krebspatienten detailliert zu erfassen und im Zeitablauf zu verfolgen. Der funktionale Status ist eine der zentralen Zieldimensionen der Rehabilitationsmaßnahmen. Hier wird untersucht, inwieweit es bei den Rehabilitanden zu einer Verbesserung der Fähigkeiten und Fertigkeiten zur Bewältigung der Erkrankung kommt. Parameter der Ängstlichkeit, Depressivität und Befindlichkeit dienen als Indikatoren für den Bereich des psychosozialen Status und fließen als psychische Wirksamkeiten der Rehabilitationsmaßnahmen in die Kosten-Wirksamkeits-Analyse ein.

Daten für Verlaufsuntersuchungen

Verlaufsuntersuchungen zur Ermittlung der gewonnenen Erwerbszeiten

Aus den Ausführungen oben wurde deutlich, daß die Kosten-Wirksamkeit der Krebsrehabilitation nach § 1236 RVO wesentlich davon abhängt, in welchem Ausmaß es gelingt, die Erwerbstätigkeitsphase durch Rehabilitationsmaßnahmen zu verlängern. Differenzen in den Erwerbsphasen von Patienten mit und ohne Rehabilitation lassen sich mit dem Einkommen der Rehabilitanden gewichten. Dieses Wirksamkeitsmaß liegt somit in monetärer Form vor und läßt sich mit den Kosten der Rehabilitation vergleichen.

Um zu einer empirisch gestützten Aussage über die Effizienz von Rehabilitationsmaßnahmen zu gelangen, reichen aggregierte Statistiken der Rentenversicherung nicht aus. Vielmehr muß die Ermittlung der Erwerbszeiten auf Einzeldaten basieren. Als Datengrundlage für derartige Untersuchungen bietet sich die Rehabilitationsverlaufsstatistik des Verbands Deutscher Rentenversicherungsträger an (Braun 1986; Löffler et al. 1988; Müller-Fahrnow 1988; Müller-Fahrnow et al. 1989; Rehfeld 1984; Schuntermann et al. 1988). Auf dieser Datenbank aufbauend können historisch-prospektive Studien erstellt werden, die von einem Zeitpunkt in der Vergangenheit ausgehend das Berentungsgeschehen in die Zukunft verfolgen.

In der Rehabilitationsverlaufsstatistik sind Prozeßdaten, die regelmäßig, jedoch zu verschiedenen Zwecken erhoben werden, zu einer Gesamtdatei verschmolzen worden. Es handelt sich hierbei um die Antragsstatistik für Rehabilitationsmaßnahmen, die Statistik der durchgeführten Rehabilitationsmaßnahmen und die Rentenzugangsstatistik. Aus dieser umfassenden Verlaufsstatistik lassen sich unmittelbar Aussagen über den Zusammenhang von Rehabilitationsmaßnahmen und Berentungen ablesen, indem gefragt wird, wie sich Rehabilitationsmaßnahmen wegen Krebserkrankungen auf die Wahrscheinlichkeit einer Berentung wegen Erwerbs- und Berufsunfähigkeit auswirken. Aus dem Unterschied dieser Wahrscheinlichkeit lassen sich sodann die gewonnenen Erwerbsjahre berechnen, die auf die Rehabilitationsmaßnahme zurückgeführt werden können. Denn die Unterschiede in der Berentungswahrscheinlichkeit mit und ohne Rehabilitation, multipliziert mit der zusätzlichen Erwerbsunfähigkeitszeit ohne Rehabilitation, entspricht genau der gewonnenen Erwerbszeit (Schneider, im Druck).

Für die Berechnung der Kosten-Wirksamkeits-Beziehung der Rehabilitation mit Hilfe der Rehabilitationsverlaufsstatistik stellt sich jedoch ein gravierendes Problem. Um die Unterschiede in den Erwerbszeiten von Personen mit und ohne Rehabilitation berechnen zu können, müssen beide Personengruppen vergleichbar sein. Wie Auswertungen von Schuntermann u. Weber-Falkensammer (1988, S. 315) zeigen, ist diese Vergleichbarkeit dadurch eingeschränkt, daß Personen ohne Rehabilitationsmaßnahmen eine geringere Morbidität aufweisen. Weiterhin ist in der Rehabilitationsverlaufsstatistik der Zeitpunkt der ersten Krebsbehandlung nicht enthalten, so daß nicht bekannt ist, wie lange die betrachteten Personen bereits an ihrer Krebserkrankung leiden. Ein Vergleich der Erwerbszeiten von Krebserkrankten mit und ohne Rehabilitation ist aber dann möglich, wenn die Personen hinsichtlich ihrer Morbidität klassifiziert werden.

Ermittlung der qualitätsbereinigten Lebensjahre

Bei der Bewertung der Maßnahmen nach § 1305 RVO geht es darum, die Verbesserung der Lebensqualität und die Kosten der Rehabilitation in Beziehung zu setzen. Die Verbesserung der Lebensqualität wird dabei mit Hilfe der qualitätsbereinigten Lebensjahre gemessen. Die empirische Durchführung auf dieser Ebene kann nur im Rahmen einer speziellen Evaluationsstudie in Verbindung mit der Rehabilitationsverlaufsstatistik erfolgen, da die Indikatoren, die von den Trägern der Rentenversicherung bisher routinemäßig erfaßt werden, nicht ausreichend sind, um Änderungen in der Lebensqualität zu beschreiben. Hierzu ist deshalb eine primärstatistische Erhebung notwendig, in der die medizinischen, funktionalen und psychosozialen Parameter erfaßt werden. Die Entwicklung dieser Parameter wird dabei als Wirksamkeit der Maßnahmen interpretiert und im Sinne einer Kosten-Wirksamkeits-Analyse zu den Kosten der Rehabilitationsmaßnahmen in Relation gesetzt.

Ebenso wie bei der Analyse der Erwerbszeiten müssen auch hier die Effekte kontrolliert werden, indem ein Vergleich mit den Patienten einer Kontrollgruppe durchgeführt wird, die zwar ebenfalls an Krebs erkrankt sind, jedoch keine Rehabilitationsmaßnahme in Anspruch nehmen. Nach der Rehabilitationsstatistik des Statistischen Bundesamtes (1987) wurden 1985 rund 57000 medizinische Rehabilitationsmaßnahmen bei Krebserkrankungen durchgeführt. Davon entfielen etwa 90% auf die Rentenversicherung. Bei einer Inzidenz von rund 250000 Neuerkrankungen im Jahr würde dies bedeuten, daß etwa ein Fünftel der Neuerkrankten einer Nachsorgebehandlung zugeführt wird. Die Gruppe jener, die zwar an Krebs erkrankt sind, jedoch keine Rehabilitationsmaßnahme der Rentenversicherung in Anspruch nehmen, ist also äußerst groß.

Die Auswertung der Rehabilitationsverlaufsstatistik ist notwendig, um Unterschiede in den Erwerbstätigkeitszeiten von Krebspatienten mit und ohne Rehabilitation zu berechnen. Entsprechende Auswertungen liegen bisher nicht vor. Ferner ist bisher nicht geklärt, welche Nachsorgemaßnahmen außerhalb der Rehabilitation durch die Rentenversicherung von diesen Krebspatienten genutzt werden. Zu denken ist hier etwa an die Versorgung durch eine onkologische Praxis oder durch Nachsorgemaßnahmen von Krankenhäusern. Vorüberlegungen lassen vermuten, daß Krebserkrankte vielfältige Maßnahmen nutzen, die zum Teil mit medizinischen Rehabilitationsmaßnahmen der Rentenversicherungsträger einhergehen. Auf diesem Gebiet sind weitere Forschungen notwendig, um die Effizienz der Rehabilitation nach § 1305 RVO zu ermitteln.

Zusammenfassung

Rehabilitationsmaßnahmen durch die Rentenversicherung werden im Bereich der bösartigen Neubildungen aus zwei Gründen gewährt, und zwar zur Besserung der Erwerbsfähigkeit der Versicherten nach § 1236 RVO und zur Besserung des allgemeinen Gesundheitszustandes der Versicherten und der mitversicherten Familienangehörigen nach § 1305 RVO.

Wegen der unterschiedlichen Zieldimensionen der Rehabilitationsmaßnahmen nach § 1236 und § 1305 RVO sind daher zwei in ihrer Wirksamkeitsmessung getrennte Kosten-Wirksamkeits-Analysen beziehungsweise Kosten-Nutzen-Analysen notwendig, um das Rehabilitationsgeschehen bei Krebskranken umfassend zu evaluieren. Beide unterscheiden sich
– in ihrer methodischen Konzeption,
– in der empirischen Durchführung und
– in ihrer Aussagekraft
voneinander. Eine Zusammenfassung der Gemeinsamkeiten und Unterschiede findet sich in Tabelle 3.

Tabelle 3. Dimensionen der Bewertung von Rehabilitationsmaßnahmen

Rechtliche Grundlage	§ 1236 RVO	§ 1305 RVO
Ziel der Rehabilitations-maßnahme	Besserung der Erwerbsfähigkeit	Besserung des allgemeinen Gesundheitszustands
Methodik	Kosten-Nutzen-Analyse	Kosten-Wirksamkeits-Analyse
Kostenarten	– direkte Kosten der Versorgung – indirekte Kosten von Kur- und Krankenhaus-aufenthalten	direkte Kosten der Versorgung
Wirksamkeiten	gewonnene Erwerbsjahre durch – Verringerung der Arbeits-unfähigkeitszeiten – zeitliche Verzögerung der Verrentung	medizinisch, psycho-soziale und funktionale Besserung des Gesundheitszustands
Zeitliche Homogenisierung der Wirksamkeiten	ja	nein
Vorgehensweise	Auswertung von Routinedaten	Auswertung von Routinedaten sowie Primärerhebung zur Wirksamkeitsmessung

Bei der Erfolgsermittlung für jene Patienten, bei denen der § 1305 RVO für die Leistungsgewährung den Ausschlag gab, wird man die Wirksamkeitsmessung auf der Ebene der psychosozialen Effekte ansetzen müssen. Für jene Patienten, deren Maßnahme der § 1236 RVO zugrunde liegt, muß das Hauptaugenmerk auf der Verlängerung der Zeit der Erwerbstätigkeit liegen.

Da gewonnene Erwerbszeiten mit dem Einkommen bewertet werden können und der Wirksamkeitsindikator somit in monetärer Form vorliegt, kann für diese Patientengruppe eine Kosten-Nutzen-Analyse durchgeführt werden. Bezüglich der Patienen nach § 1305 RVO lassen sich die Outcomewirkungen nicht in monetären Einheiten, sondern nur in physischen Einheiten erfassen. Daher ist auf dieser Ebene eine Kosten-Wirksamkeits-Analyse zu erstellen.

Literatur

Arnold V (1974/75) Methoden der Entscheidungsfindung bei staatlichen Allokationsaktivitäten – ein kritischer Vergleich. Finanzarchiv NF 33:418–434

Bappert L (1984) Bedeutung und Probleme der psychosozialen Betreuung von Tumorpatienten im Rahmen der allgemeinen Nachsorge. Krebsgeschehen 16:29–38

Beck M, Eissenhauer W, Löffler H (Hrsg) (1984) Rehabilitation heute – Die Reha-Studie Baden. Braun, Karlsruhe

Braun R (1986) Das Berentungsrisiko wegen Erwerbsminderung: Datenlage und Menschengerüste in der Zeit von 1973 bis 1982. Dtsch Rentenversicherung 5/6:365–386

Bundesarbeitsgemeinschaft für Rehabilitation (Hrsg) (1984) Die Rehabilitation Behinderter – Wegweiser für Ärzte. Ärzte-Verlag, Köln

Buxton M, Ashby J (1988) The time trade-off approach to health state evaluation. In: Smith GT (ed) Measuring health – a practical approach. Wiley, New York, pp 69–87

Churchill DN, Lemon BC, Torrance GW (1984) Cost-effectivness analysis comparing continuous ambulatory peritoneal dialyses to hospital hemodialysis. Med Decis Making 4:489–500

Douwes FR, Wolfrum DI, Dagnelie PC, Keute H (1984) Hat das Fasten in der Therapie von Tumorpatienten einen Sinn? Teil 2. Krebsgeschehen 16:141–149

Evans RW, Manninen DL, Overcast TD et al. (1984) The national heart transplantation study: Final report. Batelle Human Affairs Research Center, Seattle

Fuhrmann R (1987) Rehabilitation vor Pflege – Ein Plädoyer für die Rehabilitation älterer Menschen. Soz Fortschr 36:205–212

Gerdes N (1985) Evaluation der medizinischen Rehabilitationsmaßnahmen der Rentenversicherungsträger – Analyse vorliegender Untersuchungen und Konsequenzen für die Rehabilitationsforschung. Internationales Institut für wissenschaftliche Zusammenarbeit, Schloß Reisensburg

Goltin M (1980) Benefits and costs of computerized tomography in radiation therapy. JAMA 244:1347–1350

Griffiths A (1988) Cost-effectiveness and cost-benefit analysis of health services – the methodology and its application. Health Policy 9:251–265

Heyde W (1983) Aspekte onkologischer Rehabilitation und Nachsorge. Rehabilitation 22:1–17

Ilgenfritz G, Wilmerstadt R (1979) Kuren – Wirtschaftlicher Wert. Bundesarbeitsblatt 6:8–10

Kaufmann FW (1976) Ergebnisse katamnestischer Erhebungen nach medizinischen Rehabilitationsmaßnahmen der Rentenversicherung. Dtsch Rentenversicherung 1:28–49, 2:99–119

Kulpe W (1980) Rehabilitation senkt Krankenstand. LVA-Mitteilungen 72:189–190

Löffler HE, Müller-Fahrnow W, Schuntermann MF, Dinkeloh HG (1988) Die Rehabilitations-Verlaufsstatistik – Ergebnisse eines Forschungsprojektes zur Epidemiologie in der medizinischen Rehabilitation, Teil I: Die Reha-Wiederholungsquote. Dtsch Rentenversicherung 12:696–733

Matzdorff F (1979) Sozialmedizinische Aspekte der Anschlußheilbehandlung nach Herzinfarkt. Dtsch Angestellten Versicherung 5:180–183

Müller-Fahrnow W (1988) Rehabilitationsforschung im notwendigen Kontext von Routinedaten der Rentenversicherung – Konzeption und Anwendung eines sozialepidemiologischen Forschungsmodells. Dtsch Rentenversicherung 4/5:211–226

Müller-Fahrnow W, Löffler HE, Schuntermann MF, Klosterhuis H (1989) Die Rehabilitations-Verlaufsstatistik – Ergebnisse eines Forschungsprojektes zur Epidemiologie in der medizinischen Rehabilitation, Teil II: Die Sozialmedizinische Prognose. Dtsch Rentenversicherung 3:170–203

Pedersen KM (1984) Ökonomische Evaluation der Dialyse. In: Culyer AJ, Horisberger B (Hrsg) Technologie im Gesundheitswesen – Medizinische und wirtschaftliche Aspekte. Springer, Berlin Heidelberg New York Tokyo, S 128–153

Rehfeld U (1984) Zur Datenlage in der deutschen gesetzlichen Rentenversicherung. Dtsch Rentenversicherung Teil I, 8:441–465; Teil II, 9:526–546

Schipper H, Clinch J (1988) Assessment of treatment in cancer. In: Smith GT (ed) Measuring health – a practical approach. Wiley, New York, pp 69–87

Schneider M (im Druck) Die Kostenwirksamkeit der Rehabilitation von Herzinfarktpatienten. Dtsch Rentenversicherung

Schuntermann MF (1988) Konzepte zur Beurteilung medizinischer Rehabilitationsmaßnahmen durch die Rentenversicherungsträger. Dtsch Rentenversicherung 4/5:238–265

Schuntermann MF, Weber-Falkensammer H (1988) Die BU/EU-Berentlichkeit Pflichtversicherter infolge Krankheiten des Skeletts, der Muskeln und des Bindegewebes unter Berücksichtigung der Rehabilitationsanamnese. Dtsch Rentenversicherung 4/5:301–317

Schuntermann MF, Braun R, Potthoff P, Weber-Falkensammer H (1988) Die Aussagekraft von Prozeßdaten der gesetzlichen Rentenversicherung im Rahmen einer nationalen Gesundheitsberichterstattung. Dtsch Rentenversicherung 9:564–571

Schwarze F (1977) Medizinische Rehabilitation in der Angestelltenversicherung bei Rentenantragstellern und Rentnern – ihre Effektivität und Effizienz. Dtsch Rentenversicherung 5:313–325

Stason WB, Weinstein MC (1977) Allocation of resources to manage hypertension. N Engl J Med 296:732–739

Statistisches Bundesamt (Hrsg) (1987) Fachserie 13, Sozialleistungen, Reihe 5.2, Rehabilitationsmaßnahmen 1985. Kohlhammer, Stuttgart

Torrance GW (1986) Measurement of health state utilities for economic appraisal. J Health Econ 5:1–30

Trüb PCL (1971) Ermittlungsergebnisse über Rentenbezug und Leistungsfähigkeit bei Kranken mit bösartigen Neubildungen nach Durchführung von drei Genesungskuren. Dtsch Rentenversicherung 4:226–240

Trüb PCL (1972) Katamnestische Erhebungen über bösartige Geschwulsterkrankungen. Dtsch Rentenversicherung 6:396–409

Verband Deutscher Rentenversichungsträger (Hrsg) (1987) VDR Statistik Rehabilitation des Jahres 1986. Verband Deutscher Rentenversicherungsträger, Frankfurt am Main

Wannenwetsch E (1965) Heilbehandlung durch Rentenversicherungsträger – eine Studie zur Erfolgsbeurteilung. Dtsch Rentenversicherung 2:99–102

Wannenwetsch E (1975) Effektivität und Effizienz in der Rehabilitation – Neue Aufgaben für die Forschung. Dtsch Rentenversicherung 3:148–151

Weber H, Müller W (1977) Sozialmedizinische Untersuchung über die Effekte von Heilmaßnahmen. Medizin 5:971–984

Weinstein MC (1981) Economic assessments of medical practices and technologies. Med Decis Making 1:309–330

Williams A (1986) Economics of coronary artery bypass grafting. Br Med J 291:326–329

Williams A (1988) Applications in management. In: Smith GT (ed) Measuring health – a practical approach. Wiley, New York, pp 225–243

Wolfslast J (1968) Cost-Benefit-Analyse im Gesundheitswesen. Weltarchiv, Hamburg

2.5 Vorhaben zur Erprobung von psychosozialen Versorgungskonzepten und Interventionsstrategien

In der letzten Gruppe von Vorhaben handelt es sich um Projekte, die erst in jüngster Zeit bewilligt wurden und entweder gerade ihre Arbeit aufgenommen haben oder unmittelbar vor Förderbeginn stehen. Sie verfolgen das Ziel, psychologische Interventionen bei verschiedenen Tumorerkrankungen in unterschiedlichen institutionellen Rahmenbedingungen zu erproben und zu evaluieren. Die Interventionen sind unterschiedlich umfassend und beziehen z. T. das medizinische Personal und die Lebenspartner der Erkrankten mit ein. Darüber hinaus unterscheiden sich die Studien erheblich in dem Grad, in dem das Forschungsdesign die Interventionen systematisch in Kontrollgruppenplänen variiert.

Das Vorhaben „Psychosoziale Unterstützung in einer radiologischen Klinik: Entwicklung und Evaluation eines Modellprojekts" von Verres am Universitätskrankenhaus Hamburg-Eppendorf (Abt. für Medizinische Psychologie) soll ein umfassendes psychosoziales Betreuungskonzept für radiotherapeutisch behandelte Krebspatienten in verschiedenen Behandlungsphasen erproben. Als zentrale Aufgabenbereiche der Studie werden genannt: Unterstützung der Patienten während der stationären Behandlung in Zusammenarbeit mit den behandelnden Ärzten und dem Pflegepersonal; Unterstützung während der ambulanten Behandlung; ambulante Angebote zur Rehabilitation; Förderung des sozialen Netzwerks von Krebskranken; Entwicklung eines Fortbildungskonzepts für Pflegepersonal, medizinisch-technisches Personal und Ärzte. Die geplanten psychologischen Interventionen zielen darauf ab, den Patienten – und auch den behandelnden Berufsgruppen im Rahmen eines Fortbildungskonzepts – die aktive und kreative Auseinandersetzung mit den Krankheits- und Therapiefolgen zu ermöglichen und damit die psychologische Anpassung an die Erkrankung zu verbessern. Die Konzeption des Betreuungsmodells verfolgt den Grundgedanken, die psychosozialen Angebote soweit wie möglich in die klinische Stationsarbeit zu integrieren, statt ein zusätzliches „addierbares" Angebot zu schaffen. Damit sollen günstige Bedingungen für eine enge Zusammenarbeit mit dem medizinischen Personal geschaffen und die Voraussetzung für die Entwicklung einer Fortbildungskonzeption, die die Erfahrungen der praktischen Arbeit auf der Station nutzt, optimiert werden.

Die in der Regel kritische Nahtstelle zwischen intensiver, vorwiegend medizinischer Betreuung (im besonderen in der Phase der Primärversorgung) und stark reduzierter ambulanter Betreuung soll durch ein kontinuierliches Angebot an psychosozialen Maßnahmen, das sich von der stationären auf die ambulante Phase erstreckt, verbessert werden. Dabei wird angenommen, daß die Erfahrung der Patienten, schon während der stationären Behandlung durch psychosoziale Angebote Entlastung und Unterstützung zu erleben, die Akzeptanz und Inanspruchnahme ambulanter rehabilitativer Maßnahmen erhöht.

Das Betreuungs- und Fortbildungskonzept wird evaluiert. Methodisch wird dabei ein qualitativer Zugang gewählt, der Vorgehensweisen wie teilnehmende Beobachtung, Feldnotizen, Fallgeschichten und Inhaltsanalysen kombiniert. Ein solcher bisher in der Evaluationsforschung selten realisierter methodischer Zugang könnte interessante Erkenntnisse erbringen im Hinblick auf die Frage, wie sich ein so umfangreiches psychologisches Interventionskonzept auf die Klinik auswirkt.

Küchlers Projekt „Evaluation der Effekte medizinpsychologischer Betreuung auf die Lebensqualität von Tumorpatienten in der Allgemeinchirurgie – eine interdisziplinäre klinisch-empirische Studie" am Universitätskrankenhaus Hamburg-Eppendorf (Abt. für Medizinische Psychologie) beschäftigt sich ebenfalls mit der psychosozialen Betreuung von Krebspatienten, wählt jedoch spezifische Krebslokalisationen (Malignome) des Gastrointestinaltraktes aus und befaßt sich mit Patienten, die sich einer chirurgischen Behandlung unterziehen. Das Kriterium der Lebensqualität wird in den Mittelpunkt der Erfassung der Effekte psychosozialer Betreuung gestellt. Es werden neben von der Arbeitsgruppe selbst entwickelten Instrumenten der international anerkannte Fragebogen zur Erfassung der Lebensqualität der EORTC (European Organization for Research on Treatment of Cancer) und die deutsche Version der „Mental Adjustment to Cancer Scale" von Greer et al. eingesetzt. Die Verwendung dieser Skalen läßt den Vergleich der Ergebnisse mit denen anderer international durchgeführter Studien zu und erweitert damit den potentiellen Nutzen der Studie über den eigenen Anwendungsbereich hinaus. Die Untersuchung wählt ein Forschungsdesign, in dem unterschiedlich behandelte Gruppen hinsichtlich ihrer Veränderung der Lebensqualität vor der Operation, bei Entlassung von der chirurgischen Station und sechs Monate nach Entlassung untersucht werden.

Die Effekte einer umfassenden stationären psychosozialen Betreuung sollen auch durch den Vergleich folgender per Zufallszuweisung gebildeter Patientengruppen ermittelt werden:
a) Patienten, die die Fragebogen und psychosoziale Betreuung erhalten,
b) Patienten, die nur die Fragebogen, aber keine Betreuung erhalten, und
c) Patienten, die weder die Fragebogen noch Betreuung erhalten.

Um zu vermeiden, daß Patienten, die dringend betreuungsbedürftig sind, aufgrund der Zufallszuweisung zu einer der Gruppen der Bedingung „keine Betreuung" unbetreut bleiben, wird eine besondere Gruppe gebildet, der solche Patienten zugewiesen werden, die nach Auffassung des behandelnden Arztes als betreuungsbedürftig einzuschätzen sind. Diese Gruppe erhält eine ihren Bedürfnissen entsprechende Behandlung.

Im Kontrast zu den in 2.3 vertretenen Vorhaben, die sich mit verschiedenen Versorgungsmodellen und -strukturen beschäftigen und z. T. vorhandene Angebote evaluieren, handelt es sich bei dem Projekt von Küchler um einen Ansatz, in dem die Effekte eines Betreuungskonzepts durch einen kontrollierten Gruppenvergleich überprüft werden sollen.

Die systematische Überprüfung der Wirksamkeit einer kontrollierten verhaltensmedizinischen Intervention bei Krebspatienten im Rahmen eines Kontrollgruppendesigns ist zentrales Anliegen des Vorhabens „Die deutsch-israelische psychoonkologische Interventionsstudie: Effektivität und Vorhersagbarkeit der Wirkung kurzzeitiger progressiver Muskelentspannung und gelenkter Imaginationen bei unterschiedlichen Gruppen Krebskranker" von Koch, Baider und Kaplan De-Nour (Universität Freiburg, Abt. für Rehabilitationspsychologie und Hadassah University Hospital, Jerusalem). Die Interventionstechnik der progressiven Muskelentspannung mit gelenkten Imaginationen soll bei Patienten mit Kolon- und Magen-Ca. und mit Hodgkin-Lymphomen in unterschiedlichen Erkrankungsstadien (3 bzw. 6–8 Monate nach Diagnosestellung) eingesetzt werden. Die Effekte der Intervention werden über die Variablen psychische Belastung, Krankheitsverarbeitung und Lebensqualität kontrolliert. Durch die Einbeziehung der Lebenspartner der Patienten in die Studie werden auch die Auswirkungen der Intervention auf den Partner und die Partnerschaft erfaßt. Es sind Messungen zu verschiedenen Behandlungszeitpunkten sowie ein Follow-up nach 8 bzw. 12 Monaten vorgesehen. Neben der Überprüfung der Wirksamkeit der progressiven Muskelentspannung mit gelenkter Imagination hat die Studie 3 weitere vorrangige Zielsetzungen:

1. Klärung der Indikationskriterien der Intervention, der günstigsten Rahmenbedingungen und des günstigsten Zeitpunktes,
2. Entwicklung bzw. Anpassung von Diagnostik- und Evaluationsinstrumenten für gezielte psychologische Interventionen bei Krebspatienten, die für breit angelegte Interventionsstudien genutzt werden können,
3. Beitrag zur weiteren Aufklärung des Anpassungsprozesses des Patienten und seines Partners an die Krebserkrankung.

Die besondere Konstellation einer deutsch-israelischen Kooperation bedarf hier der Erläuterung: Die Arbeitsgruppe am Hadassah-Hospital beschäftigt sich seit Jahren mit der Entwicklung gezielter psychoonkologischer Interventionen sowie mit den Auswirkungen der Krebserkrankung auf den Partner und die Familie. Das für die Studie vorgesehene Interventionsprogramm (progressive Muskelentspannung und gelenkte Imagination) wurde von den israelischen Kooperationspartnern entwickelt und in Vorstudien erprobt. Diese jahrelangen Vorerfahrungen sollen in dem gemeinsamen Projekt genutzt werden. Vor allem die an der Hadassah-Universitätsklinik belegte Anwendbarkeit des Programms im Setting einer onkologischen Klinik stellt einen wichtigen Hintergrund dar. Das Training und die Supervision der in Freiburg eingesetzten Therapeuten wird durch die israelischen Kooperationspartner übernommen. Darüber hinaus ermöglicht die Durchführung des Interventionsprogramms mit deutschen und israelischen Krebspatienten bei Verwendung derselben Instrumente einen transkulturellen Vergleich im Hinblick auf die zentralen Kriteriumsvariablen der Lebensqualität und Krankheitsverarbeitung und läßt Aussagen über die Generalisierbarkeit der Effekte der Intervention zu.

2.6 Rehabilitation von Krebskranken –
Bilanz eines Förderschwerpunkts nach drei Jahren

Friederike Potreck-Rose und *Uwe Koch*

Immer noch ist in der Krebsforschung das Verhältnis zwischen medizinisch, biologisch oder biochemisch orientierten Ansätzen im Vergleich zu psychologisch oder psychosozial orientierten Forschungsaktivitäten extrem ungleich zugunsten der medizinischen Faktoren. Eine Schätzung auf der Basis von Angaben des Deutschen Krebsforschungszentrums von 1986 und 1988 ergab, daß der Anteil derjenigen Forschungsvorhaben, die sich mit der Krebsrehabilitation einschließlich der psychoonkologischen Aspekte befassen, lediglich zwischen 1,5 und 2,5% beträgt, bezogen auf die Gesamtzahl aller Vorhaben im Bereich der Krebsforschung.

Im Förderschwerpunkt „Rehabilitation von Krebskranken" konzentrieren sich derzeit in der Bundesrepublik Deutschland die Forschungsbemühungen, in deren Mittelpunkt die psychischen und sozialen Folgen einer Krebserkrankung und ihrer Behandlung sowie Aspekte einer umfassenden Rehabilitation stehen. Die Einrichtung dieses Förderschwerpunkts 1984 und der Beginn der Förderung der ersten Projekte 1986 eröffneten erstmals in der Bundesrepublik die Möglichkeit konzentrierter Forschung im Bereich der Psychoonkologie. Damit wurden entscheidende Impulse gegeben, diese Teildisziplin der Onkologie empirisch zu fundieren und ihre Arbeitsmethoden und Erkenntnisse wissenschaftlich abzusichern.

Im folgenden werden wir uns zunächst mit den grundsätzlichen strukturellen Problemen beschäftigen, auf die Forschungsrichtungen treffen, die sich neu etablieren, danach werden wir Perspektiven der Weiterentwicklung dieses Förderschwerpunkts diskutieren.

Wie für die Rehabilitationsforschung insgesamt läßt sich auch für den Bereich der psychosozialen Rehabilitationsforschung in der Onkologie ein Mangel an theoretischer Fundierung, an hinreichend elaborierten Fragestellungen, an bewährten Forschungsstrategien sowie an erprobten Instrumenten feststellen. Die Konsequenzen einer solchen Bestandsaufnahme sind weitreichend: Zuallererst muß eine ausreichend große Anzahl von qualifizierten Forschern für das Feld interessiert und gewonnen werden. Wegen der inhaltlichen Heterogenität des Forschungsgegenstandes Rehabilitation müssen sich diese aus sehr unterschiedlichen Fachbereichen rekrutieren und ein breites Spektrum von Fertigkeiten abdecken. Dazu gehören neben dem unabdingbaren fundierten medizinischen Wissen psychologische und soziologische Kenntnisse und nicht zuletzt auch forschungsmethodische Kompetenzen.

In der Etablierungszeit eines Forschungszweiges liegen die Aufgaben weniger in der richtigen Beantwortung von schon als zentral erkannten Forschungsfragen, sondern mehr in der Erschließung von Kommunikationsmitteln und -wegen der Forscher untereinander, in der Sammlung und Formulierung von Forschungsfragen, in der Eröffnung von Forschungszugängen und der Anbahnung von verläßlichen und beständigen Kontakten zur Kooperation in der theoretischen und praktischen Arbeit und schließlich in der Entwicklung von Routine im Forschungsalltag. Außerdem müssen Methodenstandards und geeignete Erhebungsinstrumente sowie entsprechende Auswertungsverfahren entwickelt werden.

Ein spezielles Problem der Implementierung dieses Förderschwerpunkts liegt darin, daß sich bei den meisten Projekten eine Vollfinanzierung der Forschungsgruppen als notwendig erweist, weil an den Universitäten die entsprechenden Basisausstattungen fehlen. Darüber hinaus muß dort, wo versorgungsbezogene psychoonkologische Forschung geleistet werden soll, in der Regel das zu beforschende psychosoziale Programm oder die Intervention durch das Forschungsprojekt selbst finanziert werden.

Bisher wurden im Förderschwerpunkt „Rehabilitation von Krebskranken" für die laufenden Vorhaben ca. 18 Mio. DM bewilligt. Gemessen an den Fördersummen, die üblicherweise im psychologischen und psychosozialen Bereich investiert werden, mag dies viel erscheinen, in Anbetracht der oben geschilderten Ausgangssituation und der hohen Personalkosten dieser Forschung relativiert sich allerdings diese Einschätzung. Um den in besonderem Maße in der Bundesrepublik Deutschland existierenden Forschungsrückstand in der Psychoonkologie aufzuholen, bedurfte es sicher dieser konzentrierten Erstinvestitionen. Wie in der folgenden Diskussion zu zeigen sein wird, besteht auch für die nächsten Jahre ein weiterer Mittelbedarf, um diesen Schwerpunkt zu etablieren.

Unabhängig von dieser Drittmittelfinanzierung wird es – will man eine Forschungstradition in der Psychoonkologie und Krebsrehabilitation begründen – notwendig sein, eine zeitstabile Infrastruktur für diese Forschungsrichtung zu schaffen. Ein erster Schritt in diese Richtung könnte die Einrichtung eines Lehrstuhls für Psychoonkologie sein, wie er anläßlich des 1. Kongresses der Arbeitsgemeinschaft für Psychoonkologie in der Deutschen Krebsgesellschaft im November 1989 in Heidelberg gefordert wurde. Eine zentrale Aufgabe dieses Lehrstuhls wäre es, durch seine Spezialisierung die Qualitätsstandards des wissenschaftlichen Vorgehens in der Psychoonkologie zu erarbeiten und zu sichern.

Für die bisher im Förderschwerpunkt geförderten Vorhaben läßt sich eine Vielzahl von Fragestellungen und die Berücksichtigung verschiedener Diagnosegruppen in unterschiedlichen Erkrankungsstadien feststellen. Auch sind unterschiedliche Behandlungsmethoden und -modalitäten in den Projekten Forschungsgegenstand.

Bei einigen Forschungsthemen zeigt sich, daß von verschiedenen Projektgruppen sich ergänzende, z.T. aber auch sehr ähnliche und sich überschneidende Fragestellungen verfolgt werden. So werden beispielsweise in der Vorhabengruppe „Krankheitsverarbeitung und Krankheitsbewältigung" alle von der Krebserkrankung betroffenen Personengruppen (Krebspatienten, Partner und Angehörige von Krebspatienten, medizinisches Personal) einbezogen, und verschiedene Krebsformen mit unterschiedlicher Malignität werden zu verschiedenen Zeitpunkten im Krankheitsverlauf untersucht. Die zu erwartende Menge von komplementären und teils auch redundanten Erkenntnissen würde unter der Bedingung, daß eine Integration über die Projekte hinweg geleistet wird, die Chance bieten, den Bereich der Krankheitsbewältigung aus unterschiedlichen Perspektiven differenziert abzubilden und zu verstehen.

In den Vorhaben werden unterschiedliche methodische Zugänge gewählt, und eine Vielzahl von speziell auf diesen Bereich zugeschnittenen Erhebungsinstrumenten befindet sich in der Entwicklungs- und Planungsphase. Es ist damit zu rechnen, daß am Ende dieser Initialphase ein breites Methodenspektrum erarbeitet sein wird, das für die künftige psychoonkologische Forschung zur Verfügung stehen wird.

Die Tatsache, daß die Vorhaben überhaupt in dieser Form durchführbar sind, signalisiert einen generellen Einstellungswandel in der Onkologie in Richtung auf eine höhere Akzeptanz gegenüber der Psychoonkologie. Projekte, die sich beispielsweise mit Fragestellungen zur psychischen Belastung des medizinischen Personals oder zur Behandlungszufriedenheit der Patienten beschäftigen, wären vor 10 bis 15 Jahren kaum realisierbar gewesen. Die meisten Mediziner sind inzwischen zur Kooperation in der psychoonkologischen Forschung bereit. Diese erfreuliche Entwicklung bedeutet aber nicht, daß damit üblicherweise auch ein inhaltlicher Dialog in Gang gesetzt wurde. Die Mediziner sind nur in wenigen Projekten tatsächlich auch inhaltlich in die Forschungsarbeit einbezogen und mit eigenen Fragen beteiligt. Derzeit beschränkt sich die Aktivität der Mediziner weitgehend darauf, ihre onkologischen Stationen zu öffnen und psychologische Forschung zuzulassen. Noch handelt es sich also mehr um „psychologische Forschung in der Onkologie" als um „psychoonkologische Forschung" im engeren Sinne. Ziel künftiger Entwicklungen muß es sein, die Kooperation in Richtung auf gemeinsame inhaltliche Arbeit zu erweitern.

Bei aller positiven Einschätzung der bisherigen Leistungen im Förderschwerpunkt kann nicht übersehen werden, daß es noch eine Reihe von unterrepräsentierten Themen gibt. Hier sind insbesondere zu nennen die Entwicklung von gezielten rehabilitationspsychologischen Interventionen bei einzelnen Krebsformen und deren Überprüfung (z. B. präoperative psychologische Hilfen bei Mammakarzinom; postoperatives Stomatraining) sowie die Analyse der psychischen Wirkmechanismen und Erklärung spezifischer Phänomene, die im Kontext der Krebserkrankung und -behandlung auftreten können (z. B. verschiedene Schmerzformen, Appetitstörungen, antizipatorische Übelkeit und Erbrechen).

Weitere in den bisherigen Projekten nicht hinreichend abgedeckte Themen betreffen die Abbildung von Prozessen der vorzeitigen Berentung von Krebspatienten und der beruflichen Rehabilitation, die Evaluation der von den Rentenversicherungsträgern und Krankenkassen gewährten medizinischen Maßnahmen zur Rehabilitation sowie die Entwicklung und Überprüfung von Konzepten der ambulanten Krebsnachsorge.

Die aufgeführten ergänzenden Themenvorschläge weisen auf die Notwendigkeit hin, sowohl anwendungs- und versorgungsbezogene Forschung als auch grundlagenorientierte Forschung zu realisieren. Die überwiegende Zahl der im Förderschwerpunkt bereits geförderten Projekte beschäftigt sich ausschließlich mit anwendungs- und versorgungsbezogenen Fragen, demgegenüber werden grundlagenorientierte Fragestellungen bisher eher vernachlässigt. Es muß allerdings u. E.

auch Anliegen der psychoonkologischen Forschung sein, einen nachweislichen Beitrag zur Erklärung und nicht nur zur Linderung oder Beseitigung spezifischer Probleme zu leisten. So reicht es für den Bereich der Krankheitsverarbeitung und Krankheitsbewältigung nicht aus, zu beschreiben, auf welche Art und Weise der Krankheitsverlauf von psychosozialen Faktoren beeinflußt wird, sondern es müssen auch die *Prozesse* beschrieben werden können, die zu dieser Art und Weise der Beeinflussung führen. Die hierfür notwendigen kontrollierten und grundlagenorientierten Studien stoßen nach unserem Eindruck bei deutschsprachigen psychoonkologischen Arbeitsgruppen derzeit (im Gegensatz zu den USA) auf erhebliche Skepsis und Widerstand. Sie sind jedoch für die entsprechenden Problemlösungen wichtig und könnten die Leistungsfähigkeit psychoonkologischer Forschung verdeutlichen.

Die im Förderschwerpunkt geförderten Vorhaben werden von autonomen Forschergruppen durchgeführt, die nur begrenzt einen Austausch untereinander pflegen. Das einzige ursprünglich als enger Studienverbund geplante Vorhaben (s. Beiträge Thomas et al., Henrich et al. und Schulz et al. in Kap. 2.4) ist in seiner Umsetzung eher von dem Konzept einer multizentrischen Studie abgerückt, als daß die Idee einer gemeinsamen Forschungskonzeption gestärkt wurde. Vielleicht war es für die Realisierung einer multizentrischen Studie zu früh, weil die Kooperationswege noch unerschlossen und die Arbeitsbedingungen noch unstrukturiert waren. In der Grundidee multizentrischer Studien ist die projektübergreifende Koordination von Forschungsstrategien und die Integration von Ergebnissen jedoch zentrales Prinzip, deshalb erscheint es uns künftig besonders wichtig, multizentrisch angelegte Studien gezielt zu unterstützen.

Die Tatsache, daß es bisher keine multizentrischen Studien gibt und auch (noch) kein Vorhaben gefördert wird, dessen zentrale Aufgabe es wäre, die projektübergreifende Ergebnisintegration im Förderschwerpunkt zu leisten, legt der einzelnen Projektgruppe um so mehr die Verpflichtung auf, diese Integration im Rahmen der eigenen Arbeit zu leisten. Wissenschaftliche Weiterentwicklung vollzieht sich im Dialog und in der Kontrolle der eigenen Arbeit an externen Maßstäben. Dabei muß nicht nur gefragt werden, ob die eigenen Forschungsziele erreicht wurden, sondern auch, ob diese Ziele dem Forschungsgegenstand und dem Forschungsstand angemessen sind, und ob sie auch über die Grenzen der eigenen Fachdisziplin hinaus und auch nach Abschluß des eigenen Projekts noch Bedeutung haben können.

Angesichts des erkennbaren geringen Vernetzungsgrades der einzelnen Forschungsgruppen untereinander sollte auch der Forschungsförderer Initiativen ergreifen, um eine stärkere Kooperation zu erreichen und damit die Voraussetzungen für eine Befundintegration zu verbessern. Wünschenswert wäre die Veränderung bestimmter struktureller Rahmenbedingungen, die die Umsetzung von Forschungsideen in das konkrete Vorgehen beeinflussen. Erste wichtige Schritte hierzu wurden dadurch eingeleitet, daß im Rahmen von verschiedenen Veranstaltungen und weitergehenden Angeboten Kontakte und Austausch der Forschergruppen untereinander ermöglicht wurden. Damit wurde auch zur größeren Transparenz in diesem Forschungsbereich beigetragen. Auch die hier vorgelegte Dokumentation des Förderschwerpunkts ist in diesem Kontext zu sehen.

Weitergehend und letztlich unerläßlich wäre es, verschiedene Forschergruppen gemeinsame Analysen von Ergebnissen vornehmen zu lassen oder die Befundintegration durch ein sog. Pooling-Projekt anhand vorliegender Ergebnisberichte zu versuchen. Dies setzt aber bestimmte Auflagen seitens des Forschungsförderers bezüglich der Ergebnisdarstellungen voraus. So scheint es uns notwendig, gezielte Empfehlungen für diese Berichte auszusprechen. Nur so kann die Vielzahl von Einzelbefunden, die notwendig aus der Förderung vieler einzelner, voneinander unabhängiger Projekte resultiert, für übergeordnete Fragestellungen und Forschungsziele nutzbar gemacht werden.

Auch scheint es uns notwendig, für neu in die Förderung aufgenommene Projekte eine Abstimmung der verwendeten Instrumente mit denen, die bereits in den bisherigen Projekten des Förderschwerpunkts entwickelt wurden, zu verlangen.

Dieser Wunsch nach stärkerem Zentralismus im Förderschwerpunkt sollte allerdings nicht mißverstanden werden als ein Plädoyer für Forschungsdirigismus. Letztlich vertrauen wir auf die positive Eigengesetzlichkeit und Vielfalt einer von autonomen Persönlichkeiten getragenen Forschung.

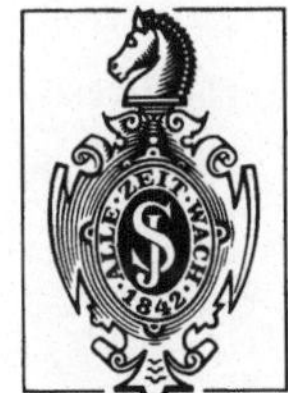